Klischies
Kaiser
Singbeil-Grischkat

Hygiene und medizinische Mikrobiologie

3. Auflage

Hygiene und medizinische Mikrobiologie

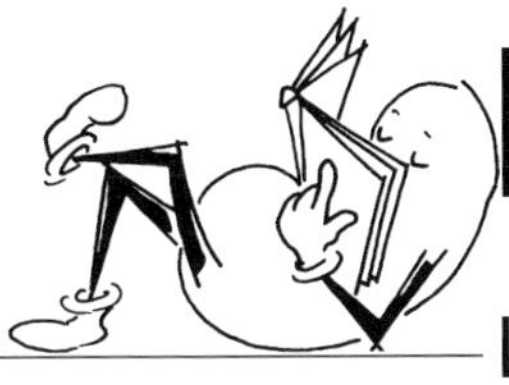

Lehrbuch für Pflegeberufe

Rainer Klischies
Ursula Kaiser
Vera Singbeil-Grischkat

Dritte, komplett überarbeitete
und aktualisierte Auflage

Mit 91 zum Teil mehrfarbigen
Abbildungen und 55 Tabellen

Schattauer Stuttgart New York

Rainer Klischies
Am grünen Ring 21a
47179 Duisburg

Ursula Kaiser
Löfflerstr. 30
46562 Voerde

Vera Singbeil-Grischkat
Schmorellstr. 16
47178 Duisburg

Die Deutsche Bibliothek – CIP-Einheitsaufnahme

Ein Titeldatensatz für diese Publikation ist bei
Der Deutschen Bibliothek erhältlich

Besonderer Hinweis:
Die Medizin unterliegt einem fortwährenden Entwicklungsprozess, sodass alle Angaben, insbesondere zu diagnostischen und therapeutischen Verfahren, immer nur dem Wissensstand zum Zeitpunkt der Drucklegung des Buches entsprechen können. Hinsichtlich der angegebenen Empfehlungen zur Therapie und der Auswahl sowie Dosierung von Medikamenten wurde die größtmögliche Sorgfalt beachtet. Gleichwohl werden die Benutzer aufgefordert, die Beipackzettel und Fachinformationen der Hersteller zur Kontrolle heranzuziehen und im Zweifelsfall einen Spezialisten zu konsultieren. Fragliche Unstimmigkeiten sollten bitte im allgemeinen Interesse dem Verlag mitgeteilt werden. Der Benutzer selbst bleibt verantwortlich für jede diagnostische oder therapeutische Applikation, Medikation und Dosierung.
In diesem Buch sind eingetragene Warenzeichen (geschützte Warennamen) nicht besonders kenntlich gemacht. Es kann also aus dem Fehlen eines entsprechenden Hinweises nicht geschlossen werden, dass es sich um einen freien Warennamen handelt.

E-Mail: info@schattauer.de
Internet: http://www.schattauer.de
Printed in Germany

1. korrigierter Nachdruck 2003

Lektorat: Dr. rer. nat. André Dorochevsky, Sabine Fahrbach-Kunze
Umschlaggestaltung: Bernd Burkart, Stuttgart
Satz: Fotosatz Sauter GmbH, Donzdorf
Druck und Einband: Mayr Miesbach, Miesbach

Gedruckt auf chlor- und säurefrei gebleichtem Papier.

ISBN 3-7945-2051-3

Vorwort zur 3. Auflage

Kurz nach Erscheinen der 2. Auflage ist im Oktober 1996 unser Mitautor Karl-Heinz Gierhartz verstorben. Von Herrn Gierhartz ging damals der Impuls für die Entstehung dieses Buches aus. Bei aller Betroffenheit galt es, in der Fortsetzung der Arbeit schon bald einen kompetenten Partner zu finden. Mit Vera Singbeil-Grischkat, einer weiteren Lehrerin für Pflegeberufe, war unser Team wieder vollständig. So wurde insbesondere der Komplex der Krankenhaushygiene neu verfasst. Inhaltliche Schwerpunktverlagerungen sind vorgenommen worden, das neue Infektionsschutzgesetz findet Berücksichtigung. Insgesamt ist auch die 3. Auflage vor dem Hintergrund entstanden ein schülerorientiertes Lehrbuch zu verfassen.

Voerde, im Frühjahr 2001

Ursula Kaiser für das Autorenteam

Vorwort zur 2. Auflage

Wir freuen uns über den Erfolg des Buches, der nach nur einem Jahr eine 2. Auflage nötig machte. Diese Neuauflage bot zugleich die Gelegenheit, nicht nur die vorhandenen Kapitel zu überarbeiten und zu aktualisieren, sondern auch die Ernährungslehre – als letzten Bestandteil der gesamten Hygiene – mit aufzunehmen.

Duisburg und Friedrichsfeld,
im Frühjahr 1996

Rainer Klischies
Karl-Heinz Gierhartz
Ursula Kaiser

Liebe Leserinnen und Leser,

seit einigen Jahren ist „die Hygiene“ als mündliches Prüfungsfach im Krankenpflege- und Kinderkrankenpflegeexamen etabliert. Oftmals war dieser Sachverhalt die einzige Motivation der Schüler, sich mit diesem Themenbereich zu beschäftigen.
Ausgehend von eigenen, langjährigen Unterrichtserfahrungen haben wir versucht, ein Arbeitsbuch zu schaffen, das den Auszubildenden und Unterrichtenden gleichermaßen anspricht. Besonderen Wert haben wir dabei auf die Darstellung aktueller und praxisrelevanter Themen gelegt – ohne großes Fachchinesisch. Sicher, ganz ohne Fachbegriffe kommt die Hygiene und erst recht die Mikrobiologie nicht aus. Aber diese Begriffe werden einmal an Ort und Stelle erläutert, zum anderen in einem Glossar am Ende des Buches nochmals vorgestellt.
Also keine Angst, wir sind auch keine Wissenschaftler.
Noch vor 150 Jahren starb jedes zweite Kind an einer Infektionskrankheit noch bevor es seinen zehnten Geburtstag erreichte – ein heute unvorstellbarer Gedanke. Dank der Entwicklung und Anwendung von Impfstoffen sowie einer optimierten Hygiene haben heute die meisten „Kinderkrankheiten“ – jedenfalls in Industriestaaten – ihren Schrecken verloren. Trotzdem sind Infektionskrankheiten weltweit immer noch die Haupttodesursache.
Das vorliegende Buch gliedert sich in drei Hauptgebiete. Nach der Besprechung der Infektionskrankheiten, ihrer Behandlung und der mögli-

chen prophylaktischen Impfung folgt eine Übersicht der Krankenhaushygiene. Deren Aufgabe ist, die Häufigkeit der im Krankenhaus erworbenen Infektionen zu minimieren. In den abschließenden Kapiteln wird deutlich gemacht, dass gerade auch eine intakte Umwelt und gute soziale Verhältnisse für die Gesundheit und das Wohlbefinden eines einzelnen Menschen und der Gesellschaft insgesamt von großer Bedeutung sind.

Wir hoffen, dass dieses Buch einen Beitrag zur guten Ausbildung leistet und wünschen den Lesern viel Spaß.

Duisburg und Friedrichsfeld,
im Januar 1995

Rainer Klischies
Karl-Heinz Gierhartz
Ursula Kaiser

Erläuterung der im Text verwendeten Symbole

Definition

Merksatz

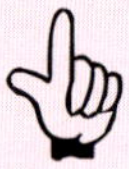

Warnhinweis

Inhalt

Teil I: Medizinische Mikrobiologie

Teil II: Krankenhaushygiene

Teil III: Sozialhygiene

Teil IV: Umwelthygiene

Teil V: Grundzüge der Ernährungslehre

Anhang

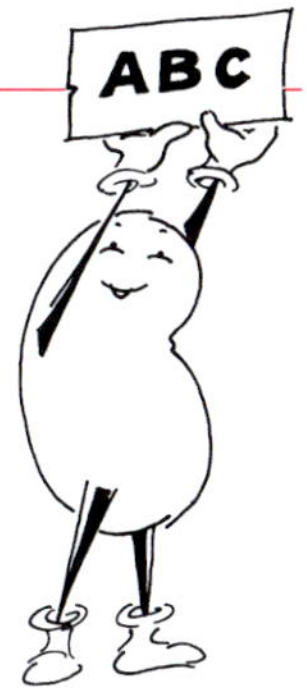

1 Wichtige Begriffe aus der medizinischen Mikrobiologie

Rainer Klischies

Der Begriff **Infektion** stammt aus dem Lateinischen („inficere") und bedeutet soviel wie „etwas Schädliches hineintun". Gemeint ist, dass kleinste Mikroorganismen (Bakterien, Viren, Pilze und Parasiten) in den Wirt – in unserem Falle den Menschen – eindringen und sich vermehren.

Nur die wenigsten Infektionen führen zu einer erkennbaren Erkrankung. Es muss eine **Krankheitsbereitschaft** (Disposition) des betroffenen Menschen vorhanden sein. Erst bei Vorliegen von Symptomen sprechen wir von einer **Infektionskrankheit**. Es kommt zu den **typischen Entzündungszeichen** (Abb. 1.1; s. auch Kap. 6 „Wie wehren wir uns?", S. 104):

- Calor (Wärme)
- Rubor (Rötung)

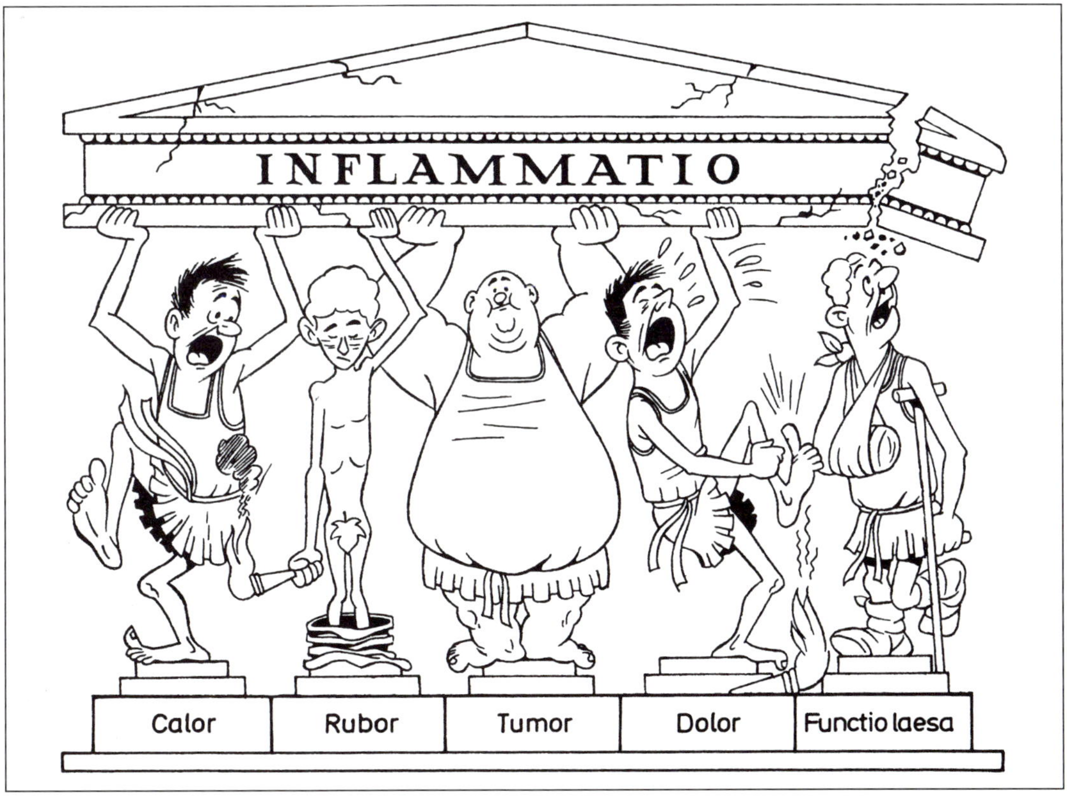

Abb. 1.1 Kardinalsymptome der Entzündung (Nach Peter Cull [1964] St. Bartholomew's Hospital London)

- Tumor (Schwellung)
- Dolor (Schmerz)
- Functio laesa (eingeschränkte Funktion des betroffenen Organs)

Als Beispiel stellen wir uns eine **Gelenkentzündung** vor. Durch ärztliche Maßnahmen an einem Kniegelenk (Punktion, Injektion, Operation) können Krankheitserreger in das Gelenk gelangen und zu einer Entzündung führen. Im Rahmen dieser Entzündung kommt es zu Schmerzen, Schwellung, Rötung und Überwärmung. Das Bein kann im Kniegelenk nicht wie gewohnt bewegt werden (Functio laesa).
Wie oben erwähnt, verlaufen die meisten Infektionen unbemerkt (**inapparent**).

> Erst wenn die krankmachenden Eigenschaften des Eindringlings größer sind als die Abwehrkräfte des menschlichen Organismus, wird die Infektion bemerkt, sie verläuft **manifest**.

Der **Verlauf** einer manifesten **Infektionskrankheit** wird in Abbildung 1.2 dargestellt.
Nach der Infektion eines Menschen passiert zunächst einmal gar nichts. Die Zeit bis zum Auftreten der ersten Symptome nennt man **Inkubationszeit**. Das Ausmaß und die Dauer der Erkrankung wird von der Abwehrlage der betroffenen Person, der Pathogenität des Erregers und der Wirksamkeit der eingeleiteten Therapie mitbestimmt.

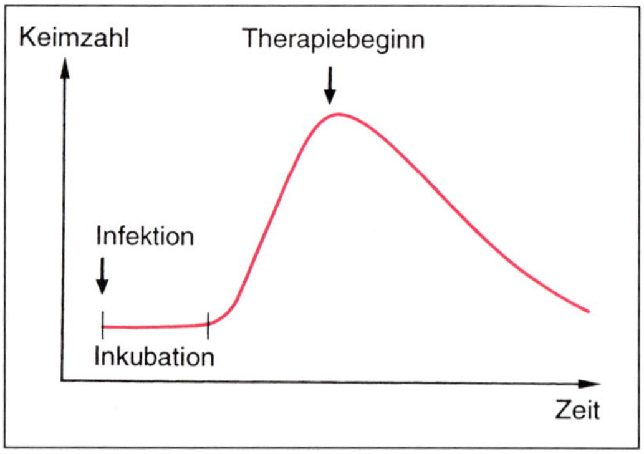

Abb. 1.2 Zeitlicher Verlauf einer manifesten Infektionskrankheit

Eine **Infektion** kann **lokal begrenzt** bleiben (z. B. Abszess), sie kann aber auch in die nähere Umgebung weiter fortschreiten oder über Blut- und Lymphweg in andere Organe streuen. Von einer **Bakteriämie** sprechen wir dann, wenn Bakterien unbemerkt in der Blutbahn kreisen. Ruft eine Bakteriämie Symptome, wie Fieber oder Schüttelfrost hervor, nennen wir das **Sepsis**.
Werden im Rahmen einer Infektion, z. B. einer Bronchitis, mehrere Erreger gleichzeitig im Sputum gefunden, so spricht man von einer **Mischinfektion**. Eine **Sekundärinfektion** liegt dann vor, wenn unterschiedliche Erreger nacheinander und im zeitlichen Abstand gefunden werden. Als Beispiel sei hier eine bakterielle Lungenentzündung nach einer Virusgrippe erwähnt.
Treten Infektionskrankheiten bei stark immungeschwächten Menschen auf (AIDS), so spricht man von **opportunistischen Infektionen**. Die verantwortlichen Erreger besitzen bei immunkompetenten Personen keine krankmachende Potenz.
Die **Infektionsquelle** ist der Ursprung einer Infektion. Bekannte Quellen sind

- die Umwelt (Boden, Wasser, Gegenstände),
- Tiere und
- der Mensch als Kranker und gesunder Keimträger.

Der **Infektionsmodus** beschreibt den Übertragungsweg:

- **Direkte Übertragungen** erfolgen direkt von Mensch zu Mensch:
  - Tröpfcheninfektionen (z. B. Schnupfen oder Keuchhusten)
  - Kontaktinfektionen (z. B. Geschlechtskrankheiten, Händeschütteln)
  - Infektion des Ungeborenen über die Plazenta
- **Indirekte Übertragungen** erfolgen über andere Kontakte:
  - Schmutz- und Schmierinfektionen (z. B. Tetanus, Poliomyelitis)
  - Lebensmittel (z. B. Salmonellosen)
  - Wasser (z. B. Cholera)
  - Insekten (z. B. FSME, Malaria)
  - kontaminierte Gegenstände (z. B. Inhalationsgeräte, aber auch gemeinsam benutzte Nadeln bei Fixern)

Krankenhausspezifische Kontaktinfektionen werden ausgiebig im Teil II „Krankenhaushygiene“ (S. 128 ff.) besprochen.

Die **Kontagiosität** gibt das Ansteckungspotential eines Erregers an. Nach einer Infektion mit dem Windpockenerreger erkranken mehr Infizierte an Windpocken als nach einer Infektion mit dem Tuberkuloseerreger an einer Tuberkulose. Der so genannte **Kontagionsindex** ist für das Windpockenvirus höher als für das Tuberkulosebakterium.

Von einer **exogenen Infektion** spricht man, wenn Krankheitserreger von außen in einen Organismus eindringen (Mehrzahl aller Fälle). Eine **endogene Infektion** entsteht durch körpereigene Keime, die physiologische Bereiche verlassen und in Organe oder Körperhöhlen gelangen und dort eine krankmachende (pathogene) Eigenschaft entwickeln. Als Beispiel sei ein Harnwegsinfekt durch körpereigene Darmbakterien erwähnt (s. auch in Kap. 2 Abschnitt „Physiologische Flora“, S. 7).

> Unter **Epidemiologie** im engeren Sinne versteht man die Lehre von den übertragbaren Infektionskrankheiten und deren Bekämpfung. Im weiteren Sinne ist sie die Wissenschaft vom Auftreten, der Verteilung und der Kontrolle von Gesundheit und Krankheit innerhalb der Bevölkerung.

Ohne auch hier eine Aufzählung wichtiger Begriffe voranzustellen, die wir als eine Art Handwerkszeug für die folgenden Kapitel betrachten, kann man nicht mit der Darstellung der einzelnen Infektionskrankheiten beginnen.

Infektionskrankheiten können beim Menschen sporadisch in Form von Einzelfällen auftreten. Treten sie jedoch kurzzeitig gehäuft in einem örtlich begrenzten Bereich auf, so spricht man von einer **Epidemie** (z. B. Lebensmittelinfektion in einer Kantine durch Salmonellen). Weitet sich eine Epidemie auf mehrere Kontinente aus, nennt man dies **Pandemie** (z. B. Influenza). Wenn eine Infektionskrankheit in gewissen Regionen nicht zu bekämpfen ist und jahrein jahraus immer wieder vorkommt, so bezeichnet man dieses Phänomen als **Endemie** (z. B. Malaria in den Tropen, oder nicht zu verdrängende Infektionen durch bestimmte Erreger auf manchen Intensivstationen).

> **Epidemie:** örtlich begrenzt, zeitlich begrenzt
> **Pandemie:** örtlich unbegrenzt, zeitlich begrenzt
> **Endemie:** örtlich begrenzt, zeitlich unbegrenzt

Um die Häufigkeit und die Gefährlichkeit einer Krankheit zu beschreiben, wurden folgende Begriffe entwickelt:

- Die **Inzidenz** gibt die Anzahl an Neuerkrankungen einer Krankheit bezogen auf die Gesamtbevölkerung innerhalb eines Jahres an (Neuerkrankte auf 100.000 Einwohner).
- Die **Morbidität** beschreibt die Anzahl der Erkrankungen einer Infektionskrankheit, bezogen auf die Gesamtbevölkerung in einem bestimmten Zeitraum (Erkrankte/100.000 Einwohner).
- Die **Mortalität** bezieht sich auf die Anzahl der Todesfälle an einer Krankheit, bezogen auf die Gesamtzahl der Bevölkerung in einem bestimmten Zeitraum (Verstorbene/100.000 Einwohner).
- Die **Letalität** ist die Anzahl der Sterbefälle, bezogen auf die Anzahl der Erkrankten und gilt als Gradmesser der Gefährlichkeit einer Infektionskrankheit.

Beim Statistischen Bundesamt in Wiesbaden werden jedes Jahr für alle Erkrankungen diese Berechnungen erstellt. Ärzte und Epidemiologen erhalten so wichtige Hinweise über die derzeitige Häufigkeit von Erkrankungen im Vergleich zu den Vorjahren. Ebenso werden diese Zahlen für internationale Vergleiche benötigt.

> **Beispiel:**
> Tuberkulose in Deutschland 1974. Angenommene Gesamtbevölkerung 50 Millionen Einwohner.
> 1974 gab es in der Bundesrepublik Deutschland 90.000 Tuberkulosekranke. Die **Morbidität** war also 90.000/50 Millionen Einwohner oder 180/100.000 Einwohner.
> Davon waren 78.000 „Altkranke“, und

12.000 sind 1974 hinzugekommen. Die **Inzidenz** betrug demnach 12.000/50 Millionen oder 24/100.000 Einwohner.
2800 der 90.000 sind an der Tuberkulose verstorben. Die **Mortalität** betrug daher 2800/50 Millionen Einwohner oder 4,6/ 100.000.
Die **Letalität** errechnet man aus der Zahl der Verstorbenen und der Zahl der Erkrankten: 2800/90.000 oder 3 %.

Einem einzelnen Erkrankten ist dadurch auf den ersten Blick jedoch nur wenig geholfen. Über die Verursacher (Bakterien, Viren, Parasiten und Pilze), die Infektionskrankheiten im einzelnen, deren spezifische Behandlung und den möglichen Impfschutz soll daher in den folgenden Kapiteln berichtet werden. Dabei werden dem Autor besonders wichtig erscheinende Infektionskrankheiten oder Erreger dem jeweiligen Abschnitt in einer tabellarischen Übersicht (s. z. B. S. 10) vorangestellt.

2 Bakterien

Rainer Klischies

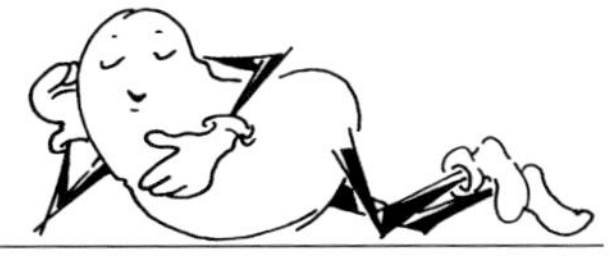

Bakterien (griech. = Stäbchen) sind mikroskopisch kleine, einzellige Lebewesen (Größe meist 0,5 bis 5 µm). Früher wurden sie dem Pflanzenreich zugeordnet. Begriffswendungen wie z. B. Bakterienflora stellen noch Relikte aus dieser Zeit dar. Heute sieht man die Bakterien – neben Pflanzen und Tieren – als selbständige Einheit an, da sie eine von Pflanzen und Tieren abweichende Organisation der Zelle besitzen (siehe Lehrbücher der Anatomie und Zytologie).

Die überwiegende Mehrzahl der Bakterien lebt in freier Natur und erfüllt dort die unterschiedlichsten Aufgaben. Erwähnt sei die hervorragende Leistung im Rahmen der Trinkwasseraufbereitung. Eine zweite Gruppe von Bakterien leistet dem Menschen in der pharmazeutischen Industrie bei der Herstellung von Medikamenten (z. B. Insulin) große Dienste. Verursacher von Infektionskrankheiten ist nur eine kleine, aber leider bedeutungsvolle Gruppe von Bakterien.

2.1 Aufbau

Bakterien besitzen im Gegensatz zu Pflanzen und Tieren **keinen Zellkern**. Die Erbinformation besteht aus einer doppelsträngigen DNA (Desoxyribonukleinsäure). Das so genannte **Kernäquivalent** befindet sich neben den anderen Zellbestandteilen und -strukturen (Wasser, RNA [Ribonukleinsäure], Proteine, Enzyme, Stoffwechselprodukte, Ribosomen u. a.) im **Zytoplasma** (Abb. 2.1). Dieses wird von einer **Zellmembran** umgeben, die unter anderem für den Stofftransport von innen nach außen entscheidend ist. Eine starre **Zellwand** bestimmt die Form, schützt das Bakterium vor äußeren Einflüssen und wirkt als Antigen. Die Struktur der Zellwand ist sehr kompliziert und nicht bei allen Bakterien identisch. Nur wenige Bakterienarten sind zellwandlos (z. B. Mykoplasmen).
Manche Arten besitzen Fortbewegungsorgane, die **Geißeln**. Sie sind einzeln, in Büscheln oder am ganzen Bakterienleib angeordnet.

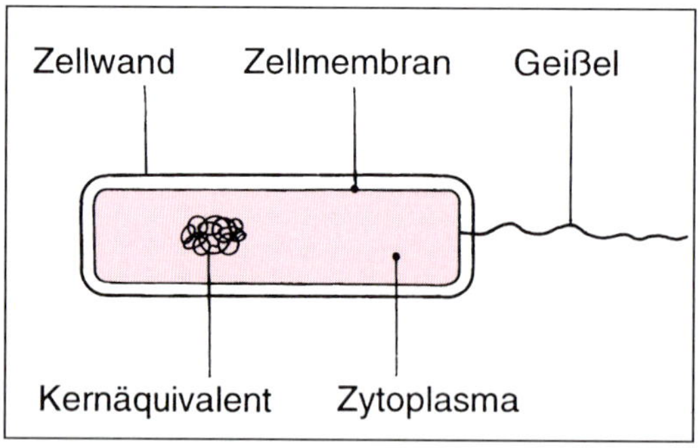

Abb. 2.1 Bakterienschema

2.2 Pathogenitätsfaktoren

Unter **Pathogenitätsfaktoren** versteht man genetisch bedingte Eigenschaften der Bakterien, die eine Infektionskrankheit beim Menschen auslösen können.

Es gilt die Regel: Je mehr Pathogenitätsfaktoren eine Bakterienart besitzt, desto komplizierter wird der Krankheitsverlauf und desto schwieriger die Therapie. Hier müssen jedoch die individuellen Voraussetzungen des Patienten berücksichtigt werden (Alter, Grunderkrankungen, Immunschwäche u.v.m.). Folgende Pathogenitätsfaktoren sind bekannt:

- **Kapsel:** Bei einigen Bakterienarten befindet sich außerhalb der Zellwand noch eine schleimige Schicht. Diese verhindert, dass unsere Abwehrzellen die Bakterien erkennen, und bietet diesen somit einen Schutz vor Phagozytose.
- **Pili:** Bei vielen gramnegativen Bakterien (s. unten) findet man Pili. Dies sind Eiweißfäden auf der Zelloberfläche, die nach Eindringen der Erreger in den menschlichen Körper der Anheftung an Wirtsstrukturen dienen (z. B. an Schleimhäute des Atem-, Gastrointestinal- oder Urogenitaltrakts).
- **Toxine:** Toxine sind Bakterienprodukte, die den Wirtsorganismus schädigen. Werden Toxine von den Bakterien als Stoffwechselprodukt nach außen abgegeben, so spricht man von **Exotoxinen** (z. B. Tetanustoxin), werden sie erst bei Zerfall von Bakterien (nach Antibiotikatherapie) frei, spricht man von **Endotoxinen**.
- **Enzyme:** Hierunter versteht man **katalytisch wirksame Eiweißstoffe**, die ein Bakterium produziert, um wirtseigene Substanzen zu spalten. Hierdurch werden einerseits Nährstoffquellen für Bakterien erschlossen, anderseits können sie ein Schutz vor Abwehrstrukturen des Wirtes sein. Wichtige Beispiele:
  - **Hyaluronidasen**: Zersetzen von Gewebe; Ausbreitung in Wirtsstrukturen
  - **Hämolysine**: Auflösen von Erythrozyten
  - **Proteasen**: Spaltung von Wirtsproteinen
  - **Koagulase**: Verklumpung von Plasma
  - **Fibrinolysine**: Auflösen von Fibrin

2.3 Vermehrung

In der Regel vermehrt sich die Bakterienzelle durch **Zweiteilung**. Aus einer Mutterzelle entstehen zwei Tochterzellen. Die Geschwindigkeit dieses Teilungsvorgangs ist stark von der Bakterienart und vom Umgebungsmilieu abhängig. Diese **Generationszeit** beträgt zum Beispiel bei Escherichia coli (E. coli) – gute Umweltbedingungen vorrausgesetzt – nur 20 Minuten, beim Tuberkuloseerreger (Mycobacterium tuberculosis) jedoch 18 Stunden.

2.4 Einteilung

Als praktisch und sinnvoll hat sich für Bakterien die Einteilung nach Form und Anfärbeverhalten (Gram-Färbung) erwiesen.

2.4.1 Bakterienformen

Man unterscheidet im wesentlichen drei Bakterienformen (Abb. 2.2):

- Kokken (= Kugelbakterien)
- stäbchenförmige Bakterien
- schraubenförmige Bakterien (Spirochäten)

2.4.2 Gram-Färbung

Wie oben bereits angedeutet, ist der Aufbau der Zellwand nicht bei allen Bakterienarten identisch. So gibt es Bakterien mit einer dünneren und solche mit einer dickeren Zellwand. Dieser Sachverhalt wird bei einem relativ einfachen Färbetest sichtbar, der bereits 1884 von dem dänischen Mikrobiologen H. C. I. Gram zufällig entdeckt wurde. Bakterien, die nach dieser Färbung dunkelblau erscheinen, werden **grampositiv** (Abb. 2.3), solche, die sich rot anfärben lassen, **gramnegativ** benannt (Abb. 2.4). Dieser Test wird in jedem bakteriologisch ausgerichteten Labor durchgeführt.

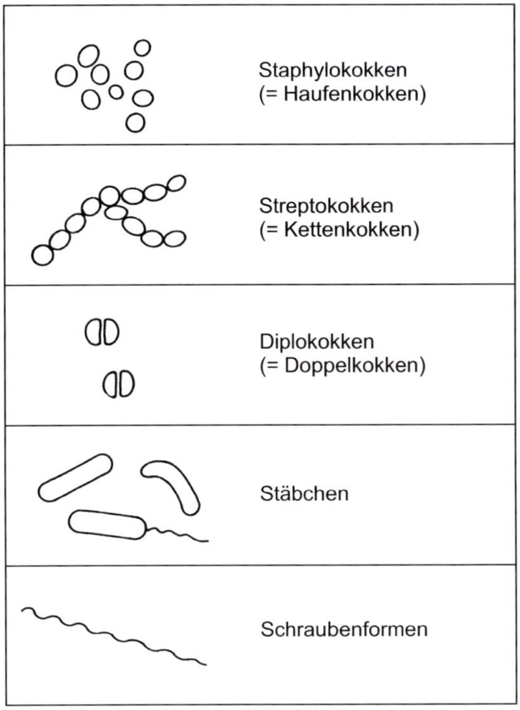

Abb. 2.2 Verschiedene Bakterienformen

Das Anfärbeverhalten ist von großer Wichtigkeit für die **Artdiagnose** eines Erregers und von großer Bedeutung für die richtige Auswahl eines Antibiotikums für einen an einer Infektionskrankheit leidenden Patienten.

2.5 Physiologische Flora

Bevor wir die wichtigsten humanpathogenen Bakterienarten besprechen, wenden wir uns der physiologischen Bakterienflora zu.

Unter der **physiologischen Bakterienflora** versteht man Bakterien, mit denen wir in einer Art Symbiose zusammenleben und die einem gesunden Menschen normalerweise nicht schaden können.

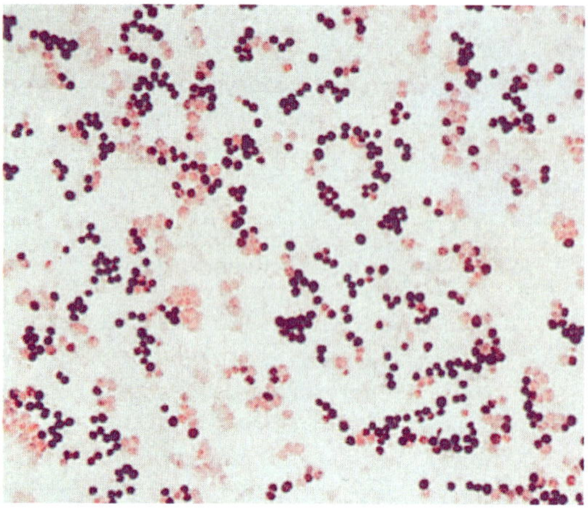

Abb. 2.3 Grampositive Kokken, hier Staphylokokken (aus: Thomas C. Grundlagen der klinischen Medizin. Bd.10: Infektionskrankheiten. Stuttgart, New York: Schattauer 1993)

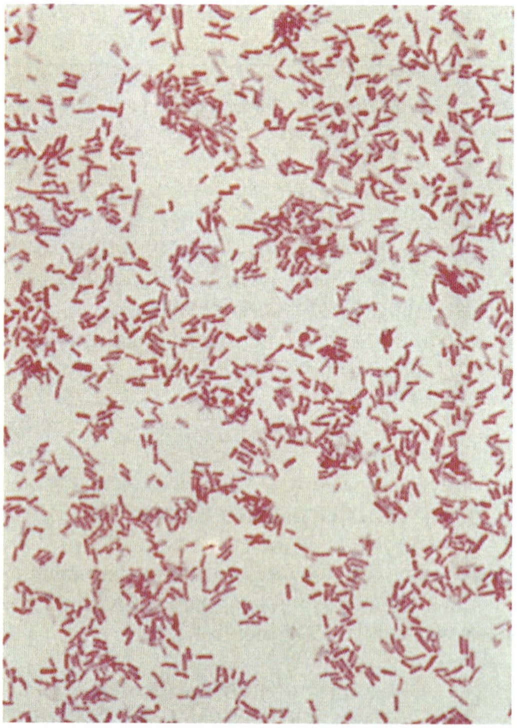

Abb. 2.4 Gramnegative Stäbchen, hier Salmonella typhimurium (aus: Thomas C. Grundlagen der klinischen Medizin. Bd.10: Infektionskrankheiten. Stuttgart, New York: Schattauer 1993)

Unter bestimmten Voraussetzungen (immunsupprimierende Therapie mit z. B. Kortison oder Zytostatika, schwere Grunderkrankung) sind Bakterien der physiologischen Flora dazu befähigt, Infektionen zu verursachen. Zu diesen so genannten **fakultativ pathogenen Keimen** gehören beispielsweise Dickdarmbakterien wie Escherichia coli. Während einer Darmoperation oder einer Perforation des Darmes können sie in die freie Bauchhöhle gelangen und zu erheblichen Infektionen (Peritonitis) führen. Außerdem sind sie die Hauptverursacher von Harnwegsinfekten.

2.5.1 Haut

Die Haut beherbergt eine Vielzahl von Keimen (Hautflora). Hier lassen sich hauptsächlich Staphylokokken und Streptokokken, aber auch Propionibakterien nachweisen, die bei der Akneentstehung eine wichtige Rolle spielen. Weitere Keime sind Mykobakterien und Corynebakterien. In den behaarten Hautgebieten lassen sich neben den Hand- und Fußinnenflächen die meisten Bakterien finden. Sie sind dort für die charakteristische Geruchsentwicklung verantwortlich. Diese physiologische Hautflora bietet neben dem pH-Wert und anderen Faktoren einen guten Schutz vor **obligat pathogenen Bakterien**. Dies sind Keime, die zu jeder Zeit und bei jedem Menschen eine krankmachende Potenz besitzen.

2.5.2 Mund

Im Bereich der Mundhöhle sind „vergrünende Streptokokken" entscheidend. Sie besitzen eine Kontrollfunktion gegenüber Anflugkeimen von außen (**Mundpolizei**). Bei gesunden Menschen sind andere Bakterienarten (und auch Pilze) zwar vorhanden, aber unbedeutend.

2.5.3 Verdauungstrakt

In der **Speiseröhre** findet sich nur eine geringe Keimzahl. Diese Besiedlung ist im **Magen** dank des sauren Sekrets nicht mehr nachzuweisen. Im Verlauf des **Dünndarms** nimmt die Bakterienzahl wieder zu. Der **Dickdarm** ist das größte

Keimreservoir des Körpers. Hier konnte man bisher weit über 100 Bakterienarten isolieren. In jedem Gramm Stuhl findet man ca. 10^8 bis 10^{11} Bakterien (20 bis 30 % der Stuhlmasse). Ihre Zusammensetzung ist bei gesunden Menschen relativ einheitlich:

- 5 % E. coli und Enterokokken
- 95 % Anaerobier

Anaerobier sind Bakterien, die nur unter Sauerstoffausschluss wachsen können. Zu den häufigsten Vertretern zählen Bacteroides, Clostridien und anaerobe Kokken.

2.5.4 Atemwege

Der **Nasenbereich** ist stark besiedelt. Am häufigsten werden Staphylokokken, Meningokokken und Streptokokken gefunden. Der Nasen-Rachen-Bereich ist bei Krankenhauspersonal stärker durch fakultativ pathogene Arten besiedelt als bei der übrigen Bevölkerung.
Das **Bronchialsystem** und die **Alveolen** sind in der Regel keimfrei.

2.5.5 Harnwege

Bei gesunden Menschen sind Nierenbecken, Harnleiter und Blase steril. Der untere Teil der Harnröhre ist durch Streptokokken, Staphylokokken und gramnegative Stäbchen besiedelt. Diese Keime sind einerseits für die Verunreinigung von Urinproben und andererseits für aufsteigende Harnwegsinfekte verantwortlich.

> Wegen der bakteriellen Besiedlung des unteren Urogenitaltrakts muss bei jeder Urinprobe entweder Mittelstrahlurin oder Katheterurin verwendet werden!

2.5.6 Scheide

Die Zusammensetzung der immer ausgeprägten Besiedlung der Scheide ist stark vom Lebensalter der Frau abhängig. Nach der **Geburt** wird die zunächst sterile Region durch Milchsäurebakterien (= Laktobazillen, Döderlein-Stäbchen) besiedelt. Die Mischflora der **Kindheit** wird mit der **Pubertät** wieder durch die säureproduzierenden Döderlein-Bakterien verdrängt. Nach Abschluss der **Geschlechtsreife** etabliert sich wieder eine Mischflora.
Durch den sauren pH-Wert im Bereich der Scheide der geschlechtsreifen Frau wird die Besiedlung durch andere Mikroben verhindert, so dass man in dieser Phase, unter Beachtung der persönlichen Hygiene, weniger Harnwegsinfektionen als in höherem Lebensalter findet.

2.6 Die humanmedizinisch wichtigsten Bakterienarten

Nach den oben erwähnten Kriterien (Gram-Verhalten, Form) lässt sich die in Tabelle 2.1 (S. 10) gezeigte Übersicht über die humanmedizinisch wichtigsten Bakterienarten erstellen. Daneben gibt es noch Vertreter, die sich nur schwierig in eine dieser Gruppen einordnen lassen. Zu diesen Bakterien gehört **Mykoplasma**, das aufgrund der Zellwandlosigkeit nicht nach Gram angefärbt werden kann. Eine zweite Gruppe, vertreten durch **Chlamydia**, kann nur innerhalb von Wirtszellen existieren.

2.6.1 Grampositive Kokken

Staphylokokken

Erreger Staphylokokken sind grampositive Haufenkokken (s. auch Abb. 2.3). Wir unterscheiden zwischen

- der meist pathogenen Staphylokokkenart **Staphylococcus aureus** und
- den fakultativ pathogenen, koagulasenegativen (s. unten) Staphylokokken (**Staphylococcus epidermidis**).

Epidemiologie **S. epidermidis** ist bei Gesunden vor allem im Hautbereich zu finden und hat nur im Krankenhaus eine medizinische Bedeutung. Der Keim ist in der Lage, implantiertes Plastikmaterial zu besetzen, sich dort zu vermehren und eine lokale Infektion hervorzurufen. Wir

Tab. 2.1 Übersicht der humanmedizinisch wichtigsten Bakterienarten

Kokken		Stäbchen		Schraubenformen
gramnegativ	**grampositiv**	**gramnegativ**	**grampositiv**	
	Staphylococcus	Bordetella	Bacillus	Borrelia
Neisseria	Streptococcus	Campylobacter	Clostridium	Leptospira
Gonococcus	Enterococcus	Hämophilus	Corynebacterium	Treponema
Meningococcus	Pneumococcus	Helicobacter	Listeria	
		Legionella	Mycobacterium	
		Salmonella		
		Shigella		
		Vibrio		
		Yersinia		
		E. coli		
		Klebsiella		
		Proteus		
		Pseudomonas		

alle kennen die Folgen eines zu lange liegenden Venenverweilkatheters (z. B. Braunüle) mit den typischen Entzündungsparametern (s. Kap. 1 „Wichtige Begriffe aus der medizinischen Mikrobiologie", S. 1). Weitere Plastikimplantate, die besiedelt werden können, sind Totalendoprothesen des Hüftgelenks, Herzklappen, Gefäßprothesen oder auch ein Blasendauerkatheter. Mit Entfernung der Infektionsquelle verschwinden die Symptome (Schmerz, Rötung, Schwellung) meist von selbst.

Wesentlich gefährlicher ist der Keim **Staphylococcus aureus**. Er „nistet" ebenfalls im Hautniveau, ist aber auch im Nasen-Rachen-Bereich zu finden (Rate menschlicher Träger ca. 30 bis 40 %, **aber**: Krankenhauspersonal 70 bis 100 %!). Verschiedene Enzyme (Plasmakoagulase, Hyaluronidase, Hämolysin, Koagulase, Betalaktamase) und Toxine (Leukozidin, Enterotoxin) begründen die Pathogenität und Virulenz.

Für das **Zustandekommen** einer **Infektion** mit Staphylokokken ist aber auch die **Disposition** des Wirtes ganz entscheidend. Folgende Patientengruppen sind besonders gefährdet:

- chronisch Kranke (vor allem Diabetiker)
- Ekzematiker oder Patienten mit anderen Hauterkrankungen
- Verbrennungspatienten
- Alkoholiker
- Immungeschwächte

Übertragung und Krankheitsbild Erregerreservoir ist der Mensch selbst. Durch Hautkontakt (Händeschütteln) oder Tröpfchen (Niesen) wird der Keim verbreitet.

Bei Schädigung der Haut (Wunden, Dermatitis) oder Manipulationen (Gelenkpunktion, Operation allgemein) kann der Keim seine pathogene Eigenschaft entfalten: Er ist der typische **Eitererreger**. In Tabelle 2.2 sind die wichtigsten Infektionen durch S. aureus dokumentiert.

Diese Aufzählung macht zweierlei deutlich:

- Zum einen ist S. aureus einer der bedeutendsten Krankenhauskeime und somit verantwortlich für eine Vielzahl von **nosokomialen Infektionen** (siehe Teil II „Krankenhaushygiene", S. 128ff.).
- Weiterhin neigen die eitrigen Infektionen zur **lokalen Begrenzung** (Abszess, Furunkel [Abb. 2.5], Empyem). Dank Koagulase ist die S.-aureus-Spezies in der Lage, einen schützenden Fibrinwall (Kapsel) gegen Abwehrmechanismen des menschlichen Körpers zu bilden. Die Abwehrzellen können nicht oder nur sehr schlecht in die infizierte Region gelangen. Gleiches gilt für die Antibiotikatherapie.

Therapie In der Regel wird bei abgekapselten, eitrigen Prozessen eine **chirurgische Eröffnung** des Herdes nötig. Die eher generalisierten

Tab. 2.2 Typische Infektionen durch Staphylococcus aureus

• Abszesse	• Impetigo
• Furunkel	• Wundinfektion
• Mastitis	• Pneumonie
• Empyem	• Sepsis
• Osteomyelitis	• Lebensmittelvergiftung
• Panaritium	

Infektionen (Pneumonie, Sepsis) erfordern eine **Antibiotikatherapie**. Diese ist in den vergangenen Jahren zunehmend schwieriger geworden, da Staphylokokken leicht Resistenzen entwickeln können. Fast jeder S.-aureus-Stamm produziert **Betalaktamase**, ein Enzym, welches so genannte Betalaktamantibiotika unwirksam machen kann. Zu dieser Gruppe gehört das Penicillin, weshalb die Betalaktamase auch **Penicillinase** genannt wird. Seit einigen Jahren gibt es eine Reihe penicillinasefester Penicilline (z. B. Oxacillin = Staphylex®, Stapenor®), die bei Staphylokokkeninfektionen primär einzusetzen sind.

Seit Mitte der 90er Jahre gibt es gehäuft mehrfach resistente S.-aureus-Stämme (**MRSA** = Methicillin-resistente S. aureus). Sie sind die Herausforderung vieler Krankenhäuser, insbesondere Intensivstationen, da nur noch wenige Antibiotika wirksam sind. Übertragen werden die MRSA vor allem durch die Hände des medizinischen Personals. Deren Nasenbereich kann unbemerkt chronisch besiedelt sein – hier reicht eine kurze Berührung mit der Hand, durch ein anschließendes Berühren eines Patienten sind die Erreger übertragen.

Das Auftreten von MRSA erfordert in der Klinik ein konsequentes Hygienemanagement (s. auch Abschnitt „Maßnahmen bei Auftreten multiresistenter Erreger (MRSA)“, S. 194). Betroffene Patienten sind zu isolieren, möglichst mit eigener Nasszelle, mehrere MRSA-Infizierte kann man zusammenlegen (Kohortenisolierung). Nun erfolgen tägliche Abstriche aus dem infizierten Bereich und der Nase (gegebenenfalls auch Rachen). Nach Abstrichergebnis werden spezielle Antibiotika eingesetzt. Zur Sanierung einer nasalen MRSA-Besiedlung wird die Anwendung von Mupirocinnasensalbe (z. B. Turixin®) empfohlen. Die Behandlung der Nase reduziert in der Regel auch die Besiedlung an anderen Körperstellen. Die intakte Haut sollte mit antiseptisch wirksamen Seifen gewaschen und die Bettwäsche täglich gewechselt werden. Sind drei Abstriche an drei aufeinander folgenden Tagen negativ, kann die Isolierung aufgehoben werden.

Das Personal der Station sollte ebenfalls untersucht werden. MRSA-Träger unter dem Personal sollten bis zur nachgewiesenen Sanierung keinen Patienten pflegen und behandeln. Läßt sich dies nicht vermeiden, sind besondere hygienische Maßnahmen zu ergreifen (z. B. Mund-

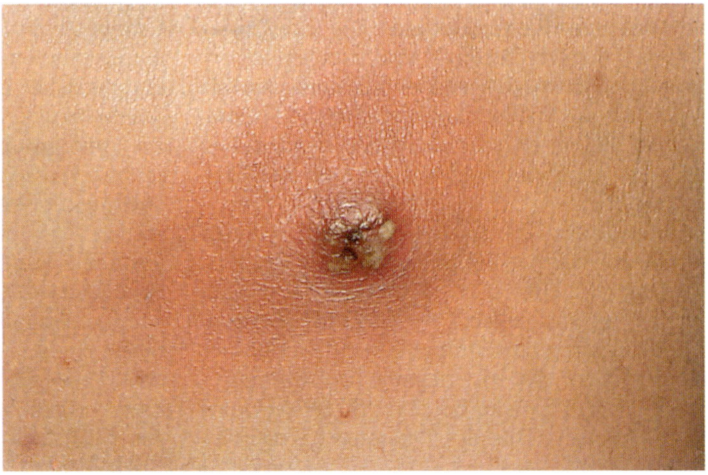

Abb. 2.5 Furunkel. Typische Infektion durch Staphylococcus aureus. (aus: Bork K, Bräuninger W. Hautkrankheiten in der Praxis. Diagnostik und Therapie. 2. Aufl. Stuttgart, New York: Schattauer 1997)

Übersicht Staphylokokken

Erreger: S. aureus (koagulasepositiv) und S. epidermidis (koagulasenegativ)
Epidemiologie: gehören zur physiologischen Flora
Übertragung: meist Tröpfcheninfektion, ferner Wundinfektion, Lebensmittelvergiftung (S. aureus); wichtiger Erreger von Nosokomialinfektionen
Inkubationszeit und Ansteckung: Stunden bis wenige Tage
Krankheitsbild: lokal begrenzte Eiteransammlung, wichtiger Pneumonieerreger, akute Gastroenteritis
Diagnostik: Abstrich, Bronchialsekret, Stuhl
Behandlung: chirurgisch, Antibiotika (Achtung: Häufig Resistenzen!)
Prophylaxe: Desinfektion
Gesetzliche Bestimmungen, Berufskrankheit: keine

Nase-Schutz, Einmalkittel, Händedesinfektion). Nähere Informationen kann man im „Epidemiologischen Bulletin" 8/2000 des Robert-Koch-Institutes nachlesen.

Enterotoxin

Einige Stämme von S. aureus produzieren ein Enterotoxin. In kontaminierten Lebensmitteln (Milch, Eiprodukte, Kartoffelsalat, Fleischwaren) kommt es zur schnellen Vermehrung der Bakterien und so zur Anhäufung des Toxins. Die Inkubationszeit ist sehr kurz. Wenige Stunden nach Verzehr dieser Lebensmittel treten Übelkeit, Erbrechen, Leibschmerzen und Diarrhö auf. Eine Therapie ist oft nicht nötig (s. auch Abschnitt „Durchfallerkrankungen", S. 35).

Streptokokken

Streptokokken sind **grampositive**, sporenlose, unbewegliche **Kettenkokken**. Die Länge der Ketten ist unterschiedlich und hängt von der Streptokokkenspezies und dem Nährboden ab. Wie schon die Staphylokokken, sind die Streptokokken biologisch sehr aktiv. Sie können – je nach Art – eine Vielzahl von **Enzymen** und **Toxinen** abgeben:

- **Hämolysin**: Je nach Ausprägung dieses Enzyms werden Blutfarbstoff oder Erythrozyten aufgelöst. Das Hämolysin wird auch Streptolysin genannt. Es wirkt als Antigen, gegen das unser Immunsystem Antikörper produziert, das so genannte Anti-Streptolysin (ASL). Es wird bei einer Streptokokkeninfektion im Blut des Patienten nachgewiesen.
- **Streptokinase**: Dieses Enzym kann Fibrin auflösen. In der Klinik wird es häufig zur Lysetherapie von frischen Blutgerinnseln (Thrombose, Herzinfarkt) gebraucht.
- **Hyaluronidase**: Dieses Enzym fördert die Ausbreitung der Infektion im Gewebe.
- **Erythrogenes Toxin**: Dieses Toxin ist fiebererzeugend und die Ursache für das Scharlach-Exanthem.

Diese Aufzählung ist nicht komplett. Eine wissenschaftlich exakte Liste der Pathogenitätsfaktoren wäre hier zu umfangreich.
Streptokokken sind wichtige Erreger verschiedener akuter Erkrankungen des Menschen. Die folgende grobe Einteilung hat bis heute Bestand.

Streptokokken der Gruppe A (S. pyogenes)

Die meisten der für den Menschen gefährlichen Streptokokkeninfektionen werden durch die Gruppe A verursacht. Sie neigen zu flächenhaften Entzündungen (Enzym Hyaluronidase!). Es kommt daher im Gegensatz zu Infektionen mit Staphylokokken weniger zu abszedierenden als zu **phlegmonösen Entzündungsprozessen** (Tab. 2.3).
Die Infektionen der so genannten betahämolysierenden Streptokokken der Gruppe A betreffen vor allem Kinder im Kindergarten- und frühen Schulalter, aber auch Erwachsene. Die Übertragung erfolgt meist über Tröpfcheninfektion. Häufig ist eine eitrige Entzündung der Rachenmandeln der Beginn (die Angina).
Zwei Erkrankungen sollen hervorgehoben werden: Scharlach und Erysipel.

Tab. 2.3 Typische Streptokokkenerkrankungen der Gruppe A

- Angina tonsillaris
- Sinusitis
- Otitis media
- Bronchitis, Pneumonie
- Scharlach
- Erysipel
- phlegmonöse Entzündung
- Impetigo
- akute Glomerulonephritis
- rheumatisches Fieber

Krankheitsbild: Scharlach

Verursacht wird diese klassische Kinderkrankheit durch hämolysierende Streptokokken der Gruppe A. Im westlichen Teil der Bundesrepublik Deutschland rechnet man mit etwa 30.000 Scharlachfällen pro Jahr.
Das **erythrogene Toxin** ist für den Krankheitsverlauf und das Exanthem verantwortlich und führt zu einer **Immunität**.

Übertragung und Krankheitsbild Nach Tröpfcheninfektion kommt es nach einer Inkubationszeit von 2 bis 7 Tagen zu mehr oder weniger deutlichem Krankheitsgefühl, Fieber und einer Tonsillitis. Die Redewendung „ohne Angina kein Scharlach" hat sicher auch heute noch Gültigkeit. Der Rachen ist gerötet (Enanthem).
Die Zunge ist zunächst belegt und imponiert erst am 3. bis 4. Tag als typische **Himbeer-** oder **Erdbeerzunge** (Abb. 2.6). Das feinfleckige Exanthem (Gefühl wie Sandpapier) beginnt im Hals-/Brustbereich (Abb. 2.7) und überzieht den gesamten Körper, mit Ausnahme der Mundpartie (**zirkumorale Blässe, Clownsgesicht**). Im weiteren Verlauf setzt eine **Hautschuppung** vor allem im Hand-/Fußflächenbereich ein.

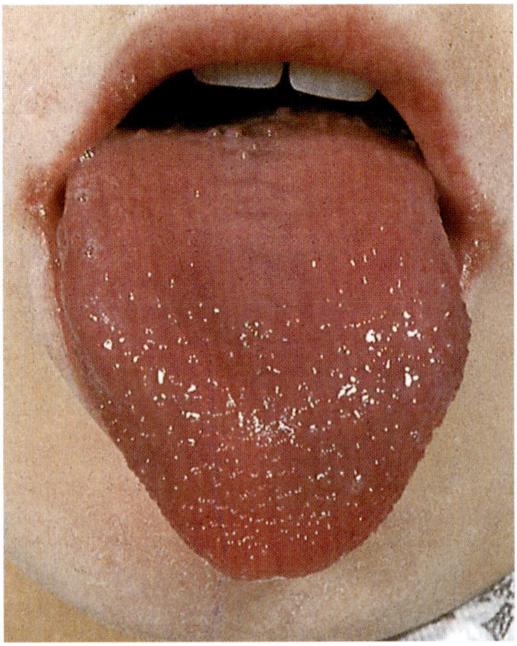

Abb. 2.6 Scharlach. Himbeer- oder Erdbeerzunge. (aus: Tischendorf FW. Der diagnostische Blick. 6. Aufl. Stuttgart, New York: Schattauer 1998)

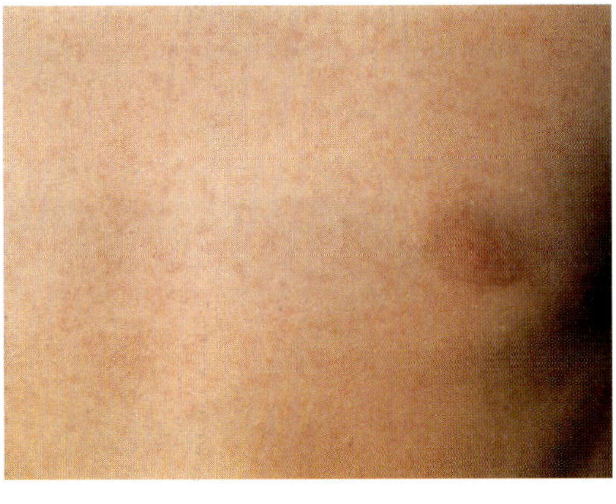

Abb. 2.7 Sehr diskretes Scharlachexanthem (aus: Tischendorf FW. Der diagnostische Blick. 6. Aufl. Stuttgart, New York: Schattauer 1998)

Diagnostik und Therapie Durch einen Rachenabstrich kann man Streptokokken der Gruppe A nachweisen. Ein erhöhter ASL-Titer und der typische Krankheitsverlauf sprechen für Scharlach.
Um Folgeerkrankungen (s. unten) vorzubeugen, behandelt man heute alle Scharlachpatienten – auch die leichter verlaufenden Fälle – mit Penicillin über 7 bis 10 Tage. Die Entfieberung wird dadurch beschleunigt, der Krankeitsverlauf milder und die Wiederzulassung zum Schulbesuch kann früher erfolgen.

Übersicht Scharlach

Erreger: erythrogenes Toxin bildende A-Streptokokken
Epidemiologie: meist Kinder betroffen, kalte Jahreszeit
Übertragung: Tröpfcheninfektion
Inkubationszeit und Ansteckung: wenige Tage (2–7)
Krankheitsbild: Fieber, Angina, Krankheitsgefühl, feinfleckiges Exanthem, Erdbeerzunge, Hautschuppung
Diagnostik: Rachenabstrich, ASL-Titer-Bestimmung, Erkennen des Exanthems
Behandlung: Penicillin
Prophylaxe: keine Impfung bekannt, Therapie der Kontaktpersonen, Expositionsprophylaxe
Gesetzliche Bestimmungen, Berufskrankheit: zur Vermeidung von Epidemien Meldung von Erkrankten in Schulen, Kindergärten, Heimen etc.

Prophylaxe Schon lange ist die früher übliche Scharlachschutzimpfung zur Erzeugung einer antitoxischen Immunität (erythrogenes Toxin) aufgegeben worden. Durch Penicillingabe an alle Kontaktpersonen, die in enger Lebensgemeinschaft mit einem Scharlachkranken leben, lassen sich Epidemien verhindern bzw. wirksam bekämpfen.

Erkrankte dürfen Schulen oder andere Einrichtungen (Krankenhäuser!) nicht betreten, bis eine Weiterverbreitung nicht mehr zu befürchten ist.

Krankheitsbild: Erysipel

Das Erysipel (Wundrose) wird immer durch hämolysierende Streptokokken der Gruppe A verursacht. Die Erreger dringen meist durch einfache Verletzungen in den Körper ein. Das Erysipel tritt häufig bei chronisch infizierten älteren Wunden und beim Ulcus cruris auf.

Krankheitsbild Nach einer kurzen Inkubationszeit (1–3 Tage) kommt es im betroffenen Bereich zu einer flammend roten bis bläulich lividen, scharf begrenzten Hautverfärbung, die sehr schmerzhaft ist (Abb. 2.8). Da es sich um eine Infektion der Hautlymphbahnen handelt, sind die regionalen Lymphknoten angeschwollen.

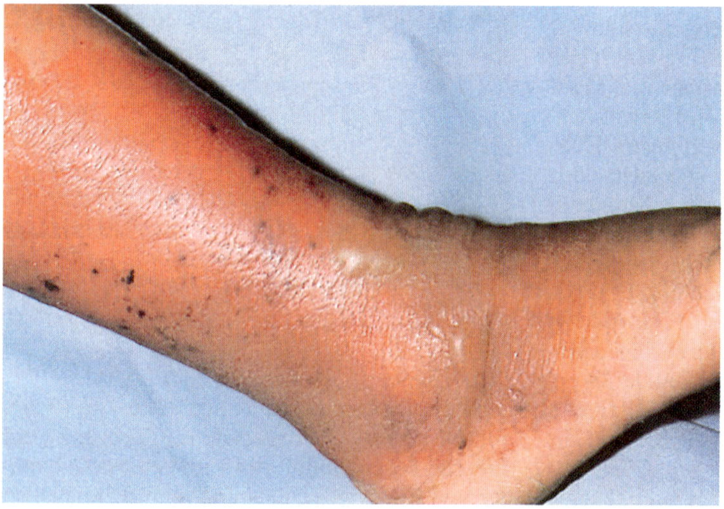

Abb. 2.8 Erysipel bei einer Streptokokkeninfektion. Akutes Stadium mit Rötung und Ödem bis hin zur Blasenbildung. (aus: Bork K, Bräuninger W. Erkennung und Behandlung häufiger Hautkrankheiten. Stuttgart, New York: Schattauer 1986)

Tab. 2.4 Wichtige Folgeerkrankungen nach Streptokokken-A-Infekt

Rheumatisches Fieber mit
• Karditis
• Polyarthritis
• Erythema anulare
• subkutanen Rheumaknoten
• Chorea minor
Glomerulonephritis

Ein deutliches Krankheitsgefühl mit hohem Fieber, Leukozytose und erhöhter BKS (Blutkörperchensenkung) sind fast immer anzutreffen.
Das Erysipel neigt zu Rezidiven. Eine weitere Spätfolge ist die Vernarbung der entzündeten Lymphgebiete, wodurch dann ein Lymphstau entsteht (**Elephantiasis**).

Therapie Die Behandlung besteht in einer systemischen Antibiotikagabe (Penicillin), Ruhigstellung der betroffen Region und – wenn eine Extremität befallen ist – Hochlagerung. Alkoholische Umschläge bringen Erleichterung.

Folgeerkrankungen nach Infektion mit Streptokokken der Gruppe A

Infekte durch A-Streptokokken (Tab. 2.3) sind besonders wegen ihrer möglichen Folgeerkrankungen (Tab. 2.4) gefürchtet. Das klassische Bild des so genannten **rheumatischen Fiebers** beginnt akut mit einer Polyarthritis, die vor allem die großen Gelenke befällt. Alle Zeichen der akuten Gelenkentzündung – schmerzhafte Schwellung, Rötung, Überwärmung, eingeschränkte Funktion – sind bei dem voll ausgebildeten Krankheitsbild nachweisbar. Eine **Karditis** (Myokarditis, Endokarditis) kann bei Kindern und Jugendlichen den Verlauf völlig beherrschen. Während man die Gelenkentzündung therapeutisch im Griff zu haben scheint (durch so genannte Antirheumatika, siehe Lehrbücher der Pharmakologie), sind Langzeitschäden einer Endokarditis, wie z.B. Herzklappenzerstörungen mit der Folge der möglichen Herzinsuffizienz, nicht selten. Ein operativer Herzklappenersatz kann dann nötig werden.

> Merksatz: Das rheumatische Fieber beleckt die Gelenke und beißt das Herz.

Eine zweite, sehr wichtige Komplikation eines A-Streptokokken-Infektes ist die akute **Glomerulonephritis**, die unbehandelt zur Niereninsuffizienz führen kann.
Auch aufgrund dieser möglichen Folgeerkrankungen wird die Antibiotikatherapie eines eitrigen, bakteriellen Infektes durch A-Streptokokken notwendig. Bei rezidivierenden Mandelentzündungen ist eine operative Entfernung zu diskutieren.

Streptokokken der Gruppe B (S. agalactiae)

Streptokokken der Gruppe B können sowohl bei Neugeborenen (infizierter Geburtskanal, nosokomiale Infektion) als auch bei immungeschwächten Erwachsenen Erkrankungen hervorrufen. Die Neugeboreneninfektion weist meist einen schweren Verlauf (**Meningitis, Pneumonie**) auf. In der Tiermedizin sind B-Streptokokken als wichtige Erreger von **Mastitiden** bei Milchkühen bekannt.

Streptokokken der Gruppe D (S. faecalis, Enterokokken)

Enterokokken sind Bestandteile der physiologischen Darmflora des Menschen. Im Gegensatz zu den übrigen Streptokokkenarten neigen die Enterokokken zu einer ausgeprägten Antibiotikaresistenz. Sie sind im Krankenhaus für eine Vielzahl von **Harnwegsinfektionen** (ca. 15 %), seltener für **Wundinfektionen** verantwortlich.

„Vergrünende“ Streptokokken (S. viridans)

Vergrünende Streptokokken gehören zur physiologischen Mundflora und können – z.B. nach einer Zahnextraktion – im Blut nachgewiesen werden (Bakteriämie). Ihren Namen verdanken sie der Eigenschaft, dass um die Bakterienkolonien auf Blutagarnährböden ein grüner Hof zu erkennen ist.
Zu den wichtigsten Erkrankungen zählen die **Endokarditiden**, insbesondere die subakut verlaufende Endokarditis lenta. Die Bakterien besiedeln vorgeschädigte Herzklappen (angeboren,

rheumatisch bedingt, toxisch bedingt, z. B. durch Alkohol oder andere Drogen).
Ein **Nachweis** gelingt am besten durch wiederholte Blutkulturen.

Pneumokokken (S. pneumoniae)

Pneumokokken sind grampositive Diplokokken (Doppelkokken), die von einer Schleimkapsel umgeben sind (s. Abschnitt „Pathogenitätsfaktoren“, S. 6).
Als physiologischer Bestandteil der Mund-/Rachenflora bei etwa 50% der Menschen können sie unter bestimmten, für den Menschen ungünstigen Bedingungen (z. B. anderer Infekt) vor allem **Erkrankungen der Atemwege** hervorrufen. Pneumokokken verursachen Bronchopneumonien, typischerweise Lobärpneumonien (Lungenentzündung, die nur einen Lungenlappen betrifft), Nebenhöhlen- und Mittelohrentzündungen sowie Meningitiden.
Zur **Therapie** sind Penicilline die Antibiotika der ersten Wahl.
Risikopatienten, das heißt Patienten über 60 Jahre und Patienten mit chronischen Erkrankungen der Lunge, des Herzens, der Leber und der Niere können geimpft werden (Indikationsimpfung).

2.6.2 Gramnegative Kokken

Neisserien

Benannt ist diese Bakteriengattung nach deren Entdecker Albert Neisser (1855–1916).
Neisserien sind gramnegative, unbewegliche Bakterien, die oft paarweise zusammenliegen (semmelförmige- oder kaffeebohnenförmige **Doppelkokken**).
Neben mehreren apathogenen Formen gibt es heute vor allem zwei Arten, die eine humanpathogene Bedeutung besitzen:

- die Gonokokken und
- die Meningokokken.

Gonokokken (Neisseria gonorrhoeae) und Gonorrhö

Gonokokken sind die Erreger der häufigsten Geschlechtskrankheit, der **Gonorrhö (Tripper)**. Die zunehmende Verwendung von Kondomen zum Schutz vor einer HIV-Infektion hat jedoch sicherlich dazu beigetragen, dass seit Mitte der 80er Jahre die Häufigkeit von Neuinfektionen rückläufig ist.

Übertragung Übertragen wird die Gonorrhö durch Geschlechtspraktiken jeglicher Art. Denkbar, aber eher unwahrscheinlich ist auch eine Infektion über gemeinsam benutzte Handtücher oder Toilettenbrillen.

Inkubationszeit und Krankheitsbild Die Erreger besitzen eine besonders hohe Affinität zur Schleimhaut des Urogenitaltrakts, des Rektums und der Augenbindehaut.
Nach einer Inkubationszeit von wenigen (2–4) Tagen kommt es zur Rötung und zur eitrigen Sekretion des infizierten Areals. In den allermeisten Fällen wird zunächst schmerzhaftes Wasserlassen und eitriger Ausfluss aus der Harnröhre (Abb. 2.9) beklagt. Die **Harnröhrenentzündung** (Urethritis) ist bei Männern weitaus schmerzhafter als bei Frauen. Dies führt den Mann eher zum Arzt, und daher wird in Deutschland eine Gonorrhö beim Mann etwa dreimal so häufig diagnostiziert wie bei der Frau.
Gefährlich sind die Krankheitsverläufe mit einer nur gering ausgeprägten Symptomatik. Der Arztbesuch wird unterlassen, es erfolgt keine Behandlung, und die Erkrankung kann chronifizieren oder „aufsteigen“. **Folgeerscheinungen** sind

- beim Mann eine Entzündung der Prostata und der Nebenhoden,
- bei der Frau können Eileiter, Eierstöcke oder sogar das Peritoneum betroffen sein.

Bei beiden Geschlechtern ist in diesem Fall eine Sterilitätsentstehung nicht selten.

Therapie Leider haben die Gonokokken seit 2 bis 3 Jahrzehnten in zunehmenden Maße **Resistenzen** gegenüber den früher gut wirksamen Penicillinen entwickelt. Die Ursache wird prophylaktischen Antibiotikagaben bei Prostituierten oder Urlaubsreisenden zugeschrieben. Viele Gynäkologen und Urologen empfehlen heute eine Behandlung mit Spektinomycin (Stanilo®) oder einem Cephalosporinpräparat.

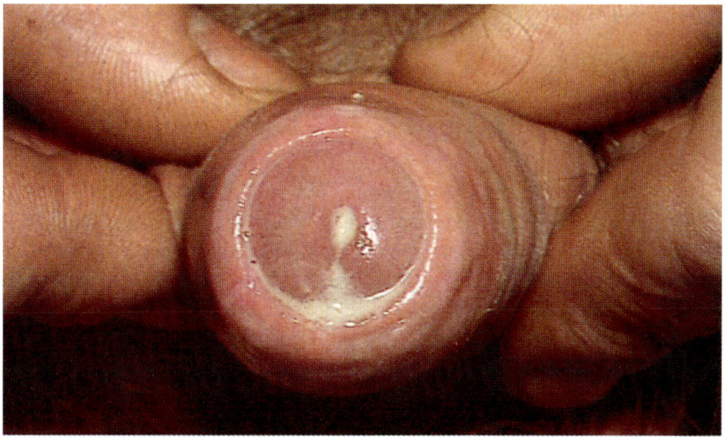

Abb. 2.9 Gonorrhö. Typisches Bild der akuten Entzündung des Mannes mit eitrigem Ausfluss. (aus: Bork K, Bräuninger W. Hautkrankheiten in der Praxis. Diagnostik und Therapie. 2. Aufl. Stuttgart, New York: Schattauer 1997)

Zu beachten ist, dass zu einer vernünftigen Therapie auch immer eine **Mitbehandlung** des jeweiligen **Geschlechtspartners** gehören sollte. Da Doppelinfektionen mit dem Syphiliserreger Treponema pallidum möglich sind, sollte eine Diagnostik die Treponemen einschließen.

Eine schwangere Frau kann Gonokokken während der Geburt auf das Neugeborene übertragen. Eine eitrige Bindehautentzündung kann die Folge sein. Die **Neugeborenenblennorrhö** (Blennorrhoea gonorrhoica) war früher eine der häufigsten Ursachen für Blindheit im Kindesalter. Seit der Einführung der **Credé-Prophylaxe** besteht ein sicherer Schutz vor der Neugeborenblennorrhö. Hierbei wird in jedes Auge ein Tropfen einer 1%igen Silbernitratlösung geträufelt. Heute ist diese Prophylaxe zwar nicht gesetzlich vorgeschrieben, wird aber in einigen Entbindungskliniken noch angewendet.

Übersicht Gonorrhö

Erreger: Neisseria gonorrhoeae (gramnegative Doppelkokken)
Epidemiologie: weltweit verbreitet
Übertragung: durch Sexualkontakt
Inkubationszeit und Ansteckung: wenige Tage (2–4)
Krankheitsbild: Befall der Urogenitalschleimhaut → Urethritis; Schmerzen beim Wasserlassen, eitriger Ausfluss; bei Nichtbehandlung aufsteigender Infekt mit Sterilität möglich
Diagnostik: typische Symptome, Erregernachweis im Abstrichsekret
Behandlung: Antibiotikatherapie: Spectinomycin, (Penicillin)
Prophylaxe: Kondome; im Falle einer Infektion den Sexualpartner mitbehandeln; Impfung nicht bekannt
Gesetzliche Bestimmungen, Berufskrankheit: keine

Meningokokken (Neisseria meningitidis)

Erreger und Epidemiologie Meningokokken sind, wie auch die Gonokokken, **gramnegative**, paarweise angeordnete **Doppelkokken**. Sie gehören bei einem Teil der Bevölkerung zur physiologischen Flora der oberen Atemwege. Warum bei einigen Bakterienträgern dann die Hirnhäute befallen werden und eine **Meningitis** entsteht, ist Gegenstand von Spekulationen (Resistenzminderung?, Stress?, Umweltfaktoren?, Eisenmangel?).
Bevorzugtes **Erkrankungsalter** ist die frühe Kindheit. Mehr als die Hälfte der durch Meningokokken verursachten Meningitisfälle ereignen sich in Deutschland in den ersten zwei Lebensjahren.

Übertragung und Krankheitsbild Meningokokken verursachen eine eitrige Hirnhautentzündung, die man auch **Meningitis epidemica** nennt (Abb. 2.10). Die Übertragung findet durch Tröpfcheninfektion statt. Epidemien können dort auftreten, wo Menschen auf engem Raum zusammenleben (Lager, Kinderheime, Kasernen, überfüllte Verkehrsmittel, etc.).
Das Krankheitsbild beginnt nach einer kurzen Inkubationszeit (2–5 Tage) meist schlagartig mit starkem Krankheitsgefühl und typischen Meningitiszeichen (s. unten).
Eine besonders gefährliche Verlaufsform der Meningokkeninfektion ist das **Waterhouse-Friderichsen-Syndrom**, eine Sepsis mit Nebennierenrinden- und Hautblutung, die binnen weniger Stunden zum Tode führen kann.

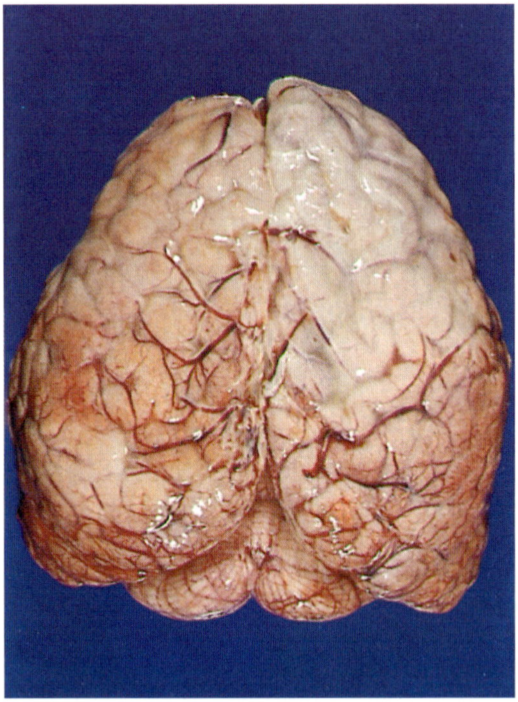

Abb. 2.10 Eitrige Meningitis (aus: Thomas C. Grundlagen der klinischen Medizin. Bd.10: Infektionskrankheiten. Stuttgart, New York: Schattauer 1993)

Diagnostik Die Diagnose wird anhand eines Liquor-Grampräparats gestellt. Findet man gramnegative Diplokokken, muss – wenn noch nicht geschehen – schnell eine hochdosierte Antibiotikatherapie mit Penicillinen oder Cephalosporinen eingeleitet werden.

Prophylaxe Eine Impfung gegen Meningokokken ist in Deutschland zwar möglich und zugelassen, jedoch von fraglichem Erfolg. Eine routinemäßige Durchimpfung aller Kinder wird derzeit nicht empfohlen. Eine Indikation besteht bei Reisen in Epidemiegebiete, ferner für kasernierte Personen und medizinisches Personal mit Kontakt zu betroffenen Patienten oder Laboreinsendungen.

Gesetzliche Bestimmungen Krankheitsverdacht, Erkrankung und Tod durch Meningokokkenmeningitis sind meldepflichtig.

Krankheitsbild: infektiöse Meningitis

Erreger und Übertragung Zu einer Entzündung der Hirn- und Rückenmarkshäute ist prinzipiell jeder Infektionserreger – also Bakterien, Viren, Pilze und Parasiten – in der Lage. Eine Infektion findet entweder über den Blut- oder Lymphweg oder durch Einwanderung aus benachbarten Entzündungsherden, z. B. der Ohren oder des knöchernen Schädels, sowie nach offenen Hirnverletzungen statt.
Häufige bakterielle Erreger sind im **Kindesalter** Hämophilus influenzae sowie Meningokokken und im **Erwachsenenalter** Pneumokokken, Meningokokken und neuerdings auch Borrelia burgdorferi. Weniger häufig werden Staphylo-

kokken, andere Streptokokken oder Escherichia coli gefunden. Eine bakterielle Meningitis durch Tuberkulosebakterien ist heute eher selten.

Krankheitsbild Unabhängig vom Erreger ist das Krankheitsbild mehr oder weniger einheitlich:

- Fieber und Schüttelfrost
- Kopfschmerzen
- Koordinationsstörungen
- Schielen
- Übelkeit und Erbrechen
- Nackensteifigkeit
- Opisthotonus
- eventuell Bewusstseinsstörungen bis hin zum Koma
- eventuell Krampfanfälle
- gespannte Fontanelle bei Säuglingen

Jeder Zug an den entzündeteten Hirn- und Rückenmarkshäuten führt zu starken Schmerzen. Daher nimmt der Patient eine Schonhaltung ein. Infolge schmerzbedingter Muskelkontraktionen im Hals- und Rückenbereich bohrt der Patient den Hinterkopf in das Kissen, die Wirbelsäule wird in Lordosestellung gehalten (Kissenbohrer, Opisthotonus). Versucht man passiv den Kopf nach vorn zu beugen werden die Knie angezogen (**Brudzinski-Zeichen**).

Diagnostik Um einen Erreger nachzuweisen, wird eine Gewinnung von Hirnflüssigkeit (Liquor) mittels Lumbalpunktion (Abb. 2.11) unerlässlich. Der gewonnene Liquor wird auf Aussehen geprüft. Trüber Liquor kann auf eine eitrige, bakterielle Infektion hinweisen. Bei einer Meningitis durch Viren bleibt der Liquor klar. Weiterhin wird die Flüssigkeit nach Gram gefärbt und auf Zellzahl, Zuckergehalt und Eiweiß untersucht (Tab. 2.5). Zum Ausschluss anderer Symptomursachen sollten zudem ein EEG und eine Computertomographie durchgeführt werden.

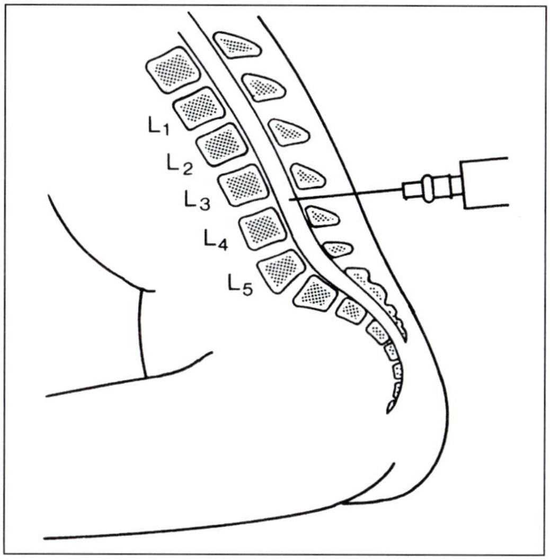

Abb. 2.11 Durchführung einer Lumbalpunktion

Therapie Ein möglichst schneller Behandlungsbeginn ist im Falle einer bakteriellen Meningitis von entscheidender Bedeutung. Zunächst sollte „blind" anbehandelt werden. Nach Erregerdifferenzierung kann anschließend jederzeit das Antibiotikum umgestellt werden.

Tab. 2.5 Liquorbefunde bei Meningitis

	Bakteriell	Viral
Aussehen	trübe	klar
Zellzahl	Granulozytose	Lymphozytose
Glukosegehalt	stark erniedrigt	normal
Proteingehalt	stark erhöht	kaum erhöht

2.6.3 Grampositive Stäbchenbakterien

Sporenbildner: Bacillus und Clostridium

Zu den Sporenbildnern gehören die stäbchenförmigen Bakterien der Gattungen Bacillus und Clostridium.

> **Bakteriensporen** sind Überdauerungsformen, die bei ungünstigen Umweltbedingungen das Überleben der Art sichern.

Bei der **Sporenbildung** bildet sich eine Kapsel um das genetische Material. Das Zellwasser wird dem Bakterium entzogen, es wird praktisch abgepumpt. So kann die Bakterienspore über Jahre und Jahrzehnte überdauern. Für den Milzbranderreger Bacillus anthracis erwiesen sich die Sporen noch nach mehr als 70 Jahren lebensfähig. Trockenheit, Kälte, Hitze und sogar Desinfektionsmittel können ihnen nicht gefährlich werden.
Sensoren an der Oberfläche der Sporen bemerken Wärme und Feuchtigkeit. Wenn die Lebensbedingungen wieder erträglich werden, z.B. durch eine Infektion des Menschen, wird die Sporenkapsel gesprengt, und es entsteht wieder ein vermehrungsfähiges, pathogenes Bakterium.

Bacillus anthracis

Bacillus anthracis kommt vorwiegend bei pflanzenfressenden Haustieren als Erreger akuter Entzündungen vor. Die **Milzbrand**-Erkrankung wurde bei obduzierten Rindern entdeckt. Die Milz war stark entzündlich (Entzündung = Brand) vergrößert und wies eine dunkle Farbe auf (griech. „anthrax“ = Kohle).
Zu einer **Infektion** des Menschen kommt es fast immer durch Kontakt mit infizierten Tieren oder Tierprodukten (Felle, Wolle, Borsten, Fleisch). Je nach Eintrittspforte der Sporen werden drei Krankheitsbilder unterschieden:

- **Hautmilzbrand** (ca 90 % der menschlichen Infektionen): Über kleine Hautverletzungen kann ein kleiner, schwarzer, nicht schmerzhafter, nekrotischer Defekt entstehen (Pustula maligna). Dieser kann entweder ausheilen oder zu einer Sepsis führen. Letzteres sollte unter allen Umständen vermieden werden, daher ist eine chirurgische Therapie kontraindiziert.
- **Lungenmilzbrand**: Nach Inhalation des Erregers, z.B. nach dem Ausschlagen von mitgebrachten Fellen aus dem Afrikaurlaub, kann eine schwere Lungenentzündung entstehen.
- **Darmmilzbrand**: Durch Aufnahme verunreinigter Nahrungsmittel oder dem bloßen Verschlucken der Sporen entsteht eine schwere hämorrhagische Enteritis.

Unbehandelt verlaufen Darmmilzbrand und Lungenmilzbrand häufig tödlich. Insgesamt handelt es sich aber um sehr seltene Krankheitsbilder. Sicher werden wir in Deutschland nur in Ausnahmefällen mit der Milzbranderkrankung konfrontiert.

Gesetzliche Bestimmungen, Berufskrankheit Meldepflicht besteht schon im Krankheitsverdacht.
Eine Impfung ist für gefährdete Berufsgruppen (Landwirte, Gerber, Tiermediziner, Bürstenmacher, Schäfer) vorhanden. Für diese Berufe ist der Milzbrand als Berufserkrankung anerkannt.

> Aktualität besitzen die Milzbranderreger aus militärischen Gründen. Verschiedene Staatsoberhäupter haben mit dem Einsatz von Bakterienbomben („**Biowaffen**“) im Kriegsfall gedroht. Jüngstes Beispiel war der irakische Präsident Hussein im Golfkrieg 1991. Aber auch Natomitgliedsstaaten haben deren Auswirkung schon erprobt.

Die Gattung Clostridium

Clostridien sind grampositive, stäbchenförmige, nur anaerob (unter Abwesenheit von Sauerstoff) wachsende, Sporen bildende Bakterien. Sie gehören zu den normalen Darmbewohnern, können aber unter bestimmten Bedingungen schwere Krankheitsbilder hervorrufen.
Vier Formen und die verursachten Erkrankungen sollen in diesem Kapitel Erwähnung finden:

- Clostridium perfringens (Gasbrand)
- Clostridium tetani (Tetanus)

- Clostridium botulinum (Botulismus)
- Clostridium difficile (pseudomembranöse Kolitis)

Krankheitsbild: Gasbrand (Clostridium perfringens)
Die schwerste Form des **Gasbrands** wird hauptsächlich durch C. perfringens verursacht. Namensgebend war das **Erscheinungsbild** der Erkrankung. An der betroffenen Körperstelle kommt es zu einer sehr schmerzhaften, dunkel gefärbten Entzündung (= Brand). Eine Gasbildung kann man beim Überstreifen der Hautpartie durch ein leises Knistern nachweisen (Abb. 2.12).

Epidemiologie und Übertragung Clostridien sind ubiquitär (also überall) vorhanden. Eine Infektion ist heutzutage vor allem bei Verkehrsunfällen mit Quetschungen der Muskulatur (Motorradfahrer!) zu erwarten, insbesondere wenn eine rechtzeitige chirurgische Bereinigung der Wundverhältnisse nicht möglich ist. Bei tiefen Wunden finden die Bakterien ideale Vermehrungsvoraussetzungen.
Da Gasbranderreger auch zur physiologischen Darmflora gehören, kann es z. B. nach Dickdarmoperationen zu einer Erkrankung kommen.

Krankheitsverlauf Mit Hilfe ihrer Toxine und Enzyme (Hyaluronidase, Lecithinase) penetrieren und vernichten die Clostridien gesundes Muskelgewebe, um sich anaerobe Verhältnisse zu schaffen. Unterhalb des Hautniveaus schreitet die Erkrankung in aller Regel in Richtung Körperstamm fort.

Therapie Die Therapie wird in erster Linie durch chirurgische Maßnahmen bestimmt. **Ziel** ist es, **aerobe Verhältnisse** zu schaffen. Nekrosen müssen abgetragen, die Wunde breitflächig eröffnet werden. In einigen Fällen ist eine Amputation nicht zu umgehen. Unterstützend wird antibiotisch mitbehandelt (Penicillin, Tetracycline, Aminoglykoside). Zur Verbesserung der lokalen Sauerstoffversorgung ist eine Sauerstoffüberdrucktherapie (3 bar) in einer Druckkammer erfolgsversprechend. Trotz dieser Maßnahmen liegt die Sterblichkeitsrate bei Erkrankung (= Letalität) bei ca 50 %.

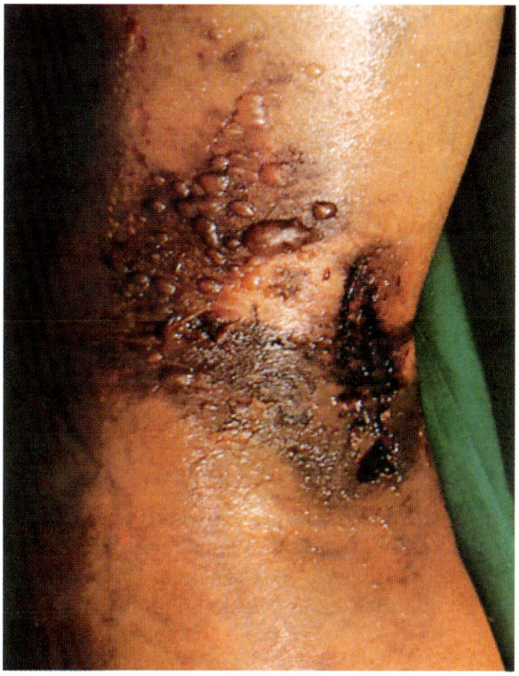

Abb. 2.12 Gasbrand (aus: Thomas C. Grundlagen der klinischen Medizin. Bd. 10: Infektionskrankheiten. Stuttgart, New York: Schattauer 1993)

Prophylaxe Eine Impfung ist nicht möglich.

Krankheitsbild: Tetanus (Clostridium tetani)
In unserem Arbeitsfeld Krankenhaus werden wir – vor allem in chirurgischen Ambulanzen – mit dieser Clostridienart am häufigsten konfrontiert. Zum Glück nicht wegen der Erkrankung (1999 gab es in Deutschland 8 gemeldete Fälle), sondern hauptsächlich aufgrund der Tetanusschutzimpfung.
Der Tetanus (= **Wundstarrkrampf**) stellt für die Weltgesundheitsorganisation (WHO) noch heute eines der größten Probleme dar. Jährlich rechnet man weltweit mit ca. einer Million Todesfälle durch **Neugeborenentetanus** (schlechte Nabelschnurhygiene).

Übertragung und Krankheitsentstehung Clostridium tetani kommt überall vor. Zur Übertragung kommt es durch Eindringen von Sporen im Rahmen einer Bagatellverletzung. Typisch sind Verletzungen durch Holzsplitter, rostige

Nägel, Rosendornen, aber auch Kratz-, Schürf- und Bisswunden.
Häufig unbemerkt – die Erreger verursachen kaum lokale Entzündungszeichen – können sich die Bakterien im Wundbereich vermehren. Sie verbleiben immer im Bereich der Eintrittspforte und beginnen mit der Toxinproduktion. Das **Tetanospasmin** wird mit dem Blutstrom verteilt und gelangt über die Nervenbahnen zum **Zielorgan** Rückenmark. Hier besetzt es die so genannten **hemmenden Zwischenneurone** (Renshaw-Zellen). Deren Aufgabe ist unter anderem, die sanfte Koordination zwischen Agonisten und Antagonisten der Muskulatur zu steuern. Wird dies behindert, sind unkoordinierte Krämpfe die Folge (daher Wundstarrkrampf).

Inkubationszeit Sie schwankt zwischen 2 Tagen und 2 Wochen. Als Faustregel gilt: Je größer die produzierte Toxinmenge, desto kürzer die Inkubationszeit und desto höher die Letalität.

Krankheitsbild Frühsymptome sind allgemeine Mattigkeit und schnelles Ermüden der Muskulatur beim Kauen. Die charakteristischen Krampferscheinungen befallen die Muskulatur des gesamten Körpers. Der Beginn ist klassischerweise immer im Kopfbereich mit Krämpfen der Gesichtsmuskulatur. Dies führt zu behinderter Mundöffnung (Kieferklemme) und eingeschränkter Kaufähigkeit beim Patienten. Typisch ist der **grinsende Gesichtsausdruck** (Risus sardonicus, Teufelslächeln; Abb. 2.13). Ein unwillkürlicher **Opisthotonus** entsteht bei Befall der Rumpfmuskulatur, da die Rückenmuskulatur kräftiger ist als die Bauchmuskulatur (Abb. 2.14). Durch die Lähmung (Verkrampfung) der Atemmuskulatur besteht **Erstickungsgefahr**.

Therapeutische Ansätze Da Tetanuserreger in der Wunde verbleiben, ist eine großzügige **Wundexzision** unerlässlich. Ist man erkrankt, so

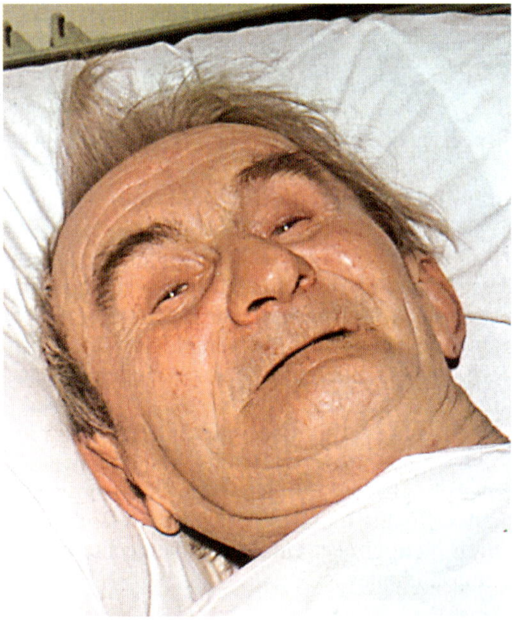

Abb. 2.13 Risus sardonicus bei Tetanus (aus: Thomas C. Grundlagen der klinischen Medizin. Bd.10: Infektionskrankheiten. Stuttgart, New York: Schattauer 1993)

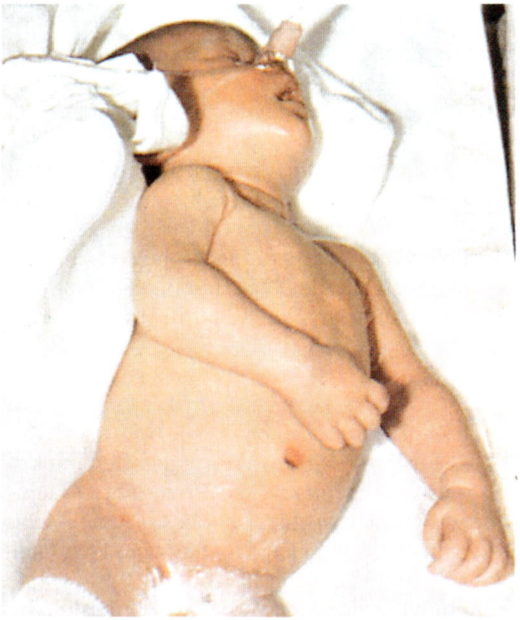

Abb. 2.14 Opisthotonus bei Neugeborenentetanus (aus: Thomas C. Grundlagen der klinischen Medizin. Bd.10: Infektionskrankheiten. Stuttgart, New York: Schattauer 1993)

lassen sich mit einem sofort injizierten **Tetanusantitoxin** die noch im Blut befindlichen Toxineinheiten neutralisieren.
Ist das Toxin bereits in die Nervenzellen eingedrungen, so hat das Antitoxin keine Wirkung mehr. In diesem Falle sind nur noch intensivmedizinische Maßnahmen von Nutzen („**Tetanusbett**"):

- Vermeidung der schmerzhaften Krämpfe durch eine Dauerrelaxation (z. B. mit Curareabkömmlingen oder Succinylcholin)
- Unterdrückung der Erregungsbildung durch eine Dauernarkose mit künstlicher Beatmung
- ausreichende parenterale Ernährung

Alle pflegerischen Maßnahmen müssen umsichtig und vorsichtig erfolgen, da durch äußere Reize die Krampfbereitschaft erhöht wird. Trotz aller Bemühung beträgt die Letalität ungefähr 50 %.

Die Unterbringung des Patienten erfolgt in einem abgedunkelten Einzelzimmer.

Prophylaxe Aufgrund der schlechten therapeutischen Möglichkeiten wird immer wieder auf die unverzichtbare vorbeugende Grundimmunisierung gedrängt. Leider besteht in Deutschland zur Zeit eine Impfmüdigkeit, die fast vergessenen Krankheiten einen neuen Nährboden bietet.
Die **Grundimmunisierung** (aktive Impfung) wird mit einem künstlich abgeschwächtem Tetanustoxin (= Toxoid, z. B. Tetanol®) durchgeführt. Sie erfolgt durch dreimalige intramuskuläre Injektionen zu den Zeitpunkten 0, 4 Wochen, 1 Jahr (s. auch Abschnitt „ Impfpläne", S. 110). Nach Abschwächung des Impfschutzes (ca. 5 bis 10 Jahre nach der Grundimmunisierung) wird eine **Auffrischimpfung** durch eine einmalige Gabe des Toxoids notwendig.
Im Verletzungsfall ist ein ausreichender Schutz anzunehmen, falls die letzte Grundimmunisierung bzw. Auffrischimpfung längstens vor 5 Jahren durchgeführt worden ist. Liegt die Impfung jedoch längere Zeit zurück oder kann der Patient keine ausreichenden Angaben über seinen Impfstatus machen, so ist eine Simultanimpfung erforderlich:

Unter einer **Simultanimpfung** versteht man eine gleichzeitige passive und aktive Immunisierung mit dem Ziel eines sofort einsetzenden und zugleich lang anhaltenden Impfschutzes.

Beispiel Tetanus: gleichzeitige Gabe von Tetanusantitoxin (Antikörper, passive Impfung, z.B. Tetagam®) und Tetanustoxoid (Antigen, aktive Impfung, z B. Tetanol®). Beide Injektionen erfolgen intramuskulär in gegenüberliegende Körperhälften, da bei Kontakt beider Impfstoffe eine Neutralisierungsreaktion durch eine Antigen-Antikörper-Reaktion eintreten würde.
Trotz des Ziels, einen ausreichenden Impfschutz zu erreichen, sollten unnötige und zu häufige Auffrischimpfungen unterbleiben, da die **Allergisierungsrate** gegenüber dem Impfstoff beigemengten Substanzen mit jeder Impfung steigt.

Übersicht Tetanus

Erreger: Clostridium tetani, grampositives, Sporen bildendes Stäbchen
Epidemiologie: ubiquitär verbreitet
Übertragung: Bagatellverletzungen, Sporen dringen in Wunde ein
Inkubationszeit und Ansteckung: 2–14 Tage, größere Schwankungen möglich
Krankheitsbild: Wundstarrkrampf, im Gesicht beginnend, häufig Tod durch Atemlähmung
Diagnostik: typische Symptomatik, Toxinbestimmung (eventuell Tierversuch mit Patientenblut)
Behandlung: Antitoxin, eventuell Antibiotika, „Tetanusbett"
Prophylaxe: aktive Grundimmunisierung und Auffrischimpfung
Gesetzliche Bestimmungen, Berufskrankheit: keine

Krankheitsbild: Botulismus (Clostridium botulinum)

C. botulinum ist ein grampositives, anaerobes, Sporen bildendes Stäbchenbakterium und der wichtigste Erreger des **Botulismus**, einer Lebensmittelvergiftung, die meist durch selbst eingemachte Speisen verursacht wird. Früher galt der Botulismus als reine Wurst- oder Fleischvergiftung (botulus = Wurst). Heute weiß man, dass auch andere Speisen betroffen sind.

> Vorsicht bei „bombierten" Konservendosen oder gelösten Gummiringen bei Glaskonserven: Vergiftungsgefahr!

Krankheitsbild Das **Botulinustoxin** ist ein Neurotoxin und gehört zu den giftigsten Substanzen, die wir kennen. Nach oraler Aufnahme und einer Inkubationszeit von wenigen Stunden bis Tagen (je nach Giftmenge) kommt es durch Verhinderung der Acetylcholinfreisetzung im Bereich von Synapsen (s. Lehrbücher der Physiologie) zu den typischen **Lähmungserscheinungen**:

- Sehstörungen (Doppelbilder)
- Mundtrockenkeit
- Schluck- und Sprechschwierigkeiten
- schließlich Tod durch Atemlähmung

Therapie Die Behandlung muss unverzüglich eingeleitet werden. Wie beim Tetanus muss auch hier das Neurotoxin bereits im Blut vor Erreichen des Zielorgans „neuromuskuläre Synapse" durch Gabe eines **Antitoxins** abgefangen werden. Eine **Magenspülung** hat nur Sinn, wenn der Verzehr der vergifteten Speisen noch nicht zu lange zurückliegt.

Gesetzliche Bestimmungen Eine Meldepflicht besteht schon bei Intoxikationsverdacht!

> Im Notfall kann man sich an die über ganz Deutschland verteilten **Vergiftungszentralen** wenden (s. Anhang).

Die „muskellähmende" Wirkung des Botulinustoxins macht man sich in der Medizin zur Behandlung von Lidspasmen zunutze. Da jedoch die Giftdosis eine entscheidende Rolle spielt, gehört der Umgang mit diesem Toxin nur in ganz erfahrende Hände.

Krankheitsbild: pseudomembranöse Kolitis (Clostridium difficile)

Dieses grampositive, Sporen bildende Stäbchen ist Bestandteil der physiologischen Darmflora. Nach oder während einer Antibiotikatherapie kann C. difficile verantwortlich für eine **pseudomembranöse Kolitis** sein. Prinzipiell ist jedes Antibiotikum als Auslöser denkbar. Pathogenetisch geht man davon aus, dass die überwiegend gramnegativen Darmkeime durch das Antibiotikum abgetötet werden, die Clostridien somit selektioniert werden und mit einer Toxinproduktion beginnen.

Krankheitsbild Das Spektrum der Krankheitserscheinungen reicht von einigen wässerigen, kurzdauernden Durchfallstühlen bis zu einer sehr schweren, mit starken Bauchkrämpfen einhergehenden, blutigen Durchfallerkrankung, die manchmal auch tödlich verlaufen kann. Endoskopisch sieht man eine entzündete Dickdarmschleimhaut mit membranartigen Auflagerungen.

Therapie Nach Absetzen der krankheitsauslösenden antibiotischen Therapie wird eine Substitution von Wasser und Elektrolyten notwendig. Zur Therapie dieser Kolitis ist Vancomycin das Antibiotikum der ersten Wahl.

Mykobakterien

Mykobakterien sind grampositive Stäbchenbakterien. Folgende charakteristische Merkmale unterscheiden sie von allen anderen Bakterien:

- Säurefestigkeit
- hoher Fettgehalt
- langsames Wachstum

Erkrankungen können sie bei Menschen und vielen Tieren verursachen. In erster Linie wichtig sind Tuberkulose und Lepra.

Mycobacterium tuberculosis und Tuberkulose

Mycobacterium tuberculosis und Mycobacterium bovis sind die Erreger der Tuberkulose im klassischen Sinne. Nach dem Entdecker Robert Koch (1882) wird die Tuberkulose auch **Koch-Krankheit** genannt.

Weltweit ist nach Angaben der WHO (1992) jeder Dritte mit M. tuberculosis infiziert. Jährlich entwickeln 8 Millionen Menschen eine aktive Tuberkulose (Tbc), für 2 Millionen endet sie tödlich. In Deutschland wurden 1998 etwa 10.440 Neuerkrankungen gemeldet.

Damit ist die Tuberkulose auch heute noch – mit Ausnahme der infektiösen Durchfallerkrankungen – die Infektionskrankheit mit den meisten Todesfällen.

In Deutschland und anderen Industriestaaten war die Tuberkulose auf dem besten Weg, eine seltene Erkrankung zu werden. Bedingt durch die zunehmende Einwanderung aus Osteuropa (vor allem aus dem Gebiet der ehemaligen Sowjetunion), durch die AIDS-Erkrankung und den häufig schlechten hygienischen Bedingungen in Gemeinschaftsunterkünften wird man jedoch in spezialisierten Krankenhausabteilungen, wie z. B. einer Infektionsstation oder einer Lungenfachklinik, immer wieder mit dem Problem konfrontiert. Heute liegt die **Erkrankungsrate** (Inzidenz) etwa bei 12/100.000 bundesdeutscher Einwohner. Die Inzidenz bei den im Bundesgebiet lebenden Ausländern ist mit ca 50/100.000 deutlich höher.

Wenn man von Tuberkulose spricht, meint man in aller Regel die Lungentuberkulose (85 %). Nur ca. 15 % aller Erkrankungsmanifestationen betreffen andere Organe (Lymphknoten, Prostata, Knochen, Hirn, Nieren u.v.m.).

Übertragung und Krankheitsbild Ein an **offener Tuberkulose** erkrankter Mensch gibt beim Sprechen, Husten, Niesen die Erreger mit seinem Ausatemstrom an die Umgebung ab (Abb. 2.15b). Diese Aerosole schweben eine Zeit lang im Raum und können dabei von einem anderen Menschen eingeatmet werden (**Tröpfcheninfektion**).

Das **Eindringen der Bakterien** verursacht eine Reaktion im Gewebe, die nach ganz bestimmten, für die Tuberkulose spezifischen Gesetzmäßigkeiten abläuft (daher auch „spezifische Entzündung").

Abwehrzellen versuchen sofort, die Keime mit einem dichten Wall zu umgeben. So entstehen kleinste, bis stecknadelkopfgroße Knötchen, die **Tuberkel**. In der Lunge bildet sich ein kleiner Infektionsherd. Die regionalen Lymphknoten in der Lungenwurzel (Hilus) schwellen an. Es entsteht der so genannte **Primärkomplex** (Abb. 2.15a). Der Primärkomplex kann verkalken und im Röntgenbild sichtbar werden.

Dieses erste Stadium der Infektion machen alle Infizierten – unabhängig von der Immunitätslage – durch. Eine Infektion erkennt man an einem positiven Tuberkulintest (s. unten). Eine gute Abwehrlage vorausgesetzt, bleiben die infizierten Menschen gesund (95 %). Bei schlechter Abwehrsituation entwickelt sich die Erkrankung weiter. Über die Blutbahn können die Tuberkel-

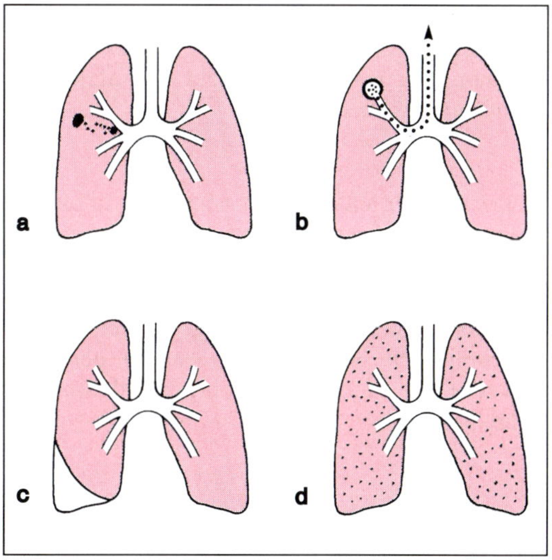

Abb. 2.15 Verlaufsformen der Lungentuberkulose.
(a) Tuberkulöser Primärkomplex: Lungenherd und reaktiv entzündeter hilärer Lymphknoten.
(b) Offene Lungentuberkulose: Aus der Kaverne (Hohlraum) kann infektiöses Material abgehustet werden.
(c) Tuberkulöse Pleuritis mit Erguss: Liegt ein Tuberkuloseherd sehr pleuranah, kann ein „spezifischer" Begleiterguss die Folge sein.
(d) Miliartuberkulose: durch septische Streuung entstandenes, schweres Krankheitsbild.

bakterien andere Organe erreichen. Am häufigsten betroffen sind Hirnhaut, Lymphknoten, Rippenfell, Nebenniere, Niere, Knochen, Eierstöcke, Nebenhoden und andere Lungengebiete. Entweder entsteht eine **Organtuberkulose** mit wenigen größeren Entzündungsherden, oder es kann sich bei sehr schlechter Abwehrlage eine diffuse Infiltration auch mehrerer Organe entwickeln. Im letzten Fall spricht man von einer **Miliartuberkulose**, einem lebensbedrohenden Krankheitsbild (Abb. 2.15d).
Die Erkrankung kann in jedem Stadium wieder ausheilen. Entweder ist man dann für immer befreit oder die Bakterien „schlummern" in einem abgedichteten Herd so lange, bis sich die Immunitätslage des Menschen wieder verschlechtert. Flackert die Erkrankung aus einem solchen Herd wieder auf, spricht man von **Reaktivierung der Tuberkulose**.

Seuchenhygienisch sind die offenen Tuberkulosefälle von Bedeutung. Unter einer **offenen Lungentuberkulose** versteht man einen tuberkulösen Lungenherd, der Zugang zum Bronchialsystem hat. Abgehustetes Gewebe enthält Tuberkelbakterien. Der erkrankte Patient ist infektiös und muss isoliert werden.

Es kommt vor, dass das entzündlich veränderte Lungengewebe zerfällt, sich verflüssigt und der tuberkulöse Herd Anschluss an einen Bronchus bekommt. Das zerfallende Gewebe kann dann abgehustet werden. In der Lunge entsteht an dieser Stelle ein Hohlraum. Diese so genannte **Kaverne** ist häufig im Röntgenbild sichtbar (Abb. 2.15b).

Krankheitsbild Die Symptome sind vielgestaltig und kommen in der Form auch bei anderen Erkrankungen vor. Vordringlich berichten die Patienten über Husten mit oder ohne Auswurf (manchmal blutig), Nachtschweiß, Müdigkeit und Gewichtsabnahme. Leichtes Fieber und thorakale Schmerzen können den Patienten begleiten.

Diagnostik Bei Tuberkuloseverdacht sind folgende Maßnahmen durchzuführen:
- Röntgenthorax
- Mikrobiologische Erregerdiagnostik (Sputum, bronchoskopisch gewonnenes Material, Magensaft, Urin, etc.)
- Tuberkulintest

Eine offene Tuberkulose kann man durch **Sputumuntersuchungen** nachweisen.

Wie bei allen **Sputumproben** ist es sehr bedeutsam, dass man den Patienten darauf aufmerksam macht, dass Sputum nicht gleichbedeutend mit Speichel ist. Sputum muss aus „tieferen Sohlen" der Atemwege ausgehustet werden.

Der Mikrobiologe im Untersuchungslabor kann durch spezielle Färbemethoden (Ziehl-Neelsen) die Säurefestigkeit der Bakterien im Sputum prüfen. Werden keine säurefesten Stäbchen gefunden, bestehen folgende Möglichkeiten:
- Es handelt sich nicht um eine Tuberkulose.
- Es handelt sich um eine geschlossene Tuberkulose.

Übersicht Tuberkulose (Koch-Krankheit)

Erreger: Mycobacterium tuberculosis und M. bovis
Epidemiologie: weltweit verbreitet, in Deutschland 15 % der 20-Jährigen und 60 % der 60-Jährigen infiziert (Tuberkulintest positiv)
Übertragung: Tröpfcheninfektion
Inkubationszeit und Ansteckung: 6–8 Wochen
Krankheitsbild: meistens Lungentuberkulose, selten andere Organe
Diagnostik: Sputumuntersuchung, Tuberkulintest, Röntgenthorax
Behandlung: Antibiotikakombinationstherapie über 6(–9) Monate
Prophylaxe: BCG-Impfung von gefährdeten Neugeborenen

- Die Keimmenge/ml Sputum war für einen Nachweis zu gering.

Im letzten Fall wird eine **kulturelle Anzüchtung** der **Erreger** notwendig. Dies dauert allerdings aufgrund der langen Generationszeit ungefähr sechs Wochen. Ein schnelleres Verfahren (BACTEC®) liefert schon nach 3 Wochen zufrieden stellende Ergebnisse.
Konnte die Tuberkulose nur kulturell nachgewiesen werden, kann man annehmen, dass der Patient nur eine geringe Keimzahl ausscheidet.
Wenn beim Verdacht auf eine Organtuberkulose wertvolles Untersuchungsmaterial nur in begrenzten Mengen zur Verfügung steht (Liquor, Gelenkpunktat etc.), ist ein Erregernachweis durch Tierversuch indiziert.
Beim **Tuberkulintest** (Abb. 2.16) wird Antigen in die Haut eingebracht. Er dient der Erfassung einer allergischen Reaktion vom verzögerten Typ auf Tuberkulin. **Positiv** nennt man einen Test, wenn 72 Stunden nach Applikation eine Erhebung (Knubbel) zu tasten ist – unabhängig davon, ob eine Rötung vorhanden ist oder nicht.

Ort der Anwendung ist im allgemeinen die Beugeseite des linken Unterarms (bei Linkshändern rechts). Die markierte Stelle darf bis zum Ablesen nicht gewaschen werden.

Ein **positiver Tuberkulintest** ist nicht gleichbedeutend mit der Diagnose Tuberkulose! Er sagt lediglich aus, dass eine Infektion mit Tuberkelbakterien stattgefunden hat.

Der Tuberkulintest bleibt im allgemeinen über Jahrzehnte positiv, unabhängig davon, ob der Infizierte erkrankt oder nicht. Auch eine tuberkulostatische Therapie bringt die Reaktion nicht zum Erlöschen.

Eine **negative Tuberkulinreaktion** schließt eine tuberkulöse Infektion weitgehend aus.

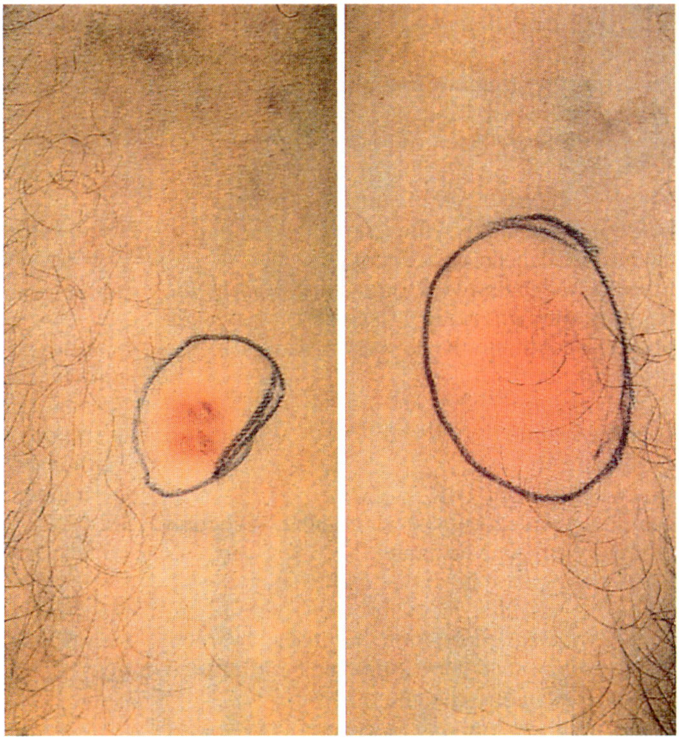

Abb. 2.16 Tuberkulinreaktion am Unterarm. Links: Tine-Test. Rechts: Mendel-Mantoux. (aus: Bildtafeln Thomae. Klinische Visite 130. Biberach: Dr. Karl Thomae 1988)

Möglich sind aber auch **falsch negative Testergebnisse**, z.B. bei Miliartuberkulose oder bei einer Abwehrschwäche (AIDS, Kortisontherapie). Auch nach schweren anderen Viruserkrankungen (z.B. Masern) kann der Test falsch negativ sein.
Folgende **Tuberkulintestverfahren** stehen zur Verfügung:

- Stempeltest
  - Tine-Test (Tuberkulin wird über vier Metallspitzen in die Haut eingebracht)
  - Merieux-Test (9 feine Nädelchen zur Tuberkulinapplikation)
- Test nach Mendel-Mantoux (eine definierte Menge Tuberkulin wird intrakutan injiziert)

Therapeutische Möglichkeiten Die lange Generationszeit der Mykobakterien hat ungewöhnliche Konsequenzen.

> Die **Tuberkulose** wird mit mehreren antituberkulotischen (tuberkulostatischen) Medikamenten über einen Zeitraum von 6 bis 9 Monaten **therapiert**.

Zu **Beginn** der **Behandlung** müssen unbedingt 3 bis 4 verschiedene Medikamente eingenommen werden. Das hat folgende Gründe: Die tuberkulostatischen Therapeutika haben einen unterschiedlichen Wirkungsmechanismus, sie greifen die Bakterienzelle an verschiedenen Punkten und in unterschiedlichen Lebensphasen an.
Eine **Resistenzentwicklung** wird durch die **Kombinationstherapie** erschwert. Folgende Mittel sind Antibiotika der ersten Wahl:

- Isoniazid
- Rifampicin
- Pyrazinamid
- Ethambutol

Als Reservemedikament steht unter anderem Streptomycin zur Verfügung.
Die Anfangsphase der Behandlung dauert etwa 8 Wochen. Anschließend kann die Therapie auf eine Zweifachkombination reduziert werden, vorausgesetzt, dass der Patient keine säurefesten Stäbchen mehr ausscheidet.

> Besonders betont werden muss, dass der Patient alle verordneten **Medikamente konsequent täglich einnimmt**. Ohne diese optimale Mitarbeit kann die Tuberkulose nicht entsprechend ausheilen. Aus diesem Grund wird in Kliniken die Therapie in den ersten Wochen parenteral verabreicht.

Zur Überwachung der Einnahme vor allem im ambulanten Bereich wurde **DOTS** (= „directly observed treatment shortcourse“) entwickelt. Hier muss der Erkrankte in Gegenwart einer Kontrollperson die Tabletten einnehmen.
Folgende Kriterien machen eine **stationäre Behandlung** notwendig:

- Patient leidet an offener Lungentuberkulose, Keime werden ausgeschieden.
- Patient lebt mit vielen Menschen auf engem Raum zusammen.
- Patient ist schwer krank.
- Patient ist nicht therapiewillig. In diesem Fall kann eine Zwangsmaßnahme durch das Gesundheitsamt erfolgen.

Prophylaxe Die früher angewendete BCG-Impfung (BCG = Bacille-Calmette-Guérin) wird seit 1998 von der STIKO nicht mehr empfohlen (nicht sicher belegbare Wirksamkeit, häufige Nebenwirkungen).

Tuberkulose: Berufskrankheit von Beschäftigten im Gesundheitsdienst

Gefährdung des Klinikpersonals Die Tuberkulose ist eine ansteckende Infektionskrankheit. Nach der Hepatitis B stellt sie für die Beschäftigten im Gesundheitsdienst die zweitwichtigste (Infektions-)Berufskrankheit dar. Jährlich werden der Berufsgenossenschaft für Gesundheitsdienst und Wohlfahrtspflege etwa 150 Fälle gemeldet. Die höchste Gefährdung besteht für Mitarbeiter in der Pathologie, des Labors und der Lungenheilkunde. Dort besteht die größte Ansteckungsfahr bei Patienten mit Keimnachweis im Sputum (Einteilung nach Gaffky).

Im Allgemeinen gilt, dass tuberkulinnegative Mitarbeiter nicht auf Tuberkulosestationen arbeiten sollten, weil eine erhöhte Infektionsgefahr besteht.

Arbeitsmedizinische Maßnahmen Bei Einstellung sollte ein Tuberkulintest durchgeführt werden.

- Ist der Test negativ: jährliche Kontrolle
- Wenn er negativ war und positiv wird (**Konversion**): Überwachung durch den Personalarzt. Röntgenthorax-Untersuchung zum Ausschluss einer Tuberkulose wird notwendig.
- Ist der Test positiv: jährliche Röntgenuntersuchung der Lunge

Isolierungsmaßnahmen im Krankenhaus Patienten mit offener Tuberkulose (Verdacht und Nachweis) müssen im Einzelzimmer (oder Mehrbettzimmer für mehrere Tuberkulosepatienten) isoliert werden. Verlassen sie das Zimmer, müssen sie einen festsitzenden Mundschutz tragen. Das Personal oder Besucher sollte(n) bei Kontakt mit offenen Tuberkulösen ebenfalls eine Maske tragen. Ein Schutzkittel ist nur notwendig, wenn eine starke Kontamination mit infektiösem Material zu erwarten ist (Bronchoskopie, endotracheales Absaugen). Wäsche und Müll, wie z. B. Taschentücher, sollten speziell entsorgt werden. Die Dauer dieser Maßnahmen ist von dem Ansprechen auf die Therapie abhängig (negative Sputumuntersuchungen). Im allgemeinen sind 3 bis 4 Wochen ausreichend.

Krankheitsbild: „Atypische Tuberkulose“

Neben den oben beschriebenen klassischen Tuberkuloseerregern kommen noch Arten vor, die bei Menschen mit stabiler Immunitätslage kaum eine pathogene Potenz besitzen. Diese Erreger verursachen tuberkuloseähnliche Erkrankungen im Tierreich und werden daher „atypische“ Mykobakterien genannt. Bei AIDS-Patienten sind sie für viele, häufig schwer zu therapierende Tuberkuloseerkrankungen verantwortlich.

Mycobacterium leprae

Die **Lepra** („Aussatz“, Hansen-Krankheit) ist eine Infektion, die durch das **Mycobacterium leprae** verursacht wird. Sie kommt weltweit vor, mit Bevorzugung von Afrika und Indien. Die **Ansteckungspotenz** (Kontagiosität) ist gering. Nur durch engen, langen Kontakt und mangelhafte Hygiene wird sie übertragen. Die **Inkubationszeit** kann Monate bis viele Jahre betragen. Die Erkrankung wird – je nach Abwehrsituation des Erkrankten – in **drei Formen** eingeteilt:

- bei guter Abwehrlage: **tuberkuloide Lepra**
- bei schlechter Abwehrlage: **lepromatöse Lepra**
- die „**Borderline-Lepra**“ mit Krankheitsbildern zwischen tuberkuloider und lepromatöser Lepra

Krankheitsbild Die Lepra manifestiert sich mit ihrer Affinität zu Haut und oberflächlich gelegenen peripheren Nerven in vielen verwirrenden Erscheinungsformen. Bei der **tuberkuloiden Lepra** stehen Hauterscheinungen mit Nervenbeteiligung im Vordergrund. Hier finden sich scharf begrenzte, hypopigmentierte und nicht schmerzhafte Flecken, die meist asymmetrisch angeordnet sind.
Die Abbildung 2.17 demonstriert die bekannten Veränderungen bei einer **lepromatösen Lepra** (Löwengesicht). Hier werden zumeist kältere Körperareale in symmetrischer Form bevorzugt (Gesicht, Extremitäten). Häufig kommt es bei dieser Form zu einer begleitenden Rhinitis. Im Nasensekret lassen sich säurefeste Stäbchen nachweisen, so dass von einer Ansteckungsquelle auszugehen ist. Wenn die Hornhaut des Auges (Kornea) mitbefallen ist, droht Blindheit. Eine Neuritis (schmerzhafte Nervenentzündung) ist nicht selten.

Diagnostik Mycobakterium leprae befällt die Makrophagen des Gewebes. Die Bakterien lassen sich in Gewebebiopsien befallener Areale und eventuell im Nasensekret nachweisen.

Therapie Durch moderne Medikamente (Dapsone, Rifampicin) hat die Erkrankung viel von ihrem ursprünglichen Schrecken verloren. Es gibt nur noch vereinzelte Sammellager (Leprosorien), in denen die teilweise verstümmelten Patienten in unmenschlicher Isolation leben.

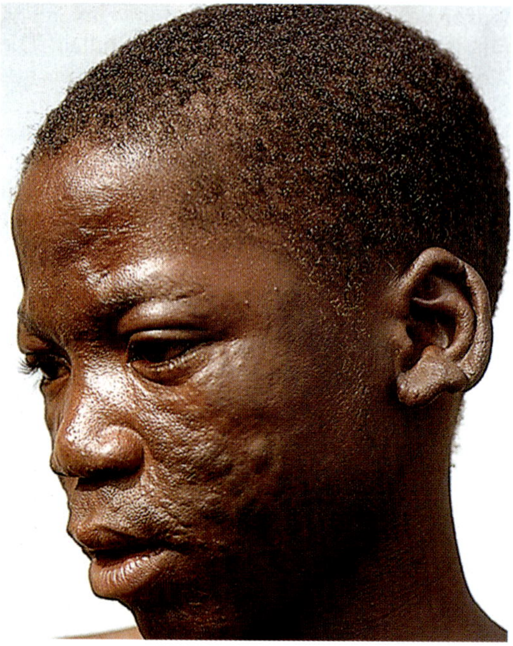

Abb. 2.17 Lepromatöse Lepra (aus: Tischendorf FW. Der diagnostische Blick. 6. Aufl. Stuttgart, New York: Schattauer 1998)

Prophylaxe Eine Impfung existiert nicht.

Listerien

Listeria monocytogenes ist der wichtigste Erreger der **Listeriose.**

Epidemiologie Die grampositiven Stäbchenbakterien kommen überall vor. Häufig sind sie in Nahrungsmitteln (Weichkäse, Wurst, Salate u.v.m.) zu finden.

Übertragung Zur Übertragung kommt es entweder durch Lebensmittelverzehr oder durch Schmutz- und Schmierinfektion.

Krankheitsbild In der Regel verläuft die Infektion asymptomatisch, eventuell treten grippeähnliche Symptome auf. Ein großer Prozentsatz der Erwachsenen besitzt spezifisch stimulierte T-Lymphozyten als Hinweis auf eine bestehende Immunität. Antikörper spielen bei der Listeriose eine untergeordnete Rolle.
Zu einer Manifestation einer ernst zu nehmenden Erkrankung kommt es meist nur bei **abwehrgeschwächten Menschen**. Hier äußert sich die Listeriose als Sepsis, Meningitis oder Enzephalitis mit hoher Todesrate.
Die Listeriose hat eine besondere Bedeutung in der Geburtshilfe, da eine **neuinfizierte, schwangere Frau** die Erreger über die Plazenta an den Fetus weitergeben kann. Fehl- und Frühgeburten sowie Missbildungen können die Folge sein.

Therapie Zur Therapie wird Ampicillin und, bei Allergie gegen dieses Antibiotikum, Tetracyclin oder Gentamycin empfohlen. Eine Impfung ist nicht vorhanden.

Gesetzliche Bestimmungen Meldepflicht bei Erregernachweis aus Blut, Liquor und Abstrichen von Neugeborenen.

Corynebakterien

Das Corynebacterium diphtheriae ist ein grampositives Stäbchen. Pathogene Bedeutung besitzt vor allem das Diphtherietoxin.
Die **Diphtherie** ist aufgrund der Schutzimpfung in der Bundesrepublik sehr selten geworden. Dennoch kommt es immer wieder zu kleineren Epidemien mit Todesfällen. Betroffen sind durch diese klassische „Kinderkrankheit" weniger die Kinder selbst, als vielmehr junge Erwachsene, deren Immunitätslage sich nach Grundimmunisierung im frühen Kindesalter langsam abschwächt. Nur 20 bis 30 % der Erwachsenen haben einen ausreichenden Antitoxintiter, da die Auffrischimpfung versäumt wird!

Inkubationszeit und Krankheitsbild Nach einer Inkubationszeit von 2 bis 6 Tagen kann es zum Ausbruch der Erkrankung kommen. **Zwei Ausprägungen** werden unterschieden:
- **Lokalinfektion:** Die Bakterien werden eingeatmet und setzen sich im Nasen-Rachen-Raum fest. Dort entsteht unter Einwirkung des Toxins zunächst im Tonsillenbereich ein weißlicher, nicht abstreifbarer Belag, die **Pseudomembran**. Charakteristisch ist der süßlich-faulige Mundgeruch.
  Begleitend kann eine diphtherische Kehlkopfentzündung auftreten (**echte Krupp-Erkrankung**). Entweder bleibt die Erkran-

kung lokalisiert oder sie weitet sich aus zur toxischen Allgemeinkrankheit.

- **Toxische Allgemeinkrankheit:** Nach einigen Krankheitstagen (Wochen?) können Herz, Leber, Niere und Nervensystem geschädigt werden. Gefürchtet ist eine Myokarditis mit möglicher Todesfolge.

Therapie Nach Abnahme von Rachenabstrichen unter den Pseudomembranen muss eine antibiotische Therapie schon bei Verdacht auf Diphtherie unverzüglich eingeleitet werden. Weiterhin wird eine sofortige Gabe von Diphtherieantitoxin („Heilserum") empfohlen, um die noch im Blut zirkulierenden Toxineinheiten zu neutralisieren.

Prophylaxe Es existiert eine aktive **Diphtherieimpfung** In der Regel wird die Schutzimpfung gemeinsam mit der Tetanusimpfung (DT) und Pertussisimpfung (DPT) durchgeführt. Die Grundimmunisierung ist nach drei bis vier Gaben eines Toxoids abgeschlossen (s. Kap. 8 „Infektionsschutz durch Impfungen", S. 114). Eine Auffrischimpfung sollte nach Empfehlungen der STIKO zwischen dem 11. und 15. Lebensjahr erfolgen.

Tritt in einer Lebensgemeinschaft Diphtherie auf, so sollte die sofortige Isolierung des Patienten und die simultane Schutzimpfung der noch nicht geimpften Personen erfolgen.

Gesetzliche Bestimmungen Bei Krankheitsverdacht besteht ein Betretungsverbot von Schulen, Kindergärten und ähnlichen Einrichtungen. Wiederzulassung ist erst nach drei negativen Rachenabstrichen möglich.
Die Diphtherie ist bei Krankheitsverdacht, Erkrankung und Tod meldepflichtig.

2.6.4 Gramnegative Stäbchenbakterien

Bordetella pertussis und Keuchhusten

Der Erreger des **Keuchhustens** (**Pertussis**) – ein gramnegatives, aerob wachsendes Stäbchenbakterium – wurde 1906 erstmals von Bordet beschrieben und heißt seitdem ihm zu Ehren Bordetella pertussis.

Übertragung und Krankheitsbild Pertussis ist eine akute Infektion der Atemwege. Sie ist hochkontagiös und führt nach **Tröpfcheninfektion** von ungeimpften Menschen in fast allen Fällen zur Erkrankung. Nach Inhalation heften sich die Erreger an die flimmerhaartragenden Epithelzellen des Respirationstraktes und vermehren sich dort.
Die klinische Symptomatik wird durch eine ganze Reihe verschiedener Toxine von Bordetella pertussis hervorgerufen, von denen das **Pertussistoxin** zweifellos die größte Rolle für die Pathogenese spielt.

Die **Erkrankung** verläuft typischerweise in **drei Stadien**:

- Stadium catarrhale (1–2 Wochen)
- Stadium convulsivum (2–6 Wochen)
- Stadium decrementi (etwa 6 Wochen)

Während des **Stadiums catarrhale** zu Krankheitsbeginn besteht hohe Ansteckungsgefahr.

Die Erkrankung beginnt wie ein banaler Infekt mit Husten, Schnupfen, mäßigem Fieber und allgemeinem Unwohlsein.

Im zweiten **Stadium convulsivum** kommt es zu den typischen stakkatoartigen Hustenanfällen mit ziehendem Inspirium.

Eine **Zyanose** ist nicht selten („Blauhusten"). Erbrechen und Auswürgen von zähem Schleim kann folgen. Der Teufelskreis Husten – Atemnot – verstärkte Atemnot – verstärkte Angst und Erregung kann durch Zuspruch und Streicheln unterbrochen werden.
Bei jungen **Säuglingen** können anstelle der starken Hustenattacken **Apnoen** auftreten. Daher werden auf Kinderintensivstationen die Säuglinge mit einem Atemkontrollgerät überwacht. Die Sterblichkeit ist gerade in frühem Säuglingsalter sehr hoch.

Übersicht Keuchhusten

Erreger: Bordetella pertussis
Epidemiologie: Verbreitung weltweit; wachsende Erkrankungsrate in Ländern mit eingeschränkter Impfindikation
Übertragung: Tröpfcheninfektion
Inkubationszeit und Ansteckung: 1–2 Wochen, Ansteckungsfähigkeit in den ersten 6 Wochen
Krankheitsbild: typischer Stakkato-Husten mit juchzendem Inspirium
Diagnostik: Nasen-/Rachen-Abstrich; Antikörpernachweis im Blut
Behandlung: Erythromycin
Prophylaxe: aktive Schutzimpfung (DPT); Vorsicht bei Krampfneigung in der Familie!
Gesetzliche Bestimmungen, Berufskrankheit: keine

Im Rekonvaleszenzstadium (**Stadium decrementi)** bildet sich die Symptomatik langsam zurück, die Hustenanfälle werden seltener, die (meist) kleinen Patienten erholen sich.
Interessant ist, dass Mädchen wesentlich häufiger erkranken als Jungen. Die Ursache ist ungeklärt. Eine schwangere Frau kann die immunitätsbringenden Antikörper nicht über die Plazenta übertragen. Es besteht kein Nestschutz.
Als mögliche **Komplikationen** sind Pneumonien (oft sekundäre bakterielle Keime), Enzephalopathien, mit Erhöhung der Krampfbereitschaft, und Bronchiektasen gefürchtet. Schäden wie Augenbindehautblutungen, Hernien oder Rektumprolaps sind Folge des erhöhten Pressdruckes während der Hustenanfälle.

Diagnostik Der Erregernachweis gelingt durch Nasopharyngealabstrich. Eine Infektion kann durch serologische Untersuchungen (KBR, ELISA; s. Abschnitt „Bakteriologische Diagnosemöglichkeiten“, S. 50) bestätigt werden.

Therapie Zur Antibiotikatherapie ist Erythromycin das Mittel der ersten Wahl.

Prophylaxe Die Keuchhustenschutzimpfung wurde wegen Komplikationen, besonders wegen gemeldeter **Impfenzephalopathien**, seit 1975 nur noch mit Einschränkungen empfohlen. Epidemiologische Studien im In- und Ausland konnten die neurologischen Impfschäden jedoch nicht bestätigen. Seit 1991 wird die Impfung durch die STIKO wieder empfohlen. **Kontraindiziert** ist die Impfung nur für Patienten mit individuell oder familiär erhöhter Krampfbereitschaft, da bei dieser Population postvakzinale epileptische Anfälle gehäuft aufgetreten sind. **Nebenwirkungen** wie Schwellung und Rötung der Applikationsstelle sowie Fieber behindern jedoch die Akzeptanz der Impfung.
Aktiv geimpft wird heute nach dem 3. Lebensmonat gemeinsam mit der Diphtherie- und Tetanusimpfung (s. Kap. 8 „Infektionsschutz durch Impfungen“, S. 109).
Der **Impfschutz** hält nur wenige Jahre an (3–12).
Eine **passive Impfung** der Ansteckungsverdächtigen soll die Krankheitssymptome mindern können.

Hämophile Bakterien

Bakterien der Gattung Hämophilus sind gramnegative Stäbchen. Wie der Name schon andeutet, „lieben“ diese Krankheitserreger Blut. Gemeint ist, dass sie sich besonders gerne dort aufhalten, wo andere Keime für Hämophilus wichtige Wachstumsfaktoren durch Blutzellen auflösende Enzyme (Hämolysine) freigesetzt haben („**Ammenphänomen**“). Zwei Vertreter der Gattung werden vorgestellt:
- Haemophilus influenzae
- Haemophilus ducreyi

Haemophilus influenzae
Ursprünglich wurde angenommen, dass H. influenzae der Erreger der Influenza – der Virusgrippe – ist, daher der Name. Man hat sich jedoch getäuscht. Häufig trifft man H. influenzae dort an, wo andere Krankheitserreger bereits einen Schaden hinterlassen haben. Beliebter Ort für derartige **Sekundärinfektionen** sind vor allem die Atemwege. Eitrige Bronchitiden, Pneu-

monien, Sinusitiden und eine Otitis media gehören zum Krankheitsspektrum.

Bei der Interpretation von Laborbefunden muss man jedoch beachten, dass H. influenzae bei einem Großteil der Menschen zur **physiologischen Rachenflora** gehört. Nicht jeder spärliche Erregernachweis im Sputum ist daher behandlungsbedürftig!

Krankheitsbild **Haemophilus influenzae Typ B,** kurz **HiB**, ist ein gefürchteter Erreger in der Kinderheilkunde. Bei Kindern unter fünf Jahren ist er Verursacher einer schweren Meningitis (s. Abschnitt „Krankheitsbild: Infektiöse Meningitis", S. 18) und Epiglottitis mit möglicher Todesfolge.

Therapie Leichtere Entzündungen durch H. influenzae sollten (nach Resistenzprüfung!) z. B. mit Tetracyclinen oder Co-trimoxazol behandelt werden. Bei schweren Fällen ist ein modernes Breitspektrumantibiotikum notwendig (z. B. Cefotiam, Cefotaxim, Ciprofloxacin u. a.).

Prophylaxe Seit 1990 ist die Schutzimpfung (3 Spritzen zur Grundimmunisierung) gegen HiB von der STIKO für Kinder ab dem 3. Lebensmonat empfohlen (s. Kap. 8 „Infektionsschutz durch Impfungen", S. 109). Kinder, die älter als 15 Monate sind, benötigen zum vollständigen Impfschutz nur eine Impfstoffgabe.

Haemophilus ducreyi

Der „**weiche Schanker**" (**Ulcus molle**) ist eine Geschlechtskrankheit. Erstmals beschrieben wurde das Bakterium 1889 von dem Forscher Ducrey.
Die Erkrankung wird aus den Tropen eingeschleppt. Nach Infektion bildet sich im betroffenen Haut-/Schleimhautbereich eine Papel, später kann ein Ulkus entstehen. Therapiert wird mit Antibiotika (Partner mitbehandeln!).

Legionella pneumophila

Unter mehreren Legionellaarten besitzt L. pneumophila eine herausragende Bedeutung. Erst Mitte der 70er Jahre wurde das Bakterium als Verursacher der **Legionärskrankheit** – einer Pneumonie – bekannt. 1976 erkrankten 221 ehemalige Soldaten bei einer Jahrestagung eines amerikanischen Veteranenverbandes. 29 Menschen starben.
Heute gehören die **Legionellen** zu den häufigsten bakteriellen **Pneumonieerregern** (s. unten, Abschnitt „Krankheitsbild: Pneumonie", S. 34).

Epidemiologie Während epidemisch auftretende Legionellosen durch ihre hohe Letalität großes öffentliches Interesse finden, tritt die Mehrzahl der Fälle eher sporadisch auf. Ein Großteil bleibt sicher unerkannt. Ausbrüche von Epidemien sind häufig mit Aufenthalten in öffentlichen Gebäuden, Hotels, Kliniken, Großraumbüros, Einkaufszentren und ähnlichem verknüpft. Besonders gerne halten sich die Keime in Nassbereichen oder (40–60°C heißem) Leitungswasser auf. Eine **Infektion** mit möglicher anschließender Erkrankung ist von folgenden **Faktoren** abhängig:

- Es müssen keimhaltige Aerosole eingeatmet werden (Duschen, Dampfbad, Inhalationsgeräte, Klimaanlagen).
- Eine Erkrankung wird wahrscheinlich erst möglich, wenn eine bestimmte Konzentration (1000 Keime/ml) überschritten wird. Bei extrem abwehrgeschwächten Patienten können aber schon wesentlich geringere Keimzahlen zur Erkrankung führen.
- Eine Infektion wird durch Zigarettenrauchen und Alkohol begünstigt.
- Eine Ansteckung von Mensch zu Mensch findet nicht statt.

Krankheitsbild Zwei Formen der Legionellen-Erkrankung werden unterschieden:

- **Pontiac-Fieber**: Nach einer Inkubationszeit von wenigen Tagen tritt eine apneumonische Verlaufsform mit grippeähnlichen Symptomen auf. Es kommt hier zur Spontanheilung.
- **Legionärskrankheit**: Inkubationszeit einige Tage (2–7). Schwere Pneumonie, die nicht selten zum Tode führt.

Diagnostik Die Erreger lassen sich aus Sputum und manchmal aus Blutkulturen anzüchten. Spezifische Antikörper im Serum des Patienten sind oft erst nach Wochen nachzuweisen.

Therapie Zur Therapie benutzt man Erythromycin, das bei schweren Verlaufsformen anfangs intravenös gegeben werden sollte. Nach Entfieberung geht man auf orale Gaben über. Die Behandlungsdauer sollte aufgrund einer Rezidivneigung wenigstens drei Wochen betragen.

Prophylaxe Eine Impfung gibt es nicht.

Krankheitsbild: Pneumonie

Die Lungenentzündung gehört auch heute noch zu den oft lebensbedrohenden Erkrankungen. Im Krankenhaus ist sie neben den Harnwegsinfekten und den Wundinfektionen die dritthäufigste Ursache einer nosokomialen Infektion (siehe Teil II „Krankenhaushygiene", S. 128ff.). Als **Erreger** kommen Bakterien, Viren, Pilze und Parasiten in Betracht.
Die **klassische Einteilung** unterscheidet:

- **Lobärpneumonie**: Entzündung nur eines Lungenlappens (häufig Pneumokokken)
- **Bronchopneumonie**: intraalveoläre Entzündung, die diffus mehrere Lungenlappen betreffen kann. Dies ist die häufigste Form der Pneumonie. Oftmals wird die bakterielle Infektion durch eine vorausgegangene Virusinfektion gebahnt. Möglich ist aber auch eine absteigende Entzündung nach Infektion der oberen Atemwege oder eine Aspirationspneumonie. Erreger sind häufig Staphylokokken, Pneumokokken, Hämophilus u.v.m.
- **atypische (interstitielle) Pneumonie**: extraalveoläre Entzündung. Häufig durch Viren, Legionellen, Chlamydien oder Mykoplasmen verursacht.

Heute kommt dem Ort, an dem man sich infiziert hat, die entscheidende Bedeutung zu. **Ambulant erworbene Pneumonien** besitzen ein in der Regel leicht zu therapierendes Erregerspektrum. Die **im Krankenhaus** aufgetretene Pneumonie ist schwer zu behandeln, da das Keimspektrum anderer Natur ist (Pseudomonas, Klebsiella, Proteus, E. coli, Enterokokken u.v.m.) und die Erreger gegenüber vielen Antibiotika Resistenzen ausgebildet haben.
Begünstigende Faktoren für eine Pneumonie sind:

- chronische Lungenerkrankungen (Bronchitis, Bronchiektasen, Bronchialkarzinom, Mukoviszidose)
- Langzeitbeatmung
- Abwehrschwäche (Kortisonbehandlung, Zytostatika, hohes Alter, chronische Erkrankungen, AIDS, Zustand nach Operation)

Krankheitsbild Luftnot, Fieber, Husten, Auswurf (eitrig, blutig, bei atypischer Pneumonie eher spärlich). Eventuell Zyanose, bei Begleitpleuritis Schmerz.

Diagnose Diagnostische Maßnahmen sind:

- Untersuchung (Klopfschallabschwächung, Rasselgeräusche)
- Röntgenthorax (Verschattung des entzündeten Bereiches)
- Labor (Leukozytose, erhöhte BKS)
- Erregernachweis (Sputum, Trachealsekret)

Therapie Bei bakterieller, parasitärer oder Pilzpneumonie erfolgt eine gezielte Chemotherapie nach Resistenzbestimmung. Besteht wegen schlechten Zustands Zeitdruck, beginnt man mit einem Breitspektrumpräparat und stellt nach Eintreffen des Laborergebnisses die Therapie um.
Allgemeine Maßnahmen können sein:

- Klopf- und Vibrationsmassage
- Atemgymnastik
- Sekretolytika
- Antitussiva
- körperliche Schonung
- Sauerstoffgabe bei Hypoxie
- frühzeitige Beatmung bei deutlicher respiratorischer Insuffizienz oder Anzeichen einer Schocklunge

> Die **beste Therapie** ist immer die **Verhütung**! Bei bettlägerigen, schwachen oder schwer kranken Patienten ist die **Pneumonieprophylaxe** von großer Bedeutung!

Komplikationen Mögliche Komplikationen sind:
- septische Streuung der Erreger mit Meningitis
- Endokarditis
- Osteomyelitis
- Hirnabszess
- Lungenabszess
- Pleuraexsudat mit Empyembildung

Die Gattung Campylobacter/Helicobacter

Es handelt sich um gramnegative, bewegliche, schraubenförmige Stäbchenbakterien. Beim Menschen kommen sie als Erreger von Erbrechen und Durchfällen mit kolikartigen Schmerzen vor. Zwei Vertreter sollen Erwähnung finden:
- Helicobacter pylori
- Campylobacter jejuni/coli

Helicobacter pylori

Dieser Keim (früher Campylobacter pylori) ist offensichtlich bei der Entstehung der **Antrumgastritis** (Magenschleimhautentzündung) und von **Magengeschwüren** beteiligt. Er ist im Ulkusboden und in der Magenschleimhaut nachweisbar. Im sauren Magenmilieu schafft sich Helicobacter seine Nische durch Produktion großer Mengen von Urease und nachfolgender Bildung von alkalischem Ammoniak.

Epidemiologie Nach wie vor ist nicht ganz klar, wie wir uns mit Helicobacter infizieren. Diskutiert wird eine orale Erregeraufnahme. Man vermutet, dass ein Tierreservoir eine wichtige Rolle spielt (Deutsches Ärzteblatt 17/93). Studien haben gezeigt, dass Schlachthauspersonal eine besonders hohe Durchseuchungsrate aufweist.

Diagnostik Werden bei einem Patienten gastroskopisch Biopsien entnommen, so kann man Helicobacter mittels Schnelltest (Ureasenachweis, CLO-Test) identifizieren.

Therapie Therapeutisch werden gute Erfolge mit der Kombination eines Bismutpräparats mit einem Antibiotikum (z.B. Amoxycillin) erzielt. In jüngster Zeit hat sich auch die Kombination eines Aminopenicillins mit einem so genannten Protonenpumpenhemmer (z. B. Antra®) bewährt.

Campylobacter jejuni/coli

Dies ist ein weit verbreiteter Krankheitserreger bei Tieren und Menschen. Neben Salmonellosen sind Campylobakteriosen die häufigsten Erreger von **invasiven Diarrhöen**.

Epidemiologie Eine Infektion erfolgt häufig durch Nahrungsmittel (Fleisch, Milchprodukte).

Inkubationszeit und Krankheitsbild Nach Infektion und einer Inkubationszeit von 2 bis 5 Tagen entsteht klinisch das Bild einer akuten **Gastroenteritis**. Symptome sind, wie bei vielen anderen Durchfallerkrankungen (s. unten, Abschnitt „Durchfallerkrankungen"), Übelkeit, Kopfschmerzen, Fieber, Myalgien, Abdominalkrämpfe und Durchfälle, die von einigen flüssigen Stühlen über wässerige bis zu blutigen Stühlen das ganze Spektrum der Enteritis bis zur Kolitis umfassen.

Diagnostik Die Diagnose wird durch Nachweis des Erregers im frischen Stuhl gestellt.

Therapie Meist verläuft die C.-jejuni/coli-Infektion harmlos. Wasser- und Elektrolytersatz sind meist die einzig notwendige Therapie. Hartnäckige Verläufe behandelt man mit einem Antibiotikum (z. B. Erythromycin für ca. 1 Woche).

Prophylaxe Es gibt keine Schutzimpfung.

Gesetzliche Bestimmungen Ein Erregernachweis ist meldepflichtig! Die Gesundung wird durch negative Stuhlproben bestätigt.

Durchfallerkrankungen

Durchfall wird als Alltagsproblem oft überschätzt. Das einmalige Auftreten von dünnem Stuhl ist weder außergewöhnlich noch sollte es beunruhigen. Erst wenn der Stuhlgang zu oft, zu flüssig und in zu großen Mengen erfolgt, kann man von behandlungsbedürftigem Durchfall sprechen. Beimengungen von Schleim, Eiter oder Blut sollten zum Arztbesuch führen.
Folgende **Ursachen** für **Durchfall** sind denkbar:
- Infektion mit einem Krankheitserreger

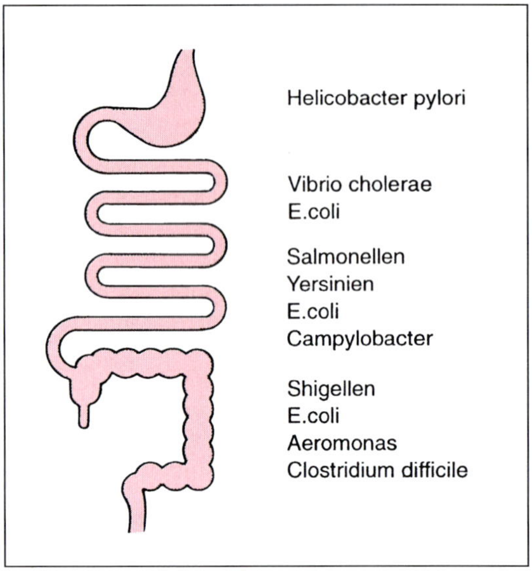

Abb. 2.18 Wirkorte darmpathogener Bakterien (nach: Deutsches Ärzteblatt 1992: 89/24)

- Medikamente, vor allem Antibiotika
- Psychische Belastung (Stress, Konflikt, Examen)
- Organische Erkrankungen (Hyperthyreose, Karzinom, Colitis ulcerosa, Crohn-Krankheit)
- Fehl- oder Mangelernährung

Hier soll nur von den **infektiösen Diarrhöen** gesprochen werden. Als **Verursacher** kommen die unterschiedlichsten Erreger in Frage:

- Bakterien (Abb. 2.18)
- Viren
- Parasiten, hier vor allem die Würmer
- Pilze

Übertragung Entweder erfolgt die Infektion durch direkten oder indirekten Personenkontakt oder durch andere Quellen wie z. B. kontaminiertes Wasser oder Nahrungsmittel.

> Der fäkal-orale Weg ist der häufigste **Übertragungsweg** gastrointestinaler Infektionen.

Risikofaktor Nr. 1 ist eine **schlechte Hygiene**. Eine Infektion kommt meist erst zustande, wenn große Erregermengen aufgenommen werden (> 100.000 bei Salmonellen). Ausnahmen bilden Shigellen oder Amöben: Hier genügen schon wenige Partikel (10–100) für eine manifeste Erkrankung. Erhöhte Risiken bestehen zudem bei Menschen mit einem pathologischen Mangel an Salzsäure im Magensaft (Antazida, Zustand nach Magenresektion o. Ä.), da der physiologisch saure pH-Wert eine gute Barriere gegen aufgenommene Keime darstellt.

Inkubationszeit Eine sehr kurze Inkubationszeit von **weniger als 12 Stunden** weist auf eine Staphylococcus-aureus-, Bacillus-cereus- oder Clostridium-perfringens-Infektion hin. Eine Inkubationszeit von **mehr als 12 Stunden**

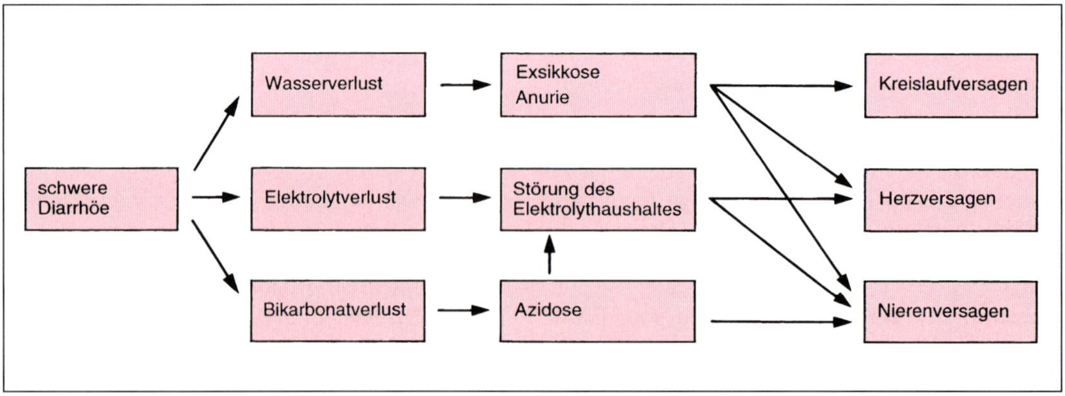

Abb. 2.19 Auswirkungen einer schweren Diarrhö

spricht für Salmonellen, Shigellen, Campylobacter jejuni/coli, Yersinia enterocolitica oder E. coli. Bei Säuglingen und Kleinkindern ist das Rotavirus als häufiger Verursacher einer akuten Diarrhö bekannt.

Krankheitsbild Die klinischen Symptome gleichen sich. Im Vordergrund stehen Übelkeit, Brechreiz, Darmkrämpfe (Tenesmen), eventuell Fieber und Durchfälle. Bei schweren Formen (z. B. Cholera!) kann ein massiver Wasser- und Elektrolytverlust nach kurzer Zeit zum Tode führen (Abb. 2.19).

Diagnostik Mikroskopische Stuhluntersuchungen (Bakterien, Wurmeier) sollten schnell zur Erregeranalyse beitragen. Viren (z. B. Rotaviren) können per Stuhlschnelltest oder durch Elektronenmikroskopie nachgewiesen werden.

Therapie Eine medikamentöse Therapie ist selten zwingend notwendig, da die meisten Enteritiden spontan heilen. Jedoch kann eine Antibiotikatherapie bei Cholera, Shigellen-Ruhr oder Typhus die Krankheit abkürzen und Komplikationen vermeiden. Sie erfolgt in der Regel oral.

Die wichtigste Maßnahme bei Durchfallerkrankungen ist der Wasser- und Elektrolytersatz (Bilanz!)!

Salmonellen

Zu der Gattung Salmonella (nach Salmon, amerikanischer Bakteriologe 1850–1914) gehören mehr als 2000 Arten. Diese gramnegativen Stäbchenbakterien werden in zwei Gruppen eingeteilt:

- Salmonellen der Enteritisgruppe
- Salmonellen der Typhusgruppe

Salmonellen der Enteritisgruppe

Enteritissalmonellen sind Erreger, die vor allem bei Tieren vorkommen und auf den Menschen übertragen werden können. Die **Weitergabe** erfolgt vorwiegend durch Fleisch, über Geflügel sowie Eier und Eiprodukte.
Mitte der achtziger Jahre wurde in den alten Bundesländern ein signifikanter Anstieg der Salmonellenerkrankungen, vor allem verursacht vom Phagentyp 4 (PT4), beobachtet (Abb. 2.20). **Epidemien** in Altenheimen oder Krankenhausküchen haben nicht zu Unrecht öffentliche Aufmerksamkeit erregt. In den warmen Sommermonaten der Jahre 1991 und 1992 konnte man fast täglich einen Bericht über die „neue Volksseuche" den Tageszeitungen entnehmen („Aus Eiern schlüpfen nicht nur Küken").
Dank gesetzlicher Maßnahmen ist die Rate an Erkrankungen und Epidemien rückläufig (Abb. 2.20). 1999 wurden dem Robert-Koch-Institut nur noch 65.000 Fälle von Salmonellosen gemeldet (inkl. neue Bundesländer ca. 85.000).
Verantwortlich für den dramatischen Anstieg war in erster Linie die hohe **Durchseuchung** des **Geflügelbestands** durch kontaminiertes Futter (Fischmehl!). Werden Hühner einer Legebatterie infiziert, so vermehren sich die Keime in deren Organismus, ohne diesen krank zu machen. Über Darm und Ovarien werden die Bakterien auch an die Küken weitergegeben, so dass ein Großteil des Geflügels und der Eier infiziert wird.

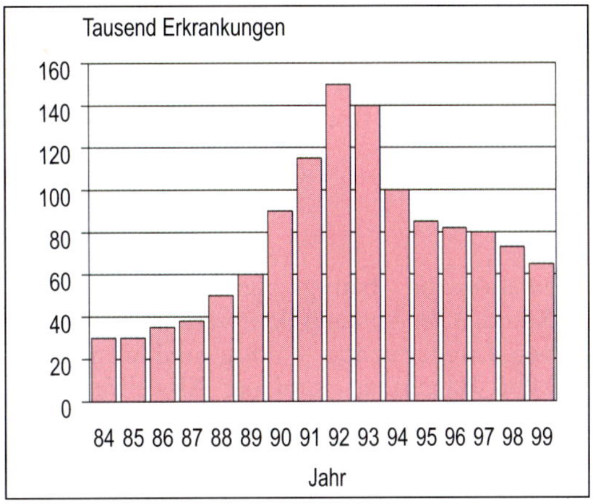

Abb. 2.20 Salmonelleninfektionen in den alten Bundesländern

Werden infizierte Hühnerprodukte nicht sachgemäß gelagert oder verarbeitet, können sich die Salmonellen binnen kurzer Zeit explosionsartig vermehren: Bei einer **Generationszeit** von 15 bis

20 Minuten entsteht aus nur einer Bakterienzelle nach etwa 24 Stunden eine Nachkommenschaft von fast einer Million Enteritissalmonellen!

Inkubationszeit und Krankheitsbild Die Inkubationszeit beträgt gewöhnlich 12 bis 36 Stunden. In Abhängigkeit von der aufgenommenen Erregermenge – nötig sind wenigstens 100.000 Bakterien – und der Abwehrlage des infizierten Menschen kommt es zu dem typischen Krankheitsbild mit Durchfällen, Brechreiz, Fieber und gegebenenfalls Kreislaufstörungen. In den meisten Fällen klingen die Symptome schon nach 3 bis 4 Tagen ab. Todesfälle treten vor allem bei abwehrgeschwächten Menschen (hohes Lebensalter, Säuglinge, chronische Erkrankung) auf (s. Abschnitt „Durchfallerkrankungen“, S. 35).

Diagnostik Ein Erregernachweis gelingt durch Stuhlproben während der Krankheitsphase. Die Salmonellen können aber noch mehrere Wochen nach Genesung ausgeschieden werden. Nur ein sehr kleiner Teil (0,1 %) der Patienten wird zum asymptomatischen Dauerausscheider.

Ansteckungsfähigkeit besteht, solange Erreger im Stuhl nachgewiesen werden können.

Therapie Bei einer unkomplizierten Gastroenteritis werden lediglich die Wasser- und Elektrolytverluste ausgeglichen. Eine Antibiotikatherapie ist nur bei komplizierten Verläufen indiziert, wenn auch nicht unumstritten, da die Ausbildung resistenter Stämme begünstigt wird. Lactulose® soll einen positiven Effekt auf die Genesung haben und die Ausbildung von Dauerausscheidern verringern.

Prophylaxe Wichtigste Verhütungsmaßnahmen sind Händewaschen und persönliche **Hygiene**. Erkrankte Personen dürfen keine Lebensmittel zubereiten oder austeilen und nicht in Krankenhäusern oder Altenheimen arbeiten, solange nicht drei Stuhlproben hintereinander negativ sind.
Eine **Impfung** existiert nicht.
Für **Krankenhäuser** und **Altenheime** wurde ein **Verhaltenskatalog** entwickelt:

- Auf den Einsatz von Rohei für nicht weiter erhitzbare Speisen muss verzichtet werden. Leicht verderbliche Speisen und auch Eier sollten im Kühlschrank aufbewahrt werden. Strikte Trennung kontaminationsverdächtiger Lebensmittel von anderen Lebensmitteln. Zubereitete Speisen sollten ohne Verzögerung verteilt werden. Geflügel, Fleisch und Fisch muss gut durchgebraten sein.
- Besucher von Patienten sollten darauf verzichten, leicht verderbliche Nahrungsmittel, besonders Eierspeisen, selbst gemachten Pudding, Hackfleisch etc., mitzubringen.
- Personal ohne klinische Symptome darf weiter arbeiten, aber kein Essen zubereiten oder austeilen.

Weitere Maßnahmen siehe Teil II „Krankenhaushygiene“ (S. 128ff.)

Übersicht Salmonellenenteritis

Erreger: gramnegatives Stäbchen, ca. 2000 verschiedene Arten
Epidemiologie: weltweites Vorkommen
Übertragung: oral über kontaminierte Nahrungsmittel (Geflügel, Eier, Roheispeisen, Fleisch, Mayonaise etc.)
Inkubationszeit und Ansteckung: in der Regel 12–36 Stunden
Krankheitsbild: Gastroenteritis (wenige Tage)
Diagnostik: Erregernachweis im Stuhl
Behandlung: symptomatisch, in Ausnahmefällen Antibiotika
Prophylaxe: keine Impfung vorhanden, Einhaltung der Hygienevorschriften
Gesetzliche Bestimmungen, Berufskrankheit: Erregernachweis meldepflichtig

Gesetzliche Bestimmungen Der Erregernachweis ist meldepflichtig.

Salmonellen der Typhusgruppe

Zu den Salmonellen der Typhusgruppe gehören folgende Arten:

- Salmonella typhi
- Salmonella paratyphi A
- Salmonella paratyphi B
- Salmonella paratyphi C

Weitaus schwer wiegender als eine Infektion mit Salmonellen der Enteritisgruppe ist eine Infektion mit Salmonellen der Thyphusgruppe, weil durch sie nicht nur eine **lokale Darminfektion** erfolgt, sondern die Bakterien auch **andere Organsysteme** befallen können und auch **im Blut** nachzuweisen sind.

Epidemiologie Der **Typhus** ist eine gefürchtete Erkrankung der tropischen Länder. Durch den Ferntourismus, aber auch durch Einwanderung von Erkrankten oder Dauerausscheidern kann der Typhus auch in Europa zu einem ernsthaften Problem werden.

Übertragung Die Übertragung erfolgt fäkal-oral, meist durch Verzehr verunreinigter Speisen oder durch kontaminiertes Wasser.

Inkubationszeit und Krankheitsbild Nach einer Inkubationszeit von 10 bis 20 Tagen kommt es zum Fieberanstieg auf Werte um 40 °C. Zunächst wird das Kontinuafieber von einer relativen Bradykardie, Leukopenie und Obstipation (!) begleitet. Erst später kommt es zu erbsenbreiartigen Durchfällen. Eine ZNS-Beteiligung bis zum Delirium ist nicht selten. Der Patient bekommt „vernebelte Sinne" („typhos" = Nebel). Kleine Blutgefäßerweiterungen im Bereich des Körperstammes sind typisch für **Typhus abdominalis**.

Diagnostik Zu Beginn der Erkrankung sind die Erreger nur im Blut nachweisbar. Erst nach ca. 10 Tagen erscheinen sie im Stuhl.

Prophylaxe Erkrankte Patienten sind abzusondern (s. unten, „Quarantäne"). Bei Reisen in gefährdete Gebiete wird eine **aktive Schutzimpfung** empfohlen. Gut bekannt ist ein oraler Lebendimpfstoff (3 Kapseln an den Tagen 1, 3 und 5). Die Schutzdauer wird mit ca. 2 Jahren angegeben.

Wasser unbekannter Quellen sollte nur abgekocht getrunken werden (s. auch Kap. 7 „Abstecher in die Reisemedizin", S. 106).

> Unter **Quarantäne** versteht man eine Maßnahme zur Eindämmung der Gefahr epidemischer Ausbreitung von Infektionskrankheiten wie Pest, Pocken, Gelbfieber, Rückfallfieber, Typhus oder Cholera. Erkrankte, mögliche Infizierte oder deren Kontaktpersonen können aufgrund von Gesetzen isoliert werden, bis keine Ansteckungsgefahr mehr besteht.

Therapie Im Falle einer manifesten Erkrankung ist wie bei allen Durchfallerkrankungen (s. S. 35) ein Flüssigkeits- und Elektrolytersatz indiziert. Begleitend sollte eine Antibiotikatherapie (Ampicillin, Co-trimoxazol oder Gyrasehemmer) durchgeführt werden. Diese Maßnahme verhindert jedoch nicht die Entstehung von Dauerausscheidern. Da sich Bakteriendepots häufig in der Gallenblase befinden, gelingt eine Sanierung in diesen Fällen nur durch Cholezystektomie.

Gesetzliche Bestimmungen Es besteht eine Meldepflicht schon bei Erkrankungsverdacht!

Vibrionen und Cholera

Vibrionen sind gramnegative, kommaförmig gekrümmte Stäbchenbakterien. Die wichtigste Erkrankung ist die **Cholera**.

Im **August 1892** starben mehr als 8000 Menschen in der Hansestadt **Hamburg** an den Folgen einer Choleraepidemie. Dies ist gerade mal 100 Jahre her. Ursache waren städtische Missplanungen der Trinkwasserversorgung. So wurde mit Abwasserfäkalien verunreinigtes Elbwasser ungeklärt in die Trinkwasserleitungen gepumpt. In heller Aufregung flüchteten die Menschen in die umliegenden Regionen – die Seuche konnte sich ausbreiten. Heute ist die Cholera in Hamburg fast in Vergessenheit geraten. Ein Relikt aus jener Zeit steht heute am Hamburger Hafen: das

1900 eröffnete Bernhard-Nocht-Institut für Schiffs- und Tropenkrankheiten, eine Einrichtung von Weltruf.
In den 90er Jahren des letzten Jahrhunderts wütete eine weitere schwere Epidemie auf dem **südamerikanischen Kontinent**. Von Peru ausgehend hat sich die Cholera über andere südamerikanische Staaten mittlerweile pandemisch verbreitet – wegen der schlechten trinkwasserhygienischen Bedingungen und der Ignoranz der zuständigen Politiker war dies leider nicht zu verhindern. Die Folgen müssen wie immer die Ärmsten der Armen ertragen. Bis Juni 1993 sind 73 0000 Menschen erkrankt und mehr als 6300 verstorben (Gelbe Hefte 2/93, Immunbiologische Informationen).

Die Cholera gehört zu den schwersten Infektionskrankheiten unserer Zeit. Werden Erreger durch verunreinigtes Trinkwasser oder Nahrungsmittel aufgenommen, kommt es in aller Regel binnen einiger Stunden (bis 5 Tage) zu einer akuten, toxischen (**Choleraenterotoxin!**) Lokalinfektion des Dünndarms mit massivsten Wasser- und Elektrolytverlusten. Unbehandelt sterben ca 60 % der Erkrankten. Durch eine effektive Behandlung wird die Letalität auf ca 1 % gesenkt.

Krankheitsbild Aufgrund der rasenden Entwässerung des Körpers bauen die Erkrankten sehr schnell ab. Wasserverluste mit mehr als 10 l/Tag sind keine Seltenheit. Todesfälle durch Herz-Kreislauf- oder Nierenversagen können binnen 24 Stunden auftreten.

Therapie Wie bei allen schweren Durchfallerkrankungen steht der exakte Wasser- und Elektrolytersatz im Vordergrund (s. Abschnitt „Durchfallerkrankungen“, S. 35).
Empfohlen wird eine zu trinkende **Rehydratationslösung** mit folgender Zusammensetzung (s. auch Kap. 7 „Abstecher in die Reisemedizin“, S. 106):

- 3,5 g Kochsalz (NaCl)
- 2,5 g Natriumhydrogenkarbonat
- 1,5 g Kaliumchlorid
- 20 g Glukose

in 1 l abgekochtem Wasser

Reichen diese Maßnahmen nicht aus (Erbrechen, Verlust von zu großen Wassermengen), wird eine **Infusionstherapie** zwingend notwendig.
Eine **Antibiotikatherapie** ist von untergeordneter Bedeutung und in den meisten Fällen nicht nötig.

Prophylaxe Die besten prophylaktischen Maßnahmen bestehen in der Errichtung guter sanitärer Einrichtungen sowie einer einwandfreien Wasserversorgung.
Eine **aktive Impfung** ist möglich, macht aber die seuchenhygienischen Maßnahmen keineswegs überflüssig. Der in Deutschland zugelassene Impfstoff enthält inaktivierte (abgetötete) Choleravibrionen. Die Grundimmunisierung besteht aus zwei intramuskulären oder subkutanen Injektionen im Abstand von ca. 2 Wochen. Die relative **Schutzdauer** wird mit 6 Monaten

Übersicht Cholera

Erreger: Vibrio cholerae Biovar cholerae und Vibrio cholerae Biovar eltor
Epidemiologie: endemisch in Südamerika, Asien und Afrika
Übertragung: fäkal-oral, meist durch kontaminiertes Trinkwasser
Inkubationszeit und Ansteckung: je nach aufgenommener Erregermenge Stunden bis 5 Tage
Krankheitsbild: schwere Diarrhö mit großen Wasserverlusten
Diagnostik: Erregernachweis im Stuhl oder Erbrochenem
Behandlung: Wasser- und Elektrolytersatz (Rehydratation)
Prophylaxe: Trinkwasserhygiene! Aktive Impfung möglich.
Gesetzliche Bestimmungen, Berufskrankheit: Meldepflicht und Quarantäne bei Verdacht, Erkrankung und Tod

angegeben, bei einer Wirksamkeit von nur 40 bis 80 %! Die Impfung wird von der WHO nicht empfohlen und ist nur erforderlich, wenn das Einreiseland diese vorschreibt.

Gesetzliche Bestimmungen Bei Erkrankungsverdacht, nachgewiesener Erkrankung und Todesfall besteht Meldepflicht (s. Kap. 9 „Meldepflicht übertragbarer Infektionskrankheiten nach dem Infektionsschutzgesetz“, S. 122)! Erkrankte müssen in speziellen Kliniken abgesondert werden („Quarantäne“, s. Definition S. 39)!

Yersinien

Yersinien sind gramnegative Stäbchenbakterien. Wichtige Vertreter dieser Gattung sind:
- Yersinia enterocolitica
- Yersinia pestis

Yersinia enterocolitica

Krankheitsbild Diese Yersinienart ruft nach einer mehrtägigen Inkubationszeit bei den Infizierten das uncharakteristische Krankheitsbild einer akuten **Gastroenteritis** hervor. Bei Jugendlichen und jungen Erwachsenen kann durch Befall von mesenterialen Lymphknoten eine Appendizitis vorgetäuscht werden.

Diagnostik Yersinien lassen sich in Stuhlproben nachweisen und haben in der Regel eine Bedeutung bei der Differentialdiagnostik akuter Durchfallerkrankungen (s. Abschnitt „Durchfallerkrankungen“, S. 35).

Therapie Eine Behandlung ist nur selten notwendig, da die Infektion meist harmlos verläuft und spontan sistiert. Auch hier sei auf den ausreichenden Wasser- und Elektrolytersatz verwiesen. Nur in ganz seltenen Fällen (Sepsis) wird eine Antibiose notwendig.

Gesetzliche Bestimmungen Eine Meldepflicht besteht bei Erregernachweis.

Yersinia pestis und Pest

In den vergangenen Jahrhunderten haben **Pestepidemien** immer wieder die Geschichte der Menschheit geprägt. Als im 14. Jahrhundert die Pest Europa heimsuchte, starben 25 Millionen Menschen – immerhin ein Viertel der damaligen Bevölkerung. Im 17. Jahrhundert richtete die letzte große europäische Pandemie ähnliche Verwüstungen an.
Der „schwarze Tod“ war sehr gefürchtet und, wie auch andere große Seuchen (Cholera, Typhus, Syphilis), regte die Pest die Phantasie der Künstler an. Johann Konstatin Feigius widmete der Seuche sein Totentanzlied:

> Jeder Tag war sonst ein Fest,
> Jetzt aber haben wir die Pest!
> Nur ein großes Leichennest,
> Das ist der Rest.
>
> O du lieber Augustin,
> Leg' nur ins Grab dich hin,
> O du mein herzliebes Wien,
> Alles ist hin!

Zur Pestbekämpfung wurden damals heute skurril anmutende Methoden benutzt (Abb. 2.21) und viele Tinkturen entwickelt. Aus dieser Zeit stammt unter anderem das „Kölnisch Wasser“.

Erreger Als Erreger der Pest konnte 1894 von dem Schweizer Forscher Alexander Yersin ein gramnegatives Stäbchenbakterium identifiziert werden: Yersinia pestis.

Epidemiologie Das **natürliche Reservoir** der Pestbakterien stellen vor allem Nagetiere dar (Mäuse, Wiesel, Erdhörnchen, Hasen u. a.). Diese leben in Gemeinschaft (Symbiose) mit Ektoparasiten wie Flöhen und Zecken.

Übertragung Zu Pestausbrüchen beim Menschen kann es kommen, wenn eine Nagerart eingeht und die mit Pestbakterien kontaminierten Flöhe gezwungen sind, sich andere Wirte zu suchen. Werden dabei Wanderratten oder Hausratten bevorzugt, so gelangen die Flöhe in die Nähe der Menschen, und eine Epidemie kann die Folge sein.

Krankheitsbild Zwei Formen der Pesterkrankung werden unterschieden:
- **Bubonenpest**: Etwa 2 bis 7 Tage nach einem Flohbiss kommt es zu schmerzhaften Schwellungen der regionalen Lymphknoten

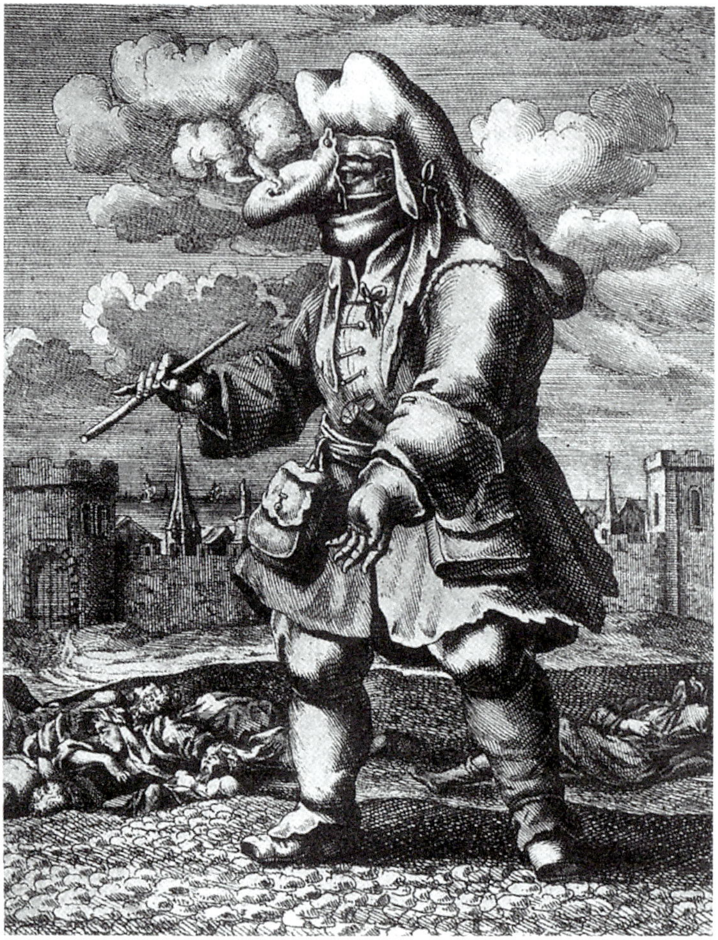

Abb. 2.21 Mit derlei skurrilen Masken versuchten sich die Pestärzte in früheren Jahrhunderten gegen die Ansteckung mit der Pest zu schützen (Kupferstich eines unbekannten Künstlers aus dem 18. Jahrhundert).

(„Beulenpest"). Hohes Fieber, Schüttelfrost und Kopfschmerzen vervollständigen das Krankheitsbild.

- **Lungenpest**: Die Lungenpest ist entweder Folge der septischen Streuung einer Bubonenpest oder wird eigenständig durch Tröpfcheninfektion erworben. Nach nur wenigen Stunden entwickelt sich ein schweres Krankheitsbild mit hohem Fieber, blutigem Auswurf und Pneumonie.

Diagnostik Eine Diagnose kann zu Beginn nur durch direkten Bakteriennachweis im Lymphknoteneiter oder Sputum gestellt werden.

Therapie Die sofortige Einleitung einer wirksamen antibiotischen Therapie (Tetracycline, Streptomycin u. a.) wird erforderlich.

Prophylaxe Ist eine Infektion nachgewiesen, wird die sofortige Absonderung (Quarantäne) des Erkrankten notwendig! Alle Ansteckungsverdächtigen sind antibiotisch zu behandeln.
Es existiert eine **aktive Impfung** (Totimpfstoff). Allerdings wird derzeit von keinem Land eine Impfung bei Einreise verlangt und auch nicht von den internationalen Gesundheitsbehörden empfohlen. Für Touristen wird bei Einreise in Pestgebiete eine Antibiotikaprophylaxe empfohlen. Genauere Informationen sind bei öffentlichen Impfeinrichtungen zu erfahren.

Übersicht Pest

Erreger: Yersinia pestis
Epidemiologie: Asien, Afrika, Mittel- und Südamerika, südliche USA
Übertragung: Rattenflohbiss oder Zeckenstich, Tröpfcheninfektion bei Lungenpest
Inkubationszeit und Ansteckung: Bubonenpest 2–7 Tage, Lungenpest wenige Stunden
Krankheitsbild: Bubonenpest: Lymphknotenbefall (Beulenpest); Lungenpest: primär durch Tröpfcheninfektion oder sekundär aus Bubonenpest
Diagnostik: Erregernachweis aus Lymphknoteneiter oder Sputum
Behandlung: Antibiotika (Streptomycin, Tetracycline)
Prophylaxe: durch Antibiotika, aktive Impfung

Gesetzliche Bestimmungen Meldepflicht besteht bei Krankheitsverdacht, nachgewiesener Infektion und im Todesfall.

Shigellen

Shigellen sind gramnegative Stäbchenbakterien und Erreger der **bakteriellen Ruhr**, einer meist schweren Gastroenteritis (vor allem durch Shigella dysenteriae).

Epidemiologie und Übertragung Durch die steigende Zahl von Urlaubern, die tropische Länder bereisen, in denen häufig schlechte hygienische Verhältnisse herrschen, kommt es immer wieder zu schweren Ruhrerkrankungen.
Da Shigellen praktisch nur menschenpathogen sind, bildet der Mensch auch das einzige nennenswerte Erregerreservoir. Die Infektion findet fäkal-oral über Kontaktinfektion oder kontaminierte Lebensmittel statt. Hygienisch bedeutsam sind Massenunterkünfte mit oft schlechten sanitären Einrichtungen (z.B. Heime, Kasernen, Campingplätze). Fliegen werden als Überträger diskutiert.

Inkubationszeit und Krankheitsbild Nach 3 bis 4 Tagen können erste Symptome auftreten: Abgeschlagenheit, Übelkeit, Erbrechen. Häufige (20–30/Tag), schmerzhafte und zunächst wässrige Stuhlgänge werden im weiteren Verlauf durch blutig-schleimige Stühle verdrängt, die durch tiefe Darmulzera entstehen.
Massive Darmblutungen oder Perforationen stellen wichtige Komplikationen dar.

Diagnostik Ein Erregernachweis gelingt häufig nur im noch warmen Stuhl.

Therapie Therapeutisch werden – neben Ausgleich von Flüssigkeits- und Elektrolytverlusten (s. Abschnitt „Durchfallerkrankungen“, S. 35) – Antibiotika empfohlen.

Prophylaxe Eine Impfmöglichkeit besteht derzeit nicht.

Gesetzliche Bestimmungen Meldepflicht besteht bei Erregernachweis.

Wichtige gramnegative Stäbchenbakterien als Verursacher nosokomialer Infektionen

Neben den bisher angesprochenen gramnegativen Stäbchenbakterien gibt es eine Reihe von – teilweise der physiologischen Darmflora zugehörigen – Keimen, die ihre besondere Bedeutung in der Verursachung von Krankenhausinfektionen (nosokomialen Infektionen) haben. Daher werden sie im Teil II „Krankenhaushygiene“ (S. 128ff.) besprochen.
Gemeinsam ist den **nosokomiale Infektionen verursachenden Bakterien**, wie

- Pseudomonas,
- Klebsiella,
- Proteus,
- Enterobacter,
- E.coli und vielen mehr,

dass sie sehr schwer zu behandelnde Pneumonien, Harnwegs- und Wundinfektionen verursachen können.
Durch **Multiresistenzen** gegenüber einer Vielzahl von Antibiotika stellen sie das eigentliche Problem der krankenhausspezifischen Infektionsbekämpfung dar.

2.6.5 Spirochäten – schraubenförmige Bakterien

Spirochäten (griech.: gedrehtes Haar) nehmen wegen ihres eigenartigen Aussehens und ihrer guten Beweglichkeit eine Sonderstellung im Bakterienreich ein. Durch eine Gramfärbung lassen sie sich nur unbefriedigend nachweisen. Unter dem Mikroskop erkennt man sie aber leicht an der Form (Abb. 2.2).

Von **humanmedizinischer Bedeutung** sind drei Gattungen:

- **Treponema**: z. B. Treponema pallidum (Lues, Syphilis)
- **Borrelia**: z. B. Borrelia burgdorferi (Lyme-Krankheit)
- **Leptospira**: z. B. Leptospira icterohämorrhagica (Leptospirose)

Darüber hinaus gibt es einige andere humanpathogene Spirochätenarten. Zudem finden sich eine Reihe von **apathogenen Spiralbakterien** in der physiologischen Flora der Mund- und Darmschleimhaut. Aber was heißt „apathogen"? Möglich erscheint einigen Bakteriologen und klinisch tätigen Wissenschaftlern ein noch nicht weiter erforschter Zusammenhang von diesen Bakterien zu Erkrankungen, deren Ursache noch nicht belegt ist (Crohn-Krankheit?, Whipple-Krankheit oder Erkrankungen des rheumatischen Formenkreises?).

Treponema pallidum

Die **Lues** tauchte in Europa erstmals gegen Ende des 15. Jahrhunderts auf. Es ist möglich, dass die Bakterien durch Matrosen, die Kolumbus auf seinen Reisen begleiteten, von Südamerika eingeschleppt wurden („Französische Krankheit").

Die **Lustseuche** (Lues = Seuche) breitete sich epidemieartig aus. Die Geschlechtskrankheit hatte vor allem in Bordellen und Badehäusern Hochkonjunktur. Nicht wenige berühmte Persönlichkeiten erkrankten, verblödeten oder starben an der Syphilis (Heinrich Heine, Ludwig van Beethoven, Robert Schumann, Friedrich Nietzsche, Karl VIII. von Frankreich und auch einige Päpste). Goethe schilderte seine Erfahrungen mit dem Leiden so:

Aber ganz abscheulich ist's auf dem Wege der Liebe
Schlangen zu fürchten und Gift unter den Rosen der Lust,
Wenn im schönsten Moment der sich gebenden Freude
Deinem sinkenden Haupt lispelnde Sorge sich naht.

Epidemiologie Heute ist die Lues weltweit verbreitet. Durch Einführung des Penicillins ist die Zahl an Spätmanifestationen (s. Stadium III) jedoch stark gesunken. Auch Neuansteckungen sind nur noch selten nachzuweisen. Die tatsächliche Zahl der Syphiliskranken in Deutschland ist aufgrund der vermutlich hohen Dunkelziffer – trotz Meldepflicht – schwer zu ermitteln.

Übertragung und Inkubationszeit Die Übertragung erfolgt durch Geschlechtspraktiken jeglicher Art und über die Plazenta.

Die Inkubationszeit beträgt im Mittel 2 bis 3 Wochen.

Krankheitsbild Die unbehandelte Lues verläuft in mehreren Stadien:

I: An der Infektionsstelle entsteht ein nässendes Ulkus mit hartem Ulkusgrund (harter Schanker), der so genannte Primäraffekt (Abb. 2.22). Die regionalen (meist Leisten-)Lymphknoten sind angeschwollen. Aufgrund der Schmerzlosigkeit (!) und der meist folgenlosen Abheilung kann ein Arztbesuch ausbleiben.

II: Wochen später kann die Haut von akneähnlichem, nässendem Ausschlag übersäht werden. Schleimhautbefall und Haarausfall sind nicht selten. Auch im zweiten Stadium kommt es in der Regel zur folgenlosen Ausheilung der Hauterscheinungen.

III: Noch nach Jahren – der Patient denkt schon gar nicht mehr an den Primäraffekt – kann die Erkrankung in das folgenschwere Spätstadium übergehen. Die **Neurolues** ist durch ZNS-Befall (progressive Paralyse, Tabes dorsalis) gekennzeichnet. Der Betroffene verliert seinen sicheren Gang, er verblödet, und ein langes Siechtum nimmt seinen Lauf. Große Blutgefäße erfahren schwer wiegende Veränderungen (Aortenaneurysma).

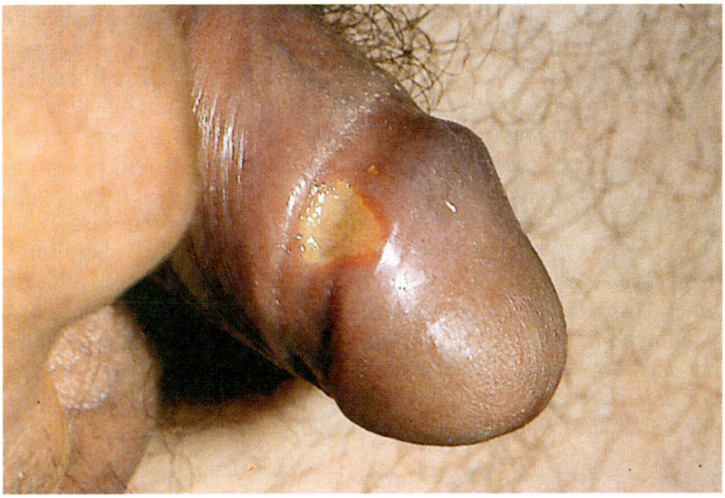

Abb. 2.22 Syphilis (Lues I), Primäraffekt. Schmerzloses, nässendes Ulkus. (aus: Bork K, Bräuninger W. Hautkrankheiten in der Praxis. Diagnostik und Therapie. 2. Aufl. Stuttgart, New York: Schattauer 1997)

Eine **Infektion des Feten** in der zweiten Schwangerschaftshälfte führt nicht selten zum Absterben der Frucht. Bei Lebendgeborenen finden sich Veränderungen des Knochengerüsts und der Zähne (**Lues connata**). Dauerschnupfen kann ein erstes Warnsymptom sein (**Coryza**).

Therapie Mittel der Wahl ist ein Penicillinpräparat, das für ca. 14 Tage gegeben wird. Bei Vedacht auf unzuverlässige Medikamenteneinnahme hat sich ein (intramuskuläres) Depotpenicillin bewährt.

Prophylaxe Prophylaktisch sind Kondome empfehlenswert. Wie bei allen sexuell übertragbaren Erkrankungen muss der Geschlechtspartner mitbehandelt werden.
Eine Impfung existiert nicht.

Diagnostik Im Falle einer Lues I oder II werden Abstrichpräparate aus den nässenden Effloreszenzen des I. oder II. Stadiums mikroskopisch untersucht. Nach Abklingen der Früherscheinungen sind nur serologische Nachweismethoden (Blutuntersuchungen) Erfolg versprechend. Im Rahmen der frühen Schwangerschaftsuntersuchungen wird routinemäßig der TPHA-Suchtest durchgeführt (Treponema-pallidum-Hämagglutinationstest). Hier wird nach vorhandenen Antikörpern im mütterlichen Serum gesucht. Im Falle eines positiven Ergebnisses stehen verschiedene Bestätigungsteste zur Verfügung, die hier nicht näher erläutert werden sollen. Auch in psychiatrischen und neurologischen Kliniken wird häufig der TPHA-Test routinemäßig durchgeführt, um eine mögliche Neurolues von anderen Krankheitsbildern abzugrenzen.

Gesetzliche Bestimmungen Nach dem Gesetz sind dem Gesundheitsamt zu statistischen Zwecken alle Erkrankungsfälle ohne Namensnennung zu melden! Es besteht Behandlungspflicht! Im Falle einer Behandlungsverweigerung ist der Arzt zur namentlichen Meldung verpflichtet.

Leptospiren

Leptospiren sind spiralig geformte, gut bewegliche Bakterien. Alle pathogenen Leptospiren haben ihr **Erregerreservoir** in warmblütigen Tieren (hier vor allem Ratten, aber auch andere), die die Bakterien mit dem Urin ausscheiden. In Mitteleuropa stellen für den Menschen vor allem stehende Gewässer eine Infektionsquelle dar. So werden Leptospiren in alten Rheinarmen, aber auch in der Kanalisation nachgewiesen. Bei Ratten in Städten mit vielen offenen Wasserläufen hat man zeitweise eine hohe Durchseuchungsrate gefunden (in Hamburg [10 %] und in Amsterdam [85 %]).

Übertragung Eine Infektion des Menschen findet durch direkten oder indirekten Kontakt statt.
Direkter Kontakt besteht bei Personen, die beruflich bedingten Kontakt zu infizierten Tieren oder deren Ausscheidungen haben (Tierärzte, Tierwärter, Schlachthauspersonal, Laborpersonal).
Häufiger ist jedoch eine Infektion durch **indirekten Kontakt**. Sie erfolgt über durch tierischen Urin verseuchte Gewässer (Kanalarbeiter, Wassersportler, Feldarbeiter u. a.).
Die Erreger besitzen ein ausgeprägtes Penetrationsvermögen durch kleinere Hautdefekte bzw. durch Schleimhäute des Nasen-Rachen-Raums oder des Auges.

Inkubationszeit und Krankheitsbild Das klinische Erscheinungsbild der Leptospirose ist vielfältig und reicht nach einer Inkubationszeit von ca. 2 Wochen von milden grippeähnlichen Symptomen bis zu schwersten ikterischen Formen mit Nieren-, Milz- und Leberbeteiligung (Weil-Krankheit).

Prophylaxe und Therapie Penicillingabe über 1 Woche ist das Mittel der Wahl. Eine Impfmöglichkeit besteht für Berufsgruppen mit vermehrtem Erregerkontakt (Kanalarbeiter).

Gesetzliche Bestimmungen Meldepflicht besteht bei Erkrankung und Tod.

Borrelien und Lyme-Borreliose

Borrelien sind gut bewegliche schraubenförmige Spiralbakterien der Familie der Spirochäten.
Zur Gattung Borrelia gehören zahlreiche Arten, die für verschiedene Erkrankungen bei Mensch und Tier verantwortlich sind. Stellvertretend wird der heute wichtigste Vertreter **Borrelia burgdorferi** vorgestellt.
Ende der 70er Jahre war in dem US-Ort Lyme (Connecticut) bei vielen Kindern eine Häufung von Gelenkentzündungen nach Zeckenstich aufgefallen. Eine Zuordnung zu einem infektiösen Geschehen wurde vermutet, konnte aber nicht bewiesen werden. Erst 1982 wurde der Erreger von dem Bakteriologen Burgdorfer entdeckt und erhielt ihm zu Ehren den Namen Borrelia burgdorferi. Dieser Lyme-Borreliose werden heute noch eine Reihe von anderen Krankheitserscheinungen zugeschrieben, für die es davor keine befriedigende Erklärung gab, die nun aber sehr gut behandelt werden können.

Übertragung Überträger der Lyme-Krankheit ist eine gewöhnliche Zecke, die weltweit verbreitet ist (Ixodes ricinus). Man geht davon aus, dass überall in Deutschland Zecken bis zu einem Drittel mit Borrelia burgdorferi durchseucht sind. Durch Stich der Zecke werden die Erreger aus dem Zeckendarm ins Blut des Menschen übertragen (s. Abschnitt „Erkrankungen durch Zeckenstich“, S. 47).

Krankheitsbild Als frühe Manifestation der Krankheit kann 3 bis 30 Tage nach dem Zeckenstich das **Erythema chronicum migrans** (ECM) auftreten. Es bildet sich zunächst um die Stichstelle herum eine Rötung (Erythem). Diese Rötung kann im Hautniveau ringförmig um die Einstichstelle wandern und im weiteren Verlauf zentral abblassen (Abb. 2.23). Allgemeinsymptome wie Fieber, Muskel- und Kopfschmerzen sowie Lymphknotenschwellungen können Begleiterscheinungen sein. Das ECM klingt meist auch ohne Behandlung nach Wochen ab. Bei einem Teil unbehandelter Patienten bleiben die Erreger inaktiv.
Bei etwa der Hälfte der unbehandelten Patienten bildet sich nach einer Latenzzeit von wenigen Monaten (Jahren?) die **Lyme-Arthritis** aus. Im Bereich der großen Gelenke (Knie!) treten Schwellungen und Schmerzen auf. Die akute Arthritis klingt nach wenigen Monaten wieder ab, jedoch entwickeln sich bei ca. 10 % der Betroffenen chronische Gelenkveränderungen (Arthrosen).
Nicht selten stehen neurologische Ausfallerscheinungen im Vordergrund. Die **Neuroborreliose** manifestiert sich mit eher uncharakteristischen Symptomen. Eine Meningitis, Enzephalitis, Nervenparesen oder Missempfindungen (Parästhesien) unterschiedlichen Schweregrads können den behandelnden Arzt häufiger zu Fehldiagnosen verleiten.
Als weitere Späterscheinung wird eine zigarettenpapierdünne Haut im Akrenbereich erwähnt. Bei dieser **Acrodermatitis chronica atrophicans** (ACA; Abb. 2.24) ist eine Heilung nicht möglich.

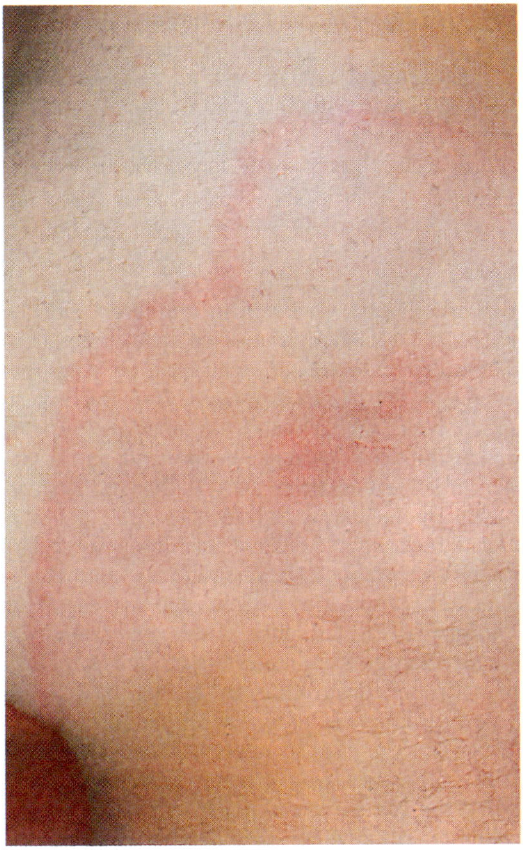

Abb. 2.23 Borreliose. Erythema chronicum migrans (ECM) nach Zeckenstich (aus: Thomas C. Grundlagen der klinischen Medizin. Bd.10: Infektionskrankheiten. Stuttgart, New York: Schattauer 1993)

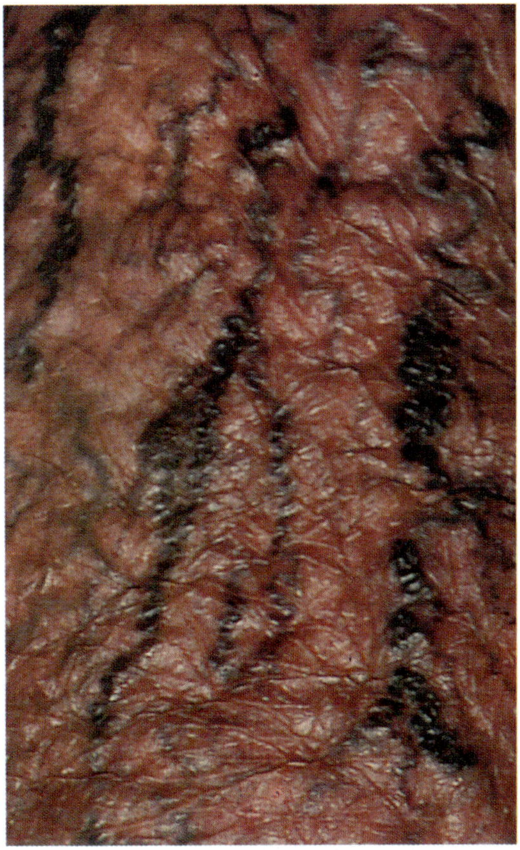

Abb. 2.24 Borreliose. Acrodermatitis chronica atrophicans (ACA) nach Zeckenstich (aus: Thomas C. Grundlagen der klinischen Medizin. Bd.10: Infektionskrankheiten. Stuttgart, New York: Schattauer 1993)

Übersicht Lyme-Borreliose

Erreger: Borrelia burgdorferi, entdeckt 1982
Epidemiologie: Verbreitung weltweit
Übertragung: Stich durch den gemeinen Holzbock (Ixodes ricinus)
Inkubationszeit und Ansteckung: erste Hauterscheinungen nach wenigen Wochen, neurologische Symptome und Gelenkbefall nach mehreren Monaten
Krankheitsbild: Erythema chronicum migrans (ECM), Arcrodermitis chronica atrophicans (ACA), Arthritis, Neuroborreliose, Lymphozytom u.v.m.
Diagnostik: Erkennen der Hauterscheinungen, eventuell Zeckenstich, serologische Tests
Behandlung: Antibiotika (Penicillin, Tetracyclin u.a.)
Prophylaxe: Verhindern eines Zeckenstiches; keine Impfung vorhanden!
Gesetzliche Bestimmungen, Berufskrankheit: keine Meldepflicht

Todesfälle treten bei **Herzbeteiligung** (Myokarditis) durch Herzrhythmusstörungen und bei Hirnbeteiligung auf.

Therapie Durch den Nachweis einer bakteriellen Infektion ist die Therapie der meisten oben beschriebenen Krankheitssymptome einfach geworden. Empfohlen werden zweiwöchige Antibiotikakuren mit Penicillin, Tetracyclin, Ceftriaxon (Rocephin®) oder Cefotaxim (Claforan®).

Prophylaxe Verhütende Maßnahmen werden im nächsten Abschnitt besprochen. Die Möglichkeit einer **Impfung** gibt es zur Zeit noch nicht. Es wird aber an einem Impfstoff zur aktiven Impfung gearbeitet.

Fallbeispiel: Lyme-Krankheit
Eine 30jährige Krankengymnastin kommt mit uncharakteristischen neurologischen Ausfällen in die Sprechstunde. Seit einigen Tagen bemerke sie Sensibilitätsstörungen in beiden Beinen. Koordinationsstörungen würden ein sicheres Gehen erschweren („Ich stolpere über meine eigenen Füße."). Eine ausgiebige neurologische Diagnostik mit bildgebenden Verfahren (Computertomographie, Kernspintomographie) bleibt ohne diagnostischen Hinweis. Lediglich die Nervenleitgeschwindigkeit im betroffenen Gebiet ist krankhaft verlangsamt. Der Liquorbefund ist unauffällig. Nach weiteren 2 Wochen haben sich deutliche Lähmungen der Beine ausgebildet, die ein Laufen unmöglich machen. Das Blutserum wird auf Antikörper gegen Borrelia burgdorferi untersucht und zeigt eine deutliche Titererhöhung. Auf besonderes Nachfragen hin berichtet die Patientin, dass sie vor einigen Monaten eine Mountain-Bike-Tour durch die Eifel unternommen habe und von einer Zecke gestochen wurde. Diese war problemlos zu entfernen. Hauterscheinungen habe sie nicht gehabt oder nicht bemerkt. Die Patientin wird anschließend 3 Wochen erfolgreich mit Rocephin® behandelt. Wenige Wochen später sind sämtliche Symptome verschwunden.

Erkrankungen durch Zeckenstich

In Deutschland werden vor allem zwei Infektionskrankheiten durch Zeckenstich auf den Menschen übertragen:
- die Lyme-Borreliose (Erreger: Borrelia burgdorferi; S. 46)
- die viel seltenere Frühsommer-Meningoenzephalitis (Erreger: FSME-Virus; S. 56)

Bezüglich des **Verbreitungsgebietes** gibt es wichtige Unterschiede. Lassen sich virustragende Zecken südlich der Donau, also im Voralpengebiet, in den Alpenregionen selbst, im Bayerischen Wald, im Schwarzwald, aber auch in den neuen Bundesländern nachweisen, so sind borrelientragende Zecken in allen Wald- und Parkgebieten Deutschlands zu finden.
Der **Überträger** beider Erkrankungen ist der **gemeine Holzbock** (Ixodes ricinus). Der natürliche Lebensraum der Zecken sind insbesondere Waldgebiete mit dichter Bodenvegetation, wo sie sich einige Zentimeter bis ca. 1 Meter über dem Erdboden auf Gräsern, Farnen und Gebüschen aufhalten. Entgegen der früheren Meinung lassen sich die Zecken nicht blutrünstig von Bäumen fallen, sondern werden von vorübergehenden Menschen abgestreift. Der Stich ist nicht schmerzhaft, da eine Lokalanästhesie durch den Zeckenspeichel erfolgt (Abb. 2.25).
Im **Infektionsmechanismus** unterscheiden sich Lyme-Borreliose und FSME. **Borrelia burgdorferi** befindet sich im Darm der Zecke und gelangt erst nach einiger Zeit (Stunden?) durch den Stichkanal in den menschlichen Körper. Eine rasche Entfernung dürfte somit eine sichere Prophylaxe sein. Für die Übertragung der **FSME** trifft das nicht zu, da sich das Virus in den Speicheldrüsen der Zecke befindet und sofort nach dem erfolgten Stich im Wirtsorganismus verbreitet.
Das Bundesgesundheitsamt hat in seinem Merkblatt Nr. 56 folgende Ratschläge zur **Zeckenentfernung** erteilt: In der Haut festsitzende Zecken sollten möglichst rasch entfernt werden, da die Wahrscheinlichkeit zumindest einer Borrelieninfektion mit der Dauer des Saugakts zunimmt. Die Entfernung sollte mechanisch am besten mittels einer gebogenen Zeckenpinzette erfolgen. Man erfasst die mit Wiederhaken versehenen Mundwerkzeuge der Zecke hautnah und zieht

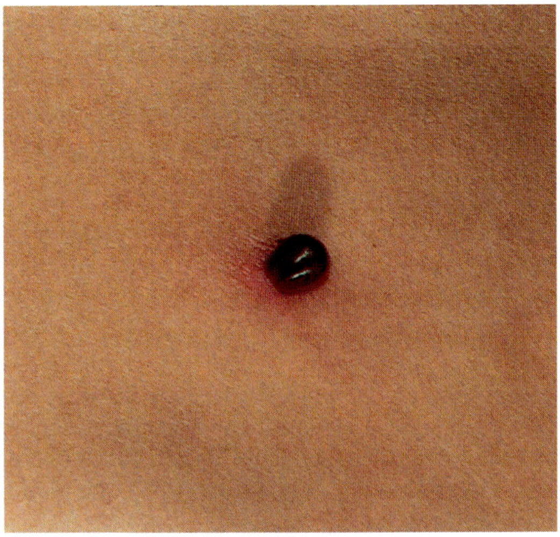

Abb. 2.25 Zeckenstich durch Ixodes ricinus (Holzbock). Durch das Blutsaugen vergrößert sich der Hinterleib. (aus: Bork K, Bräuninger W. Erkennung und Behandlung häufiger Hautkrankheiten. Stuttgart, New York: Schattauer 1986)

den „Übeltäter" nach hinten/oben – also entgegengesetzt der Stichrichtung – hinaus. Natürlich hat man nicht immer eine Pinzette zur Hand. Dann soll die Zecke in gleicher Weise mit Daumen und Zeigefinger entfernt werden.

> Wichtig ist, dass der Zeckenleib weder zerquetscht noch beschädigt wird, da dies die Infektion durch vorhandene Erreger fördern kann.

Entgegen skurrilen Vorstellungen in der Bevölkerung soll eine Zecke *nicht* im oder gegen den Uhrzeigersinn herausgedreht werden. Ebenso sollte der Versuch unterbleiben, die Zecke vorher mit Öl, Klebstoff, Nagellackentferner oder ähnlichen Hausmittelchen zu ersticken, da im Todeskampf eine verstärkte Absonderung von Sekreten erfolgt.
Die Einstichstelle muss in den Folgetagen (Wochen?) beobachtet werden. Falls Hautveränderungen erkennbar sind, soll ein Arzt aufgesucht werden.

Prophylaxe Bei Aufenthalten in Waldgebieten sollten die Beine durch eine lange Hose geschützt sein. Möglichst helle Kleidung erleichtert das Absuchen auf Zecken. Unbekleidete Haut sollte zumindest in den Monaten Mai bis September mit einem Insektenschutzmittel eingerieben werden.
Eine **Impfmöglichkeit** (aktiv und passiv) existiert nur für die virusbedingte FSME. Zur Verhinderung der Lyme-Borreliose steht derzeit kein Impfstoff zur Verfügung.
Weitere Informationen sind in den Frühjahrsmonaten in vielen Apotheken oder Gesundheitsämtern erhältlich.

2.6.6 Zellwandlose Bakterien

Mykoplasmen

Mykoplasmen sind „weichhäutige" Bakterien. Sie besitzen keine Zellwand und sind daher nach Gram nicht anfärbbar.
Zu den wichtigsten Erkrankungen durch Mykoplasmen zählen die **Infektionen des Atemtrakts** (Mycoplasma pneumoniae), die als atypische Pneumonien verlaufen (s. Abschnitt „Krankheitsbild: Pneumonie", S. 34). Als Verursacher von **Harnwegsinfektionen** kommt Mycoplasma hominis in Frage.

Inkubationszeit und Krankheitsbild Nach einer Inkubationszeit von 2 bis 3 Wochen manifestiert sich die Erkrankung durch Fieber, Husten, Kopfschmerzen und den Erscheinungen einer Lungenentzündung.

Diagnostik Eine Diagnose kann lichtmikroskopisch nicht gestellt werden, sondern nur serologisch (KBR).

Therapie Eine antibiotische Therapie erfolgt durch Tetracycline oder Erythromycin.

2.6.7 Chlamydien

Chlamydien zeigen gegenüber anderen Bakterien einige Besonderheiten: Sie sind besonders klein und vermehren sich nur innerhalb von Wirtszellen.

Therapie Behandelt werden Chlamydieninfektionen mit Tetracyclinpräparaten.

Gesetzliche Bestimmungen Bei Erregernachweis besteht Meldepflicht.

Chlamydia pneumoniae

Chlamydia pneumoniae ist erst seit 1989 als Verursacher von **atypischen Pneumonien** bekannt. 10% aller ambulant oder nosokomial erworbenen Lungenentzündungen sollen durch diesen Erreger verursacht sein. Wie Antikörperbestimmungen zeigten, ist die Durchseuchungsrate der Bevölkerung sehr hoch (etwa 50%). Die Infektionen haben in der Regel jedoch einen milden oder asymptomatischen Verlauf. Schwer erkranken vor allem alte Menschen und chronisch Kranke. Sterbefälle kommen durch nicht erkannte Chlamydienpneumonien und bei Herzbeteiligung (Myokarditis, Endokarditis) vor. Die Diagnose wird am schnellsten durch spezifische Antikörperbestimmungen (IgM, IgG und IgA) gestellt.
Neuerdings wird die Möglichkeit der Mitbeteiligung der Chlamydien an der Entstehung des Herzinfarkts diskutiert. Zumindest sind in den arteriosklerotischen Plaques der Infarktgefäße Chlamydien gefunden worden.

Chlamydia trachomatis

Das **Trachom** ist eine Augenerkrankung und in den Entwicklungsländern die häufigste Ursache für Erblindung. Die Übertragung erfolgt durch direkten Kontakt, z. B. durch gemeinsame Benutzung von Handtüchern, durch Schmutz und Fliegen. Im Vordergrund steht eine Infektion der Augenbindehaut und der Hornhaut.
In unseren Breiten werden als weitere Erkrankungen die **Schwimmbadkonjunktivitis** und eine **Genitalinfektion** (Lymphogranuloma venerum) beobachtet. Um mögliche Frühgeburten oder chronische Infektionen von Neugeborenen zu verhindern, werden seit 1995 alle werdenden Mütter auf eine Infektion mit Chlamydien untersucht.

Chlamydia psittaci

Die **Ornithose** ist eine Atemwegsinfektion verschiedener Vogelarten (**Papageienkrankheit**). Der Mensch kann den Erreger durch Inhalation aufnehmen. Nach einer Inkubationszeit von 1 bis 3 Wochen treten Fieber, Kopfschmerzen und die Zeichen einer atypischen Pneumonie auf (s. Abschnitt „Krankheitsbild: Pneumonie“, S. 34).

2.7 Bakteriologische Diagnosemöglichkeiten

Grundsätzlich ist eine **Probengewinnung** vor Beginn der antibiotischen Therapie und mit möglichst kurzer Versanddauer oder Verarbeitung des Materials unmittelbar nach der Gewinnung anzustreben.

> Die beste mikrobiologische Untersuchungstechnik eines Labors kann durch fehlerhafte Entnahme des Untersuchungsmaterials oder durch falschen Transport so beeinträchtigt werden, dass die Untersuchung wertlos wird.

Neben der korrekten Abnahmetechnik (siehe Lehrbücher der Pflegetechnik), der richtigen Lagerung und dem schnellen Transport ist auch das vollständige **Ausfüllen** des **Begleitscheins** notwendig. Die Entnahmezeit, die Körperregion, klinische Symptome, die Verdachtsdiagnose und Angaben über die eventuell bereits begonnene Antibiotikatherapie dürfen nicht fehlen. Wenn man diese Punkte beherzigt, dient man dem Wohle des Patienten, und man kann überdies noch Kosten sparen, indem man Wiederholungsuntersuchungen vermeidet.

2.7.1 Harnwege

Für die bakteriologische Untersuchung kommen Mittelstrahl-, Einmalkatheter- und Blasenpunktionsurin in Betracht. Das beschriftete Gefäß soll bis zur Weiterleitung an das Labor sofort in den Kühlschrank gestellt werden. Die Abnahmetechniken sind den einschlägigen Krankenpflegelehrbüchern zu entnehmen.

2.7.2 Stuhl

Eine etwa haselnussgroße Stuhlmenge ist für die Untersuchung ausreichend. Blutige, schleimige oder eitrige Anteile sollen bevorzugt entnommen werden. Eine Kühlung ist nicht notwendig.

2.7.3 Sputum

Für Sputumuntersuchungen sind ausschließlich Expektorationen aus der Tiefe des Bronchialsystems verwertbar (am besten morgens). Kontaminationen durch die Mundflora können durch vorheriges Ausspülen des Mundes mit Wasser vermindert werden. Bis zum Transport muss dieses Material in den Kühlschrank gestellt werden.

2.7.4 Wundabstriche

Wundabstriche zur bakteriologischen Untersuchung dürfen nicht von der Wundoberfläche erfolgen, sondern aus tiefen Wundregionen. Das beste Material ist jedoch der fließende Eiter, der mit einer Spritze aufgenommen werden kann. Es muss eine Austrocknung des Materials verhindert werden.

2.7.5 Blutkulturen

Als primär steriles Material können mikrobielle Kontaminationen das Ergebnis der Blutkulturen verfälschen und damit wertlos machen. Daher müssen sowohl die Punktionsstelle, als auch die Membran der (körperwarmen) Blutkulturfläschchen mit Alkohol desinfiziert werden. Nach Abnahme der anaeroben und aeroben Proben müssen die Kulturfläschchen bis zum Transport entweder in einen Brutschrank oder in ein 37 °C warmes Wasserbad gestellt werden. Die Zuverlässigkeit der Diagnostik wird durch mehrmalige Blutentnahmen vergrößert. Die erste Blutentnahme erfolgt während eines Fieberanstiegs, eine zweite etwa eine Stunde später.
Blutentnahmen aus Verweilkathetern sind wertlos.

2.8 Antimikrobielle Therapie – Antibiotika

Antibiotika sind von Pilzen oder Bakterien gebildete Stoffe, die schon in geringer Menge das Wachstum von anderen Mikroorganismen hemmen **(Bakteriostase)** oder diese abtöten **(Bakterizidie)**.

Natürlich sind nicht alle heute erhältlichen Antibiotika von Pilzen oder Bakterien produziert. Einige werden chemisch verändert bzw. gänzlich synthetisch hergestellt.
Vielfach steht man vor dem Problem, welches Antibiotikum bei einer Infektionskrankheit einzusetzen ist. In der Regel vertraut der Arzt seinem Erfahrungsschatz.
Die Wirksamkeit eines Präparates ist jedoch nicht immer vorauszusagen, daher wird häufig eine Überprüfung der Wirksamkeit durch eine **Resistenztestung** im Interesse des Patienten notwendig.

Eine **Bakterienresistenz** liegt vor, wenn sich die Keime bei therapeutisch relevanten Konzentrationen von Antibiotika noch vermehren.

Die Resistenz beruht entweder auf einer natürlichen Unempfindlichkeit der Bakterien gegenüber dem Antibiotikum, oder sie ist durch Inaktivierung des Antibiotikums infolge Einwirkung eines bakteriellen Enzyms bedingt (z. B. das Enzym Penicillinase, welches von Staphylokokken produziert wird und eine Penicillintherapie unwirksam macht; s. auch S. 11).
Resistenzen können auch aus folgenden Gründen **entstehen:**

- zu häufiges und unnötiges Verordnen eines Antibiotikums
- unkritischer Einsatz eines Breitspektrumantibiotikums („mit Kanonen auf Spatzen schießen“)
- Einnahme einer nicht ausreichenden Tagesdosis, z. B. wenn der Patient die Tabletten mehrmals vergisst
- zu kurze Einnahmedauer, z. B. wenn der Patient nach Abklingen der Symptome mit

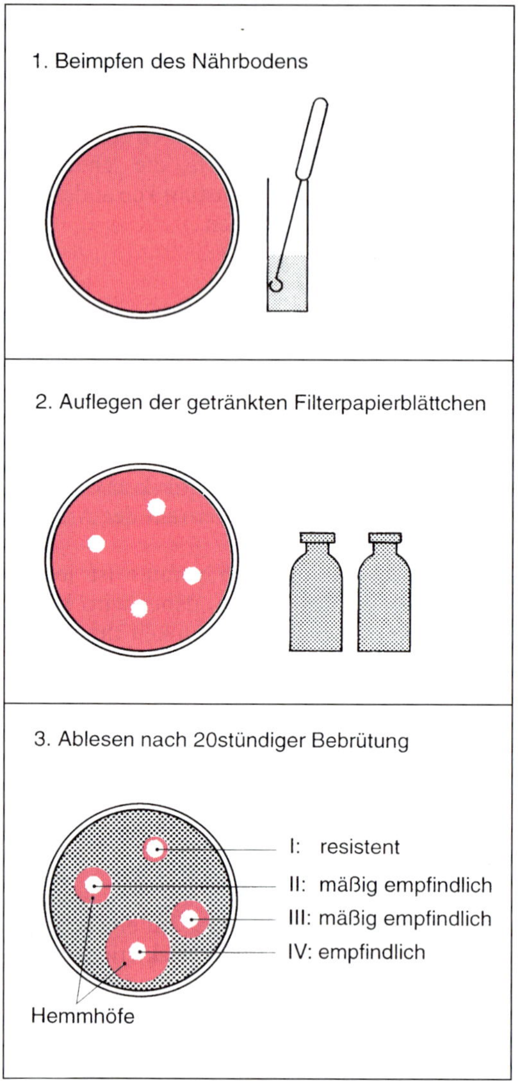

Abb. 2.26 Blättchentest zur Ermittlung einer Antibiotikaresistenz (nach: Studt HH. Allgemeine Infektionslehre. 7. Aufl. Stuttgart: Kohlhammer 1978.)

der Therapie aufhört, diese aber noch nicht abgeschlossen ist

Die Abbildung 2.26 zeigt ein heute noch übliches Testverfahren zur **Ermittlung** einer **Resistenz (Blättchentest)**:
- Eingesendetes Untersuchungsmaterial (z. B. Sputum) wird auf einem Nährboden ausgestrichen (1. in Abb. 2.26).
- Anschließend werden antibiotikagetränkte Filterplättchen aufgelegt (2. in Abb. 2.26).
- Nach einer Bebrütungszeit von ca. 24 Stunden kann das **Ergebnis** abgelesen werden (3. in Abb. 2.26):

Das Antibiotikum I scheint unwirksam zu sein; die Bakterien wachsen bis an das Filterplättchen heran. Es liegt somit eine Resistenzsituation vor. Die beste Hemmung des Bakterienwachstums wird durch Antibiotikum IV erzielt; dieses wird dann vom Bakteriologen zur Therapie der Infektionskrankheit vorgeschlagen.
Eine **gezielte Behandlung**, das heißt eine Therapie nach Austestung der Resistenzsituation, ist der Idealfall. Dabei wird zuerst der ursächliche Erreger z. B. aus dem Sputum isoliert, danach das Antibiogramm erstellt und ein Therapievorschlag gemacht. Jedoch scheitert eine gezielte Therapie in vielen Fällen daran, dass die Möglichkeiten zu einer bakteriologischen Untersuchung nicht vorhanden sind. Außerdem fehlt bei schwer erkrankten Patienten die Zeit, das Laborergebnis abzuwarten (z. B. bei einer Meningitis). Daher hat sich im klinischen Alltag die **kalkulierte Therapie** durchgesetzt. Dabei wählt man ein Antibiotikum, das zum erwarteten Erregerspektrum passt und beginnt mit der Behandlung. Nach Eintreffen des Laborergebnisses kann die Therapie dann gegebenenfalls umgestellt bzw. ergänzt werden.

3 Viren

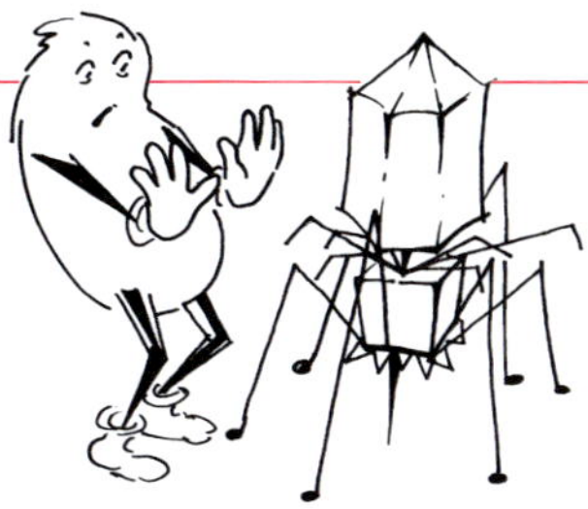

Rainer Klischies

Virus ist eine Sammelbezeichnung für kleinste organische Strukturen, die sich nicht selbst vermehren können, sondern dafür spezielle Wirtszellen benötigen.

Als **Virus** bezeichnet man infektiöse Noxen („Gifte") mit besonderen Eigenschaften, die sie von anderen belebten Erregern (wie Bakterien und Parasiten) abgrenzen. Viren sind somit **keine echten Mikroorganismen**:

Tab. 3.1 Größenvergleich in der Mikrobiologie. Ein Mikrometer (μm) entspricht einem tausendstel Millimeter.

Erythrozyt	8 μm
Stäbchenbakterium	3 μm
Kokken	1 μm
Pockenvirus	0,3 μm
Herpesvirus	0,1 μm
Rhinovirus	0,02 μm

- Es handelt sich um **kleinste Erreger**, die in der Regel nur elektronenmikroskopisch darstellbar sind (Tab. 3.1).
- Viren besitzen **keinen eigenen Stoffwechsel**, sondern sind auf lebende Zellen angewiesen, die die benötigten Baustoffe, Enzyme und Energie zur Virusvermehrung liefern (s. unten): Man spricht von **obligat intrazellulärem Parasitismus**.
- Im Gegensatz zu „lebenden" Zellen besitzen Viren **nur einen Nukleinsäuretyp**: DNA oder RNA.
- Viren sind nicht antibiotikaempfindlich.

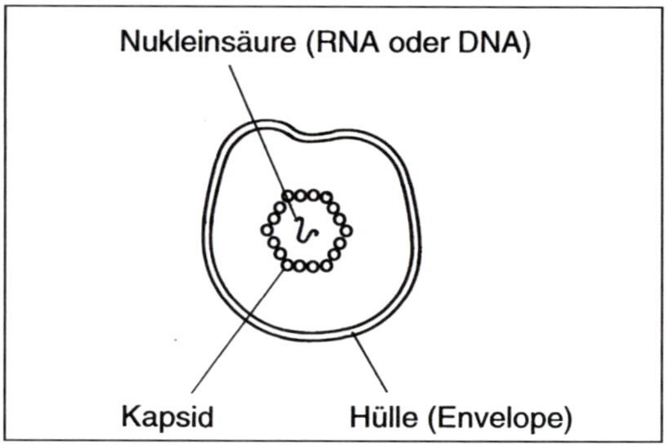

Abb. 3.1 Schematischer Virusaufbau. Viren ohne Außenhülle (Envelope) werden als „nackte" Viren bezeichnet.

3.1 Aufbau

Die genetische Information (DNA *oder* RNA) wird von einer Eiweißhülle, dem **Kapsid**, umgeben. Einige Viren besitzen um das Kapsid herum noch eine Hülle (**Envelope**; Abb. 3.1). Kapsid oder Envelope sind antigene Strukturen, gegen die ein infizierter Organismus Antikörper bildet.

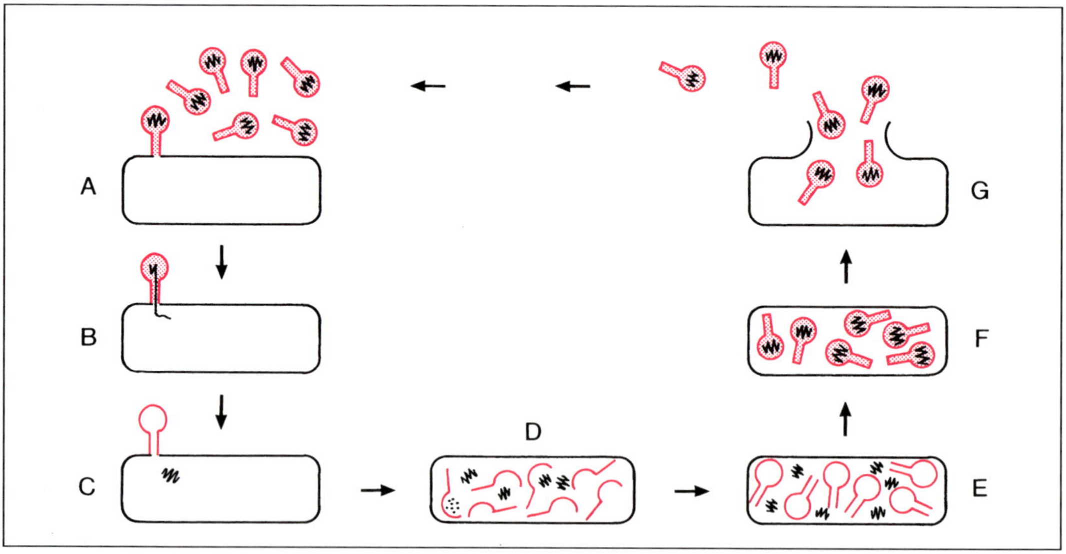

Abb. 3.2 Stadien der Virusvermehrung. A = Adsorption; B = Penetration; C = Uncoating; D, E = Replikation; F = Virussynthese; G = Ausschleusung.

3.2 Vermehrung

Die Vermehrung der Viren kommt durch eine Art Zwangsarbeit der befallenen Wirtszelle zustande (Abb. 3.2). Zunächst heftet sich das Virus an die Zellwand an (**A** = **Adsorption**). Nach dem Eindringen (**B** = **Penetration**) wird das genetische Material freigelegt (**C** = **Uncoating**). Die Erbsubstanz des Virus wird in das Genom der Wirtszelle eingebaut. Es folgt nun die Virusvermehrung (**D, E** = **Replikation**). Abschließend können die Viruseinzelteile zusammengesetzt (**F** = **Synthese**) und fertige Viren ausgeschleust werden (**G**).
Drei **Verläufe** einer Virusinfektion sind denkbar:

- **Lytische Infektion**: Die betroffene Zelle platzt (sie wird lysiert), die vermehrten Viren werden freigesetzt (Abb. 3.2). Beispiel: Influenza.
- **Persistierende Infektion**: Die Viren vermehren sich, die betroffene Zelle überlebt und teilt sich, während sie unablässig Viren freisetzt. Beispiel: AIDS.
- **Latente Infektion**: Die Virusvermehrung ruht nach Einbau der viralen Erbinformation in das Wirtsgenom (Chromosom). Wann immer die Zelle sich teilt, wird dann die Viruserbinformation mitkopiert und an die Tochterzellen weitergegeben. Unter bestimmten Bedingungen kann das Virus plötzlich wieder aktiv werden und sich vermehren. Beispiel: Herpes simplex.

3.3 Einteilung

Die systematische Einteilung der Viren gestaltet sich als sehr problematisch und unübersichtlich und soll nur am Rande angesprochen werden.
Wissenschaftlich durchgesetzt hat sich die einfache Zweiteilung in DNA- und RNA-Viren (Abb. 3.3). Eine Einteilung nach Größe, Form und Bauprinzip wird aufgrund der mannigfaltigen Virusstrukturen unüberschaubar.
Klinisch wird gerne nach Ort und Art des befallenen Gewebes (Tropismus) unterschieden:

- Bevorzugen Viren den Befall der Haut, werden sie **dermatotrop** genannt.
- Breiten sie sich auf das Nervensystem aus, so sind sie **neurotrop**.
- Andere Viren besiedeln die Lunge (**pneumotrop**).
- Darmbesiedelnde Viren bezeichnet man als **enterotrop**.

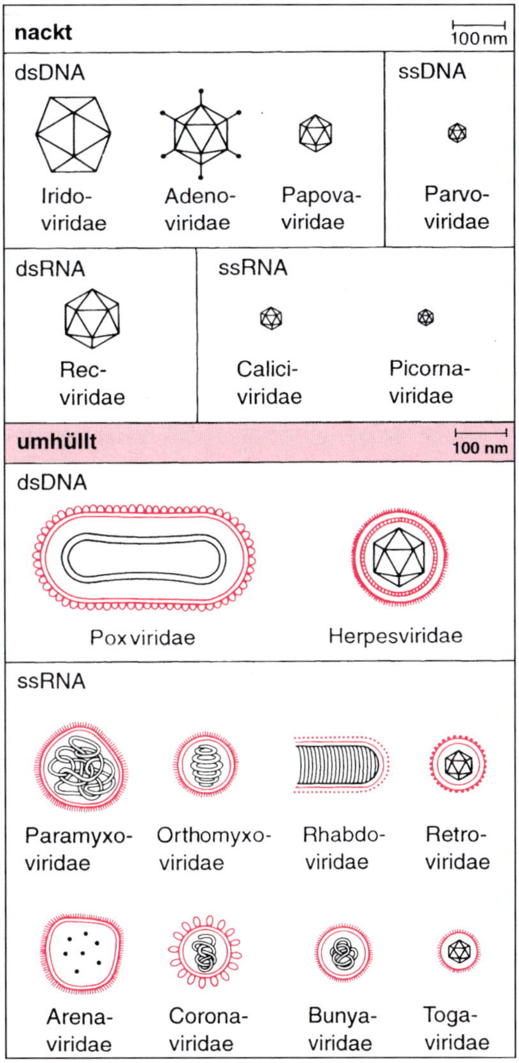

Abb. 3.3 Einteilung tierischer Viren. dsDNA = Doppelstrang-DNA; dsRNA = Doppelstrang-RNA; ssDNA = Einzelstrang-DNA; ssRNA = Einzelstrang-RNA.

3.4 Die humanmedizinisch wichtigsten Viren

3.4.1 Adenoviren

Adenoviren sind nicht umhüllte („nackte") Viren mit doppelsträngiger DNA. Bisher sind mehr als 40 Untertypen bekannt, die für eine Anzahl verschiedener Krankheitsbilder verantwortlich sind.

Epidemiologie und Übertragung Infektionen treten gehäuft gegen Winterende und im Frühjahr auf. Die Virusübertragung erfolgt durch Tröpfcheninfektion oder fäkal-oral.

Inkubationszeit und Krankheitsbild Nach einer Inkubationszeit von wenigen Tagen kommt es je nach Subtyp zu unterschiedlichen Erkrankungen. Beispiele:

- **Akute respiratorische Erkrankung**. Infektion der oberen Atemwege vor allem bei Jugendlichen, mit Husten, Auswurf, Fieber und Muskelschmerzen. Pneumonien können durch bakterielle Superinfektionen entstehen.
- **Keratokonjunktivitis epidemica**. Besonders gefürchtete, hochkontagiöse Entzündung der Augenbindehaut und der Hornhaut. Epidemisches Auftreten gehäuft in Augenkliniken und Augenarztpraxen. **Therapie**: kortisonhaltige Augentropfen.
- **Gastroenteritis** bei Säuglingen und Kleinkindern

Therapie Eine Therapie kann nur symptomatisch erfolgen. Eine Impfung gibt es in Deutschland nicht.

3.4.2 Coxsackie-Viren

Coxsackie-Viren sind Enteroviren. Daher erfolgt eine Übertragung häuptsächlich fäkal-oral, aber auch durch Tröpfcheninfektion.

Krankheitsbild Die Erreger sind für eine Vielzahl von Erkrankungen verantwortlich. Stellvertretend sollen zwei Erwähnung finden:

- **Herpangina**: Die Herpangina wird durch **Coxsackie-A-Viren** verursacht. Die Erkrankung beginnt akut mit Fieber, Kopf- und Halsschmerzen. Im Mund- und Rachenbereich bilden sich kleine Bläschen mit hyperämischem Randsaum. Säuglinge und Kleinkinder sind gehäuft betroffen. Die Erkrankung dauert etwa eine Woche und hat einen gutartigen Verlauf.
- **Bornholm-Erkrankung**: Diese Erkrankung (auch Pleurodynie) wird durch das **Coxsackie-B-Virus** hervorgerufen. Sie beginnt akut mit heftigen Schmerzen im Bereich von Thorax, Rücken und Epigastrium. Zusätzlich treten Fieber, Kopfschmerzen und Erbrechen auf. Ältere Kinder und Jugendliche sind vermehrt betroffen. Die Erkrankung dauert einige Tage und hat in der Regel einen gutartigen Verlauf.
  Einen schweren Verlauf zeigt die generalisierte **Neugeboreneninfektion** durch Coxsackie-B-Viren mit hoher Letalität. Ansteckungsquelle ist hier meist die Mutter.

Weitere durch Coxsackie-Viren verursachte Krankheiten sind eine Meningitis, Enzephalitis, Myokarditis, Hepatitis und Pneumonie.

Therapie und gesetzliche Bestimmungen Die Therapie dieser Erkrankungen ist rein symptomatisch, eine Impfung nicht möglich. Meldepflicht besteht bei nachgewiesener Erkrankung und im Todesfall.

3.4.3 FSME-Virus

> Bei der **Frühsommer-Meningoenzephalitis (FSME)** handelt es sich um eine durch Zecken übertragene Viruserkrankung.

Epidemiologie Eine FSME kommt in Deutschland relativ selten vor. Jährlich rechnet man mit 50 bis 150 Neuerkrankungen. Jahreszeitliche Häufungen werden im Mai/Juni und im September gesehen. Typische deutsche Endemiegebiete der FSME-Erkrankung finden sich in Regionen Baden-Württembergs und Bayerns sowie in den neuen Bundesländern. Häufiger sind Erkrankungen in Österreich, Ungarn und Skandinavien sowie in den GUS, der Tschechei,

Slowakei und in Gebieten des ehemaligen Jugoslawiens.
Untersuchungen haben gezeigt, dass in den Endemiegebieten Deutschlands nur etwa jede 200ste bis 500ste Zecke mit FSME-Viren infiziert ist. Nach erfolgtem Stich einer virustragenden Zecke kommt es in ca. 10 % der Fälle zu einer Erkrankung mit Beteiligung des ZNS. 90 % der Infektionen verlaufen symptomlos oder symptomarm.

Inkubationszeit und Krankheitsverlauf Wie bei vielen anderen Virusinfektionen beschreibt die FSME-Erkrankung einen **zweiphasischen Verlauf**:

- Nach einer Inkubationszeit von meist 7 bis 14 (2 bis 28) Tagen kommt es zur **ersten Krankheitsphase** mit erhöhter Temperatur, Muskelschmerzen und Abgeschlagenheit. Es folgt ein beschwerdefreies Intervall (1 bis 2 Wochen).
- Die **zweite Phase** ist durch eine Meningitis (s. Abschnitt „Krankheitsbild: infektiöse Meningitis“, S. 37) und Enzephalitis (Entzündung des Hirngewebes) sowie hohem Fieber gekennzeichnet (**Zielorgan ZNS**). Später können sich Lähmungen entwickeln. Die Letalität wird mit 1 bis 2 % angegeben. Nur 3 bis 10 % der Patienten behalten Restsymptome, und bei ca. 90 % erfolgt eine folgenlose Ausheilung.

Diagnostik Damit ein behandelnder Arzt bei der Diagnostik eine FSME-Erkrankung in Betracht zieht, ist es wichtig, als Patient zurückliegende Zeckenstiche oder Aufenthalte in Endemiegebieten anzugeben. Durch Virusisolation im Liquor (s. „Lumbalpunktion“, S. 19) und durch Antikörperbestimmungen im Blut ist eine Abgrenzung von Meningoenzephalitiden anderer Ursache möglich.

Prophylaxe Die **aktive Immunisierung** ist in Deutschland eine **Indikationsimpfung**: Es sollten sich nur besonders gefährdete Personen in Endemiegebieten (Waldarbeiter, Pilz- und Beerensammler, Wanderer) impfen lassen. Impfkomplikationen wie Nervenentzündungen und meningitische Symptome sind zwar selten, haben aber die Akzeptanz der Impfung gemindert. Eine Grundimmunisierung mit ca. 99%igem Schutz wird durch dreimalige intramuskuläre Gabe des Impfstoffs erreicht.
Nach erfolgtem Zeckenstich besitzen ungeimpfte Personen die Möglichkeit einer postexpositionellen **passiven Impfung**: Innerhalb von 48 Stunden wird die Verabreichung von FSME-Immunglobulin empfohlen. Es wird aus dem Plasma von Spendern hergestellt, die einen hohen Antikörpertiter gegen das FSME-Virus aufweisen. Der Impfschutz der passiven Immunisierung wird mit 70 % angegeben.
Immunglobulin kann auch Personen gespritzt werden, die nur einen Kurzaufenthalt im Endemiegebiet planen oder eine Grundimmunisierung mit dem aktiven Impfstoff ablehnen. (Allgemeine Schutzmaßnahmen und weitere Informationen sind dem Abschnitt „Erkrankungen durch Zeckenstich“, S. 47, zu entnehmen.)

Übersicht FSME

Erreger: FSME-Virus
Epidemiologie: Epidemiegebiete in Süd- und Ostdeutschland, Österreich, Balkan, GUS sowie Skandinavien
Übertragung: vorwiegend durch Zeckenstich
Inkubationszeit und Ansteckung: 7–14 (2–28) Tage
Krankheitsbild: zweiphasischer Verlauf mit Kopfschmerzen und Fieber, später ZNS-Befall mit Meningitis und Enzephalitis
Diagnostik: Bestimmung spezifischer Antikörper
Behandlung: nur symptomatisch
Prophylaxe: aktive Impfung im Monat 0, 1, 9; passive Impfung vor oder nach Zeckenstich; allgemeine Verhinderung eines Zeckenstichs
Gesetzliche Bestimmungen, Berufskrankheit: Meldepflicht bei Erregernachweis

3.4.4 Gelbfiebervirus

Epidemiologie und Übertragung Das **Gelbfieber** ist eine akut fieberhafte Tropenerkrankung, die besonders in Südamerika und Afrika, aber nie in Asien vorkommt. Reservoir sind wild lebende Tiere (Affen). Die Übertragung erfolgt durch Stechmücken (Moskitos), die nach Virusaufnahme lebenslang infektiös bleiben.

Inkubationszeit und Krankheitsbild Nach einer Inkubationszeit von 3 bis 6 Tagen kommt es zu einem plötzlichen Krankheitsausbruch mit Fieber, Kopfschmerzen, Schüttelfrost und schwerem Krankheitsgefühl. Im weiteren Verlauf werden Leber (Ikterus!) und Niere angegriffen. Ein Kreislaufversagen kann zum Tod führen.

Therapie Eine kausale Behandlung ist nicht möglich.

Prophylaxe Die mögliche Gelbfieberimpfung gewährleistet einen zuverlässigen Schutz vor einer Infektion. Die Immunisierung darf nur von einem autorisierten Impfarzt vorgenommen werden, da nur er eine einwandfreie Impfstoffaufbewahrung sichern kann. Die Adressen sind vor geplanten Tropenaufenthalten vom Gesundheitsamt oder vom Grünen Kreuz in Erfahrung zu bringen.

Gesetzliche Bestimmungen Der Erregernachweis ist meldepflichtig.

3.4.5 Hepatitisviren

Krankheitsbild: Virushepatitis

Eine **Hepatitis** ist eine Leberentzündung. In der Bundesrepublik sind in den meisten Fällen (> 90 %) Virusinfektionen die Ursache. Weniger wichtig sind bakterielle oder parasitäre Infektionen (Leptospirose, Typhus, Malaria, Bilharziose u. a.) sowie toxische Einflüsse durch Alkohol oder Medikamente. Weiterhin gibt es im Verlauf anderer Viruserkrankungen (Herpesvirusfamilie, Gelbfiebervirus u. a.) eine Mitbeteiligung der Leber.

> Die **diffuse** (nicht eitrige) **Hepatitis** wird durch bisher sechs bekannte Viren verursacht, die mit den Großbuchstaben A bis G bezeichnet werden (Tab. 3.2).

Derzeit ist noch unklar, ob weitere Hepatitisviren existieren.

> Man unterscheidet eine **akute Hepatitis** von einem möglichen **chronischen Verlauf** (nur B, C, D und G). Letzterer liegt vor, wenn eine Hepatitis nach 6 Monaten nicht ausgeheilt ist.

Klinisch lassen sich die **Virushepatitiden** *nicht* **unterscheiden.** Ein Prodromalstadium mit unspezifischen Symptomen wie leichtem Fieber, Juckreiz, Appetitlosigkeit, Übelkeit, Durchfällen, Druckschmerz im rechten Oberbauch oder Gelenkschmerzen kann bei jeder Infektion vor-

Tab. 3.2 Übersicht über die sechs bekannten Hepatitisviren

Hepatitis-Virus	Übertragung	Inkubationszeit	chronische Infektion	Impfung
A	fäkal-oral	2–7 Wochen	0 %	aktiv+passiv
B	parenteral	1–6 Monate	10 %	aktiv+passiv
C	parenteral	1–6 Monate	50 %	keine
D	parenteral	1–6 Monate	10–90 %	keine
E	fäkal-oral	3–6 Wochen	0 %	keine
G	parenteral	noch unbekannt	vermutlich	keine

kommen. Auch im weiteren Verlauf gibt es Übereinstimmungen: Eine **Gelbsucht** (Ikterus, Abb. 3.4) kann vorliegen bei:
- Bilirubinwerten > 2 mg/dl Serum
- dunklem Urin
- gelbem Stuhl

Laborbefunde, die auf eine **Leberschädigung** hinweisen, sind:
- erhöhte Transaminasenwerte (GOT/GPT)
- erhöhte Werte anderer Enzyme (Gamma-GT, alkalische Phosphatase, LDH)

Eine **Differenzierung** der **Virushepatitiden** muss durch serologische Untersuchungen (Antigen- und Antikörperbestimmungen!) erfolgen.

Therapie Eine kausale Therapie ist nicht möglich. Symptomatische Maßnahmen sind Bettruhe, Alkoholverbot und das Weglassen aller Medikamente, die nicht unbedingt notwendig sind, um den Leberstoffwechsel zu entlasten.

Prophylaxe Impfungen sind nur gegen Hepatitis A und B möglich. Die Indikation und Art der Impfungen werden in den jeweiligen Kapiteln behandelt.

Gesetzliche Bestimmungen Meldepflicht einer Virushepatitis besteht bei Erregernachweis.

Hepatitis-A-Virus (HAV)

Epidemiologie Das Hepatitis-A-Virus, der Erreger der infektiösen Gelbsucht, ist weltweit verbreitet. Das Virus ist in vielen tropischen und subtropischen Ländern endemisch. Wenn in den Industrieländern eine Hepatitis A auftritt, wird die Erkrankung meist durch Reisende eingeschleppt. Werden Hygienevorschriften vernachlässigt, kann es auch in unseren Regionen zu kleineren Epidemien kommen. 1995 wurden in Deutschland ca. 6500 Hepatitis-A-Fälle bekannt.

Übertragung Das HAV wird mit dem Stuhl ausgeschieden und hauptsächlich durch fäkal verunreinigtes Wasser oder Lebensmittel aufgenommen. In gekühlten Lebensmitteln, Muscheln oder Wasser kann das Virus Monate überleben.

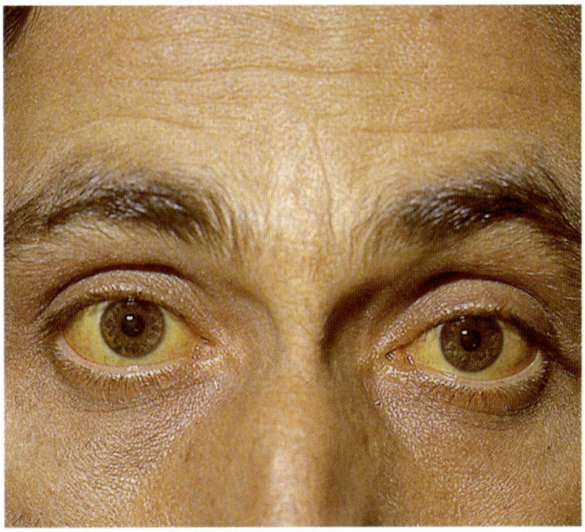

Abb. 3.4 Sklerenikterus im Verlauf einer Virushepatitis (aus: Tischendorf FW. Der diagnostische Blick. 6. Aufl. Stuttgart, New York: Schattauer 1998)

Inkubationszeit Die Inkubationszeit beträgt 2 bis 7 Wochen. Doch gerade in dieser Zeit ist die Virusausscheidung sehr hoch. Ein frisch Infizierter stellt daher eine gefährliche Infektionsquelle für seine Mitmenschen dar. Etwa eine Woche nach Ausbruch der Erkrankung nimmt die Infektiosität ab.

Krankheitsbild Das Krankheitsbild der akuten Hepatitis A unterscheidet sich nicht von den Virushepatitiden anderer Genese (s. Abschnitt „Virushepatitis“, S. 58). Chronische Verläufe werden nie beobachtet.

Diagnostik Nachgewiesen wird eine Hepatitis A durch Isolierung des HAV im Stuhl (2. bis 8. Krankheitswoche). Antikörperbestimmungen im Blut beschreiben den Verlauf. Bei einer frischen Infektion werden anti-HAV-IgM gefunden (bis ca. 20 Wochen nach Infektion). Der Nachweis von anti-HAV-IgG beweist die überstandene Erkrankung und führt zur lebenslangen Immunität.

Übersicht Hepatitis A

Erreger: HAV, ein RNA-Virus
Epidemiologie: weltweit
Übertragung: fäkal-oral
Inkubationszeit und Ansteckung: 2–7 Wochen
Krankheitsbild: Leberentzündung, Ikterus (?), 100 % Ausheilung
Diagnostik: Erregernachweis im Stuhl, Nachweis von anti-HAV-Antikörpern im Blut
Behandlung: symptomatisch
Prophylaxe: aktive und passive Immunisierung
Gesetzliche Bestimmungen, Berufskrankheit: Meldepflicht bei Erregernachweis

Therapie Die Therapie beschränkt sich auf rein symptomatische Maßnahmen.

Prophylaxe Früher war nur eine **passive Immunisierung** mit Immunglobulinen möglich. Diese wurde insbesondere von Urlaubs- und Geschäftsreisenden in Anspruch genommen. Seit Ende 1992 ist in Deutschland auch eine **aktive Impfung** mit einem Totimpfstoff zugelassen. Neben dem üblichen Impfschema (0, 1 Monat, 1/2 Jahr) ist für kurzentschlossene Urlauber auch eine Schnellimmunisierung (0, 2 Wochen, 4 Wochen) möglich.
Besondere Bedeutung hat die Impfstoffentwicklung für die Mitarbeiter des Gesundheitsdienstes, da bei ihnen ein erhöhtes Risiko besteht, an Hepatitis A zu erkranken.

Weitere **Risikogruppen** sind Menschen mit vermehrtem Kontakt zu Fäkalien (Kanalarbeiter, Personal in Diagnostiklaboren).

Gesetzliche Bestimmungen und Berufskrankheit Im Vergleich zur Hepatitis B spielt die Hepatitis A nur eine untergeordnete Rolle als Berufserkrankung. Eine nachgewiesene Erkrankung ist jedoch meldepflichtig.

Hepatitis-B-Virus (HBV)

In Deutschland werden gut ein Drittel aller Virushepatitiden durch das Hepatitis-B-Virus verursacht. 1999 waren es ca. 4500. Bei den Beschäftigten im Gesundheitsdienst nimmt die Infektion bezüglich der Anerkennung als Berufserkrankung den ersten Platz ein. Daher kann man durchaus behaupten, dass die **Hepatitis B** zu den **wichtigsten Infektionskrankheiten** gehört und dass ihre Bekämpfung eine der vordringlichsten Aufgaben des Infektionsschutzes darstellt.

Erreger Der Erreger der Hepatitis B wurde erstmals 1964 aus dem Blut von australischen Ureinwohnern isoliert. Daher erhielt ein Bestandteil des Virus (HBs-Antigen) den Namen „**Australia-Antigen**".
Bei dem HBV werden folgende **Strukturen** unterschieden:
- HBV-DNA
- HBV-DNA-Polymerase
- HBs-Antigen (HBs-AG, s für *surface* = Oberfläche)
- HBc-Antigen (HBc-AG, c für *core* = Kern)
- HBe-Antigen (HBe-AG, e für *envelope* = Hülle)

Die drei Virusantigene führen nach unkomplizierter Infektion zur Ausbildung **spezifischer Antikörper** (Abb. 3.5):

- anti-HBs
- anti-HBc
- anti-HBe

Übertragung Eine Hepatitis-B-Infektion wird durch Blutkontakt, Geschlechtsverkehr oder über die Plazenta übertragen. In Deutschland ist die Hepatitis B eine typische Erkrankung von Risikogruppen (Tab. 3.3).

Es sind auch HBV-Infektionen über andere Körperflüssigkeiten (Urin, Speichel, Vaginalsekret, Stuhl, Menstruationsblut, Tränen) denkbar, jedoch weisen nur Blut und Sperma für eine Infektion relevante Erregerkonzentrationen auf.

Inkubationszeit und Krankheitsverlauf Nach einer Inkubationszeit von 1 bis 6 Monaten kann es zu dem typischen Krankheitsbild einer Leberentzündung kommen (s. Abschnitt „Virushepatitis", S. 58).

Eine Hepatitis B heilt in etwa 90 % der Fälle folgenlos aus, während bei 10 % das Virus in der Leber persistiert und eine chronische Hepatitis entstehen kann.

> Von einer **chronischen Hepatitis** spricht man, wenn die akute Hepatitis nach 6 Monaten nicht ausgeheilt ist.

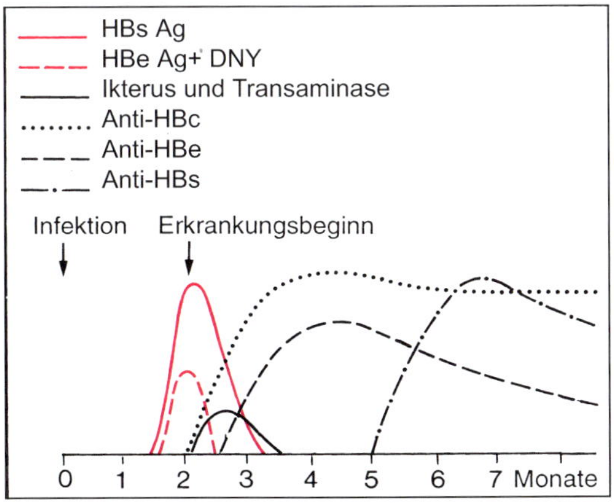

Abb. 3.5 Schema des Verlaufs einer Hepatitis-B-Infektion

Diese **chronischen Infektionen** stellen die Hauptgefahr der Hepatitis B dar. Im Verlauf kann die Leberschädigung fortschreiten und eine Zirrhose entstehen. Bei allen chronischen Virusträgern besteht darüber hinaus ein stark erhöhtes Risiko, an einem primären **Leberzellkarzinom** zu erkranken.

Zwei **Formen** der chronischen Hepatitis werden unterschieden:

- **chronisch persistierende Hepatitis B**: leichte, uncharakteristische Oberbauchbeschwerden, normal große Leber, nur leicht veränderte Leberwerte
- **chronisch aktive (aggressive) Hepatitis B**: Leistungsminderung, Müdigkeit, Lebervergrößerung, Druckschmerz im Oberbauch, eventuell Ikterus, stark veränderte Leberwerte, später Ausbildung einer Leberzirrhose möglich

Diagnostik Wie bei allen Virushepatitiden kann eine Hepatitis B nur **serologisch**, das heißt durch Antigen- und Antikörperbestimmungen im Blut erfolgen.

Dem Ungeübten bereitet die Interpretation der Laborbefunde häufig Schwierigkeiten. Zwar müssen Krankenschwestern und Pfleger die Einzelheiten nicht unbedingt kennen, dennoch soll hier ein kurzer Überblick dem Verständnis dienen.

Tab. 3.3 Risikogruppen für eine Hepatitis-B-Infektion
• medizinisches Personal
• Empfänger von Blut/-produkten
• Dialysepatienten
• Fixer
• Tätowierte
• Homosexuelle
• Prostituierte
• Patienten in psychiatrischen Anstalten
• geistig Behinderte in Heimen
• Neugeborene HBs-AG-positiver Mütter

Wie oben erwähnt, existieren bei HBV drei **Virusantigene** (HBs, HBc und HBe), gegen die unser Immunsystem mit der Ausbildung spezifischer **Antikörper** reagiert (anti-HBs, anti-HBc und anti-HBe). Der serologische Verlauf einer unkomplizierten Hepatitis B ist in Abbildung 3.5 dargestellt.

Nach **Infektion** erscheint als erster **Marker** das **HBs-AG** im Blut und verschwindet in der Regel nach 6 bis 8 Wochen wieder. Patienten gelten zu diesem Zeitpunkt als potentiell infektiös. Das Auftreten von **anti-HBs** einige Wochen später signalisiert die Eliminierung des Virus aus der Leber und das Ende der Infektiosität.

Bleibt jedoch HBs-AG mehr als 6 Monate nachweisbar, gilt dies als Beweis einer **Chronifizierung**. In diesem Fall unterbleibt meist die Ausbildung von anti-HBs.

Als **Marker** einer **aktiven Virusvermehrung** gelten:

- Hbe-Antigen
- der Nachweis von HBV-DNA
- der Nachweis von DNA-Polymerase

In diesen Fällen besteht hohe Infektiosität! Gleichzeitig mit dem Verschwinden von HBe-AG wird anti-HBe nachweisbar.

Anti-HBc-IgM ist bei ganz frischen Infektionen bestimmbar. Später kann man **anti-HBc-IgG** nachweisen. **HBc-AG** kann nicht im Serum, sondern nur mittels Leberpunktion gefunden werden.

Zusammenfassend gilt es im Hinblick auf die Diagnostik zwei Fragen zu beantworten:

- Woran erkenne ich einen **sicher infektiösen Patienten**?
  HBs-AG positiv und HBe-AG positiv oder HBV-DNA nachweisbar
- Wann ist eine **Hepatitis B sicher ausgeheilt**?
  Anti-HBs positiv und anti-HBc positiv und HBs-AG negativ

Therapie Eine kausale Behandlung ist nicht möglich. Nach neueren Studien kann der chronische Verlauf einer Hepatitis B mit Hilfe von Interferonen günstig beeinflusst werden.

Prophylaxe Bei der **aktiven Impfung** wird gentechnologisch hergestellter Impfstoff (Gen-HB-Vax®, Engerix®-B) aus dem Oberflächenantigen HBs-AG verwendet. Geimpft wird intramuskulär (wegen der besseren Wirksamkeit in den M. deltoideus) zu den Zeitpunkten 0, 1. Monat, 6. Monat (Grundimmunisierung).

Eine Impfung führt nur zur Ausbildung von anti-HBs! Der Impferfolg sollte 4 Wochen nach Beendigung der Grundimmunisierung durch anti-HBs-Bestimmungen überprüft werden.

Übersicht Hepatitis B

Erreger: HBV, ein DNA-Virus
Epidemiologie: weltweite Verbreitung; ca. 300 Millionen chronisch Infizierte
Übertragung: fast ausschließlich parenteral
Inkubationszeit und Ansteckung: 1–6 Monate
Krankheitsbild: Leberentzündung unterschiedlichen Ausmaßes; 10 % chronisch; Zirrhose und Leberkarzinom möglich
Diagnostik: serologische Antigen-/Antikörperbestimmungen
Behandlung: keine spezifische Behandlung möglich
Prophylaxe: aktive Schutzimpfung aller Neugeborenen, insbesondere Impfung von Risikogruppen; postexpositionell passive Immunisierung
Gesetzliche Bestimmungen, Berufskrankheit: Meldepflicht bei akuter Hepatitis schon bei Krankheitsverdacht, sonst bei Erregernachweis

Eine **Impfung** war **erfolgreich,** wenn der anti-HBs-Titer größer als 10 U/l ist (U = unit; Mengenangabe). Damit ist man vor einer HBV-Infektion geschützt.
International werden folgende Empfehlungen gegeben:
- **anti-HBs-Titer < 10 U/l:** sofortige Wiederimpfung (Booster)
- **anti-HBs-Titer < 100 U/l:** Wiederimpfung innerhalb eines Jahres
- **anti-HBs-Titer > 100 U/l:** Wiederimpfung nach 5 Jahren bzw. wenn Titer unter 10 U/l fällt

Weniger als 5 % der Geimpften reagieren nicht mit einer ausreichenden Antikörperbildung. Bei diesen so genannten **Low-** oder **Non-Respondern** kann oft mit einer vierten oder fünften Impfung (**Booster-Impfungen**) ein Impfschutz aufgebaut werden.
Die **passive Impfung** ist eine Impfung mit Hepatitis-B-Immunglobulin. Diese Impfung ist nur sinnvoll nach dem Kontakt einer anti-HBs-negativen Person mit HBs-positivem Blut (z. B. Nadelstichverletzung im Krankenhaus). Diese Postexpositionsprophylaxe erfolgt stets als Simultanimpfung und sollte innerhalb von 48 Stunden nach Verletzung verabreicht werden.

Mittlerweile existiert auch ein aktiver Kombinationsimpfstoff für Hepatitis A und B.

Hepatitis B im Krankenhaus

In der Klinik zählen Verletzungen durch Nadelstich oder Skalpell zu den häufigsten Übertragungswegen einer Hepatitis B.

Das **Risiko** einer **HBV-Erkrankung** bei nachgewiesener Kontamination beträgt etwa 20 bis 25 % und ist damit um ein Vielfaches höher als das einer HIV-Infektion (< 1 %).

Leider wird in den Krankenhäusern die aktive Immunisierung der Mitarbeiter gegen Hepatitis B häufig nicht ausreichend durchgeführt, obwohl dies durch **gesetzliche Bestimmungen** geregelt ist und die Kosten der Impfung der Arbeitgeber übernehmen muss. Zweckmäßig wäre es, bereits die Krankenpflegeschüler und Medizinstudenten gegen Hepatitis B zu immunisieren. Es besteht jedoch kein Zwang zur Schutzimpfung.
Wie oben bereits erwähnt, ist die Hepatitis B die häufigste zur Entschädigung führende Berufskrankheit im Gesundheitsdienst. Die außergewöhnliche HBV-Infektionsgefahr für die Beschäftigten (3- bis 5fache der Allgemeinbevölkerung) hat dazu geführt, dass es bei der Anerkennung als **Berufskrankheit** keine großen Probleme gibt. Es bedarf nicht unbedingt des Nachweises einer Kontaktperson.
Abschließend sei auf die Nachlässigkeit der Geimpften verwiesen. Die Impfung schützt natürlich nur gegen die Hepatitis B und nicht gegen eine andere Hepatitis oder andere übertragbare Krankheiten (einschließlich AIDS). Daher sind auch nach der Schutzimpfung die bekannten hygienischen Richtlinien einzuhalten.

Hepatitis-C-Virus (HCV)

Die Entdeckung der Hepatitis C Ende der 80er Jahre brachte endlich Aufschluss über die Ursache der Non-A-Non-B-Hepatitis.

Übertragung Die Übertragung erfolgt meist parenteral und hier in erster Linie über infizierte Blutspenden. In einer Studie über die Quellen der HCV-Infektion konnte bei infizierten Patienten in mehr als 90 % der Fälle eine Transfusion von Blut oder Blutprodukten nachgewiesen werden. Andere Übertragungswege wie Geschlechtsverkehr oder Dialyse werden ebenfalls für die Ausbreitung verantwortlich gemacht, spielen aber wahrscheinlich nur eine untergeordnete Rolle. Immerhin ist es durch die neue Testmöglichkeit gelungen, verdächtige Blutspenden aus dem Verkehr zu ziehen. Dadurch ist die Zahl der Transfusionshepatitiden deutlich zurückgegangen.

Krankheitsbild Das Krankheitsbild zeigt einen ähnlichen Verlauf wie das der übrigen

Virushepatitiden (s. Abschnitt „Virushepatitis“, S. 58). Die Wahrscheinlichkeit einer Chronifizierung wird auf ca. 50 % geschätzt.

Diagnostik Für das Virus selbst (RNA-Virus) gibt es noch keinen Nachweistest. Lediglich die Antikörper (anti-HCV) können bestimmt werden, obwohl man noch nicht zwischen einer frischen, chronischen oder abgelaufenen Infektion unterscheiden kann.

Therapie Eine spezifische Behandlung ist nicht möglich. Interferone werden zur Zeit getestet.

Prophylaxe Eine Schutzimpfung existiert nicht.

Gesetzliche Bestimmungen Meldepflicht besteht bei akuter Hepatitis schon bei Krankheitsverdacht, sonst bei Erregernachweis.

Hepatitis-D-Virus (HDV, Delta-Hepatitis)

HDV kommt weltweit vor, spielt aber in Deutschland nur eine untergeordnete Rolle. Eine Infektion und die resultierende Hepatitis ist an das Vorhandensein des Hepatitis-B-Virus gebunden. Das bedeutet, dass es ohne Gegenwart von HBV keine Hepatitis durch HDV geben wird. HDV braucht für eine Infektion das HBV als Helfer.

Übertragung Die Übertragung erfolgt parenteral (wie bei Hepatitis B).

Inkubationszeit Die Inkubationszeit beträgt 1 bis 6 Monate.

Krankheitsbild Das Krankheitsbild ist dem einer anderen Hepatitis ähnlich (s. Abschnitt „Virushepatitis“, S. %().
Findet eine gleichzeitige Infektion mit HDV und HBV statt, so ist der Krankheitsverlauf milder und eine chronische Hepatitis eher selten. Eine Superinfektion eines Hepatitis-B-Infizierten mit HDV führt dagegen sehr häufig zu einer chronischen Hepatitis (> 70 %). Die Ursache dieses Unterschiedes ist unbekannt.

Prophylaxe Der beste Schutz einer Hepatitis durch HDV ist die Hepatitis-B-Schutzimpfung.

Gesetzliche Bestimmungen Meldepflicht besteht bei akuter Hepatitis schon bei Krankheitsverdacht, sonst bei Erregernachweis.

Hepatitis-E-Virus (HEV)

Die fäkal-oral übertragene Non-A-Non-B-Hepatitis wird seit 1989 als Hepatitis E bezeichnet. Sie kommt in Europa nicht vor und hat ihr Verbreitungsgebiet in Äquatornähe.

Inkubationszeit und Krankheitsbild Die Inkubationszeit beträgt 20 bis 40 Tage. Das Krankheitsbild ist dem der Hepatitis A ähnlich (s. „Hepatitis-A-Virus“, S. 58, und Abschnitt „Virushepatitis“, S. 58). Chronische Verläufe sind nicht bekannt. Schwangere Frauen stellen bezüglich eines schweren Verlaufs mit Todesfolge eine besondere Risikogruppe dar.

Prophylaxe Eine Impfung ist nicht möglich. Auf peinlich genaue Trinkwasserhygiene in den Tropen (gut abkochen) wird verwiesen.

Gesetzliche Bestimmungen Meldepflicht besteht bei akuter Hepatitis schon bei Krankheitsverdacht, sonst bei Erregernachweis.

Hepatitis-G-Virus (HGV)

Ende 1995 ist ein neues Hepatitis-Virus gefunden worden: HGV. Es kann zusammen mit der Hepatitis B auftreten, wie sich bei Nachuntersuchungen von Blutkonserven bestätigt hat. Genaue epidemiologische Daten liegen derzeit noch nicht vor.

3.4.6 Herpesviren

Zu der **Familie** der humanpathogenen Herpesviren gehören im wesentlichen:
- Herpes-simplex-Virus Typ 1 und 2
- Varicella-Zoster-Virus
- Zytomegalievirus
- Epstein-Barr-Virus
- Humanes Herpesvirus Typ 6

Herpesviren sind recht labil und außerhalb des Körpers nicht lange infektiös. Die **Übertragung** erfolgt durch direkten Kontakt von Schleimhäuten mit frischen, kontaminierten Körperflüssigkeiten (z. B. Blut, Speichel, Bläscheninhalt) oder durch Tröpfcheninfektion.

> Allen **Herpesviren** ist gemeinsam, dass sie nach einer Primärinfektion **lebenslang** in bestimmten Organstrukturen – trotz eines intakten Immunsystems – **überdauern**. Daher besteht immer eine latente Infektion, die unter bestimmten Voraussetzungen zu einer Reaktivierung führen kann.

Herpes-simplex-Viren (HSV)

Herpes-simplex-Viren kommen weltweit vor und verursachen lokale Infektionen der Haut und der Schleimhäute. Erkrankungen durch HSV gehören zu den häufigsten infektiösen Hautkrankheiten. Zwei **Arten** von Herpesviren werden unterschieden:

- Herpes-simplex-Virus Typ 1 (HSV-1)
- Herpes-simplex-Virus Typ 2 (HSV-2)

Herpes-simplex-Virus Typ 1 (HSV-1)

Die Primärinfektion findet häufig schon im Kindesalter statt. Sie kann durch direkten Haut- oder Schleimhautkontakt, aber auch durch Tröpfchen- oder Schmierinfektion erfolgen.

> Es ist davon auszugehen, dass in unserer Bevölkerung Jugendliche im Alter von 15 Jahren zu 40 bis 50% mit HSV-1 infiziert sind. Eine Durchseuchung bis zu 90% erfolgt im Erwachsenenalter.

Krankheitsverlauf Die **Erstinfektion** verläuft in den meisten Fällen asymptomatisch. Erkranken die Kinder doch, so kann es nach einer durchschnittlichen Inkubationszeit von 4 Tagen (2–12) zu einer schmerzhaften Pharyngitis und Gingivostomatitis (Stomatitis aphthosa, Mundfäule) oder zu einer Keratitis (Hornhautentzündung des Auges) kommen.

Die **Ausbreitung** der **aufgenommen Viren** erfolgt von der Haut bzw. den Schleimhäuten entlang der Nervenbahnen zu den Ganglienzellen (s. Lehrbücher der Anatomie). Der intrazellulären Vermehrungsphase folgt ein Ruhestadium (**Latenz**). Störungen des immunologischen Gleichgewichts führen zum **Rezidiv** (Reaktivierung) durch Rückkehr des Erregers in Haut und Schleimhäute.

> **Rezidivauslösende Faktoren** einer Herpes-simplex-Infektion sind unter anderem:
> - Sonnenbäder (UV-Strahlung!)
> - fieberhafte Infekte
> - generelle Immunschwäche (AIDS)
> - bösartige Erkrankungen
> - Kortisontherapie
> - Stress (z. B. Examen) und andere psychische Belastungen
> - Menstruation

Vor Auftreten der sichtbaren **Krankheitserscheinungen** wird von den Patienten oftmals ein Spannungsgefühl und Juckreiz im später befallenen Areal angegeben. Die häufigste **Lokalisation** ist der Gesichtsbereich, hier insbesondere die Lippenregion und der Naseneingang (**Herpes labialis**). Prinzipiell können sich HSV-Infektionen aber an jedem Körperbezirk manifestieren, wobei die Rezidive meist auch am selben Ort wieder auftreten. Typisch sind gruppiert stehende, zunächst wasserklare Bläschen (Abb. 3.6) mit der Neigung zum Zusammenfließen. Nach

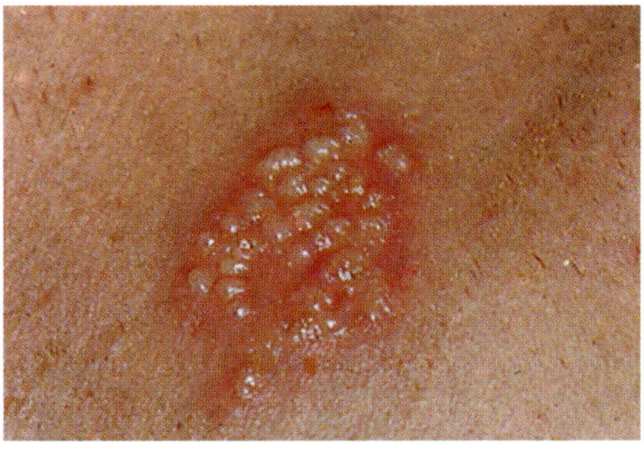

Abb. 3.6 Herpes simplex. Gruppiert stehende, wasserklare Bläschen (aus: Tischendorf FW. Der diagnostische Blick. 6. Aufl. Stuttgart, New York: Schattauer 1998)

Übersicht Herpes

Erreger: HSV-1: Herpes labialis; HSV-2: Herpes genitalis; beides DNA-Viren mit Envelope
Epidemiologie: Verbreitung weltweit, Neigung zur Persistenz
Übertragung: direkter Kontakt (Tröpfchen- und Schmierinfektion möglich)
Inkubationszeit und Ansteckung: in der Regel 4 Tage (2–12)
Krankheitsbild: Läsionen im oralen und genitalen Bereich; Komplikationen: Herpes neonatorum, Enzephalitis, Keratitis
Diagnostik: Antikörpernachweis, Bläschenabstrich
Behandlung: Aciclovir
Prophylaxe: keine Impfung! Expositionsprophylaxe
Gesetzliche Bestimmungen, Berufskrankheit: Meldepflicht nur bei Herpes-Enzephalitis

Eintrüben und Pustelbildung platzen die Bläschen, und es entsteht eine Kruste. Regionale Lymphknoten können schmerzhaft angeschwollen sein. Die Heilung erfolgt ohne Narbenbildung.
Neben Herpes labialis werden **weitere Krankheitsbilder** unterschieden:

- **Keratoconjunctivitis herpetica**: ein- oder beidseitige Augenbindehautentzündung, die auf die Kornea übergreifen kann
- **Meningoencephalitis herpetica**: schwere Infektion mit Hirnbeteiligung, die nicht selten zum Tod oder zur Defektheilung führt
- **Herpessepsis**: eine schwere Allgemeinkrankheit, die ebenfalls häufig tödlich verläuft
- **Eczema herpeticatum**: kommt vor allem bei Ekzemkindern vor und kann mit einer bakteriellen Superinfektion einhergehen

Herpes-simplex-Virus Typ 2 (HSV-2)

Das HSV-2 verursacht Herpesinfektionen im genitalen und analen Bereich (**Herpes genitalis**). Die Übertragung erfolgt durch Geschlechtsverkehr. Die Durchseuchung korreliert deutlich mit dem Sexualverhalten (10–20 % bei der Normalbevölkerung, 70 % bei Prostituierten).

Krankheitsbild Wie auch bei den HSV-1-Infektionen kommt es hier zu Bläschenbildungen und schmerzhaften Ulzerationen von 2 bis 3 Wochen Dauer.

Therapie Als herausragendes Medikament steht Aciclovir (z. B. Zovirax®) zur Verfügung. Es kann in Salbenform lokal, bei leichteren Allgemeinerkrankungen in Tablettenform oral oder bei schweren Verläufen per Infusion parenteral appliziert werden. Wichtig ist die rechtzeitige Verordnung aller Darreichungsformen, am besten schon vor oder direkt nach Bläscheneruption, da die Wirkung später schlechter ist.

Prophylaxe Die Patienten sollten Augenreiben wegen der Inokulationsgefahr vermeiden. Bei floridem Herpes genitalis sind Kondome angebracht.
Die Vorsichtsmaßnahmen auf Entbindungsstationen sind im nächsten Abschnitt „Herpes in der Schwangerschaft“ erwähnt.
Eine Impfung existiert nicht.

Herpes in der Schwangerschaft

Ein Herpes in der Schwangerschaft kann eine Gefahr für das ungeborene oder neugeborene Kind und die Ursache von Aborten sein. Besteht bei einer Schwangeren eine Herpesinfektion im Bereich der Geburtswege, so wird zur Entbindung durch Sectio geraten.
Eine Infektion des Neugeborenen durch die Mutter oder das Krankenhauspersonal führt zu einer generalisierten Herpesinfektion (**Herpes neonatorum**) mit hoher Letalität.

Das Personal von Entbindungsstationen oder Kinderkrankenhäusern sollte einen Mundschutz tragen, wenn rezidivierende HSV-Läsionen auftreten.

Varicella-Zoster-Virus (VZV)

Das VZV gehört zu der Familie der Herpesviren (s. oben). **Windpocken** (Varizellen) und **Gürtelrose** oder **Zoster** (Herpes zoster) werden von ein und demselben Virus hervorgerufen:

- Windpocken sind Folge einer **Erstinfektion**.
- Der Zoster entsteht durch Reaktivierung der Infektion bei immungeschwächten Menschen.

Vermutet wurde die Identität beider Erreger bereits im Jahre 1909. Bokay beobachtete, dass in einer Familie nach einer Zostererkrankung gehäuft Windpocken auftraten: Die Kinder steckten sich am Zostererkrankten an. Heute hat man die Identität der Erreger der Windpocken und der Gürtelrose durch DNA-Analysen bestätigt.

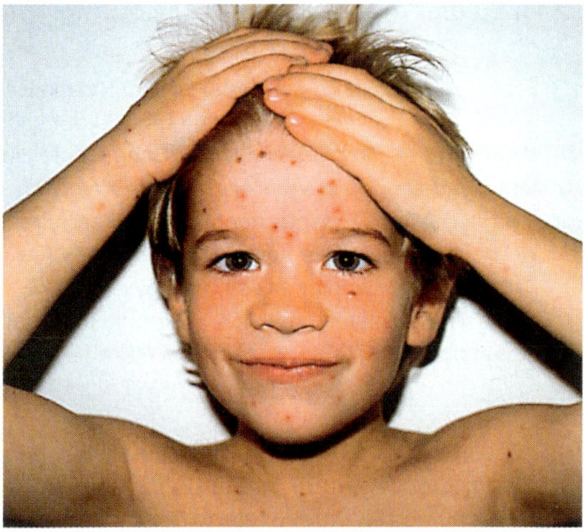

Abb. 3.7 Windpocken. Älteres Stadium mit verkrusteten Ausschlägen.

Krankheitsbild: Windpocken

Die Windpocken sind als typische Kinderkrankheit höchst kontagiös. Etwa 90 bis 95% aller nicht immunen Kontaktpersonen werden infiziert. Untersuchungen bei Erwachsenen konnten einen ausreichenden Antikörpertiter bei 90% der Untersuchten bestätigen. Daher wird lebenslange Immunität nach Infektion angenommen.

Übertragung und Krankheitsverlauf Die Übertragung des VZV erfolgt in der Regel über Tröpfcheninfektion. Ebenso ist eine Infektion durch den hochkontagiösen Bläscheninhalt nachgewiesen. Die aufgenommenen Erreger vermehren sich im oberen Respirationstrakt. Es folgt die Virusaussaat über das Blutgefäßsystem.

Inkubationszeit und Krankheitsbild Die Virämie führt nach einer Inkubationszeit von ca. 2 bis 3 Wochen zu Exanthemen auf der Haut und zu Enanthemen auf den Schleimhäuten des Mund-/Rachenraums. In schwereren Fällen können auch Ösophagus und Trachea befallen sein. Der Beginn des stark juckenden **Exanthems** liegt immer im Bereich des Körperstammes und breitet sich auf Gesicht, behaartem Kopf und Gliedmaßen aus. Auf rote Flecken folgen Knötchen (Papeln), dann wasserklare, leicht platzende Bläschen und schließlich Krusten (Abb. 3.7). Typisch ist ein schubweiser Verlauf des Ausschlags. Nach einigen Tagen bestehen nebeneinander Effloreszenzen aller Stadien (**Sternenhimmel**, Abb. 3.8). In der Regel fallen die Krusten nach 10 Tagen ohne Narbenbildung ab. Werden jedoch aufgrund des starken Juckreizes die Bläschen aufgekratzt, so bleiben Narben zurück. **Begleiterscheinungen** sind Fieber, Kopfschmerzen und Husten.

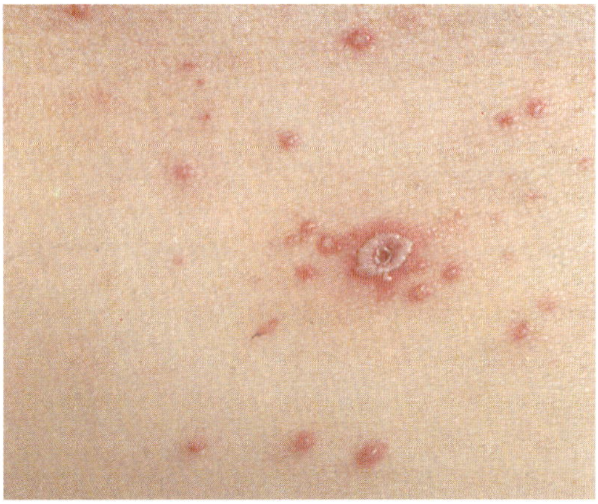

Abb. 3.8 Windpocken. Bei einem frischeren Exanthem sind Effloreszenzen unterschiedlichen Alters nebeneinander zu sehen. (Aus: Tischendorf FW. Der diagnostische Blick. 6. Aufl. Stuttgart, New York: Schattauer 1998)

Übersicht Windpocken/Gürtelrose

Erreger: Varicella-Zoster-Virus; DNA-Virus mit Envelope
Epidemiologie: weltweit verbreitet, hochkontagiös
Übertragung: Tröpfcheninfektion, Schmierinfektion durch Bläscheninhalt möglich
Inkubationszeit und Ansteckung: 2–3 Wochen
Krankheitsbild: Erstinfektion: Windpocken. Viren persistieren. Reaktivierung: Gürtelrose
Diagnostik: typisches Erscheinungsbild des Ausschlags, Antikörpernachweis möglich
Behandlung: symptomatisch, Aciclovir
Prophylaxe: Impfung möglich, aber nur Risikopatienten zu empfehlen
Gesetzliche Bestimmungen, Berufskrankheit: keine

Im Allgemeinen ist der Krankheitsverlauf bei kleineren Kindern mild. Jugendliche und junge Erwachsene berichten über starkes Krankheitsgefühl, sehr hohes Fieber und quälenden Juckreiz. **Komplikationen** (Enzephalitis, Meningitis, Pneumonie) sind in allen Altersstufen selten, aber gefährlich.
Eine **Ansteckungsfähigkeit** besteht 5 Tage vor bis ca. 6 Tage nach Ausbruch des Exanthems.

Das Varicella-Zoster-Virus wird nach Abheilen der Varizellen nicht aus dem Körper eliminiert, sondern befällt über die Nervenbahnen die Ganglien. Dort „schlummern" die Viren dann über viele Jahrzehnte – es besteht eine latente Infektion.

Krankheitsbild: Gürtelrose

Herpes zoster als Reaktivierung und Zweiterkrankung der latenten VZV-Infektion ist eine sporadisch auftretende Erkrankung des **älteren Menschen.** Die erhöhte Erkrankungsrate ist sicherlich auf verminderte immunologische Abwehrmechanismen im Alter zurückzuführen. Weitere begünstigende Faktoren sind chronische Erkrankungen wie Diabetes oder Krebs sowie eine Kortisontherapie. Eine Gürtelrose bei jüngeren Menschen lenkt den Verdacht immer auf eine Immunschwäche (z. B. AIDS) oder eine maligne Erkrankung.

Krankheitsbild Die reaktivierten Varizella-Zoster-Viren verursachen eine entzündliche Veränderung der Ganglien, die sehr schmerzhaft sein kann. Über Nervenbahnen erfolgt die Aus-

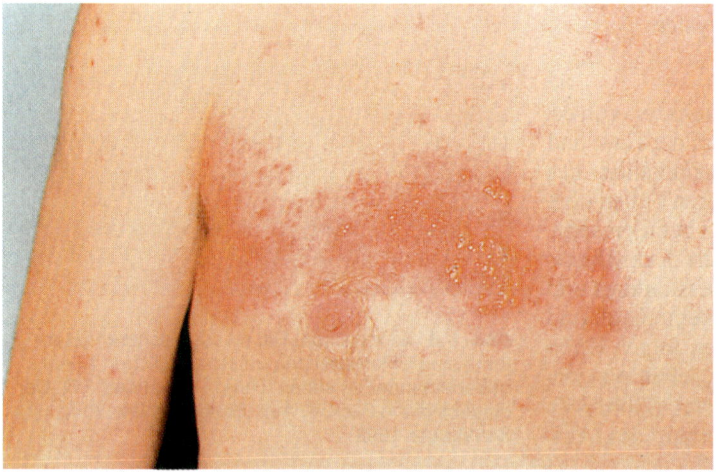

Abb. 3.9 Gürtelrose. Herpes zoster im Thorakalbereich. (aus: Bork K, Bräuninger W. Hautkrankheiten in der Praxis. Diagnostik und Therapie. 2. Aufl. Stuttgart, New York: Schattauer 1997)

saat der Viren. Dem starken Schmerz in dem betroffenen Areal (meist einseitig!) folgt erst Tage später eine Exanthem- und Bläschenbildung. In diesem Stadium werden häufig zunächst unklare, bis dahin therapieresistente Schmerzen gut behandelbar.
Die häufigsten **Lokalisationen** der Infektion sind:

- der Brustkorb (**Zoster thoracalis**, Abb. 3.9)
- der Hüft-/Oberschenkelbereich
- der Kopf (**Zoster ophthalmicus**, Abb. 3.10)
- das Ohr (**Zoster oticus**)

Diagnostik Varizellen und Zostererkrankungen sind wegen der typischen Hautausschläge gut zu erkennen. Nur selten sind serologische Blutuntersuchungen (Antikörperbestimmung) notwendig.

Therapie Unkomplizierte Windpocken werden mit juckreizstillendem Puder oder Antihistaminika behandelt. Im Falle einer Meningoenzephalitis wird Aciclovir (z.B. Zovirax®) verabreicht. Auch beim Zoster kann eine rechtzeitige Behandlung mit Aciclovir den Krankheitsverlauf abkürzen und die Schmerzen lindern.

Prophylaxe Es existiert eine passive und eine aktive Schutzimpfung. Sie wird jedoch nur Risikopatienten empfohlen: z.B. leukämiekranken Kindern, die mit Zytostatika behandelt werden oder Neugeborenen, deren Mütter ein Varizellenexanthem kurz vor der Geburt entwickeln.

Zytomegalievirus (CMV)

Zytomegalieviren (engl.: cytomegalo-virus = CMV) gehören zur Familie der Herpesviren (s. oben).
Namensgebend war eine deutliche Größenzunahme befallener Zellen (cyto = Zelle; mega = groß).

Epidemiologie Das CMV kommt weltweit vor. Die Durchseuchungsrate der Erwachsenen beträgt in Industriestaaten ca 50 % (in Entwicklungsländern 90 %).

Übertragung Die Übertragung bei Erstinfektion erfolgt intrauterin oder perinatal, bei Er-

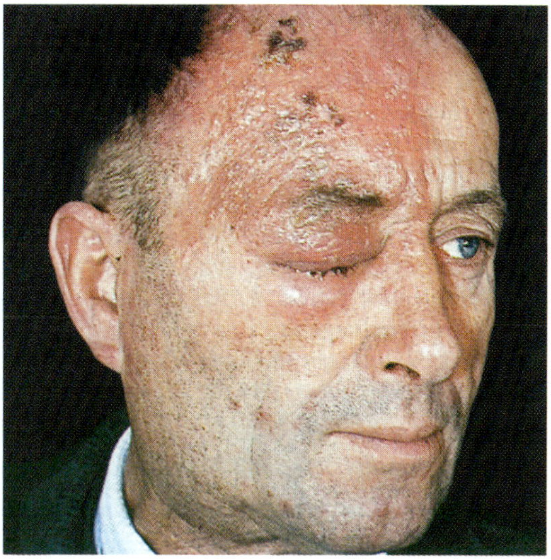

Abb. 3.10 Gürtelrose. Herpes zoster ophthalmicus. (Aus: Thomas C. Grundlagen der klinischen Medizin. Bd.10: Infektionskrankheiten. Stuttgart, New York: Schattauer 1993.)

wachsenen durch engen Kontakt (Speichel, Geschlechtsverkehr, Urin, Stuhl oder Muttermilch), über Bluttransfusionen oder Organtransplantationen.

Inkubationszeit Die Inkubationszeit wird mit 4 bis 8 Wochen angegeben.

Krankheitsbild In der Regel verläuft die Infektion bei Kindern, Jugendlichen oder Erwachsenen asymptomatisch. Sie wird nicht bemerkt. Kommt es doch einmal zu klinischen Erscheinungen, äußern sich diese wie ein unspezifischer grippaler Infekt. Lymphknotenschwellungen, eine Begleithepatitis oder leichte neurologische Symptome können hinzutreten. Nur äußerst selten wird von einer Pneumonie, Meningitis, Gastroenteritis oder Chorioretinitis (Entzündung der Aderhaut und Netzhaut des Auges) berichtet.
Wie alle Herpesviren **überdauern** auch die Zytomegalieviren nach der Erstinfektion im Körper (hier vor allem in den Lymphozyten). Unter bestimmten Voraussetzungen (Immunschwäche, Chemotherapie, Schwangerschaft u.a.) werden sie **reaktiviert**.

Bei **immungeschwächten Menschen** verlaufen CMV-Infektionen schwer. Betroffen sind besonders AIDS-Patienten und **Organtransplantatempfänger**. Bei letzteren stellt die CMV-Infektion die am meisten gefürchtete Komplikation der Transplantationsmedizin überhaupt dar. Bei mehr als der Hälfte an AIDS verstorbener Patienten lässt sich eine CMV-Infektion verschiedener Organe nachweisen.
Die Zytomegalie gehört zu den wichtigsten **diaplazentar übertragenen** Erkrankungen. Etwa 1 bis 2 % der Neugeborenen sind infiziert. Die Mehrzahl bleibt jedoch wie die Mütter asymptomatisch.

> Es wird angenommen, dass die **pränatale CMV-Infektion** eine der häufigsten erkennbaren Ursachen für geistige Retardierung und Schwerhörigkeit ist.

Diagnostik Der Nachweis einer CMV-Infektion gelingt über Antikörperbestimmungen. Eine Virusisolierung aus dem Urin mit Hilfe der Zellkultur kann auch zur Diagnose führen.

Therapie Leider sind die Therapiemöglichkeiten wie bei den meisten Viruserkrankungen sehr begrenzt. Versuche mit Ganciclovir zeigen besonders bei der Chorioretinitis Erfolge, welche durch eine Vielzahl von erheblichen Nebenwirkungen erkauft werden, da das Medikament sehr toxisch ist.

Prophylaxe Eine spezifische aktive Impfung steht derzeit nicht zur Verfügung. Vor Transplantationen hat sich die Applikation eines hochkonzentrierten Anti-CMV-Immunglobulins bewährt.

Epstein-Barr-Virus (EBV)

Das EBV ist ein Mitglied der Herpesvirus-Familie (S. 64). Es wurde erstmals 1964 von Epstein und seiner Mitarbeiterin Barr entdeckt. Die durch EBV verursachten Erkrankungen sind schon lange bekannt.

Krankheitsbild: Infektiöse Mononukleose (Pfeiffer-Drüsenfieber)

Krankheitsverlauf Das EBV gelangt nach Tröpfcheninfektion oder Speichelkontakt (**„kissing disease“**) in den Rachenraum und vermehrt sich dort. Die Viren dringen in B-Lymphozyten des Blutes ein. Diese sorgen zum einen für eine hämatogene Aussaat und stellen zum anderen eine lebenslange, permanente Infektionsquelle dar.
Die Infektion führt nach einer Inkubationszeit von 5 bis 7 Wochen zu einer Hyperplasie des lymphoretikulären Gewebes: Es kommt zu einer Vergrößerung der Lymphknoten vor allem im Hals-Nacken-Bereich, der Leber und der Milz.
Erkranken Kinder, so ist der Infektionsverlauf meist harmlos. Bei Jugendlichen und Erwachsenen kommt es zu Fieberschüben, oben angesprochener Lymphknotenvergrößerung und Hepatosplenomegalie. Eine Angina und ein feinfleckiges Exanthem sind nicht selten.
Die **Komplikationen** sind vielfältig und nicht ungefährlich. Sie können alle Organe betreffen:
- Bronchopneumonie
- Neuritis
- Nephritis
- Myokarditis
- Meningitis
- Enzephalitis
- Hepatitis
- Milzruptur
- Panzytopenie

Diagnostik Die EBV-Infektion wird in der Regel serologisch durch Antikörperbestimmungen nachgewiesen. Hier kann auch zwischen frischen und älteren Infektionen differenziert werden.

Therapie Eine Behandlung der infektiösen Mononukleose kann nur symptomatisch erfolgen. Hier stehen fiebersenkende Mittel im Vordergrund.

Prophylaxe Es existiert keine Impfung. Eine wirksame Prophylaxe ist nicht möglich.

Übersicht Infektiöse Mononukleose

Erreger: Epstein-Barr-Virus; DNA-Virus mit Envelope
Epidemiologie: weltweit, nach Infektion lebenslange Persistenz
Übertragung: Speichel- und Tröpfcheninfektion („kissing disease“)
Inkubationszeit und Ansteckung: 30–50 Tage (5–7 Wochen)
Krankheitsbild: Fieber, Lymphknotenvergrößerung, Angina, Exanthem
Diagnostik: Antikörpernachweis
Behandlung: symptomatisch, eventuell Kortison
Prophylaxe: keine bekannt
Gesetzliche Bestimmungen, Berufskrankheit: keine bekannt

Fallbeispiel EBV-Infektion
Ein 16jähriger Jugendlicher wird mit hohem Fieber und generalisierten Lymphknotenvergrößerungen in die Klinik eingeliefert. Die körperliche Untersuchung ist bis auf einen diffusen Druckschmerz im Oberbauch unauffällig. Es besteht zunächst der Verdacht auf einen Immundefekt, der HIV-Test ist negativ.
Labor: BKS 32/67, Leukozytose (23/nl).
Gegen Abend wird der Patient tachykard, der Blutdruck fällt ab. Inzwischen ist die Bauchdecke hart zu tasten. Eine Ultraschalluntersuchung beweist Flüssigkeit in der Bauchhöhle. Während der Notfalloperation zeigt sich eine deutlich vergrößerte, **rupturierte Milz,** die entfernt wird. Durch postoperative Blutuntersuchung können erhöhte Antikörpertiter gegen EBV nachgewiesen werden.

EBV und Tumorerkrankungen

Das EBV wird mit zwei menschlichen Tumorerkrankungen in Verbindung gebracht, für die es zwar nicht allein verantwortlich ist, aber als Cofaktor eine Rolle spielt:

- **Burkitt-Lymphom in Schwarzafrika:** Hier handelt es sich um ein malignes Lymphom, das vor allem bei Kindern in Schwarzafrika vorkommt. In der Mehrzahl der Fälle kann die EBV-Erbinformation in den Tumorzellen gefunden werden. Ferner haben alle betroffenen kleinen Patienten ungewöhnlich hohe Antikörper-Titer im Blut.
- **Nasopharyngeales Karzinom in Südchina:** Es handelt sich um ein Plattenepithelkarzinom des Nasen-Rachen-Bereiches, bei dem in allen Biopsien das EBV-Genom in den Tumorzellen gefunden wird.

Humanes Herpesvirus Typ 6 (HHV-6)

Das Humane Herpesvirus Typ 6 wurde erstmals im Jahre 1986 beschrieben. Es gehört zu der Familie der Herpesviren (S. 64).
Die durch HHV-6 verursachte Erkrankung war den Kinderärzten schon länger bekannt: **Exanthema subitum** (**Dreitagefieber**).

Das **Exanthema subitum** ist eine akut fieberhafte, exanthematische Erkrankung, die fast nur bei Kindern unter drei Jahren auftritt.

Epidemiologie Die Erkrankung kommt gehäuft als Kleinepidemie auf Säuglingsstationen vor.

Übertragung und Inkubationszeit Es wird vermutet, dass die Übertragung per Tröpfcheninfektion stattfindet. Die Inkubationszeit ist noch nicht bekannt.

Krankheitsverlauf Die Erkrankung beginnt mit hohem, 3 bis 4 Tage anhaltendem Fieber (39–40 °C) und katarrhalischen Erscheinungen, in deren Verlauf es vor allem bei Säuglingen überdurchschnittlich häufig zu Fieberkrämpfen kommt. Mit der plötzlichen Entfieberung tritt ein blassrotes Exanthem unter Aussparung des

Gesichtes auf, das 1 bis 2 Tage erhalten bleibt. Gleichzeitig findet man Blutbildveränderungen mit Granulozytopenie.

Therapie Die Therapie beschränkt sich auf fiebersenkende und krampflösende Medikamente (z. B. Diazepam rektal). Die Prognose ist gut. Die Fieberkrämpfe hinterlassen keine bleibenden Schäden.

Prophylaxe Eine Impfung existiert nicht.

3.4.7 Humanes Immundefizienzvirus (HIV) und AIDS

Im Sommer 1981 berichteten amerikanische Haut- und Lungenärzte den „Centers for Disease Control" (CDC, US-amerikanisches Institut für Epidemiologie und Infektionskrankheiten) über eine Häufung von lebensbedrohlichen Lungenentzündungen und seltsamen Hauttumoren bei jungen Männern. Pneumonieerreger waren meist Keime der harmloseren Art, die bisher nur bei extrem abwehrgeschwächten Patienten Infekte hervorrufen konnten. Auffallend war die Angabe, dass die Betroffenen Männer waren, die sich mit wechselnden Partnern homo- oder bisexuell betätigten. Weder monogame Männer noch Frauen waren betroffen. Später erkrankten auch zahlreiche Bluterkranke (s. auch Tab. 3.4). Diese hatten Gerinnungsfaktorenpräparate erhalten, die aus Blutplasmen Tausender von Spendern konzentriert wurden. 1982 wurde der Begriff **AIDS** kreiert, bevor man 1983 in Paris (Montagnier) und in New York (Gallo) den Erreger isolieren konnte: das **HIV**.

Tab. 3.4 Verteilung der gemeldeten AIDS-Fälle nach Infektionsrisiken (Deutschland, Stand 31.12. 95). Mehrfachmeldungen sind nicht berücksichtigt. Quelle: Robert-Koch-Institut, Berlin.

Homo-/Bisexuelle	67,7 %
intravenös Drogenabhängige	14,5 %
Hämophile (Bluter)	3,4 %
Transfusionen	1,8 %
Heterosexuelle	5,3 %
prä-/perinatale Infektionen	0,6 %
Andere	6,7 %

Mittlerweile ist die Ergründung der HIV-Erkrankung, die Erforschung und Entwicklung von Therapien und Impfstoffen und die Verhinderung von Neuinfektionen zu einer der größten gesundheitspolitischen Aufgaben geworden.

Erreger Das humane Immundefizienzvirus gehört zu der Gruppe der **Retroviren**. Diese sind seit längerer Zeit bekannt und kommen weltweit vor. Retroviren werden bei einer Vielzahl von Säugetieren gefunden und erzeugen dort Krankheitsbilder, die entweder zu einem Immundefekt führen oder als Tumorerkrankung auftreten (vor allem Leukämie). In der Regel werden die Retroviren nicht von den Säugetieren auf den Menschen übertragen, beim HIV ist jedoch eine enge Verwandschaft zu den Retroviren der Affen (**SIV**) festzustellen.
HIV verursacht beim Menschen **AIDS** („acquired immune deficiency syndrome), was soviel bedeutet wie erworbenes Immundefektsyndrom. Bisher konnte man zwei verschiedene **Formen** der **HI-Viren** identifizieren:

- HIV 1
- HIV 2

HIV 1 wird vornehmlich in Zentralafrika, den USA und in Europa gefunden, HIV 2 dagegen in Westafrika. Mittlerweile sind aber beide Typen und auch die isolierten Subtypen weltweit verbreitet.

Übertragung und Epidemiologie Die drei bedeutendsten Übertragungswege einer HIV-Infektion sind:

- **Blut oder Blutprodukte:** Die Übertragung von HIV-positivem Blut geschieht vornehmlich im Rahmen des **Drogenkonsums** (Fixer) bei gemeinsamer Benutzung von Spritzen oder Kanülen. In den 80er Jahren bestand ein erhebliches Infektionsrisiko durch **Transfusionen** von Blut oder Blutprodukten. Nach Einführen des HIV-Testes für die Blutprodukte scheint dieses Risiko nur noch minimal zu sein. Trotzdem ist vor geplanten größeren operativen Eingriffen eine Eigenblutspende zu empfehlen.
- **Sexualkontakte:** Die sexuelle Übertragung

des HIV wird bei ungeschütztem Geschlechtsverkehr mit einem Risiko von etwa 1:200 angegeben. Erhöhtes Risiko entsteht bei Analverkehr (erhöhte Verletzungsgefahr, Fehlen einer physiologischen Abwehrbarriere) und für die Übertragung vom Mann auf die Frau beim heterosexuellen Verkehr.

- **Infektion des Ungeborenen durch HIV-positive Schwangere:** Die Infektion des Kindes durch die HIV-infizierte Mutter erfolgt vor oder während der Geburt. Das Risiko einer Infektion liegt hier zwischen 20 und 40%.

Eine **Übertragung** von HIV wird umso wahrscheinlicher, je größer die Viruskonzentration in Körperflüssigkeiten ist.
Hohe Viruskonzentrationen befinden sich in:
- Blut
- Sperma
- Vaginalflüssigkeit

Obwohl der Erreger auch in anderen Körpersekreten, z.B. im Speichel, in der Tränenflüssigkeit oder im Schweiß, gefunden wurde, scheint dort die Viruskonzentration so niedrig zu sein, dass eine Übertragung nicht möglich wird. Eine Infektion durch Insektenstiche wird ebenfalls diskutiert, bis heute gibt es jedoch keinen Fall einer nachgewiesenen Übertragung.
1999 hat es **weltweit** rund 5,6 Millionen HIV-Neuinfektionen gegeben. Die Zahl der derzeit lebenden HIV-Infizierten erreicht damit 33 Millionen, etwa 16 Millionen Menschen sind bisher an AIDS gestorben.
Nach Einschätzung des Robert-Koch-Instituts leben derzeit etwa 37.000 mit **HIV infizierte Menschen in Deutschland** (29.000 Männer + 8.000 Frauen). Die Zahl der HIV-infizierten Kinder liegt unter 400. Bei etwa 5000 der 37.000 Infizierten wurde bereits eine AIDS-Erkrankung diagnostiziert. Die Zahl der lebenden AIDS-Patienten steigt seit 1996 leicht an, da dank der verbesserten Therapie die Patienten länger überleben (Stand: Dezember 1999, Quelle: Robert-Koch-Institut, Berlin).
Die Zahlen sind jedoch mit Vorsicht zu betrachten, da sie durch eine unbestimmbare Dunkelziffer sicher höher liegen. In Deutschland gibt es keine gesetzliche Meldepflicht für eine HIV-Infektion oder eine AIDS-Erkrankung. Es existiert lediglich ein AIDS-Fallregister im Bundesgesundheitsamt. Diesem soll durch eine anonyme Meldung (also ohne Namensnennung des Infizierten) eine erkannte HIV-Infektion bzw. AIDS-Erkrankung angezeigt werden.

Krankheitsentstehung Nach Infektion befällt HIV Zellen, die einen bestimmten Rezeptor an ihrer Oberfläche tragen. Dieser wird **T4-Rezeptor** (oder international CD4-Rezeptor) genannt.
Nach Bindung des Virus an den Rezeptor kann es in die menschliche Wirtszelle eindringen. Die viruseigene RNA wird mit Hilfe des Enzyms **reverse Transkriptase** (daher Retrovirus) in eine DNA umgeschrieben. Jetzt kann die Erbinformation des Virus in die menschlichen Chromosomen eingebaut werden. Der Virusvermehrung folgt die Freisetzung, die mit dem Untergang der befallenen Wirtszelle verbunden ist.
Zielzellen der HIV-Infektion sind, wie oben geschildert, solche mit T4-Rezeptoren an deren Oberfläche. Eine hohe Rezeptorendichte findet man bei den **T-Helferzellen** (eigentliche T4-Zellen). Diese werden als Schaltzentrale des Immunsystems betrachtet.
In geringerer Dichte werden T4-Rezeptoren auch auf **Makrophagen** (Fresszellen) gefunden, die in unterschiedlichsten Körpergeweben vorkommen. Die Blutmakrophagen (Monozyten) dienen dem HIV als „Trojanisches Pferd“ zur Überwindung der Blut-Hirn-Schranke des ZNS. Der Befall der Alveolarmakrophagen begünstigt die Entstehung schwerer Lungenentzündungen. Sind Hautmakrophagen betroffen, können Hautkrankheiten entstehen.

Durch einen weiteren Befall immer neuer Zellen des Immunsystems mit anschließender Zerstörung schwindet allmählich die körpereigene Abwehr, an deren Ende die AIDS-Erkrankung steht.

Inkubationszeit/Krankheitsverlauf Bei einem Teil der Infizierten tritt nach einer Inkubationszeit von 2 bis 6 Wochen die **akute HIV-Infektion** auf. Diese äußert sich wie ein grippaler Infekt mit uncharakteristischen Krankheitssymptomen (z. B. Fieber, Hautausschlag, Lymphknotenschwellungen, Leistungsabfall). Die Beschwerden sind selten dramatisch und werden häufig nicht beachtet, so dass ein Arztbesuch unterbleibt. Zu dieser Zeit beginnt die Antikörperbildung: Der Infizierte ist nun diagnostisch HIV-positiv.

Dem akuten Stadium folgt eine lange **Ruhephase** (Latenz). Diese Phase dauert mehrere Jahre (3–10 oder länger). Beschwerden bestehen während dieser Zeit nicht.

Bei weiterer Zerstörung des Immunsystems kann das eigentliche „AIDS-Vollbild" ausbrechen. Es kommt zur Ausbildung der AIDS charakterisierenden opportunistischen Infektionen und zur Entstehung bösartiger Geschwülste (Abb. 3.11).

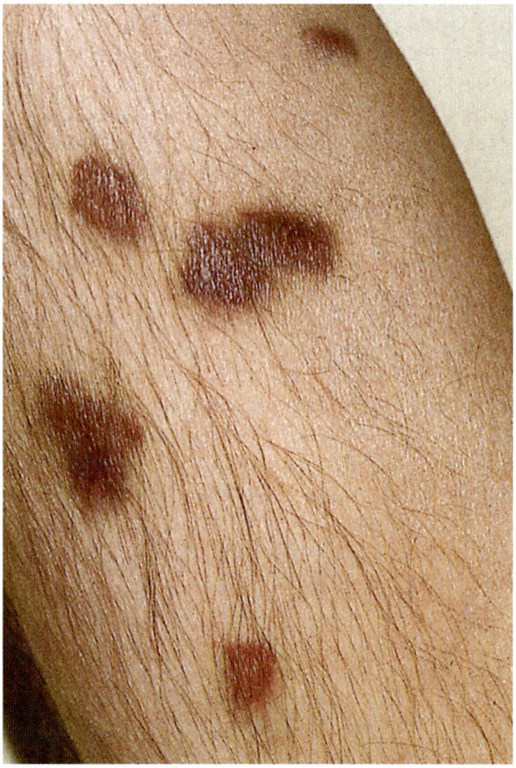

Abb. 3.11 Kaposi-Sarkom. Livide maligne (bösartige) Tumoren bei AIDS. (Aus: Tischendorf FW. Der diagnostische Blick. 6. Aufl. Stuttgart, New York: Schattauer 1998)

Diagnostik Prinzipiell sind zwei Wege zum Nachweis einer HIV-Infektion möglich:
- Virusnachweis
- Antikörpernachweis

Der derzeit am weitesten verbreitete **Antikörpernachweis** beruht auf der Bestimmung von Antikörpern (AK), die von HIV-Infizierten gegen das HIV gebildet werden.

Diese Antikörper (anti-HIV) sind allerdings erst nach einigen Wochen im Blut Infizierter nachweisbar, so dass mit dieser Methode eine **diagnostische Lücke** entsteht. So können frisch HIV-Infizierte andere Menschen anstecken, obwohl zu diesem Zeitpunkt noch keine Antikörper nachzuweisen sind.

Man vermutet, dass nach einer Infektion bei der Mehrzahl der Infizierten der Test binnen 6 Wochen positiv wird. Bei negativem Testergebnis wird letzte Sicherheit jedoch nur durch spätere Testungen gegeben (bis zu 6 Monaten). Es gibt zwei **anti-HIV-Testverfahren**:
- Der einfache Suchtest (= Screening-Test, **ELISA** = **e**nzyme **l**inked **i**mmuno **s**orbent **a**ssay): Ihm wird unterstellt, nie falsch negativ zu sein.
- Ist der ELISA positiv, wird zum Ausschluss von falsch positiven Testergebnissen anschließend ein Bestätigungstest (**Western-Blot**) durchgeführt. Dieser nimmt mehrere Tage in Anspruch, so dass vermeintlich Infizierte eine schwere, ungewisse Zeit durchstehen müssen.

Wie aus dem oben beschriebenen Krankheitsverlauf ersichtlich wird, muss bei positivem Antikörpertest noch lange kein AIDS vorliegen. Daher erscheint der häufig benutzte Ausdruck „AIDS-Test" eher unglücklich.

Prognose der HIV-Infektion Durch regelmäßige Blutuntersuchungen HIV-Infizierter können prognostische Aussagen über Stagnation oder Fortschreiten der Infektion gemacht werden. Die T4-Zellen (= CD4-Zellen, „Helferzellen“) und die T8-Zellen (= CD8-Zellen, „Killerzellen“) werden zahlenmäßig im Blut bestimmt und die Werte dividiert. Ist der **T4/T8 (CD4/CD8)-Quotient** > 1,0, so geht man von einem noch intakten Immunsystem aus. Ein Quotient < 0,5 signalisiert ein Fortschreiten der Immunschwäche. Auch die **absolute Zahl** der **T4 (CD4)-Zellen** ist von Interesse. Sinkt sie unter 300–400/Mikroliter Blut, besteht die Gefahr, an opportunistischen Infektionen zu erkranken.

Die Bedeutung der Zahl der CD4-Zellen war für die Centers for disease control (CDC) ein Anlass, die Klassifikation der HIV-Krankheit 1993 neu zu gestalten (Tab 3.5).

Therapeutische Ansätze Seit 1987 ist ein Medikament mit dem Wirkstoff Zidovudin (auch **Azidothymidin** = **AZT**, Handelsname Retrovir®) in Deutschland zugelassen. Es war das erste Präparat, mit dem eine HIV-Infektion gezielt behandelt werden konnte. AZT **hemmt** die **reverse Transkriptase** des HIV. Diese soll nach Infektion einer T4-(CD4)-Rezeptor-positiven Zelle die Umschreibung (Transkription) der HIV-RNA in eine DNA bewerkstelligen. Dies gelingt nur unter Mitwirkung des Thymidins, eines notwendigen Bausteins der DNA. Chemisch gesehen ähnelt Azidothymidin dem Thymidin, erfüllt aber nicht dessen Funktion. Wird AZT fälschlicherweise von HIV für seine DNA-Synthese verwendet, dann wird die reverse Transkriptase dadurch gehemmt. Es wird also keine komplette HIV-DNA hergestellt. Das HIV kann somit sein Erbgut (DNA) nicht mehr in das der befallenen Lymphozyten einbauen. Die HIV-Vermehrung stoppt.

Durch AZT wird somit das Fortschreiten der Erkrankung (zunächst) aufgehalten. Unter Behandlung erhöht sich die Zahl der T4-(CD4)-Zellen. Das Verhältnis der T4/T8-(CD4/CD8)-Lymphozyten verbessert sich. Das Immunsystem kann sich erholen und bleibt längere Zeit stabil. Dieser Effekt ist von den Behandelten deutlich zu spüren, denn Infektionen können so effektiver bekämpft werden, und die Lebensqualität wird verbessert. Leider ist der **Behandlungserfolg** nur von kurzer Dauer, da das HIV nach einiger Therapiezeit Resistenzen entwickelt. Studien belegen eine Lebensverlängerung von ca. 18 Monaten.

Die AZT-Therapie sollte frühzeitig eingeleitet werden, da AZT besser wirkt, je besser die körpereigene Abwehr funktioniert. Niedrige Tagesdosen um 500 mg konnten schwere Nebenwirkungen (Anämie, Granulozytopenie, Abgeschlagenheit, Übelkeit u. a.) mildern. Dennoch wird das Medikament von den Patienten wegen dieser Nebenwirkungen nicht immer akzeptiert.

Inzwischen sind weitere AIDS-Medikamente in Deutschland zugelassen, z. B. DDI und DDC, die ähnlich wirken wie AZT (Gruppe der so genannten **Nukleosidanaloga**). Internationale Studien haben gezeigt, dass eine Kombination von mehreren AIDS-Medikamenten einer Einzeltherapie überlegen ist. Eine weitere Substanzgruppe, die **Proteaseinhibitoren**, sind in den letzten Jahren ebenfalls erfolgreich getestet worden. Sie behindern die Virusvermehrung gänzlich anders. In Zukunft wird ein Patient mit einer Kombination aus drei oder vier antiviralen Medikamenten behandelt werden, um – ähnlich wie bei der Tuberkulose – einer Resistenzentwicklung vorzubeugen.

Ergänzend muss die **Behandlung** und Prophylaxe der **opportunistischen Infektionskrankheiten** durchgeführt werden.

Tab. 3.5 Klassifikation der HIV-Krankheit (CDC 1993)

CD4-T-Zell-Kategorien		Klinische Kategorien[1]		
		A	B	C
1	> 500/µl	A1	B1	C1
2	200–499/µl	A2	B2	C2
3	< 200/µl	A3	B3	C3

[1] A: asymptomatisch, akute HIV-Infektion oder PGL (persistierende generalisierte Lymphadenopathie)
B: nicht Kategorie A oder C
C: AIDS-definierte Erkrankungen

Prophylaxe Da keine Impfung möglich ist, muss alles versucht werden, um eine **Neuinfekti-**

on zu **vermeiden**. Bei Sexualkontakten bieten **Kondome** einen sicheren, wenn auch nicht 100%igen Schutz, da sie platzen können. Blut und Blutprodukte müssen noch effektiver auf HIV-Viren untersucht werden. Vor planbaren Operationen kann eine **Eigenblutspende** das Risiko mindern.

Intravenösen Drogenabhängigen (Fixern) soll mit der Ersatzdroge **Methadon** geholfen werden. Der Morphinabkömmling Methadon wird in kontrollierten Programmen täglich kostenlos und unter strenger Aufsicht an eine Reihe von Fixern abgegeben. Die Droge wird in Tropfenform verabreicht, so dass Infektionen über die Nadel entfallen. Ziel ist es, die Heroinentzugssymptomatik zu verhindern, die Fixer von der Nadel weg zu bekommen sowie die Beschaffungsprostitution und -kriminalität zu unterbinden. Die Drogenabhängigen sollen im Idealfall unter psychosozialer Betreuung wieder ins „normale Leben" integriert werden. Methadon hat sich – auch wenn Erfolge zu berichten sind – noch nicht in allen Bundesländern durchgesetzt. Andere europäische Länder (Holland, Skandinavien) sind toleranter (s. auch Kap. 22 „Drogen", S. 254).

Bis zur Entwicklung eines sicheren Impfstoffes bleibt als allererste und wichtigste Maßnahme in Sachen Prophylaxe die umfassende Aufklärung der Bevölkerung.

Gesetzliche Bestimmungen Eine HIV-Infektion wird als **Berufskrankheit** Nr. 3101 anerkannt, wenn mit ausreichender Wahrscheinlichkeit festgestellt werden kann, dass die Ansteckung durch die berufliche Tätigkeit erfolgt ist (s. Merkblatt Nr. 612 der Berufsgenossenschaft für Gesundheitsdienst und Wohlfahrtspflege). Folgende Vorraussetzungen müssen erfüllt sein:

- Der Versicherte muss zum Zeitpunkt der Verletzung HIV-negativ sein (Blutentnahme!).
- Der Versicherte muss während der Inkubationszeit Kontakt mit Blut oder Ausscheidungen HIV-positiver oder AIDS-Patienten gehabt haben.
- HIV-Antikörper werden nach Wochen oder Monaten beim Versicherten nachgewiesen.
- Eine außerberufliche Infektion darf nicht wahrscheinlich sein.

Es besteht keine gesetzliche Meldepflicht von HIV-Erkrankten oder AIDS-Patienten. Jedoch existiert eine anonyme Laborberichtspflicht für nachgewiesene HIV-Infektionen. Nachteil: Patienten, die sich mehrfach in verschiedenen Labors untersuchen lassen, werden mehrfach registriert. Dies führt zur Verzerrung des tatsächlichen Bildes. Erkannte Doppelmeldungen werden gestrichen.

3.4.8 HIV: Arbeitsmedizinische Aspekte im Krankenhaus

Beim medizinischen Personal sollte auf eine Reduzierung der Kontaktmöglichkeiten mit dem AIDS-Erreger geachtet werden, obwohl in vie-

Übersicht AIDS

Erreger: HIV 1 und HIV 2, RNA-Viren mit Envelope
Epidemiologie: HIV 1 weltweit verbreitet, HIV 2 vorwiegend in Westafrika
Übertragung: Blut und Blutprodukte, Sexualkontakte, gemeinsam benutzte Kanülen bei Fixern
Inkubationszeit und Ansteckung: Inkubationszeit 2–6 Wochen (bis zum Nachweis von Antikörpern)
Krankheitsbild: HIV-Krankheit, Latenz, AIDS-Vollbild
Diagnostik: anti-HIV-1- und anti-HIV-2-Nachweis durch Labortest
Behandlung: unter anderem AZT (Retrovir®), DDI (Videx®) und DDC (Hivid®). Behandlung und Prophylaxe der opportunistischen Infektionen
Prophylaxe: Vermeidung von Neuinfektionen, Benutzung von Kondomen
Gesetzliche Bestimmungen, Berufskrankheit: im Falle eines Erregernachweises Meldung direkt und nicht namentlich an das Robert-Koch-Institut

len Untersuchungen keine erhöhte Gefahr durch nosokomiale HIV-Infektionen bewiesen wurde.
In der Klinik ist die **Übertragung** – bis auf seltene Außnahmen – nur durch eine **Nadelstichverletzung** des Personals und durch Verletzungen während eines chirurgischen Eingriffs möglich. Jeder Mitarbeiter weiß, dass solche Ereignisse auch bei größter Sorgfalt immer wieder vorkommen. Das Infektionsrisiko eines Kanülenstiches beim Versuch, die Nadel in die Schutzkappe zurückzustecken, wird nach Auswertung von Studien unter 1 % eingestuft. Es liegt damit weit unter dem Risiko einer Hepatitis B, sollte aber angesichts der fehlenden effektiven Therapiemöglichkeiten sehr ernst genommen werden. Da erwiesen ist, dass sich Anfänger häufiger verletzen als Routinierte, sollten Blutentnahmen beim HIV-Patienten von Erfahrenen durchgeführt werden.
Weiterhin sollten Schleimhäute sowie kranke und verletzte Hautpartien vor kontaminiertem Blut geschützt werden.

Um sich wirklich bei der Arbeit gegen eine HIV-Infektion zu schützen, müssen diese Regelungen bei jedem Patienten befolgt werden und nicht nur bei HIV-Positiven. Denn es besteht die Möglichkeit, dass ein Patient HIV-positiv ist, der Sachverhalt aber nicht bekannt ist (z. B. Notaufnahmen) oder dass sich die betreffende Person in der diagnostischen Lücke befindet (s. oben).

Schwangere dürfen nicht mit AIDS-Patienten arbeiten, da unter anderem eine Gefahr der Fruchtschädigung durch das Zytomegalievirus (CMV) besteht.
Zahlreiche Untersuchungen in den USA und Frankreich lassen den Schluss zu, dass für nicht-HIV-positive Patienten kein Infektionsrisiko besteht, wenn sie Kontakt mit **HIV-positivem Personal** haben. Es bestehen nach Ansicht der Behörden somit keine Einwände gegen die Fortsetzung der beruflichen Tätigkeit. Schwierig wird das Problem bei klinischer AIDS-Symptomatik des Personals. An entsprechenden Richtlinien wird derzeit gearbeitet.

3.4.9 HIV: Vorgehen nach Blutkontakt

- Nach einer Stich- oder Schnittverletzung oder bei Blutspritzern auf geschädigte Haut oder Schleimhaut sollte eine Blutung induziert werden. Die Wunde sollte tief für 2 bis 5 Minuten desinfiziert werden (muss weh tun!).
- Erstattung einer Unfallanzeige (D-Arzt-Bericht) und Information des Betriebsarztes muss folgen.
- HIV-Test beim Patienten (dieser muss einverstanden sein) und beim Mitarbeiter unmittelbar nach Verletzung zur Bestimmung des Antikörperstatus (wichtig für die Anerkennung einer möglichen Berufserkrankung). Falls dieser Test negativ ausfällt, sollten weitere Tests nach 3, 6 und 12 Wochen erfolgen.
- Falls der Patient HIV-positiv ist, wird eine sofortige Einleitung einer vorsorglichen antiviralen Therapie des Mitarbeiters diskutiert.

3.4.10 Influenzaviren

Influenzaviren sind weltweit verbreitet. Bisher wurden drei menschenpathogene **Untertypen** beschrieben:

- Influenzavirus Typ A
- Influenzavirus Typ B
- Influenzavirus Typ C

Alle Typen sind in der Lage, eine echte Virusgrippe zu verursachen, wobei Typ C in den letzten Jahren in Deutschland nicht mehr isoliert werden konnte und daher keine Bedeutung besitzt.
Unterscheiden muss man die Virusgrippe von banalen **„grippalen Infekten"**, die durch andere Viren (u. a. Adenoviren, Rhinoviren) verursacht werden. Der Verlauf der echten Grippe ist schwer wiegender, Todesfälle bei Risikopatienten (s. unten) sind keine Seltenheit. In regelmäßigen Abständen, etwa alle 10 Jahre, ist mit einer größeren **Grippeepidemie** zu rechnen. Beispielhaft sei die große Epidemie des Winters 1989/90 genannt. Viele europäische Staaten berichteten von dramatischen Krankheitszahlen: In Italien erkrankten mehr als 6 Millionen Menschen. In England beklagte man ca. 29.000 Todesfälle durch Influenzaviren. Ungefähr alle 20 bis 30

Jahre breiten sich Pandemien über mehrere Kontinente aus (letztmals Ende der 50er Jahre). Erklärbar wird diese Epidemieregelmäßigkeit durch die veränderliche Oberflächenstruktur der Viren. Zwei Antigene, **Neuraminidase (N)** und **Hämagglutinin (H)**, sind für das Eindringen der Viren in menschliche Wirtszellen und für eine Abwehrbarriere gegenüber schützenden Antikörpern verantwortlich.

Kommt es zu kleineren Mutationen im Virusgenom (**Antigendrift**), sind Epidemien vorprogrammiert. Infizieren zwei Viren eine Zelle gleichzeitig und tauschen ihr Erbmaterial untereinander aus (**Antigenshift**), so können größere Pandemien auftreten.

Bisher konnten drei H-Antigene und zwei N-Antigene der Influenzaviren Typ A isoliert werden. Die Influenzaviren Typ B verändern ihre Antigenstruktur nicht.

Übertragung und Krankheitsbild Grippeviren werden durch Tröpfcheninfektion übertragen. Nach 1 bis 3 Tagen treten die typischen **Symptome** einer **Grippe** auf:

- hohes Fieber
- deutliches Krankheitsgefühl
- Kopf-, Glieder- und Muskelschmerzen
- eventuell Erbrechen und Durchfälle

Komplikationen sind Pneumonien durch die Influenzaviren selbst oder durch bakterielle Superinfektionen, Herzmuskelentzündungen und eine Meningoenzephalitis.

Diagnostik Der Nachweis einer Infektion gelingt durch Virusidentifizierung in Rachenabstrichen und durch Antikörperbestimmungen.

Therapie Der Satz „Eine Grippe heilt mit Arzt in sieben Tagen und ohne Arzt in einer Woche" hat auch heute noch Gültigkeit. Ein älteres Medikament (Amantadin) unterdrückt die intrazelluläre Vermehrung von Influenza A. Seit Oktober 1999 steht mit Zanamivir (Relenza®) ein weiteres Medikament zur Verfügung. Eine Verordnung soll innerhalb der ersten zwei Krankheitstage bei Personen über 12 Jahren erfolgen. Das Mittel muss 5 Tage inhaliert werden. Es hemmt die Neuraminidase und damit bei Influenzaviren A und B die Freisetzung aus den infizierten Zellen und die Penetration neuer Zellen. Es soll nebenwirkungsarm sein, kann aber bei Asthmatikern einen Anfall auslösen

Prophylaxe Eine **aktive Schutzimpfung** in den späten Herbst- oder frühen Winterwochen ist vor allem **Risikogruppen** zu empfehlen:

- Erwachsene und Kinder, die wegen einer Grunderkrankung durch eine Influenza gefährdet sind (Herzleiden, chronische Atemwegs- und Nierenerkrankungen, Diabetes mellitus, angeborene oder erworbene Immundefekte)
- Personen über 60 Jahre
- Personen, die aus Berufsgründen ein Ansteckungsrisiko besitzen, z. B. in der Krankenversorgung Tätige, Personen mit regem Publikumsverkehr (Verkehrsbetriebe, öffentliche Verwaltung u. a.)

Übersicht Influenza

Erreger: Influenzaviren Typ A, B, (C), RNA-Viren
Epidemiologie: weltweite Verbreitung; Antigen*drift* führt zu Epidemien; Antigen*shift* führt zu Pandemien.
Übertragung: Tröpfcheninfektion
Inkubationszeit und Ansteckung: 1–3 Tage
Krankheitsbild: typische Grippesymptome, Krankheitsdauer ca. 1 Woche
Diagnostik: Virusanzucht aus Rachenabstrichen, AK-Bestimmungen
Behandlung: symptomatisch, Amantadin zur Minderung der Symptome (Influenza Typ A)
Prophylaxe: aktive Impfung für Risikogruppen
Gesetzliche Bestimmungen, Berufskrankheit: Meldepflicht bei Erregernachweis

Die Impfung (Totimpfstoff, einmalige Gabe) wird nicht immer eine Erkrankung verhindern, kann jedoch vor Komplikationen schützen. Eine Schwangerschaft ist *keine* Kontraindikation.
Der **Impfstoff** wird jährlich neu erstellt und besteht aus drei **Komponenten**:
- zwei Influenza-A-Virustypen und
- einem Influenza-B-Virustyp.

Gehäuft isolierte Untertypen werden der WHO-Zentrale in Genf gemeldet. Die **Influenzavirusstämme** sind durch eine international vereinheitlichte **Nomenklatur** gekennzeichnet. In der nachstehenden Reihenfolge werden angegeben:
- Virustyp
- erster Isolierungsort
- eine laufende Nummer
- das Isolierungsjahr
- die H- und N-Antigene

Der von der WHO empfohlene Impfstoff für die Impfsaison 1999/2000 enthielt folgende Typen (Quelle: Epidemiologisches Bulletin 36/99, Robert-Koch-Instituts, Berlin):
- A/Sydney/5/97 (H3N2)
- A/Beijing/262/95 (H1N1)
- B/Beijing/184/93

3.4.11 Masernvirus

Masern sind eine hochinfektiöse, akut fieberhafte Erkrankung, die durch respiratorische Symptome, Konjunktivitis, ein Exanthem und Enanthem gekennzeichnet ist.

Masern sind weltweit verbreitet. Seit Einführung der Impfung ist die Erkrankung erfreulicherweise selten geworden. Vor der Impfmöglichkeit hatten in Deutschland etwa 90% aller Kinder bis zum 10. Lebensjahr die Erkrankung durchgemacht. Heute hat sich das Erkrankungsalter auf Jugendliche und junge Erwachsene verschoben. Als Ursache wird ein Nachlassen des Impfschutzes diskutiert. Da jedoch die Komplikationsrate einer Masernerkrankung im Jugend- und Erwachsenenalter deutlich höher ist als im Kindesalter, wird eine Impfung von nichtimmunen Jugendlichen und Erwachsenen empfohlen.

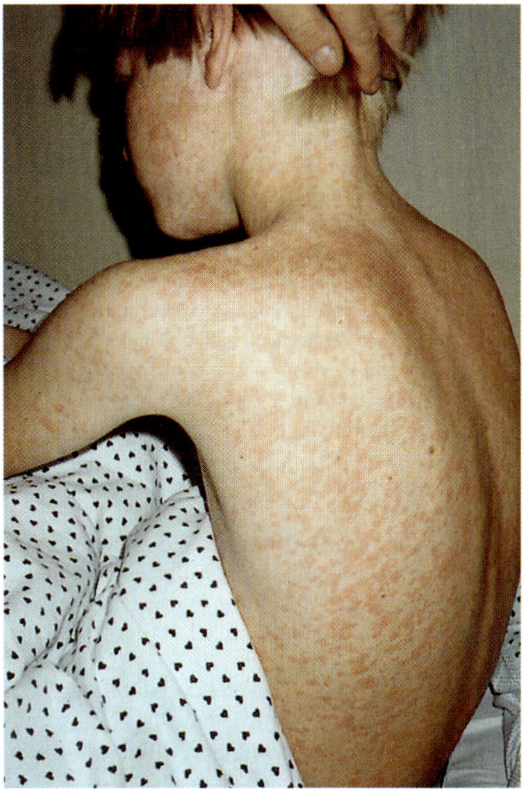

Abb. 3.12 Junge mit Masernexanthem (aus: Tischendorf FW. Der diagnostische Blick. 6. Aufl. Stuttgart, New York: Schattauer 1998)

Übertragung und Krankheitsbild Die Übertragung erfolgt durch Tröpfcheninfektion.
Etwa 10 Tage nach Ansteckung treten uncharakteristische Erscheinungen wie Fieber, Lichtscheu, Nasenlaufen, Halsschmerzen und eventuell Husten auf. Schon in dieser Phase sind weißliche Bezirke im Bereich der Wangenschleimhaut gegenüber den unteren Backenzähnen als Enanthem zu erkennen: die **Koplik-Flecken**. Nach kurztägiger Entfieberung kommt es zu Ausbruch des typischen rötlich-hellbraunen **Masernexanthems** (Abb. 3.12). Beginnend im Gesicht und hinter den Ohren breitet es sich auf Körperstamm und Extremitäten aus. Später können die kleinen Flecken zu größeren konfluieren. Gleichzeitig steigt das Fieber, und die Lichtscheu nimmt zu. Nach etwa einer Woche beginnt

Übersicht Masern

Erreger: Masernvirus, ein RNA-Virus
Epidemiologie: weltweit verbreitet
Übertragung: Tröpfcheninfektion
Inkubationszeit und Ansteckung: ca. 10 Tage, Ansteckung 4 Tage vor Exanthemausbruch bis zum Verschwinden des Exanthems
Krankheitsbild: konfluierendes Exanthem, Lichtscheu, Fieber, Koplik-Flecken; Komplikationen: Pneumonie, Otitis media, Enzephalitis
Diagnostik: typische Symptome, Antikörpernachweis
Behandlung: symptomatische Therapie
Prophylaxe: vordringlich aktive Schutzimpfung ab dem 15. Lebensmonat; passive Impfung möglich
Gesetzliche Bestimmungen, Berufskrankheit: Meldepflicht schon bei Krankheitsverdacht, ferner bei Erkrankung und Tod

das Exanthem abzublassen, die Patienten werden fieberfrei.
Typische **Komplikationen** sind Pneumonien und eine Otitis media – meist durch bakterielle Superinfektionen. Besonders gefürchtet ist die Masernenzephalitis mit hoher Letalität.

Ansteckung Die Ansteckungsfähigkeit beginnt vier Tage vor Exanthemausbruch und dauert während des gesamten Exanthemstadiums an.

Diagnostik Die Diagnose wird durch die typischen Symptome oder durch Antikörperbestimmungen im Blut gestellt.

Therapie Die Therapie kann nur rein symptomatisch erfolgen. Bei Auftreten einer bakteriellen Zweitinfektion (z. B. Pneumonie) wird eine antibiotische Behandlung erforderlich.

Prophylaxe Die wirksamste Prophylaxe besteht in der **Masernlebendimpfung**, die nach Empfehlungen der STIKO nach dem 15. Lebensmonat beginnen sollte. Heute erfolgt die Masernimpfung in der Regel zusammen mit der Mumps- und Rötelnimpfung (s. unten sowie S. 84 und die Impfpläne in Kap. 8 „Infektionsschutz durch Impfungen“, S. 111).

Aufgrund des vermehrungsfähigen Masernlebendimpfstoffs dürfen Abwehrgeschwächte, Schwangere, akut fieberhaft Erkrankte und Personen mit einer Allergie gegen Hühnereiweiß nicht geimpft werden!

Nebenbei besteht die Möglichkeit einer **passiven Immunisierung** mit Masernimmunglobulin. Hiermit können gefährdete Personen geimpft werden. Außerdem kann die Immunglobulingabe ungeimpften Personen zur Milderung der Krankheitserscheinungen während der Inkubationszeit appliziert werden.

Gesetzliche Bestimmungen Masern sind schon bei Krankheitsverdacht meldepflichtig.

3.4.12 Mumpsvirus

Mumps (Parotitis epidemica, Ziegenpeter) ist eine hochkontagiöse, mit Schwellung der Ohrspeicheldrüse einhergehende, fiebrige Viruserkrankung.

Übertragung und Krankheitsbild Die Übertragung erfolgt durch Tröpfcheninfektion. Nach einer Inkubationszeit von 2 bis 3 Wochen kommt es in den meisten Fällen zu einer zunächst einseitigen **Parotisschwellung**. In der Regel schwillt nach wenigen Tagen auch die andere Seite an.

Die Kinder klagen über starke Schmerzen beim Kauen und bei Kopfbewegungen. Häufig sind Halslymphknoten angeschwollen. Eine Schutzimpfung wurde vor allem aufgrund der **Komplikationen** eingeführt. In etwa der Hälfte der Erkrankungen kommt es zu einer Hodenentzündung (Orchitis), der eine Hodenatrophie und spätere Unfruchtbarkeit folgen kann. Ebenso häufig ist eine Pankreatitis mit typischen Laborwertveränderungen (erhöhte Amylase und Lipase im Blut). Seltener werden eine Mastitis und eine Meningitis beobachtet.

Ansteckung Die Ansteckungsfähigkeit ist eine Woche vor und nach der Parotisschwellung am größten.

Therapie Die therapeutischen Möglichkeiten sind – wie bei allen Viruserkrankungen – sehr begrenzt. Kühlungen der angeschwollenen Bereiche bringen jedoch Linderung. Bei Orchitis können Kortisongaben Erfolg versprechend sein.

Prophylaxe Es existiert ein Lebendimpfstoff zur **aktiven Immunisierung** ab dem 15. Lebensmonat (meist Kombinationsimpfung mit Masern und Röteln, s. auch Impfpläne in Kap. 8 „Infektionsschutz durch Impfungen“, S. 111).
Ein Immungobulin zur **passiven Impfung** ist zwar im Handel erhältlich, die Wirksamkeit zur Prophylaxe und zur Milderung der Krankheitssymptome ist jedoch umstritten.

Gesetzliche Bestimmungen Meldepflicht besteht bei Erkrankung in Einrichtungen des Gesundheitsdienstes und im Todesfall. Eine Mumpsmeningitis ist schon im Erkrankungsfall den Behörden zu melden.

3.4.13 Pockenvirus

Bis in die 70er Jahre des ausgehenden Jahrhunderts gehörten die Pockenviren zu den gefürchtetsten Infektionserregern. Durch breit angelegte Impfkampagnen konnte der letzte Pockenfall 1977 in Somalia gemeldet werden. Rudimente der Impfung tragen Personen, die vor 1979 geboren wurden, noch als Narben im Oberarmbereich.

Die WHO erklärte 1979 die Erde für pockenfrei.

Seither existieren Pockenviren nur noch in Hochsicherheitslaboratorien zu Forschungszwecken in den USA, den GUS und in Japan. In den Medien erscheinen allerdings immer wieder Meldungen, wonach andere Länder über dieses Virusmaterial – zum eventuellen Einsatz als biologische Waffe – verfügen sollen.

3.4.14 Poliomyelitisviren

Erreger Der Erreger der Polioerkrankung ist ein RNA-Virus aus der Familie der Enteroviren. Drei Virustypen (1–3) sind bekannt. Infektionen können zu Lähmungen unterschiedlichen Schweregrades führen.

Epidemiologie War die Kinderlähmung in den 50er Jahren in Deutschland noch ein großes Problem, so treten seit Einführung der **Schluckimpfung** 1961 Polioerkrankungen nur noch sporadisch auf.
Weltweit wurden der WHO 1990 noch 16400 Erkrankungsfälle aus 171 Ländern gemeldet. Zu häufigen Epidemien kommt es vorwiegend in Ländern mit schlechten hygienischen Verhältnissen (Asien, Afrika). In Europa wurde lediglich eine kleinere Epidemie im Oktober 1992 in den Niederlanden beobachtet (80 Erkrankte, sämtlich Impfverweigerer einer religiösen Gemeinschaft).
Für das Poliovirus ist nur der Mensch als Wirt bekannt. Die WHO plante, die Erkrankung durch gezielte Impfkampagnen bis zur Jahrtausendwende auszurotten.

Übertragung Das Enterovirus wird hauptsächlich durch fäkal-orale Schmierinfektion übertragen, auch wenn eine Tröpfcheninfektion theoretisch möglich erscheint. In Europa und Nordamerika tritt die Polioerkrankung vorwiegend im Sommer und Herbst auf. Die Erkrankung ist wenig kontagiös. Nur in höchstens 5% verläuft sie manifest, das heißt, dass 95% der Infektionen unbemerkt verlaufen. Jedoch führt auch die inapparente Infektion zu lebenslanger

Immunität, allerdings nur gegen den Erregertyp, der übertragen wurde.

Inkubationszeit und Krankheitsverlauf Die Inkubationszeit beträgt 1 bis 2 Wochen, wobei sich die Viren zunächst im Rachenraum und im Darm vermehren. Erst später erfolgt der Übertritt ins Blut und in die Nervenbahnen. Typischerweise ist der **Krankheitsverlauf** – wie bei vielen anderen Virusinfektionen – **zweigipfelig**: Nach einem unspezifischen grippeähnlichen Initialstadium (1–2 Tage) folgt eine mehrere Tage andauernde Ruhephase. Erst dann haben sich die Viren in ihrem **Zielorgan Vorderhornzellen** des Rückenmarks oder des Hirnstamms eingenistet. Charakteristisch sind plötzliche, innerhalb von wenigen Stunden auftretende Lähmungserscheinungen („Morgenlähmung", nachdem ein Kind am Abend zuvor noch gesund war). Betroffen sind häufig die unteren Extremitäten, das Zwerchfell, die Interkostalmuskulatur oder die Hirnnerven. Nur in seltenen Fällen kommt es zu Todesfällen durch komplette Lähmung der Atemmuskulatur.

Die Lähmungen können nach einer Weile spontan zurückgehen oder zu Dauerfolgen wie Atrophie, Kontrakturen oder Skelettdeformationen führen.

Diagnostik Der Erreger kann in Stuhlproben, durch Rachenabstriche und im Blut nachgewiesen werden. Antikörperbestimmungen können eine Infektion bestätigen und den Krankheitsverlauf beschreiben.

Therapie Eine kausale Therapie ist nicht möglich. Behandlungserfolge werden durch krankengymnastische Übungen erzielt.

Prophylaxe Wegen der schlechten therapeutischen Möglichkeiten drängen Kinderärzte und Gesundheitsämter immer wieder zu Recht auf die Durchführung der **aktiven Immunisierung**. Seit 1990 hat es in Deutschland keine im Lande erworbene Polio mehr gegeben. Dies führt aber zu einer immer wieder beklagten Impfmüdigkeit, vor allem der Erwachsenen. Durch Zuwanderung oder Fernreisen besteht aber ein nicht zu unterschätzendes „**Importrisiko**" der Polioviren aus den Entwicklungsländern: Eingeschleppte Viren können sich bei nicht ausreichender Immunität in der hiesigen Bevölkerung epidemieartig ausbreiten.

Dabei ist alles so einfach:

In Deutschland stehen **zwei** prinzipiell unterschiedliche **aktive Impfstoffe** zur Verfügung:

- **Polioimpfung nach Salk:** Trivalenter Impfstoff mit **abgetöteten** (inaktivierten) **Viren** zur intramuskulären Injektion. Seit 1998 die von der STIKO empfohlene Impfung für die Bundesrepublik.
  Vorteil:
  Durch abgetötete Erreger kann es nicht zu einer Impfpoliomyelitis kommen. HIV-Infizierte können geimpft werden.
  Nachteil:
  Die i.m. Impfung führt nur zur Bildung von Blutantikörpern (IgG, humorale Immunität). Nach Infektion mit dem Poliovirus besteht kein Schutz in der Darmschleimhaut, und es kann zur Virämie kommen. Daher **schlechterer Impfschutz** als bei der Impfung nach Sabin. Auffrischimpfungen werden alle fünf Jahre notwendig.
- **Polioimpfung nach Sabin:** Trivalenter (enthält die drei verschiedenen Polioviren) Impfstoff mit **lebenden**, vermehrungsfähigen,

Übersicht Poliomyelitis – Kinderlähmung

Erreger: Polioviren 1, 2, 3; RNA-Viren ohne Envelope
Epidemiologie: weltweit verbreitet, vor allem in Entwicklungsländern
Übertragung: fäkal-orale Schmierinfektion bei schlechter Hygiene
Inkubationszeit und Ansteckung: 1–2 Wochen
Krankheitsbild: Muskellähmungen unterschiedlicher Lokalisation
Diagnostik: Erregernachweis oder Antikörperbestimmung
Behandlung: symptomatische Behandlung, Krankengymnastik
Prophylaxe: aktive Impfung mit Lebendimpfstoff nach Sabin oder Totimpfstoff nach Salk
Gesetzliche Bestimmungen, Berufskrankheit: Meldepflicht schon bei Krankheitsverdacht!

aber **abgeschwächten Viren** zur oralen Applikation („Schluckimpfung ist süß, Kinderlähmung ist grausam"). Hierdurch wird die natürliche Infektion simuliert.
Vorteil:
Durch die orale Aufnahme lebender Viren erfolgt deren Vermehrung im Darm und dadurch eine Immunisierung durch IgA-Antikörper bereits in der Darmschleimhaut und gleichzeitig durch IgG-Antikörper im Blut. Diese Impfung bietet also einen **zweifachen Schutz**.
Nachteil:
Eine **Rückmutation** der abgeschwächten Viren zu dem pathogenen Krankheitserreger ist möglich. Daher wird die Impfung von der STIKO nicht mehr empfohlen!

Gesetzliche Bestimmungen Eine Meldepflicht besteht wegen eines möglichen Epidemieausbruchs schon bei Krankheitsverdacht. Eine Isolierung für mindestens eine Woche wird erforderlich. Die Impfung möglicher Kontaktpersonen wird angeraten.

3.4.15 Respiratory Syncytial Virus (RSV)

Das **RSV** ist ein pneumotropes Virus und Verursacher akuter Atemwegsinfektionen des frühen Kindesalters.

Das Virus breitet sich so effektiv aus, dass fast alle Menschen in den ersten Lebensjahren eine Infektion durchmachen. Oft dramatisch verlaufende Infektionen (Bronchitis, Pneumonie) betreffen vor allem Säuglinge mit Grunderkrankungen und unreif Geborene. Ältere Kinder und Erwachsene erkranken, wenn überhaupt, nur leicht.

Es wird diskutiert, dass Personen, die im frühen Kindesalter eine schwerere RSV-Infektion durchgemacht haben, im späteren Lebensalter gehäuft obstruktive Atemwegserkrankungen erleiden.

Übertragung und Krankheitsbild Die Übertragung erfolgt durch Tröpfcheninfektion oder kontaminierte Gegenstände. Letzterer Übertragungsweg spielt bei nosokomialen Infektionen in Kinderkliniken eine große Rolle. Nach einer Inkubationszeit von 4 bis 7 Tagen beginnt die Erkrankung mit Husten und Schnupfen. Später werden tiefere Atemwege betroffen: Tracheobronchitis, Bronchiolitis, Pneumonie. Die Erkrankung dauert je nach Schwere des Krankheitsbildes 1 bis 3 Wochen.

Diagnostik Häufig kann die Diagnose nicht durch Antikörperbestimmungen gestellt werden, da junge Säuglinge noch nicht zur adäquaten Antikörperbildung in der Lage sind. Der direkte Virusnachweis gelingt mit Sekreten aus Nasen- und Rachenabstrichen durch den ELISA (s. Abschnitt „Diagnostik der Viruserkrankungen", S. 88).

Therapie Eine gezielte Therapie ist wie bei vielen anderen Virusinfektionen nicht möglich. Bei schweren Verläufen ist eine Sauerstofftherapie angezeigt. Bakterielle Superinfektionen können eine Antibiotikatherapie notwendig machen.

Prophylaxe Eine Immunprophylaxe im Sinne einer Impfung ist nicht möglich. Eine umfangreiche persönliche Hygiene (Händewaschen, Nasen-Mund-Schutz) wird besonders auf Säuglingsstationen erforderlich.

Gesetzliche Bestimmungen Eine Meldepflicht besteht nicht.

3.4.16 Rhinoviren

Erreger Rhinoviren (RNA-Virus) sind die wichtigsten Erreger des **gewöhnlichen Schnupfens**. Da vermutet wird, dass jeder Mensch ca. 2 bis 5 Rhinovirus-Infektionen im Jahr durchmacht, besitzen diese Viren eine besondere **sozialökonomische Bedeutung**.

Übertragung und Krankheitsbild Eine Übertragung erfolgt durch Tröpfcheninfektion (Husten, Niesen) oder durch direkten Kontakt (Küssen, Händeschütteln usw.). Nach Vermehrung im Nasenschleimhautbereich kommt es binnen 24 Stunden zu den bekannten Symptomen eines Schnupfens: Husten, Niesen, Nasenlaufen, Hals- und Muskelschmerzen, Unwohlsein, eventuell Fieber.

Diagnostik Eine Labordiagnostik (Antikörpernachweis) wird nur in ganz seltenen Fällen durchgeführt und dann vor allem, um gefährlichere Erkrankungen auszuschließen.

Therapie Eine kausale Therapie existiert nicht, auch wenn den Bürgern dies durch die breit angelegte Werbung suggeriert werden soll. Manchen Erkrankten hilft jedoch ein schleimhautabschwellendes Nasenspray.

Prophylaxe Eine Impfung ist nicht möglich.

Gesetzliche Bestimmungen Eine Meldepflicht besteht natürlich nicht.

3.4.17 Rötelnvirus

Die **Röteln** (Rubella) sind eine meist harmlos verlaufende, akut fieberhafte Erkrankung, die durch ein feinfleckiges Exanthem und durch eine regionale Lymphknotenschwellung gekennzeichnet ist.

Übertragung Die Übertragung erfolgt über Tröpfcheninfektion oder die Plazenta (Rötelnembryopathie, s. unten).

Inkubationszeit und Krankheitsbild Die Inkubationszeit beträgt 2 bis 3 Wochen; etwa die Hälfte der Infektionen verläuft unbemerkt. Im Krankheitsfall kommt es neben milden grippeähnlichen Symptomen zur Ausbildung eines feinfleckigen, nicht konfluierenden Exanthems. Es beginnt hinter den Ohren und breitet sich rasch auf Gesicht, Hals, Rumpf und Extremitäten aus. Die Hauterscheinungen sind hellrot und etwas größer als beim Scharlach. Typisch ist eine schmerzhafte Vergrößerung der Hals- und Nackenlymphknoten. Komplikationen sind sehr selten.

Diagnostik Die Labordiagnose der Röteln erfolgt durch Nachweis spezifischer Antikörper.

Therapie Eine Therapie ist nicht möglich und in der Regel auch nicht nötig.

Rötelnembryopathie

Wird eine **nichtimmune Schwangere** durch das Rötelnvirus infiziert, so kann das Virus über die Plazenta auf die Frucht übergehen. **Missbildungen** sind vor allem im ersten Schwangerschaftsdrittel während der Organentwicklung (Embryonalphase) zu erwarten. Bei schweren Schädigungen kann es zum Abort kommen. Wird das Kind ausgetragen, werden unter anderem folgende Veränderungen gefunden:

- Herzfehler
- Augendefekte (Katarakt, Retinopathie, Glaukom)
- Schwerhörigkeit bis zur Taubheit durch Innenohrschädigung
- Schädigungen des ZNS (Enzephalitis, geistige Retardierung)

Im weiteren Leben können noch eine Reihe anderer Defekte erkennbar werden.

Wegen dieser Gefahr von Missbildungen ist die **Rötelnimpfung** für alle Kleinkinder (aktive Impfung ab dem 15. Lebensmonat als Kombinationsimpfung mit Masern und Mumps) **unverzichtbar**!

Zudem ist jedem Mädchen während oder nach der Pubertät – spätestens wenn ein Kinderwunsch besteht – eine Antikörperbestimmung dringend anzuraten, um festzustellen, ob ein ausreichender Schutz gegen eine Rötelninfektion besteht. Leider geschieht dies nur allzu selten.

Stellt erst der Gynäkologe in einer Frühschwangerschaft eine frische Rötelninfektion der nichtimmunen, werdenden Mutter fest, so besteht die Indikation zum Schwangerschaftsabbruch!

Übersicht Röteln

Erreger: Rötelnvirus, RNA-Virus
Epidemiologie: weltweit
Übertragung: vor allem Tröpfcheninfektion und über die Plazenta!
Inkubationszeit und Ansteckung: 2–3 Wochen
Krankheitsbild: exanthematische Erkrankung, regionale Lymphknotenschwellung, Rötelnembryopathie!
Diagnostik: Antikörpernachweis
Behandlung: symptomatisch
Prophylaxe: aktive Schutzimpfung ab dem 15. Lebensmonat, Immunglobulingabe von nichtimmunen Schwangeren bei Rötelnkontakt möglich
Gesetzliche Bestimmungen, Berufskrankheit: Nur die Rötelnembryopathie ist meldepflichtig.

Feststellung der Rötelnimmunität

Angaben über angeblich in der Kindheit durchgemachte Röteln sind unzuverlässig. Auch ist die Rötelnimpfung nicht immer eine Garantie für einen sicheren Schutz, da es eine kleine Zahl von Non-Respondern gibt. Die Feststellung der Rötelnimmunität erfolgt demnach ausschließlich durch den **Nachweis rötelnspezifischer Antikörper**. Neben anderen Verfahren wird hierzu häufig der Hämagglutinationshemmtest (HHT) eingesetzt:

- Ein Antikörpertiter > 1 : 16 gilt als beweisend für eine sichere Immunität.
- Ein Titer von 1 : 8 ist kontrollbedürftig.
- Wird ein Titer < 1 : 8 bestimmt, so existiert mit großer Wahrscheinlichkeit kein ausreichender Schutz.

3.4.18 Rotaviren

Rotaviren sind doppelsträngige RNA-Viren ohne Hüllmembran („nackte Viren"). Sie werden weltweit auf Säuglings- und Kleinkinderstationen nachgewiesen und verursachen dort, vereinzelt oder epidemisch, **Durchfallerkrankungen**. Bevorzugte Erkrankungszeit sind die Wintermonate.

> Untersuchungen haben belegt, dass Rotaviren für zwei Drittel aller Durchfallerkrankungen bei Kindern unter 4 Jahren verantwortlich sind.

Übertragung Die Übertragung erfolgt fäkal-oral durch eine Schmutz- und Schmierinfektion. Ansteckungsquelle sind akut erkrankte oder symptomfrei infizierte Kinder.

Inkubationszeit und Krankheitsbild Die Inkubationszeit beträgt 2 bis 4 Tage. Anschließend kommt es zu einer plötzlich einsetzenden Gastroenteritis mit Erbrechen, Fieber sowie wässerig-schleimigen Durchfällen.

> Es besteht die **Gefahr einer Exsikkose**, so dass die Wasser- und Mineralverluste ausgeglichen werden müssen (s. Abschnitt „Durchfallerkrankungen", S. 35)!

Die Krankheitsdauer beträgt 4 bis 5 Tage, der Verlauf ist meist gutartig.

Diagnostik Der Nachweis einer Rotavirusinfektion gelingt durch Antigenbestimmungen aus Stuhlproben und durch Nachweis von Antikörpern im Serum.

Prophylaxe Die zwischenzeitlich in den USA eingeführte Impfung wurde im Oktober 1999 wieder vom Markt genommen. Es kam zu gehäuften Darminvaginationen mit vereinzelten Todesfällen (Quelle: Deutsches Ärzteblatt Heft 50/99). Daher steht die Vermeidung der nosokomialen Infektion im Vordergrund. Die Händedesinfektion auf Kinderkrankenstationen sollte sehr ernst genommen werden, um die Viren nicht von

einem kranken auf ein noch nicht infiziertes Kind zu übertragen.
Nach durchgemachter Erkrankung besteht kein vollständiger Schutz. Ursache ist eine nachlassende Immunität der Dünndarmschleimhaut.
Gestillte Kinder erkranken seltener als „Flaschenkinder".

Gesetzliche Bestimmungen Der Erregernachweis ist meldepflichtig.

3.4.19 Tollwutvirus

> Die **Tollwut** (Rhabies, Lyssa) ist eine akute Erkrankung des Zentralnervensystems, die durch das Tollwutvirus verursacht wird. Sie verläuft praktisch immer tödlich.

Epidemiologie Tollwutviren sind weltweit verbreitet. Nur wenige Inselstaaten bzw. Kontinente sind auch heute noch **tollwutfrei**: Großbritannien, Irland, Norwegen, Schweden, Finnland, Island und Malta in Europa, sowie Japan, Australien, Neuseeland, einige Pazifik- und Karibikinseln.
Tollwutverdächtige Tiere zeigen:
- artfremdes Verhalten (bei Wildtieren verliert ein Reh beispielsweise die Scheu vor dem Menschen)
- vermehrten Speichelfluss
- veränderte Essgewohnheiten (bei Haustieren zu beobachten)
- Unruhe und Krämpfe
- unsicheren Stand und Gang
- vermehrte Angriffslust

Übertragung Fast alle warmblütigen Tiere können an der Tollwut erkranken. Daher kommen sie auch als potentielle Überträger in Betracht. In Europa wird die Tollwut hauptsächlich über Füchse und Rehwild übertragen. Unter den Haustieren besitzen Hunde und Katzen größere Bedeutung. In Amerika sind vor allem Stinktiere und Fledermäuse als Vektoren zu diskutieren.

Inkubationszeit/Krankheitsverlauf Da das Virus mit dem **Speichel** infizierter Tiere ausgeschieden wird, erfolgt die **Infektion durch** Kontakt mit dieser Körperflüssigkeit. Die intakte Haut stellt eine gute Barriere dar, daher erfolgt eine Übertragung entweder durch einen Biss, seltener durch Belecken verletzter Hautpartien oder durch Aerosole. Nach einem Biss vermehren sich die Viren in Muskelzellen. Von dort aus wandern die Viren entlang der Nervenbahnen zum **Zielorgan zentrales Nervensystem**. Da diese Strecke einige Zeit benötigt (mm/Stunde), ist auch die **Inkubationszeit** nicht einheitlich (20 Tage bis mehrere Monate):

> Je näher die Bisswunde am ZNS liegt, desto früher ist mit dem Krankheitsausbruch zu rechnen.

Die Erkrankung beginnt mit Missempfindungen im Bereich der Eintrittspforte. Später wird sie durch neurologische Symptome wie generalisierte Krämpfe und Muskelspasmen im Kehlkopfbereich charakterisiert. Der Patient ist erregt und kann nicht mehr schlucken („**wilde Wut**"). Der virushaltige Speichel läuft aus dem Mund. Anblick von Wasser kann einen Schlundkrampf auslösen (**Hydrophobie**). Wenn ein Patient diese Phase überlebt, stirbt er im paralytischen Stadium („**stille Wut**") durch Atemlähmung.

Therapie Ein Behandlung ist nicht möglich.

Diagnostik Während der Inkubationszeit gibt es keine Diagnosemöglichkeit. Bei Krankheitsausbruch kommt sie für den betroffenen Patienten zu spät (Antikörpernachweis). Das Virus kann bei tollwutverdächtigen Tieren und Menschen im Speichel gefunden werden. Nach dem Tod gelingt der Beweis am besten durch Untersuchungen des Hirngewebes.

Prophylaxe Die Verhinderung einer Tollwutinfektion unterteilt sich in drei Komponenten:
- **Vektorprophylaxe**:
  Hierunter versteht man die Verhinderung der Tollwutverbreitung in noch nicht durchseuchten Gebieten (oben angesprochene Inselregionen). Einige Länder verbieten z. B. das Mitführen von Hunden auf Urlaubsreisen. Andere verlangen den Nachweis einer

Tollwutschutzimpfung der Haustiere. In Südamerika, wo häufig tollwutinfizierte Fledermäuse als Überträger fungieren, werden ganze Rinderherden geimpft. In Europa werden zur Zeit Impfköder für Wildtiere ausgelegt, um das Erregerreservoir zu reduzieren.

- **Allgemeine Maßnahmen, lokale Wundbehandlung**:
  Die wirksamste Schutzmaßnahme ist die Beseitigung des Tollwutvirus von der Infektionsstelle. Daher soll eine Bisswunde, ob tollwutverdächtig oder nicht, in jedem Fall mit Wasser und Seife ausgewaschen und gespült werden. Anschließend wird die Wunde mit Alkohol- oder Iodlösung desinfiziert. Die Wundrandexzision muss großzügig sein, eine Wundnaht muss unterbleiben. Es soll an dieser Stelle auch an eine Tetanusprophylaxe erinnert werden.
- **Impfprophylaxe**:
  Es bestehen zwei Möglichkeiten:
  – **Präexpositionelle Prophylaxe (vor einem Biss):**
    Die aktive Impfung wird in erster Linie gefährdeten Personen empfohlen wie Waldarbeitern, Jägern, Tierärzten, Tierpflegern sowie Entwicklungshelfern. Sie erfolgt durch dreimalige intramuskuläre Verabreichung des Impfstoffs. Eine Auffrischimpfung ist nach 3 bis 5 Jahren vorgesehen.
  – **Postexpositionelle Prophylaxe (nach einem Biss):**
    Besteht kein Impfschutz, so kann nach einem Bissereignis durch ein tollwutverdächtiges Tier der Ausbruch einer Erkrankung verhindert werden. Eine Impfung wird ferner bei Kontakt mit der Impfflüssigkeit eines beschädigten Impfstoffköders mit nicht intakter Haut oder Schleimhaut empfohlen. Es muss in diesem Fall eine Simultanimpfung durchgeführt werden (WHO-Empfehlung): aktiv sechsmal an den Tagen 0, 3, 7, 14, 30 und 90 sowie passiv mit Tollwuthyperimmunglobulin. Dabei wird die Hälfte intramuskulär und der Rest im Gebiet der Bisswunde appliziert.

> In jedem Fall soll bei Kontakt mit einem tollwutverdächtigen Tier oder bei jeglicher Bissverletzung in einem Drittweltland ein Arztbesuch erfolgen!

Gesetzliche Bestimmungen Meldepflicht besteht bei Erkrankungsverdacht, nachgewiesener Tollwut und Tod.

3.4.20 Slow-Virus-Erkrankungen: Creutzfeldt-Jakob-Syndrom, Scrapie, BSE

Sie sind durch folgende Kriterien **charakterisiert**:
- jahrelange Inkubationszeit
- langsam progredienter Verlauf, der mit dem Tod endet
- Begrenzung der Infektion auf ein Organsystem

Erkrankungen konnten bisher bei Tieren und Menschen gefunden werden. Beispiele sind:
- die **Creutzfeldt-Jakob-Erkrankung** (**CJE**) beim Menschen
- die **Scrapie** (**Traberkrankheit**) bei Schafen
- die **BSE** (**bovine spongiöse Enzephalopathie**) bei Rindern

Bei ihnen geht man davon aus, dass ein **Prion** (= infektiöses Eiweißpartikel) zur Infektion führt.

> **Slow-Virus-Infektionen** sind die Ursache chronischer Krankheitsprozesse, die vorwiegend das ZNS betreffen und tödlich verlaufen.

Nachgewiesen wurde eine Infektion von Mensch zu Mensch durch Hornhaut- oder Duratransplantate bei der **CJE**.
Als Hauptinfektionsquelle der **BSE** kommt die Verfütterung von Fleisch und Knochenmehlen, die von Scrapie-Schafen stammen, an Rinder in Betracht. Nach Meinung von Human- und Veterinärmedizinern kann eine Infektionsgefahr für

den Menschen durch Verzehr BSE-verseuchten Rinderfleisches nicht ausgeschlossen werden. Nähere Zusammenhänge sind zur Zeit Gegenstand der Forschung. Ob „langsame Viren" auch an anderen, schleichend und progredient verlaufenden, therapeutisch nicht beeinflussbaren Erkrankungen (Alzheimer-Krankheit, Multiple Sklerose, AIDS-Enzephalopathie u. a.) beteiligt sind, wird derzeit diskutiert.

3.4.21 Tumorviren

Einige Viren besitzen die Potenz, eine maligne Entartung infizierter Wirtzellen zu fördern oder gar auszulösen: die **Tumorviren** oder **onkogenen Viren**.

Krebsauslösende Vertreter finden sich in allen Gruppen pathogener **Viren mit doppelsträngiger DNA** (Adenoviren, Hepatitis-B-Viren, Herpesviren und Papillomaviren). Unter den RNA-Viren haben die **Retroviren** (siehe AIDS) und das Hepatitis-C-Virus onkogene Eigenschaften.
Menschliche **Adenoviren** verursachen maligne Lymphome und Lymphosarkome bei Nagetieren.
Schon lange ist bekannt, dass eine chronische **Hepatitis B** zum primären Leberkrebs führen kann. In Teilen von Asien und Afrika ist das Leberzellkarzinom die häufigste aller bösartigen Erkrankungen überhaupt.
Das Nasopharynxkarzinom in China und das Burkitt-Lymphom in Schwarzafrika wird eng mit dem **Epstein-Barr-Virus** (aus der Familie der Herpesviren) in Zusammenhang gebracht.
Bei dem Gebärmutterhalskrebs können in über 90 % der Fälle Bestandteile des **humanen Papillomavirus (HPV)** gefunden werden, so dass zumindest eine Mitursache zur Krebsentstehung erwogen werden muss.
Auch können Hautwarzen, die durch menschliche Papillomaviren verursacht werden, zu Plattenepithelkarzinomen entarten.
Seit den 80er Jahren werden **Retroviren** als Verursacher von T-Zell-Leukämien gesehen. Auch im Rahmen einer HIV-Erkrankung sieht man immer wieder die Ausbildung bösartiger Tumoren (z. B. Kaposi-Sarkome), obwohl nicht gesichert ist, ob die Viren selbst tumorauslösend sind oder durch die hervorgerufene Abwehrschwäche die Krebsentstehung begünstigt wird.
Inwiefern noch weitere Viren an der Krebsentstehung des Menschen beteiligt sind, werden die Forschungen der nächsten Jahre zeigen.

3.5 Diagnostik der Viruserkrankungen

Wenn eindeutige klinische Hinweise auf eine Virusinfektion (z. B. Masernexanthem) fehlen, kann sie nur durch ein labordiagnostisches Verfahren nachgewiesen werden. Dafür stehen folgende Untersuchungsmethoden zur Verfügung:
Mittels **Elektronenmikroskopie** können einige Viren bereits aufgrund ihrer charakteristischen Morphologie erkannt werden. Dies geschieht entweder mit oder ohne fluoreszierenden Farbstoff (**Fluoreszenztest**).
Bei geringer Virusmenge werden die Erreger auf **Zellkulturen** oder in **Bruteiern** angezüchtet.

Prinzipiell können alle Patientensekrete und Ausscheidungen für eine Untersuchung verwendet werden. Wichtig ist, dass das Material schnell auf den Transportweg gelangt und nicht eintrocknet.

Einen sehr großen Stellenwert zum Nachweis einer Virusinfektion besitzen **serologische Verfahren** (Tab. 3.6). Hier werden virusspezifische Antikörper aus Serumproben eines Patienten bestimmt. Das Ergebnis wird als Titer angegeben.

Eine **Infektion** liegt vor, wenn in einer zweiten Blutprobe nach Ablauf von ca. 2 Wochen ein **Antikörpertiteranstieg** nachgewiesen wird.

Drei **Antikörper-** bzw. **Immunglobulinklassen** werden unterschieden:

Tab. 3.6 Auswahl gebräuchlicher serologischer Tests

Komplementbindungsreaktion (KBR)
Neutralisationstest
Hämagglutinationshemmtest (HHT)
Immunfluoreszenztest
Radioimmunoassay (RIA)
Enzyme-linked immunosorbent assay (ELISA)
Western-Blot
Polymerase chain reaction = Polymerasekettenreaktion (PCR)

- Frühe Antikörper gehören der **IgM-Klasse** an. Sie sind nach Ablauf der akuten Infektion in der Regel nicht mehr nachweisbar.
- **IgG-Antikörper** treten kurze Zeit später auf. Je nach Nachweismethode und Viruserkrankung können sie monatelang – oft lebenslang – im Serum bestimmt werden. Das Auftreten von IgG-Antikörpern weist somit auf eine nicht ganz frische Infektion hin. Diese Antikörper sind im Falle einer späteren Infektion ein Grundstein der Immunität.
- **IgA-Antikörper** werden von Schleimhäuten des Darms oder des Respirationstraktes gebildet. Ihnen verdanken wir einen spezifischen *lokalen* Schutz vor einer Infektion.

3.6 Therapeutische Möglichkeiten bei Viruserkrankungen

Waren früher Viruserkrankungen nicht therapierbar, so konnten in den vergangenen Jahren Chemotherapeutika (Virustatika) entwickelt werden, die zumindest bei einigen Viruserkrankungen Erfolg versprechende Therapieansätze zeigen.

> **Virustatika** sollen bei der Virusvermehrung nur viruseigene Prozesse hemmen ohne die körpereigenen Zellen zu schädigen.

Folgende **Wirkprinzipien** der **Virustatika** sind *theoretisch* denkbar (in Anlehnung an Abb. 3.2, S. 54):

- Verhinderung der Virusandockung an eine Wirtszelle
- Verhinderung der Viruspenetration
- Hemmung von viruseigenen Enzymen
- Verhinderung des Einbaus viruseigener Nukleinsäure in das Genom der Wirtszelle
- Verhinderung der Virusvermehrung
- Verhinderung des Viruszusammenbaus aus gebildeten Einzelbestandteilen
- Verhinderung der Virusfreisetzung

Ein Erreichen dieser theoretischen Traumziele liegt noch in weiter Ferne. Unter anderen besitzen folgende Medikamente klinische Bedeutung:

- **Aciclovir** (Zovirax®) hemmt den Einbau der viralen Nukleinsäure in das Genom der befallenen Zelle. Es ist ein gut wirksames Virustatikum für schwere Herpes-simplex- und Varicella-Zoster-Infektionen.
- **Ganciclovir** (Cytoven®) hemmt die Nukleinsäuresynthese von Zytomegalieviren in der infizierten Zelle.
- **Azidothymidin** (Retrovir®) hemmt die reverse Transkriptase und verhindert dadurch die Umwandlung viraler RNA in eine DNA. Es wird zur Therapie einer HIV-Infektion verwendet (s. S. 75).
- **Amantadin** verhindert das Eindringen von Viren in eine Wirtszelle und wirkt bei rechtzeitiger Gabe prophylaktisch gegen eine Influenza-A-Virus-Infektion.
- **Interferone** schützen gegen zahlreiche Virusarten, indem sie die Abwehrleistung der Zellen verbessern. Interferone werden auch von infizierten Körperzellen selbst gebildet und in die Umgebung abgegeben. Man nimmt an, dass Nachbarzellen vor einer Viruspenetration geschützt werden.
- **Immunglobuline** (Antikörper) werden aus dem Blut von Spendern isoliert, die eine hohe Zahl von spezifischen Antikörpern besitzen. Sie können zur Prophylaxe und Therapie von Virusinfektionen eingesetzt werden.

Weitere Medikamente sind in den letzten Jahren zugelassen worden oder befinden sich in viel versprechenden Testphasen. Trotzdem sei auch hier an die unverzichtbaren Schutzimpfungen gegen Viruserkrankungen erinnert.

4 Pilze

Rainer Klischies

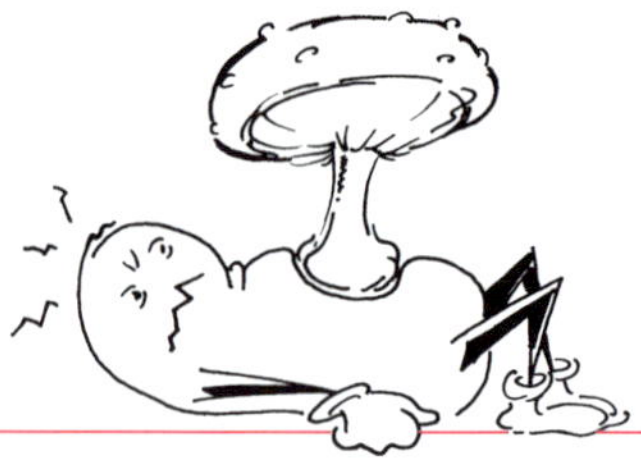

Pilze bilden als Fungi – neben Pflanzen und Tieren – ein weiteres, eigenständiges Reich der Lebewesen. Sie werden durch einen ungewöhnlichen Formenreichtum charakterisiert. Daher muss auf eine detaillierte Darstellung der Arten verzichtet werden.
Die Vermehrung erfolgt entweder geschlechtlich oder häufiger ungeschlechtlich.
Als Nahrung sind Pilze auf organische Substanzen angewiesen. Da sie nicht, wie die Pflanzen, Photosynthese betreiben können, fristen sie ihr Dasein als Saprophyten oder Parasiten.
Nur eine sehr geringe Zahl der etwa 100.000 bekannten Arten sind menschenpathogen. Pilzerkrankungen (Mykosen) gewinnen heute jedoch an Bedeutung, da opportunistische Infektionen abwehrgeschwächter Menschen immer häufiger werden.

> Mykosen sind somit meist „Erkrankungen von Kranken" (Tab. 4.1).

> War im Falle einer Erkrankung der Pilz schon in der Körperflora vorhanden, spricht man von einer **endogenen Mykose**, wird ein Pilz eingeatmet oder verschluckt, von einer **exogenen Mykose**.

Pilze haben in der Medizin Bedeutung als:
- Erreger von Mykosen
- Giftstoffproduzenten (z. B. Aflatoxine durch Aspergillus)
- Ursache allergischer Reaktionen
- Produzent von Antibiotika (z. B. Penicillin)

4.1 Einteilung und Übersicht humanmedizinisch bedeutsamer Pilze

Die Einteilung der humanmedizinisch wichtigen Pilze erfolgt in folgende **Gruppen**:
- Sprosspilze (Hefen), z. B. Candida, Cryptococcus
- Schimmelpilze, z. B. Aspergillus
- Hautpilze (Dermatophyten), z. B. Trichophyton, Microsporum

Diese Einteilung besitzt vor allem Bedeutung für die antimykotische Therapie (s. unten). Im klinischen Alltag wird die Ausbreitung einer Pilzerkrankung wichtig. **Oberflächenmykosen** der Haut bekommt hauptsächlich der Hautarzt oder der Hausarzt zu sehen. Dagegen stellen **systemische Mykosen** (**Organmykosen**) ein häufig spät erkanntes und schweres internistisches oder intensivmedizinisches Krankheitsbild dar.

4.1.1 Sprosspilze

> **Sprosspilze** (Hefen) vermehren sich durch **Sprossung:** Aus einer Mutterzelle wächst die Tochterzelle heraus.

Candida

Candida ist ein physiologischer Pilz des Respirations- und Genitaltrakts sowie der Haut und kann bei lokaler oder genereller Immunschwäche zu Krankheitserscheinungen führen.
Der Hauptvertreter dieser Gruppe ist **Candida albicans**. Er ist Verursacher der **Candidiasis** oder des **Soors**.

> Die **Candidiasis** ist eine oberflächliche Pilzerkrankung der Haut und Schleimhäute mit möglicher Streuung in alle Organe bei schlechter Abwehrlage.

Krankheitsbilder Der **Mundsoor** (Abb. 4.1, S. 92) besteht aus weißlichen, abstreifbaren Belägen, die hauptsächlich an Zunge, Wangenschleimhaut und Rachen zu finden sind. Häufig betroffen sind Neugeborene, die durch einen nicht sanierten Geburtskanal infiziert wurden, oder abwehrgeschwächte bzw. mit Antibiotika und Kortison behandelte erwachsene Patienten. Mundsoor wird auch nach nicht richtig angewendeten Kortisonsprays beobachtet.

Die **Windeldermatitis** geht fast immer mit einer Candidabesiedlung einher. Begünstigt wird diese Candidiasis durch die modernen, fast luftundurchlässigen Windeln, die den Pilzen ein ideales Klima zur Vermehrung bieten.
Weitere Formen des Soorbefalls werden beim **Analekzem**, der **Genitalcandidiasis** oder der candidabedingten **Nagelmykose** gesehen.
Eine **Aussaat** von **Pilzzellen in innere Organe** erfolgt praktisch nur bei Immunschwäche (s. auch Tab. 4.1). Prinzipiell kann jedes Organ betroffen sein, bevorzugt sind jedoch die Lungen, die Nieren, das Hirn und das Herz. Es handelt sich jeweils um sehr schwere, fiebrige Krankheitsbilder, wobei an eine Pilzinfektion als Ursache meist erst gedacht wird, wenn eine längere Antibiotikatherapie keinen Erfolg zeigt.

Diagnostik Die Soorbesiedlung im Haut- oder Schleimhautbereich ist durch das charakteristische Erscheinungsbild leicht zu diagnostizieren. Bei Verdacht auf eine Organcandidiasis besteht je nach klinischen Erscheinungen die Möglichkeit einer Blutkultur, einer Liquorpunktion oder der Antikörperbestimmung (IgM als Marker einer frischen Infektion) im Blut.

Therapie Zur antimykotischen Behandlung steht eine Reihe von Präparaten zur Verfügung. Je nach Lokalisation und Schweregrad einer Candidiasis können Salben, Lösungen, Tabletten oder Infusionen verordnet werden (Tab. 4.2).

Tab. 4.1 Begünstigende Faktoren für eine Pilzerkrankung

- Lebensalter (alte Menschen und Säuglinge)
- Stoffwechselerkrankungen (z. B. Diabetes)
- Verbrennungen
- Abwehrschwäche (z. B. AIDS)
- bösartige Neubildungen (z. B. Lymphome, Leukämien, Krebs)
- immunsuppressive Therapie (z. B. Cortison, Zytostatika)

Tab. 4.2 Medikamentenauswahl für die antimykotische Behandlung

Salben	Ciclopiroxolamin (Batrafen®) Clotrimazol (z. B. Canesten®) Nystatin (z. B. Moronal®)
Tabletten	Amphotericin B (z. B. Ampho-Moronal®) Fluconazol (Diflucan®) Flucytosin (Ancotil®) Nystatin (Moronal®)
Infusionen	Amphotericin B Fluconazol (Diflucan®) Flucytosin (Ancotil®)

Prophylaxe Eine prophylaktische Impfung existiert bei keiner Pilzerkrankung.

Cryptococcus

Durch den Hefepilz **Cryptococcus neoformans** wird die **Kryptokokkose** verursacht, eine Pilzerkrankung, die beim gesunden Menschen sehr selten vorkommt. Bei Patienten mit reduziertem Allgemeinzustand kann sich ein tödliches Krankheitsbild entwickeln.

Epidemiologie Der Pilz kommt weltweit vor. Sehr häufig wird er in Taubenkot gefunden, daher sind Taubenzüchter besonders gefährdet.

Krankheitsbilder Bei der **Lungenkryptokokkose** erfolgt die Infektion wie bei anderen tiefen (systemischen) Mykosen durch Inhalation. Die Erkrankung kann spontan ausheilen oder sich zu einer schweren Pneumonie entwickeln. Die **ZNS-Kryptokokkose** wird durch eine hämatogene Aussaat eines nicht erfassten Lungenherds hervorgerufen. Klinisch stehen die Zeichen eines Meningismus im Vordergrund. Es folgen Ausfälle der Hirnnerven. Die Prognose ist sehr schlecht: Der ZNS-Befall endet meistens letal.

Diagnostik Die Diagnose kann durch Erregernachweis im Bronchialsekret oder im Liquor gesichert werden.

Therapie Zur Therapie dieser Systemmykose wird eine Gabe von Amphothericin B + Flucytosin empfohlen (s. auch Tab. 4.2).

4.1.2 Schimmelpilze

Schimmelpilze besiedeln im allgemeinen abgestorbene pflanzliche und tierische Stoffe. Nur wenige Arten besitzen eine medizinische Bedeutung. Stellvertretend soll hier Aspergillus besprochen werden.

Aspergillus

Epidemiologie Aspergilluspilze sind in der Umwelt weit verbreitet und kommen unter anderem auch auf Pflanzen und in der Erde von Topfblumen, aber auch in Tapeten und Mauerwerk vor. Auf diese Weise kommen immer wieder **Aspergillosen** im Krankenhaus zustande. Vor allem **Aspergillus fumigatus** kann bei abwehrgeschwächten Menschen schwere Organmykosen hervorrufen.

Krankheitsbild Der häufigste **Manifestationsort** ist der **Respirationstrakt**. Patienten mit chronischen Bronchitiden, Tuberkulosekranke oder solche nach immunsuppressiver Therapie erkranken bevorzugt. In der Lunge kann sich eine tumorähnliche Struktur (**Aspergillom**) ausbilden, die mit einem Karzinom verwechselt werden kann. Aber auch Pneumonien kommen vor.

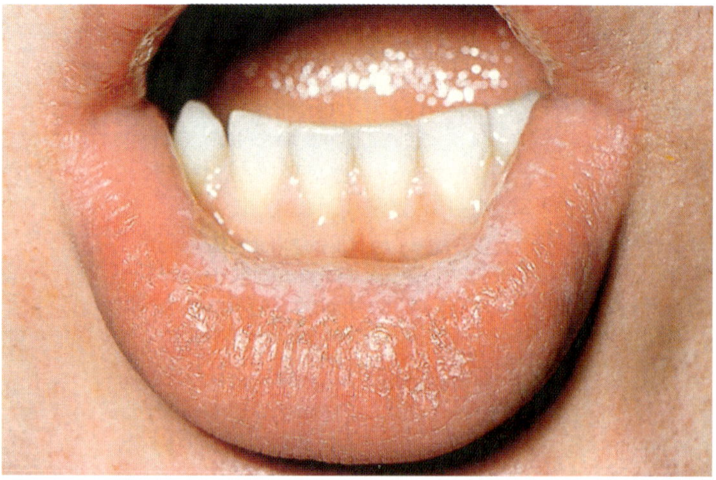

Abb. 4.1 Candidiasis, Mundsoor. Abstreifbare, weißliche Beläge im Bereich der Unterlippe (aus: Bork K, Bräuninger W. Hautkrankheiten in der Praxis. Diagnostik und Therapie. 2. Aufl. Stuttgart, New York: Schattauer 1997)

Einige Aspergillusarten sind in der Lage, ein Mykotoxin, das **Aflatoxin**, zu produzieren. Dieses Gift besitzt eine **leberschädigende** Wirkung und kann bei chronischer Zufuhr **krebsauslösend** sein. Das Aflatoxin wird auf Nüssen und verschiedenen Getreidearten gefunden.

Diagnostik Bronchialspülungen oder Biopsien aus betroffenen Gebieten können die Diagnose sichern. Hilfreich können Antikörperbestimmungen im Blut sein, sind bei immunsupprimierten Patienten aber unzuverlässig.

Therapie Amphotericin B kann inhaliert oder in Kombination mit Flucytosin systemisch verabreicht werden.

Gesetzliche Bestimmungen Durch Einatmen von Aspergillussporen können Überempfindlichkeitsreaktionen des Lungenparenchyms und der Alveolen ausgelöst werden. Diese durch Aspergillus induzierte, **exogene allergische Alveolitis** ist bei Arbeitern in Papierfabriken oder Sägewerken als Berufserkrankung anerkannt.

4.1.3 Dermatophyten

> **Dermatophyten** sind in der Lage, die Hornsubstanz aufzulösen. Dadurch sind sie eine der häufigsten Ursache von Infektionskrankheiten der Haut.

Krankheitsentstehung Begünstigende Faktoren einer Dermatophytenmykose sind äußere Umstände, insbesondere übermäßiges Schwitzen, basischer pH-Wert, Hautfalten und mangelndes Trocknen der Füße, z.B. in Schwimmbad oder Sauna. Auch wird in der Ära der „halbhohen Turnschuhe", die beim Tragen über viele Stunden des Tages ein ideales Klima für Hautpilze schaffen, gerade bei jungen Menschen nicht selten eine Fußpilzerkrankung gesehen.
Für praktische Belange ist es am einfachsten, die **Erkrankungen** durch Dermatophyten nach der betroffenen Körperregion **einzuteilen**, zumal die Erregerart fast immer dieselbe ist, **Trichophyton** (oder auch Microsporum). Die Erkrankung wird dann als Tinea bezeichnet:

- Tinea capitis: Pilzerkrankung der behaarten Kopfhaut
- Tinea corporis: Hautpilzerkrankung (Abb. 4.2)
- Tinea pedum: Fußpilzerkrankung
- Tinea unguium (Onchomykose): Nagelpilzerkrankung

Therapie Diese Pilzerkrankungen werden am besten durch den Hautarzt behandelt. Therapeutisch werden als antimykotische Substanzen Ketoconazol oder Griseofulvin eingesetzt.

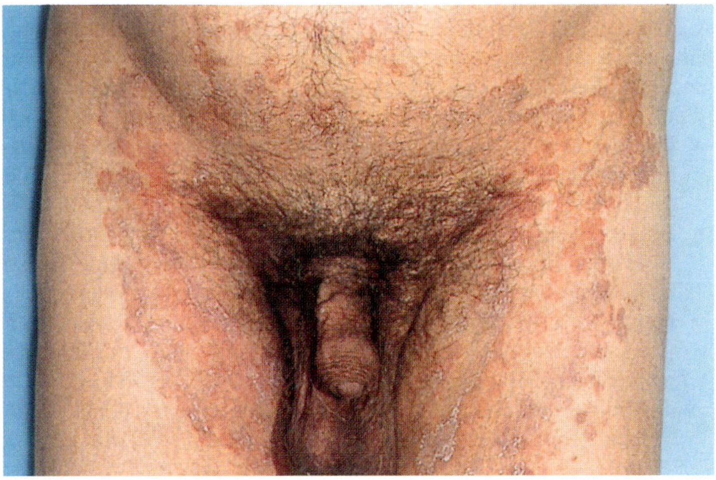

Abb. 4.2 Tinea corporis. Scharf begrenztes Erythem im Genitalbereich. (aus: Bork K, Bräuninger W. Hautkrankheiten in der Praxis. Diagnostik undTherapie. 2. Aufl. Stuttgart, New York: Schattauer 1987)

5 Parasiten

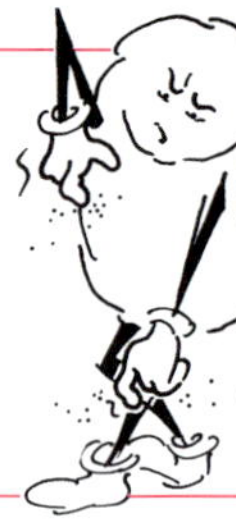

Rainer Klischies

Parasiten sind tierische Schmarotzer, die auf Kosten eines anderen Lebewesens existieren. Die durch sie verursachten Erkrankungen nennt man **Parasitosen.**

In den Formenkreis der Parasiten gehören:
- Protozoen (einzellige Tiere)
- Helminthen (Würmer)
- Arthropoden (Gliederfüßler)

Auch wenn man in mitteleuropäischen Krankenhäusern selten Kontakt mit betroffenen Patienten hat, ist die Erwähnung der Parasitosen aus mehreren Gründen nicht zu umgehen:
- Die weltweit häufigsten Infektionskrankheiten, wie Malaria und die Bilharziose, werden durch Parasiten verursacht.
- Es sind keine Impfmöglichkeiten vorhanden. Eine spezifische Behandlung bereitet auch heute noch vielfach Schwierigkeiten.
- Durch den Ferntourismus werden immer wieder parasitenbedingte Infektionskrankheiten nach Mitteleuropa eingeschleppt, so dass mit einer Zunahme dieser Erkrankungen bei uns gerechnet werden muss.

Parasitenerkrankungen weisen eine Reihe von **Besonderheiten** auf, die sie vor allem von bakteriellen Infektionen abgrenzen:
- Geographische, sozioökonomische und hygienische Faktoren spielen bei den Parasitosen eine besondere Rolle. Sie kommen häufig in unterentwickelten Ländern sowie in tropischen und subtropischen Regionen vor.
- Parasiten machen im Menschen häufig einen komplizierten Entwicklungszyklus durch (z.B. Malaria, S. 108), in den auch andere Lebewesen eingeschaltet sein können. Ist dies der Fall, spricht man von einem **Wirtswechsel**. In den **Endwirten** kommen die geschlechtsreifen Parasiten vor, in den **Zwischenwirten** dagegen die nicht sexuellen Formen (bei Protozoen) oder die Larvenstadien (bei Würmern). **Hauptwirte** sind die bevorzugten Endwirte der Parasiten, während **Nebenwirte** nur ausnahmsweise befallen werden. Wird der Mensch von einem Parasiten heimgesucht, der normalerweise nur eine bestimmte Tierart befällt, ist der Mensch ein **Fehlwirt**. In diesem Fall kann der Parasit den Menschen nicht verlassen oder geschlechtsreif werden.

- Parasiten können zu schweren Fremdkörperreaktionen sowie zum Verschluss von Hohlorganen führen.
- Parasiten weisen eine geringere toxische Potenz als Bakterien auf.
- Im Blutbild kann man bei Parasitosen häufig eine Eosinophilie nachweisen.

5.1 Protozoen

> **Protozoen** (Urtierchen) sind einzellige Lebewesen. Sie werden dem Tierreich zugerechnet.

Die Protozoen **vermehren** sich im allgemeinen durch Zweiteilung. Einige Vertreter sind jedoch zur geschlechtlichen Fortpflanzung in der Lage (Plasmodien, Toxoplasmen).
Nur wenige Arten sind für den Menschen pathogen. Eine Übersicht der humanmedizinisch wichtigen Protozoen findet sich in Tabelle 5.1. Diese Übersicht stellt nur eine kleine Auswahl des Protozoenreiches dar. Alle genannten Infektionskrankheiten erschöpfend zu erörtern, würde den Rahmen dieses Lehrbuches sprengen.

5.1.1 Entamoeba histolytica

Epidemiologie Ein Amöbenbefall kommt bevorzugt in warmen Regionen vor. Man schätzt die Anzahl befallener Menschen auf 400 bis 500 Millionen.

Übertragung Die Infektion erfolgt durch Aufnahme von **Erregerzysten** über verunreinigte Nahrungsmittel oder Trinkwasser. Im Darmkanal wandelt sich die Zystenform in Tochteramöben (sog. **Minutaform**) um. Diese können sich vermehren und **Magnaformen** bilden, welche in das Dickdarmgewebe eindringen können. Die bei einer Darmentleerung frei werdenden Zysten stellen die Quelle einer weiteren Amöbeninfektion dar. Infektiosität kann noch nach vielen Monaten bestehen.

Krankheitsbild Nach einer Infektion kann es zu starken Leibschmerzen und blutig-schleimigen Durchfällen kommen: die **Amöbenruhr**. Komplikationen sind Fisteln, Stenosen, Verwachsungen der Darmschlingen sowie Abszesse der Leber und anderer Organe.

Diagnostik Die Diagnose kann durch Erregernachweis im Stuhl und durch Antikörpernachweis im Blutserum gesichert werden. Größere Abszesse können computertomographisch dargestellt werden.

Therapie Eine Therapie muss bei akuter Diarrhö sowie bei chronischer, asymptomatischer Ausscheidung von Zysten erfolgen. Bewährt haben sich mehrere Medikamente, unter anderem Metronidazol (z. B. Clont®).

Tab. 5.1 Übersicht über humanmedizinisch wichtige Protozoen

Erreger	Übertragung	Erkrankung beim Menschen
Entamoeba histolytica	oral	Amöbiase (Darm,Leber)
Giardia lamblia	oral	Dünndarminfekt
Leishmania	Mücken	Leishmaniase, verschiedene Formen
Plasmodien	Anophelesmücke	Malaria
Pneumocystis carinii	aerogen	Pneumonie
Toxoplasma gondii	oral, Plazenta	Toxoplasmose
Trichomonas vaginalis	direkter Kontakt	Genitalinfektion
Trypanosomen	• Raubwanzenkot	Chagas-Krankheit (Südamerika)
	• Tse-Tse-Fliege	Schlafkrankheit (Afrika)

5.1.2 Plasmodien und Malaria

Die durch Plasmodien verursachte **Malaria** ist weltweit verbreitet, besonders in tropischen und subtropischen Gebieten. Man schätzt die Anzahl der Malariakranken auf jährlich 200 bis 500 Millionen Menschen. Die meisten Erkrankungen in endemischen Gebieten verlaufen harmloser, möglicherweise als Folge einer relativen Immunität der Einheimischen. Todesfälle (über 1 Millionen Menschen/Jahr) kommen besonders bei der Malaria tropica vor. Fälle **touristisch importierter Malaria** spielen in Europa und den USA eine immer größere Rolle, da die Diagnose erst spät gestellt wird und die Erkrankungshäufigkeit durch den wachsenden Ferntourismus zunimmt.

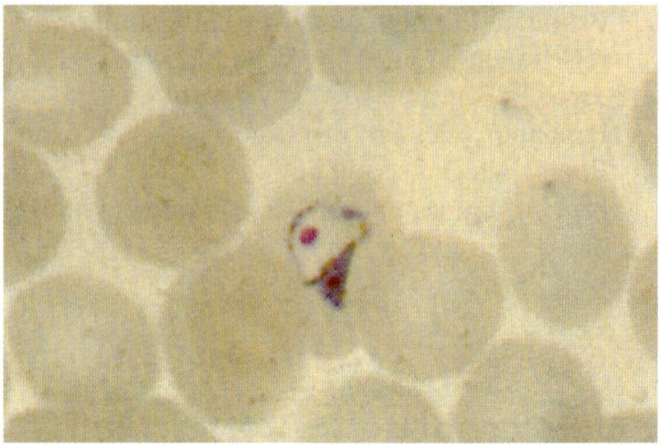

Abb. 5.1 Trophozoit in einem Erythrozyten bei Malaria (aus: Thomas C. Grundlagen der klinischen Medizin. Bd.10: Infektionskrankheiten. Stuttgart, New York: Schattauer 1993.)

Von den 3 Millionen Bundesbürgern, die jährlich in Malariagebiete reisen, bringen etwa 1000 die Erkrankung mit nach Hause. Für ca. 20 von ihnen endet sie tödlich.

Übertragung Malaria („mala aria“ = schlechte Luft) kann durch vier unterschiedliche Plasmodiumarten hervorgerufen werden (Tab. 5.2). Die Übertragung erfolgt über die weibliche **Anophelesmücke**. Wird ein gesunder Mensch von einer infizierten Mücke gestochen, gelangen Plasmodium-**Sporozoiten** von deren Speicheldrüse in das Blut des Menschen. Zunächst werden Leberzellen befallen. Dort erfolgt die Umwandlung zu **Merozoiten**, die ihrerseits Erythrozyten befallen können und in diesen die charakteristische Ringform (**Trophozoiten**, Abb. 5.1) ausbilden können. Merozoiten können auch eine Entwicklung zu männlichen und weiblichen Geschlechtszellen durchmachen, die **Gametozyten**. Wenn nun der infizierte Mensch erneut, durch eine andere Mücke, gestochen wird, kann diese beim Saugakt die Gametozyten aufnehmen. Im Mückendarm entwickeln sich schließlich die Sporozoiten, die in die Speicheldrüse gelangen. Der Erregerentwicklungszyklus ist damit geschlossen (Abb. 5.2).

Tab. 5.2 Die Erreger der verschiedenen Malariaformen

Erreger	Malariaform
Plasmodium vivax	Malaria tertiana – Dreitagefieber
Plasmodium ovale	Malaria tertiana – Dreitagefieber
Plasmodium malariae	Malaria quartana – Viertagefieber
Plasmodium falciparum	Malaria tropica – Wechselfieber

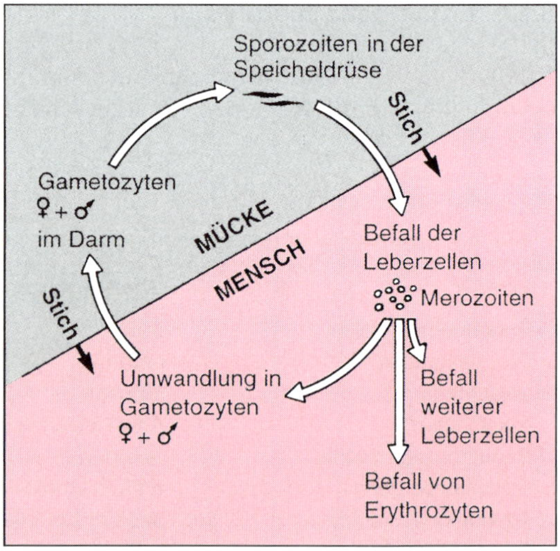

Abb. 5.2 Entwicklungszyklus des Malariaerregers Plasmodium (vereinfacht)

Übersicht Malaria

Erreger: Plasmodium vivax, P. ovale, P. malariae, P. falciparum
Epidemiologie: Verbreitung in tropischen und subtropischen Regionen
Übertragung: Stich der Anopheles-Mücke
Inkubationszeit und Ansteckung: bei P. falciparum ca. 2 Wochen, bei den übrigen Formen einige Monate
Krankheitsbild: Fieber, Anämie, Ikterus, Hepatosplenomegalie, neurologische Symptomatik
Diagnostik: mikroskopischer Erregernachweis im Blutausstrich
Behandlung: Empfehlung entfällt (s. unten)
Prophylaxe: Verhinderung eines Mückenstichs, Chemoprophylaxe
Gesetzliche Bestimmungen, Berufskrankheit: nicht namentliche Meldung bei Erregernachweis an das Robert-Koch-Institut

Krankheitsbild Bis zum Auftreten der Plasmodien im Blut vergeht etwa eine Woche. Die klassischen Malariasymptome sind:

- Schüttelfrost
- kurz anhaltendes Fieber bis 41 °C
- Kopf- und Gliederschmerzen
- Hepatosplenomegalie mit Ikterus
- Anämie

Je nach Erreger erfolgen die **Fieberschübe** alle 48 (Malaria tertiana) bzw. 72 Stunden (Malaria quartana). Die Fieberschübe sind Folge der intraerythrozytären Vermehrung und ein Symptom für den zeitgleichen Untergang vieler roter Blutkörperchen. Bei Malaria tropica können die Fieberattacken täglich auftreten. Der Krankheitsverlauf ist hier fulminanter, und Todesfälle sind nicht selten. Unmittelbare **Todesursachen** sind Pneumonie, Schock oder Hirnschädigungen.

Diagnostik Der wichtigste Schritt der Malariadiagnostik ist, an die Möglichkeit einer Malaria zu denken. Darüber hinaus ist es für die Behandlung und die Prognose wichtig, die Plasmodienart zu differenzieren. Der mikroskopische Nachweis von Malariaparasiten im Blut sollte durch erfahrene Untersucher erfolgen. Dafür stehen spezialisierte Tropeninstitute zur Verfügung. Blutproben für die Untersuchung sollten mehrmals während eines Fieberschubs abgenommen werden. Seit kurzem stehen Schnelltests zur Verfügung, die parasitenspezifische Antigene nachweisen können.

Therapie Die Wahl eines Malariamedikamentes richtet sich nach dem Erregertyp und einem vermuteten bzw. bekannten Resistenzspektrum. Gerade Plasmodium falciparum zeigt ausgesprochene **Resistenzentwicklungen** gegen verschiedene Malariamedikamente, so dass eine heute aktuelle Therapie morgen schon wieder veraltet sein kann. Daher wird in diesem Rahmen auf eine Therapieempfehlung verzichtet. Der Patient muss sich in eine Tropenklinik begeben.

Prophylaxe Die **allgemeine Prophylaxe** zur Verhinderung eines Mückenstiches wird in Kapitel 7 „Abstecher in die Reisemedizin“ (S. 108) behandelt.
Die **medikamentöse Prophylaxe** ist bei Reisen in Malariagebiete grundsätzlich empfehlenswert, wird aber immer differenzierter und erfordert eine optimale individuelle Beratung der Tropenreisenden. Die Resistenzentwicklung der Plasmodien gegenüber den Malariamitteln ist in den einzelnen Malariagebieten durchaus unterschiedlich. Daher kann hier keine allgemein gültige Empfehlung gegeben werden.

5.1.3 Pneumocystis carinii

Pneumocystis carinii ist ein ubiquitär verbreiteter Parasit und bei gesunden, immunkompetenten Menschen ein harmloser Bewohner der Atemwege. Bei immungeschwächten Patienten (unreif Geborene, AIDS) ist Pneumocystis als **Verursacher opportunistischer Infektionen** bekannt. Untersuchungen in den USA konnten zeigen, dass 60 bis 90% der AIDS-Patienten eine **Pneumozystose** durchmachen.

Übertragung, Inkubationszeit und Krankheitsbild Nach Tröpfcheninfektion und einer Inkubationszeit von 10 bis 30 Tagen entwickelt sich das Bild einer schweren interstitiellen Pneumonie, der **Pneumocystis-carinii-Pneumonie** (**PcP**). Charakteristische Symptome sind zunehmende Luftnot, Fieber und unproduktiver Husten.

Diagnostik Eine Diagnose wird am besten durch die mikroskopische Untersuchung von Bronchialsekret gestellt (Brochiallavage). Sputumuntersuchungen sind meist wertlos.

Therapie Die Pneumozystose ist antibiotisch gut behandelbar (z. B. Cotrim® über 3 Wochen). Begleitend hat sich die therapeutische und, vor allem bei AIDS-Patienten, prophylaktische Inhalation mit Pentamidin (Pentacarinat®) bewährt.

5.1.4 Toxoplasma gondii

Der Einzeller Toxoplasma gondii ist weltweit verbreitet und der Erreger der **Toxoplasmose**. Serologische Untersuchungen weisen auf einen hohen Durchseuchungsgrad der Bevölkerung hin. Antikörper findet man in einigen Gegenden bei nahezu 70 % der untersuchten Personen. Ernsthafte Erkrankungen werden aber selten beobachtet.

Übertragung und Inkubationszeit Die Übertragung auf den Menschen kann oral (Katzenkot, rohes Fleisch von Schaf, Schwein und Rind), diaplazentar oder selten durch Bluttransfusionen erfolgen. Die Inkubationszeit beträgt 2 bis 3 Wochen.

Krankheitsbild Bei der **Toxoplasmose des Erwachsenen** kann man in den meisten Fällen nur durch Antikörperuntersuchungen eine stattgefundene Infektion nachweisen. Erkrankt der (immungeschwächte) Mensch doch, werden meist unspezifische Allgemeinsymptome beschrieben: Abgeschlagenheit, Fieber und Kopfschmerzen, evtl. Lymphknotenvergrößerung. In schwereren Fällen kann es zu einer Chorioretinitis mit Sehschwäche sowie zu einer Hirnbeteiligung kommen. Der Erreger bleibt zeitlebens im Körper. Bei AIDS-Patienten werden häufig Reaktivierungen der Toxoplasmoseherde beobachtet.
In westlichen Ländern rechnet man mit einem Fall **konnataler Toxoplasmose** auf 1000 Lebendgeburten. Sie entwickelt sich, wenn die Mutter während der Schwangerschaft (ca. 4.–6. Monat) eine Erstinfektion durchmacht. Die Folgen können Abort, Totgeburt oder postnatale Spätmanifestationen sein. Zu letzteren zählen die Chorioretinitis und Hirnschädigungen.

Diagnostik Die frische Infektion wird durch Antikörpertiteranstieg (IgM, zwei Blutuntersuchungen erforderlich) bewiesen. Die Chorioretinitis wird durch den Augenarzt diagnostiziert. Mittels Liquorpunktion kann eine ZNS-Beteiligung bestätigt werden.

Therapie Eine chemotherapeutische Behandlung ist nur bei schweren Toxoplasmoseverläufen indiziert. Therapeutisch bewährt hat sich die Kombination von Pyrimethamin mit Sulfadiazin.

Prophylaxe Da die Infektion des Erwachsenen in der Regel durch orale Aufnahme des Erregers erfolgt, sollten sich nicht immunkompetente schwangere Frauen und Immungeschwächte von Katzen fern halten. Ebenso sollten sie rohes oder nicht genügend erhitztes Fleisch vom Speiseplan streichen. Eine Impfung ist nicht möglich.

5.1.5 Trichomonas vaginalis

Trichomonas ist ein einzelliger, durch fünf Geißeln gut beweglicher Parasit und Erreger einer häufigeren Geschlechtskrankheit, der **Trichomoniasis**.

Übertragung Die Übertragung erfolgt durch direkten Kontakt oder in Schwimmbädern.

Inkubationszeit und Krankheitsbild Nach einer etwa viertägigen Inkubationszeit klagen die Frauen über Juckreiz am äußeren Genital und gelb-grünlichen, übel riechenden Ausfluss (**Trichomonadenkolpitis**). Bei beiden Geschlechtern ist eine begleitende Entzündung der Harnwege möglich.

Diagnostik Die Diagnose wird durch mikroskopischen Nachweis des Erregers im Abstrichpräparat gestellt.

Therapie Therapeutisch wird häufig Metronidazol (z. B. Clont®) eingesetzt. Um Reinfektionen zu vermeiden, muss in jedem Fall der Partner mitbehandelt werden.

5.2 Helminthen – Würmer

Parasitierende Würmer sind vielzellige Lebewesen, die sekundär in ihren Wirtsorganismus eingewandert sind.

Erwachsene Würmer sind in der Regel Anaerobier. Sie sind daher meist im Darm zu finden. **Wurmeier** oder **Larven** sind häufig auf Sauerstoff angewiesen und somit gezwungen, aerobes Milieu aufzusuchen.

Diese Tatsache macht deutlich, dass zur Wurmentwicklung ein Organ- bzw. Wirtswechsel notwendig ist, wobei im **Endwirt** der erwachsene Wurm und im **Zwischenwirt** die Larven anzutreffen sind.

Daraus resultiert, dass es im befallenen Organismus keine Vermehrung der Wurmparasiten gibt. Die Zahl der einmalig aufgenommenen Parasiten bleibt unverändert – im Gegensatz zu den Protozoen – und bestimmt, ob es zu Krankheitserscheinungen kommt oder nicht. So gibt es Wurminfektionen, die wegen geringer Parasitenzahl keine Beschwerden machen.

Tab. 5.3 Übersicht wichtiger Wurmparasiten

Parasit	Übertragung
Nematoden (Fadenwürmer)	
• Ascaris (Spulwurm)	Schmutz- und Schmierinfektion, orale Aufnahme der Larven und Eier
• Ancylostoma (Hakenwurm)	aktives Eindringen der Würmer in den Wirt
• Enterobius (Madenwurm)	Schmutz- und Schmierinfektion, orale Aufnahme der Larven und Eier
• Filarien	Übertragung durch Insekten
• Necator (Hakenwurm)	aktives Eindringen der Würmer in den Wirt
• Trichinella	Infektion durch Verzehr des Zwischenwirtes
Trematoden (Saugwürmer)	
• Fasciola (großer Leberegel)	Schmutz- und Schmierinfektion, orale Aufnahme der Larven und Eier
• Schistosomen	aktives Eindringen der Würmer in den Wirt
Cestoden (Bandwürmer)	
• Diphyllobotrium (Fischbandwurm)	
• Echinococcus (Hunde-/Fuchsbandwurm)	Infektion durch Verzehr des Zwischenwirtes
• Taenia (Schweine-/Rinderbandwurm)	

> Klinisch relevante Erkrankungen entstehen durch eine massive, einmalige Infektion oder durch wiederholte Infektionen mit wenigen Würmern.

Es existieren unzählige Wurmparasitenarten – die meisten davon kommen in tropischen und subtropischen Regionen vor. Daher beschränkt sich dieses Kapitel auf die wesentlichsten Helminthosen (Tab. 5.3).

5.2.1 Nematoden – Fadenwürmer

Ascaris lumbricoides

Epidemiologie Der Befall mit **Spulwürmern** (Ascaris lumbricoides) ist weltweit sehr verbreitet. Man schätzt, dass etwa ein Drittel der Bevölkerung Wurmträger ist.

Übertragung Die erwachsenen Spulwürmer sind bis zu 40 cm lang und leben im Darmlumen. Das Weibchen gibt seine Eier über den Stuhl des Menschen an die Umwelt ab. Die ausgereiften Wurmeier (inzwischen Larven) gelangen über verunreinigte Nahrung oder Schmutz- und Schmierinfektion (z.B. Spielplätze) wieder in den Darm, durchbohren die Darmschleimhaut und besiedeln die Lunge. In den oberen Atemwegen angekommen, werden sie verschluckt und entwickeln sich zu geschlechtsreifen Würmern. Diese Phase dauert etwa zwei Monate.

Krankheitsbild Während der Larvenwanderung können Fieber, Eosinophilie und pulmonale Symptome wie Husten und Luftnot auftreten. Massiver Darmbefall führt zu Durchfall, Koliken und Erbrechen. Komplikationen können durch Verschluss von Hohlorganen (Darm, Gallen- und Pankreaswege) auftreten.

Diagnostik Der Nachweis von Ascariseiern oder -würmern im Stuhl sichert die Diagnose.

Therapie Therapeutisch werden Mebendazol (Vermox®) oder Pyrantel (Helmex®) eingesetzt.

Ancylostoma und Necator

Epidemiologie Beide **Hakenwürmer** sind weit verbreitet. Man schätzt, dass etwa ein Viertel der Weltbevölkerung Wurmträger ist.

Übertragung Beide Geschlechter werden etwa 10 mm groß und sind als erwachsene Würmer im Dünndarm zu finden, wo sie bis zu 10 Jahre verbleiben können. Die Hakenwürmer beißen sich zum Blutsaugen in der Darmschleimhaut fest. Die Eier werden mit dem Stuhl ausgeschieden. Nach Reifung penetrieren die Larven aktiv die Haut (meistens Fußhaut). Über Venen, Herz, Lunge und Rachen werden die Larven schließlich wieder verschluckt.

Krankheitsbild Die Eindringstelle zeigt ein juckendes Erythem. Nur ein schwerer Befall führt zu schwereren Symptomen wie z.B. Anämie und Herzschwäche.

Diagnostik Die Diagnose wird durch Wurmnachweis im Stuhl gestellt.

Therapie Therapeutisch wird Pyrantel (Helmex®) empfohlen.

Enterobius vermicularis

Epidemiologie Der Befall mit **Madenwürmern (Oxyuriasis)** ist in gemäßigten Zonen mit Abstand die häufigste Wurmerkrankung bei Kindern.

Übertragung Die nur 10 mm großen Weibchen leben im Zäkum und aufsteigenden Kolon und wandern nachts zur Afterregion, wo die Eier abgelegt werden. Die Eier sind schon wenige Stunden später infektiös, so dass es leicht und häufig durch Schmutz- und Schmierinfektion (Kratzen, Wäsche) zur erneuten Selbstinfektion kommt. Denkbar ist auch eine aktive Larvenwanderung in den Enddarm (Retroinfektion).

Krankheitsbild Beherrschend ist der ausgeprägte Juckreiz in der Analregion. Die Genitalregion kann beteiligt sein.

Diagnostik Wurmeier lassen sich gut auf einem durchsichtigen Klebestreifen nachweisen, den man morgens auf den After und seine Umgebung aufklebt, gleich wieder abnimmt und mikroskopisch untersucht.

Therapie Zahlreiche Wurmmittel sind hilfreich (z. B. Pyrantel). Wäschewechsel, Handpflege und Behandlung der Familienmitglieder sind zur Vermeidung einer Reinfektion erforderlich.

Filarien

Filarien sind Wurmparasiten, die von Blut saugenden Insekten übertragen werden und vorwiegend in tropischen Regionen vorkommen. Durch Befall des lymphatischen Gefäßsystems kann dieses verstopfen und zu massiven Beinödemen führen (**Elephantiasis**). Andere Filarien können eine Erblindung bewirken (**Flussblindheit, Onchozerkose**).

Trichinella spiralis

Übertragung Zur **Trichinose** kommt es nach Verzehr von ungenügend erhitztem Schweinefleisch. Im Darm bohren sich die Würmer durch die Wand und gelangen über den Blutstrom praktisch in alle Organe unter Bevorzugung der Muskulatur. Hier bleiben sie jahrelang lebensfähig.

Krankheitsbild Symptome eines Befalls mit Trichinen sind Muskelschwellungen, Schmerzen und Eosinophilie.

Diagnostik Die Diagnose kann durch Muskelbiopsie oder Antikörpernachweis gestellt werden.

Therapie Therapeutisch kommt Mebendazol (Vermox®) zum Einsatz.

Gesetzliche Bestimmungen Seit der gesetzlich vorgeschriebenen Fleischbeschau in Deutschland sind Infektionen mit Trichinen sehr selten geworden.

5.2.2 Trematoden – Saugwürmer

Fasciola hepatica

Epidemiologie **Leberegel** kommen weltweit vor und sind Parasiten bei pflanzenfressenden Tieren (Endwirt). Der Mensch wird nur in Ausnahmefällen befallen (Nebenwirt).
Leberegel werden noch immer zu medizinischen Zwecken gezüchtet und z. B. in der Urologie zur Behandlung von schweren Nebenhodenentzündungen eingesetzt.

Übertragung Fasciola (großer Leberegel) wird bis zu 4 cm groß und lebt in den Gallengängen seines Hauptwirts. Über Galle und Stuhl werden Wurmeier ausgeschieden. Erster Zwischenwirt ist eine Wasserschnecke. Im zweiten Larvenstadium wird der sich an Wasserkresse heftende Wurm (jetzt Zerkarie) durch Verzehr der Wasserkresse wieder vom Hauptwirt aufgenommen.

Krankheitsbild Beim Menschen können erhebliche Leberschäden bis zur Zirrhose auftreten.

Diagnostik Die Diagnose wird durch Eiernachweis im Stuhl oder im Duodenalsaft gestellt.

Therapie Therapeutisch wird Bithionol (Bitin®) eingesetzt.

Schistosomen

Epidemiologie Die in Afrika, Asien und Südamerika weit verbreitete **Bilharziose** wird durch Schistosomen (Pärchenegel) verursacht. Man schätzt, dass etwa 300 Millionen Menschen infiziert und doppelt so viele gefährdet sind. Die Bilharziose gehört somit zu den wichtigsten Infektionskrankheiten überhaupt.

Übertragung Die Eier der erwachsenen Würmer werden mit dem Stuhl ausgeschieden. Aus den Eiern schlüpfen **Merazidien**, die in Schnecken als Zwischenwirt zu infektionstüchtigen **Zerkarien** heranreifen. Bei Kontakt mit kontaminierten Gewässern dringen die Zerkarien in die Haut ein und entwickeln sich in den Mesenterial- und Pfortadervenen zu geschlechtsreifen Schistosomen.

Krankheitsbild Der Eintrittsort durch die Haut ist durch eine **Zerkariendermatitis** gekennzeichnet. Je nach Zielorgan unterscheidet man die Darmbilharziose von der Blasenbilharziose:

- Die **Darmbilharziose** kann zu schleimig-blutigen Durchfällen führen. In schweren Fällen kann es zur Hepatosplenomegalie kommen.
- Klinische Zeichen der **Blasenbilharziose** sind Harndrang, Harnbrennen und Hämaturie. Ein erhöhtes Harnblasenkrebsrisiko ist bei Bilharziose statistisch gesichert.

Diagnostik Die Diagnose wird durch Einachweis im Stuhl oder Urin gesichert.

Therapie Zur Behandlung steht unter anderem Praziquantel zur Verfügung.

5.2.3 Cestoden – Bandwürmer

Erreger Die geschlechtsreifen Bandwürmer sind einheitlich gebaut. Sie bestehen aus einem **Kopf**, der der Verankerung in der Darmschleimhaut dient. Die Verankerung wird durch Hilfsmittel wie Saugnäpfe, Sauggruben oder Widerhaken erreicht (s. auch Abb. 5.3). Unterhalb des Kopfes folgt der **Bandwurmkörper**, der in unterschiedlich viele Unterglieder aufgeteilt ist (Proglottiden).
Da Bandwürmer Zwitter sind, enthalten die einzelnen Glieder sowohl den männlichen als auch den weiblichen Geschlechtsapparat. Nach der Befruchtung reifen die Eier im Uterus; die eigefüllten Proglottiden werden mit dem Stuhl ausgeschieden.

Diagnostik Den Bandwurmbefall des Menschen kann man durch mikroskopischen Nachweis von Eiern oder Proglottiden im Stuhl sichern.

Diphyllobothrium latum (Fischbandwurm)

Epidemiologie Der bis zu 2 m lange Fischbandwurm kommt weltweit vor.

Übertragung Nach Genuss von rohem Fisch kann es zur Infektion kommen. Die Entwicklung führt über mehrere Zwischenwirte.

Krankheitsbild Die Fischbandwürmer brauchen für ihren Stoffwechsel erhebliche Mengen an Vitamin B_{12}. Deshalb kann sich beim Menschen eine perniziöse Anämie ausbilden.

Therapie Therapeutisch wird eine einmalige Gabe von Niclosamid (Yomesan®) und eventuell die Substitution von Vitamin B_{12} empfohlen.

Taenia saginata (Rinderbandwurm)

Der Rinderbandwurm wird ca. 10 m lang. Zur Infektion kommt es durch ungenügend erhitztes Rindfleisch.

Übertragung Die Eier werden vom Zwischenwirt Rind aufgenommen. Sie setzen eine Larve frei, die aktiv die Darmwand durchwandert und auf hämatogenem Wege in die Muskulatur gelangt. Hier wandelt sie sich in eine 10 mm große **Finne** um. Nach Verzehr von rohem, finnenhaltigen Fleisch reift der Parasit im Menschendarm aus und bleibt jahrzehntelang lebens- und vermehrungsfähig.

Krankheitsbild Der Bandwurmbefall erzeugt in der Regel keine fassbaren Beschwerden.

Therapie Die Behandlung erfolgt mit Yomesan®.

Taenia solium (Schweinebandwurm)

Wesentlich seltener als Rinderwurmbefall ist der Befall mit Schweinebandwürmern (Abb. 5.3).

Übertragung und Krankheitsbild Die Entwicklung gleicht der des Rinderbandwurms. Die **Zystizerkose** wird durch Ablagerung von Schweinebandwurmfinnen in verschiedenen Organen (Muskulatur, Hirn, Leber) hervorgerufen. Die Herde können verkalken und bei Beschwerden eine operative Entfernung notwendig machen.

Therapie Therapieerfolge wurden mit Niclosamid (Yomesan®) und Praziquantel erzielt.

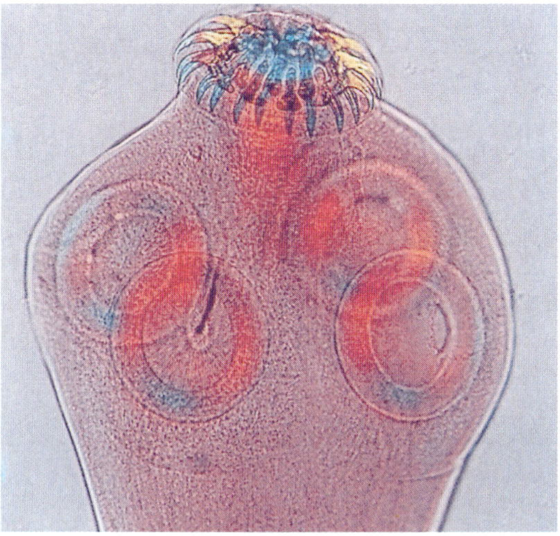

Abb. 5.3 Taenia solium. Schweinebandwurmkopf mit vier Saugnäpfen und einem Häkchenkranz. (Aus: Thomas C. Grundlagen der klinischen Medizin. Bd.10: Infektionskrankheiten. Stuttgart, New York: Schattauer 1991.)

Echinokokken

Zwei Formen der Echinokokkose werden unterschieden:

- großzystische Echinokokkose
- kleinzystische, multilokuläre Echinokokkose

Großzystische Echinokokkose (Hundebandwurm)

Erreger Der Hundebandwurm (Echinococcus granulosus oder cysticus) lebt im Dünndarm von Hunden (Endwirt). Dieser Parasit ist nur wenige Millimeter groß und besitzt 3 bis 4 Proglottiden.

Übertragung Die Wurmeier gelangen über den Stuhl ins Freie. Von hier werden sie über die Nahrung vom Zwischenwirt (Schafe, Rinder, Pferde) aufgenommen. Menschen infizieren sich durch orale Aufnahme von Eiern mit Tierkot (Streicheln von Hunden). Larven durchbohren die Darmschleimhaut und befallen über den Blutkreislauf die Leber und die Lunge, wo sie sich zur **Finne** entwickeln.

Krankheitsbild Im befallenen Organ kann sich eine mehrere Zentimeter große **zystische Struktur** entwickeln, die nicht selten mit einem Tumorleiden verwechselt wird. Die Zyste kann platzen und zur Aussaat der Finnen führen. Bei Beschwerden sollte die Echinokokkuszyste im Ganzen entfernt werden.

Diagnostik Die Diagnose kann durch Antikörperbestimmungen im Blut und durch bildgebende Verfahren (Sonographie, Computertomographie) gesichert werden.

Eine diagnostische Punktion von Echinokokkuszysten muss unterbleiben!

Kleinzystische, multilokuläre Echinokokkose (Fuchsbandwurm)

Epidemiologie Der Erreger dieser Form der Echinokokkose ist der Echinococcus alveolaris oder multilocularis. Der Fuchsbandwurm ist seltener als der Hundebandwurm, in Europa aber endemisch.

Krankheitsbild Nach Befall des Menschen lassen sich multiple kleine Absiedelungen in der Leber, seltener auch in der Lunge nachweisen. Da um einen Herd keine feste Wand gebildet wird, kommt es zu einem infiltrativen Wachstum wie bei einem metastatischen Tumorleiden. Eine operative Entfernung ist in diesem Fall nicht möglich. Die Letalität dieser Erkrankung ist außerordentlich hoch.

Therapie Therapieversuche können mit Mebendazol und Albendazol unternommen werden.

5.3 Arthropoden

Bekannte Arthropoden wie Kopflaus, Filzlaus und Krätzmilbe werden in Kapitel 16 „Schädlingsbekämpfung“ (S. 179) besprochen.

6 Wie wehren wir uns?

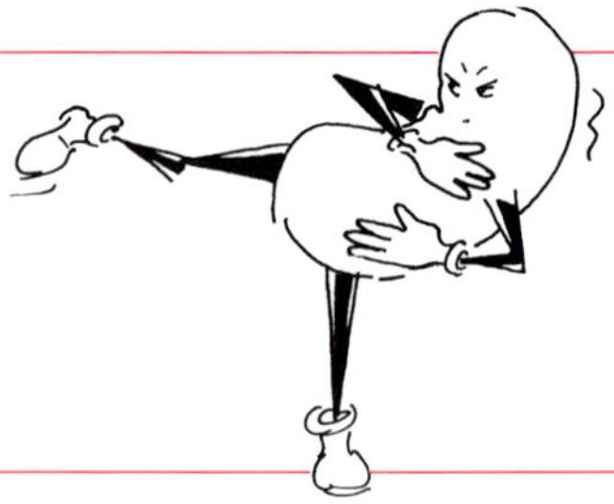

Rainer Klischies

Lebende Organismen sind ständigen Angriffen von Erregern ausgesetzt. Überleben können nur die Organismen, die ein funktionsfähiges Abwehrsystem besitzen. Höhere Lebewesen wie der Mensch verfügen über mehrere **Möglichkeiten der Verteidigung**. Zu ihnen zählen zum Beispiel:

- physiologische Barrieren
- lokale oder generalisierte, unspezifische Entzündungsreaktionen
- die Phagozytose
- die Gruppe der als „immunologisch" bezeichneten Vorgänge

Voraussetzung für ein **intaktes Immunsystem** ist die Fähigkeit, „Selbst" und „Fremd" zu unterscheiden und die darüber gewonnenen Informationen lebenslang zu speichern.

Im Folgenden soll ein kurz gefasster Überblick die wesentlichen Standpfeiler unseres Immunsystems darstellen. Zur weiteren Information stehen entprechende Lehrbücher zur Verfügung.

6.1 Physiologische Barrieren

Das Eindringen von potentiell pathogenen Mikroorganismen wird durch eine Reihe physiologischer Barrieren erschwert:

- **Intakte Haut** ist für die meisten Erreger nicht durchdringbar. Zusätzlich sind vorhandene Fettsäuren für viele Mikroorganismen toxisch.
- **pH-Wert-Veränderungen** im Magen und in der Vagina führen zur Zerstörung der meisten Keime.
- **Schleimhäute** werden ständig gereinigt, z. B. durch Flimmerhärchen in der Trachea oder durch Spülungen des Harntraktes durch Urin.
- **Physiologische Keime** besiedeln bestimmte Organe (Verdauungstrakt, Vagina) und verdrängen pathogene Erreger (s. auch Kap. 2 Abschnitt „Physiologische Flora", S. 7).

6.2 Lokale, unspezifische Entzündungsreaktion

Kurz nach dem Eindringen von Erregern entsteht ein **örtlich begrenzter Gewebsschaden**. In unmittelbarer Nachbarschaft erweitern sich Arteriolen und Kapillaren, so dass sich die

Durchblutung erhöht. Es entsteht eine Rötung (**rubor**; s. auch Abb. 1.1, S. 1). Die vermehrte Durchblutung und eine Steigerung von Stoffwechselvorgängen wird als Wärme empfunden (**calor**). Im weiteren Verlauf kann durch Verengung kleiner Venen der Blutabfluss verhindert werden. Die Folge ist ein Flüssigkeitsaustritt und damit verbunden ein Ödem (Schwellung oder **tumor**). Die erhöhte Gewebsspannung führt zum Entzündungsschmerz (**dolor**). Schwellung und Schmerz behindern die Gewebsfunktion (**functio laesa**).

6.3 Generalisierte, unspezifische Entzündungsreaktion

Fieber führt zu einer Beschleunigung aller Stoffwechselvorgänge. Eine **Tachykardie** bedingt eine Steigerung der Durchblutung des gesamten Organismus. Dadurch werden vermehrt Blutzellen und Antikörper an den Entzündungsherd transportiert. Über Eiweißstoffe wird die Granulozytenneubildung im Knochenmark gefördert. Es kommt zur **Leukozytose.** Auch jugendliche Leukozyten werden vermehrt aus dem Knochenmark ausgeschüttet. Eine Linksverschiebung ist die Folge. Die verstärkte Neigung der Erythrozyten zur Verklumpung und eine Veränderung der Bluteiweiße führen zu einer **beschleunigten Blutkörperchen-Senkungsgeschwindigkeit.**

6.4 Phagozytose

Die **Phagozytose**, das „Verschlingen" von eingedrungenen Infektionserregern, ist ein Bestandteil der **unspezifischen, zellulären Abwehr**.
Phagozyten (Blutmonozyten, Gewebsmakrophagen, neutrophile Granulozyten) enthalten hochaktive Enzyme, mit deren Hilfe die Abtötung von Erregern sowie deren Verdauung ermöglicht wird.

Phagozyten können außerdem Erregerbestandteile (Antigene) an ihre Oberfläche binden und diese anderen Abwehrzellen präsentieren:

- **T-Helfer-Zellen** können die Antigene erkennen und über Botenstoffe (Interleukine) die Antikörperproduktion in B-Lymhozyten bzw. Plasmazellen stimulieren (s. unten).
- **Natürliche T-Killer-Zellen** werden angelockt und können einen befallenen Phagozyten lysieren.

6.5 Spezifische (humorale) Infektionsabwehr

Die humorale Immunabwehr wird durch spezifisch gebildete **Antikörper** gesichert. Spezifisch bedeutet, dass für ein Antigen (auf Virus- oder Bakterienoberflächen kann es viele geben) genau passende Antikörper gebildet werden. Die Massenproduktion der Antikörper (Immunglobuline) ist Aufgabe der **Plasmazellen**, die ihrerseits von den **B-Lymphozyten** abstammen.
Kurze Zeit nach einer Infektion werden zunächst Immunglobuline der Klasse **IgM** gebildet. Diese frühen Antikörper werden nach einer Woche von den dauerhaften **IgG**-Antikörpern abgelöst. **IgA**-Antikörper werden vornehmlich von Plasmazellen im Schleimhautbereich (Atemwege, Darm) gebildet.
Wenn die Infektion abgewehrt ist, verbleibt ein Teil der B-Lymphozyten als so genannte **Gedächtniszellen**, die bei erneutem Kontakt mit dem spezifischen Antigen möglicherweise lebenslang zur schnellen Antikörperproduktion bereitstehen.
Die gleiche Aufgabe kommt der **aktiven Impfung** zu. Ihr Ziel ist die Bildung der Gedächtniszellen, die bei Kontakt mit dem „wirklichen" Antigen sofort passende Antikörper in großer Zahl ausspucken.

7 Abstecher in die Reisemedizin

Rainer Klischies

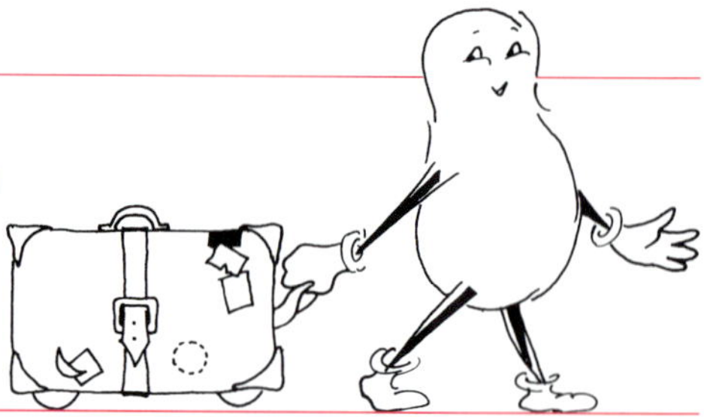

„Unsere Welt ist kleiner geworden".

Dieser Satz ist natürlich nicht wörtlich zu nehmen. Gemeint ist vielmehr, dass die modernen Verkehrsmittel immer mehr Menschen die Möglichkeit zu Fernreisen bieten. Etwa 5 % der Bundesbürger fliegen im Jahr in die Tropen – das sind nahezu 4 Millionen Menschen.
Aber: andere Länder, andere Sitten, andere Infektionskrankheiten; etwa vier Fünftel der Urlauber berichten im Anschluss an einen Tropenaufenthalt über Gesundheitsstörungen.
Daher wird die Verhütung und Behandlung von Infektionskrankheiten der fernen Länder zu einem wichtigen Problem der Reisemedizin.

> Ziel der **Touristikmedizin** ist es, die Gesundheit der Reisenden zu bewahren.

Jeder Reisende sollte bei der **Reiseplanung** an mögliche Infektionskrankheiten denken und sich entsprechend informieren. Zur ersten Kontaktaufnahme ist der Hausarzt gerne bereit. Detaillierte **Informationen** sind zu erfahren bei:

- dem Grünen Kreuz
- der Deutschen Tropenmedizinischen Gesellschaft
- dem Zentrum für Reisemedizin in Düsseldorf
- den öffentlichen Impfeinrichtungen

Im Folgenden soll ein kurzer **Überblick** über wichtige **Infektionskrankheiten** gegeben werden, die bei Fernreisen eine Rolle spielen können. Die einzelnen Krankheitsbilder und nähere Informationen sind den jeweiligen Kapiteln zu entnehmen.

7.1 Reisediarrhö

An der Spitze der touristischen Infektionen steht die Reisediarrhö. Die Erkrankungsrate bei einem 14-tägigen Urlaub beträgt in den Tropen etwa 20 bis 50 %. Besonders betroffen sind Kleinkinder, bei denen das Leiden nicht nur häufiger ist, sondern auch schwerer und länger verläuft.

Übertragung und Erreger Die Reisediarrhö ist meistens durch fäkal kontaminierte Speisen und Getränke verursacht. Bakterielle Erreger herrschen vor, besonders enterotoxische E.-coli-Stämme, die rund 40 % der Durchfallerkrankungen auslösen (**Montezumas Rache**). Salmonellen, Shigellen, Campylobacter und andere Bakterien, wie auch Lamblien und Amöben sind erheblich seltener verantwortlich. Viren spielen wohl nur bei Kindern eine Rolle.

Krankheitsbild Die Reisediarrhö tritt gewöhnlich in den ersten Tagen des Auslandsaufenthaltes auf und dauert im Schnitt etwa 4 Tage. In der Regel ist sie ein harmloses Krankheitsbild mit 5 bis 6 Stühlen/Tag. Bauchkrämpfe und Erbrechen werden häufig beobachtet und beeinträchtigen die Patienten sehr – die schönsten Tage des Jahres sind vermiest.

Prophylaxe Die Möglichkeit der Prophylaxe ist zwar gegeben, wird aber nur sehr selten konsequent genutzt. Wer möchte schon im teuer bezahlten Urlaub auf kalte Buffets und mit Eiswürfeln gekühlte Drinks verzichten. Nur wenige Reisende halten sich an die folgende Regel:

> „Boil it, cook it, peel it or forget it." (Siede es, koche es, schäle es oder vergiss es.)

Eine **Impfung** gibt es nicht. Auch Impfstoffe gegen Typhus oder Cholera schützen nicht vor Reisediarrhö, sondern verbreiten beim Laien höchstens die Illusion eines Schutzes.

Therapie Eine wirksame Therapie besteht in der Einnahme von darmmotilitätshemmenden Medikamenten wie Loperamid (z.B. Immodium®). Antibiotika können in schwereren Fällen die Therapie ergänzen und den Krankheitsverlauf abkürzen. Empfohlen werden Co-trimoxazol, Gyrasehemmer oder Tetracyclinpräparate.

Der **exakte Wasser- und Elektrolytersatz** ist besonders bei Kleinkindern und Alten unverzichtbar. Bei sonst gesunden Erwachsenen reichen häufig zuckerhaltige Getränke und Salzgebäck aus.
Die WHO (Weltgesundheitsorganisation) hat folgende **Therapieempfehlungen** zur **oralen Substitution** bei schweren Durchfallerkrankungen veröffentlicht:

- 3,5 g NaCl (1 gestrichener Teelöffel Kochsalz)
- 2,5 g Natriumbicarbonat (1 gestrichener Teelöffel Backsoda)
- 1,5 g Kaliumchlorid (1 Tasse Orangensaft oder 2 Bananen)
- 20 g Glukose oder 40 g Saccharose (4–6 Teelöffel Zucker)
  gelöst in 1 l einwandfreiem Wasser

Diese Substitutionslösung wir altersabhängig in nachfolgend angegebener **Dosierung** eingesetzt:

- Kinder unter 2 Jahren: 50–100 ml nach jedem Durchfall
- Kinder zwischen dem 2. und 10. Lebensjahr: 100–200 ml nach jedem Durchfall
- ältere Kinder und Erwachsene: ca. 300 ml nach jedem Durchfall

(Modifiziert nach Angaben der WHO, Programmes on Food Safety and Diarrhoeal Diseases Control, Genf 1991)

7.2 Tetanus, Poliomyelitis und Diphtherie

Vor Reiseantritt sollte der Impfschutz gegen Tetanus (S. 21), Poliomyelitis (S. 81) und Diphtherie (S. 30) überprüft und gegebenenfalls eine Auffrischimpfung durchgeführt werden. Diese Infektionskrankheiten kommen weltweit vor und stellen für Kinder und Erwachsene ein ernsthaftes Gesundheitsrisiko dar.

7.3 Hepatitis

Zu den weltweit häufigsten Infektionskrankheiten gehören die Virushepatitiden (S. 58). Mittlerweile existiert gegen die Hepatitis A und Hepatitis B die Möglichkeit aktiver Immunisierung. Zur kurzfristigen Hepatitis-A-Prophylaxe steht auch ein passiver Impfschutz mit Immunglobulinen zur Verfügung.

7.4 Gelbfieber

Gelbfieber (S. 58) ist in Afrika und Südamerika endemisch. Eine Impfung soll 10 Tage vor Reisebeginn durch eine amtliche Gelbfieberimpfstelle erfolgen und in den Internationalen Impfausweis eingetragen werden. Nur in einigen Ländern wird die Impfung vor Einreise verlangt.

7.5 Cholera und Typhus

Eine immunisierende Prophylaxe wird gegen Cholera (S. 39) und Typhus (S. 39) nicht zwingend notwendig, wenn man die Hygienevorschriften beachtet. So soll in den Tropen nur abgekochtes Wasser getrunken, auf rohe Speisen verzichtet, nur selbst geschältes Obst verzehrt und möglichst auch Eiswürfel gemieden werden.

7.6 Bilharziose

Vor dem Baden in stehenden oder langsam fließenden Süßwässern wird wegen der Bilharziosegefahr gewarnt (S. 100).

7.7 Sexuell übertragbare Krankheiten

Der **Sextourismus** ist immer noch Realität! Trotz AIDS-Aufklärung gehen etwa 4% der Besucher von Ostafrika ungeschützte sexuelle Kontakte mit Einheimischen ein. In Nordthailand sind 30 bis 40 % der Prostituierten HIV-positiv. Daher wird weiterhin mit touristisch importierten **HIV-Infektionen** gerechnet.

Die übrigen sexuell übertragbaren Erkrankungen (**Gonorrhö, Lues** u. a.) sind zwar auch existent, werden aber durch die gute Behandelbarkeit in den Hintergrund gedrängt. Die Bedeutung der Kondombenutzung als prophylaktische Maßnahme sei auch hier erwähnt.

7.8 Malaria

Die weltweit häufigste Infektionskrankheit überhaupt ist die Malaria. Die wichtigste Vorbeugemaßnahme ist die **Verhütung** eines **Moskitostiches**, da keine 100%ig wirksame medikamentöse Prophylaxe möglich ist. Die **WHO** gibt folgende **Empfehlungen**:

- Da Moskitos vor allem nachtaktiv sind, wird in den Tropen von der Dämmerung bis in den Morgengrauen der Aufenthalt in geschlossenen Räumen empfohlen. Bei Aufenthalt im Freien nach Sonnenuntergang langärmelige Kleidung und lange Hosen tragen; dunkle Farben vermeiden, da sie Moskitos anziehen und die Mücken schlechter gesehen werden.
- Unbedeckte Hautstellen sollen mit einem insektenabwehrenden Mittel (Repellent) eingerieben werden.
- Nachts Türen und Fenster dicht verschließen und – wenn nötig – unter einem Moskitonetz schlafen.
- Abends in Schlafräumen ein Insektenvertilgungsmittel versprühen, elektrische Insektizidverdampfer benutzen oder Mückenvertreibungskerzen abbrennen.

Für die **medikamentöse Malariaprophylaxe** ist die genaue Kenntnis der gegenwärtigen Resistenzlage im Reisegebiet notwendig, welche sich binnen weniger Monate ändern kann. Trotz richtiger Vorbeugung bleibt die Möglichkeit einer Malariainfektion bestehen, so dass bei unklarem Fieber während des Aufenthaltes oder nach Rückkehr immer an Malaria gedacht werden muss (s. auch Kap. 5 „Parasiten“, S. 93).

8 Infektionsschutz durch Impfungen

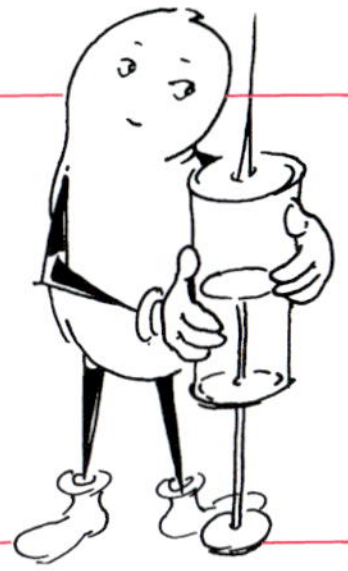

Rainer Klischies

Vor 150 Jahren starb jedes zweite Kind an einer Infektionskrankheit, noch bevor es seinen zehnten Geburtstag erreichte – ein heute unvorstellbarer Gedanke. Dank der Entwicklung und Anwendung von Impfstoffen haben heute die meisten „Kinderkrankheiten" – jedenfalls in Industriestaaten – ihren Schrecken verloren. Das Resultat dieser Impferfolge ist jedoch leider eine wachsende **Impfmüdigkeit** der Bevölkerung. Durch die Sorglosigkeit vieler Erwachsener konnte in den letzten Jahren immer wieder über epidemieartige Ausbrüche von „vergessenen" Infektionskrankheiten berichtet werden.

Aber:

- Die gefährlichen Infektionskrankheiten sind nicht eliminiert, sondern nur durch Hygienemaßnahmen und Schutzimpfungen zurückgedrängt.
- Die Anzahl der durch Impfung geschützten Personen nimmt kontinuierlich ab, weil Grundimmunisierungen und Auffrischimpfungen aus Unwissenheit und Sorglosigkeit unterbleiben.
- Wer meint, dass Kinderkrankheiten für Erwachsene harmlos und unbedenklich sind, irrt. Das Gegenteil ist häufig der Fall. So verlaufen „Kinderkrankheiten" im Erwachsenenalter meist schwerer und mit einer höheren Komplikationsrate.
- Die Infektionsgefahr über den „Import" von Erregern wächst durch steigende Auslandskontakte der Bevölkerung.

Während Kinder und Jugendliche gegen die häufigsten Erreger noch die Standardimpfungen erhalten, wie sie der Impfkalender (S. 111) empfiehlt, tut sich spätestens mit Erreichen des 15. Lebensjahres eine **Impflücke** auf. Wenn diese nicht in weiteren Lebensabschnitten durch Auffrischimpfungen geschlossen wird, kann sie sich zu einer dauerhaften Schwachstelle entwickeln.

> Eine vollständige Durchimpfung der Bevölkerung kann viele Menschenleben retten. Sie ist ein großes Ziel der Präventivmedizin.

Die meisten Impfungen und Impfbegriffe wurden in den vorangegangenen Kapiteln bereits angesprochen. Hier soll eine Übersicht dem besseren Verständnis dienen.

8.1 Vakzination

Eine Schutzimpfung wird auch als **Vakzination** bezeichnet. Sie bietet Schutz vor einer Infektionskrankheit. Im Kindesalter wird in der Regel eine **Grundimmunisierung** gegen viele Erkrankungen durchgeführt. Später wird – bei nachlassendem Impfschutz – eine **Auffrischimpfung** (*Booster*) notwendig.

8.2 Aktive Impfung

Nach einer **aktiven Impfung** erfolgt die aktive Auseinandersetzung des Immunsystems mit dem Impfstoff. Das Resultat ist eine spezifische **Antikörperbildung** gegen den jeweiligen Erreger oder gegen Erregerbestandteile. Dies braucht Zeit, daher ist eine Immunität erst nach einigen Wochen zu erwarten. Die aktiven Impfstoffe unterscheiden sich nach ihrer Zusammensetzung. So gibt es **Impfstoffe** mit abgeschwächten **lebenden** (z. B. Polioimpfung nach Sabin, S. 82) und solche mit **abgetöteten** Erregern (z. B. Polioimpfung nach Salk, S. 82). Andere Immunisierungen werden nur mit Erregerteilen (z. B. HBs-AG bei der Hepatitis B, S. 62) durchgeführt. Bei einer **Toxoidimpfung** werden abgeschwächte Erregergifte appliziert, die zwar nicht vor einer Infektion und Vermehrung des Eindringlings schützen, aber die Giftwirkung aufheben (z. B. Tetanus- oder Diphtherieimpfung, S. 23 und S. 31).

8.3 Passive Impfung

Eine **passive Immunisierung** wird immer dann notwendig, wenn Eile geboten ist oder kein aktiver Impfstoff zur Verfügung steht. Dies ist häufig der Fall, wenn eine Infektion schon stattgefunden hat und eine aktive Impfung zu spät kommen würde, um den Krankheitsausbruch zu verhindern (z. B. FSME, Botulismus, Tollwut, S. 57, S. 24 und S. 87). Der Impfstoff besteht aus **Immunglobulinen** und enthält keine Erreger. Daher kommt es nicht zu einer Auseinandersetzung mit dem Immunsystem (es verhält sich passiv) und somit auch nicht zu einer eigenen Antikörperbildung im Körper des Geimpften. Ein Schutz besteht sofort nach der Impfung, hält aber nur wenige Wochen bis Monate an. Bei einigen Infektionskrankheiten wird der Impfstoff auch **Antitoxin** genannt (z. B. Tetanus, Diphtherie).

8.4 Simultanimpfung

Unter einer **Simultanimpfung** versteht man eine gleichzeitige passive und aktive Immunisierung mit dem Ziel eines sofort einsetzenden und zugleich lang anhaltenden Impfschutzes. Die bekannteste Simultanimpfung ist die Tetanussimultanimpfung (s. Kap. 2 „Bakterien", S. 23) im Falle der Verletzung eines Nichtimmunen. Weitere Beispiele sind Tollwut (S. 87) oder Hepatitis B (S. 63).

8.5 Indikations- und Routineimpfung

Indikationsimpfungen sind nur für bestimmte Bevölkerungskreise notwendig. Einmal für Menschen, die während ihrer Berufsausübung bestimmten Infektionsgefahren ausgesetzt sind (z. B. Hepatitis B im Krankenhaus oder Tollwut bei Waldarbeitern) oder für Fernreisende (Gelbfieber, Cholera, Typhus, Hepatitis A u. a.).

Dagegen werden **Routineimpfungen** allen Menschen empfohlen, sofern aus gesundheitlichen Gründen, wegen einer Schwangerschaft oder einer Allergie gegen den jeweiligen Impfstoff oder seine Zusätze keine Einwände bestehen.

8.6 Impfpläne

In den folgenden Impfplänen sind Empfehlungen der ständigen Impfkommission (STIKO) des Robert-Koch-Institutes (RKI) wiedergegeben (Stand: Januar 2000; erschienen im Supplement zum Deutschen Ärzteblatt Heft 16/2000; im Internet abrufbar unter http://www.rki.de). Dabei wird zunächst der Routineimpfplan für Kinder vorgestellt, anschließend werden Impfungen aufgeführt, die im Erwachsenenalter von Bedeutung sind.

8.6.1 Impfkalender für Säuglinge, Kinder und Jugendliche

Der Impfkalender für Säuglinge, Kinder und Jugendliche (Tab. 8.1) umfasst Impfungen zum Schutz vor Diphtherie (D/d), Pertussis (aP), Tetanus (T), Haemophilus influenzae Typ b (Hib), Hepatitis B (HB), Poliomyelitis (IPV) sowie gegen Masern, Mumps und Röteln (MMR).
In Tabelle 8.1 sind den empfohlenen Impfungen die Impftermine zugeordnet. Abweichungen vom empfohlenen Impfalter sind möglich und unter Umständen notwendig. Die angegebenen Impftermine berücksichtigen die für den Aufbau eines Impfschutzes notwendigen Zeitabstände zwischen den Impfungen. Die Früherkennungsuntersuchungen für Säuglinge und Kinder, die Schuleingangsuntersuchung, die Jugendgesundheitsuntersuchungen sowie die Untersuchungen nach dem Jugendarbeitsschutzgesetz können für die Impfprophylaxe genutzt werden.
Um die Zahl der Injektionen möglichst gering zu halten, sollten nach Möglichkeit Kombinationsimpfstoffe verwendet werden. Ein vollständiger Impfschutz ist nur dann gewährleistet, wenn die vom Hersteller angegebene Zahl von Einzeldosen verabreicht wurde (Beipackzettel/Fachinformationen beachten).
Die Erfahrung zeigt, dass Impfungen, die später als empfohlen begonnen oder für längere Zeit unterbrochen wurden, häufig nicht zeitgerecht

Tab. 8.1 Impfkalender für Säuglinge, Kinder und Jugendliche. Empfohlenes Impfalter und Mindestabstände zwischen den Impfungen

Impfstoff/ Antigen-kombinationen	**Geburt**	**Lebensmonat**					**Lebensjahr**	
		2	**3**	**4**	**5**	**12–15**	**5–6**	**11–18**
DtaP*			1.	2.	3.	4.		
aP								A
Hib			1.	siehe [1]	2.	3.		
IPV**			1	siehe [1]	2.	3.		A
HB	siehe [2]		1.		2.	3.		G
MMR***						1.	2.	G
DtTd****							A	A

Um die Zahl der Injektionen möglichst gering zu halten, sollten vorzugsweise Kombinationsimpfstoffe verwendet werden. Impfstoffe mit unterschiedlichen Antigenkombinationen von D/d, T, aP, HB, Hib, IPV sind bereits verfügbar oder in Vorbereitung. Bei Verwendung von Kombinationsimpfstoffen sind die Angaben des Herstellers zu den Impfabständen zu beachten.

1 Antigenkombinationen, die eine Pertussiskomponente enthalten, werden nach dem für DTaP angegebenen Schema benutzt.
2 Impfschema: 0, 1, 6 Monate; siehe auch Anmerkungen „Postexpositionelle Hepatitis-B-Immunprophylaxe bei Neugeborenen" (S. 112).
A Auffrischimpfung: Erfolgte die letzte Impfung mit entsprechenden Antigenen vor weniger als 12 Monaten, kann der Termin entfallen.
G Grundimmunisierung für alle Kinder und Jugendlichen, die bisher nicht geimpft wurden, bzw. Komplettierung eines unvollständigen Impfschutzes.
* Abstände zwischen erster und zweiter sowie zweiter und dritter Impfung mindestens 4 Wochen; Abstand zwischen dritter und vierter Impfung mindestens 6 Monate.
** Bei Verwendung von IPV-Virelon® nur zweimalige Impfung. Siehe Beipackzettel.
*** Die zweite MMR-Impfung kann bereits 4 Wochen nach der ersten MMR-Impfung erfolgen.
**** Ab 6. bzw. 7. Lebensjahr wird zur Auffrischimpfung ein Impfstoff mit reduziertem Diphtherietoxoidgehalt (d) verwendet.

fortgesetzt werden. Bis zur Feststellung und Schließung von Impflücken, z. B. bei der Schuleingangsuntersuchung, verfügen unzureichend geimpfte Kinder nur über einen mangelhaften Impfschutz. Wegen der besonderen Gefährdung in der frühen Kindheit muss es daher das Ziel sein, unter Beachtung der Mindestabstände zwischen den Impfungen **möglichst frühzeitig**, das heißt bis zum Ende des 15. Lebensmonats, die empfohlenen Impfungen durchzuführen. Noch vor Schuleintritt ist für einen vollständigen Impfschutz Sorge zu tragen und spätestens bis zum vollendeten 18. Lebensjahr (das heißt bis zum Tag vor dem 18. Geburtstag) sind bei Jugendlichen versäumte Impfungen nachzuholen. Unabhängig von den in Tabelle 8.1 genannten Terminen sollten, wann immer ein Kind dem Arzt vorgestellt wird, die Impfdokumentation überprüft und fehlende Impfungen nachgeholt werden.

8.6.2 Anmerkungen zu den im Impfkalender aufgeführten Impfungen

- **Diphtherie:** Ab dem 6. bzw. 7. Lebensjahr (nach Angaben des Herstellers) wird bei Auffrischimpfungen und zur Grundimmunisierung ein Impfstoff mit reduziertem Diphtherietoxoidgehalt (d) verwendet, in der Regel kombiniert mit Tetanustoxoid oder weiteren Antigenen.
- **Haemophilus influenzae Typ b (Hib):** Nach dem 12. bzw. 15. Lebensmonat (Beipackzettel beachten) ist eine einmalige Hib-Impfung ausreichend. Ab dem 6. Lebensjahr ist eine Hib-Impfung nur in Ausnahmefällen indiziert (z. B. funktionelle oder anatomische Asplenie).
  Für die einzelnen Impfungen der Grundimmunisierung sollte – wenn möglich – ein Impfstoff mit gleichem Trägerprotein verwendet werden. Wenn jedoch nicht bekannt ist, mit welchem Impfstoff zuvor geimpft worden ist, weil der Handelsname nicht – wie erforderlich – dokumentiert wurde, dann muss die Grundimmunisierung nicht erneut begonnen werden, sondern kann mit jedem Hib-Impfstoff fortgesetzt werden.
  Bei Kombinationsimpfstoffen, die außer der Hib-Komponente auch Pertussisantigene enthalten, sind für die Grundimmunisierung vier Impfungen vorgeschrieben.
- **Hepatitis B (HB):** Die WHO hat 1992 empfohlen, dass bis 1997 in allen Ländern die HB-Impfung Bestandteil des Impfprogramms wird. Entsprechend diesem Vorschlag wurde 1995 die HB-Impfung der Säuglinge, Kinder und Jugendlichen in den Kalender der empfohlenen Impfungen aufgenommen. Damit folgte Deutschland dem Beispiel der USA, Kanadas und Frankreichs, die eine mit Deutschland vergleichbare epidemiologische Ausgangslage haben. Serologische Vor- bzw. Nachtestungen zur Kontrolle des Impferfolgs sind bei der Regelimpfung im Kindesalter nicht erforderlich.
  Postexpositionelle Hepatitis-B-Prophylaxe bei Neugeborenen von Hb_sAg-positiven Müttern bzw. von Müttern mit unbekanntem Hb_sAg-Status: Entsprechend den Mutterschaftsrichtlinien ist bei allen Schwangeren nach der 32. Schwangerschaftswoche, möglichst nahe am Geburtstermin, das Serum auf Hb_sAg zu untersuchen. Ist das Ergebnis positiv, dann ist bei dem Neugeborenen unmittelbar post partum, das heißt innerhalb von 12 Stunden, mit der Immunisierung gegen Hepatitis B zu beginnen. Dabei werden simultan die erste Dosis HB-Impfstoff und HB-Immunglobulin verabreicht. Die begonnene HB-Grundimmunisierung wird einen Monat nach der 1. Impfung durch eine 2. und sechs Monate nach der 1. Impfung durch eine 3. Impfung vervollständigt.
  Bei Neugeborenen von Müttern, deren Hb_sAg-Status nicht bekannt ist und bei denen noch vor bzw. sofort nach der Geburt die serologische Kontrolle nicht möglich ist, wird ebenfalls unmittelbar post partum die Grundimmunisierung mit HB-Impfstoff begonnen. Bei nachträglicher Feststellung einer Hb_sAg-Positivität der Mutter kann beim Neugeborenen innerhalb von 7 Tagen postnatal die passive Immunisierung nachgeholt werden.
  Nach Abschluss der Grundimmunisierung von Neugeborenen ist eine serologische Kontrolle erforderlich.
- **Masern, Mumps, Röteln (MMR):** Die Impfung gegen Masern, Mumps und Röteln soll-

te mit einem Kombinationsimpfstoff (MMR-Impfstoff) durchgeführt werden, In der Regel zwischen dem 12. und 15. Lebensmonat, möglichst bis zum Ende des 2. Lebensjahres, um den frühestmöglichen Impfschutz zu erreichen. Steht bei einem Kind die Aufnahme in eine Kindereinrichtung an, kann die MMR-Impfung auch vor dem 12. Lebensmonat, jedoch nicht vor dem 9. Lebensmonat erfolgen. Sofern die Erstimpfung vor dem 12. Lebensmonat erfolgte, sollte die MMR-Impfung bereits im 2. Lebensjahr wiederholt werden, da im 1. Lebensjahr noch persistierende maternale Antikörper die Impfviren neutralisieren können.

Die Eliminierung der Masern ist ein erklärtes Ziel der deutschen Gesundheitspolitik. Masern können eliminiert werden, wenn die Durchimpfungsrate gegen Masern bei Kindern mehr als 95 % erreicht. Diesem Ziel sind bisher die Länder nahe gekommen, die eine zweimalige Impfung im Kindesalter empfehlen und durchführen, wie die skandinavischen Länder, Großbritannien, die Niederlande und die USA. Die STIKO empfiehlt eine zweite MMR-Impfung seit 1991. Mit der zweiten MMR-Impfung sollen Immunitätslücken geschlossen werden. Die zweite MMR-Impfung kann bereits vier Wochen nach der ersten MMR-Impfung erfolgen. Aus praktischen Gründen ist die Schuleingangsuntersuchung ein geeigneter Zeitpunkt, die zweite MMR-Impfung zu veranlassen. Es ist dafür Sorge zu tragen, dass die zweite MMR-Impfung so früh wie möglich, spätestens jedoch bis zum vollendeten 18. Lebensjahr nachgeholt wird; bei Mädchen wird damit auch der unverzichtbare Schutz vor einer Rötelnembryopathie gesichert. Auch bei anamnestisch angegebener Masern-, Mumps- oder Rötelnerkrankung sollte die zweite MMR-Impfung durchgeführt werden. Anamnestische Angaben über eine Masern- oder Rötelnerkrankung sind ohne mikrobiologisch-serologische Dokumentation der Erkrankungen unzuverlässig und nicht verwertbar. Es gibt in der Fachliteratur keine Hinweise auf Nebenwirkungen nach mehrmaligen Masern-, Mumps- oder Rötelnimpfungen. Eine Altersbegrenzung für die MMR-Impfung besteht nicht. Sie kann in jedem Alter erfolgen. Empfehlenswert ist z.B. die MMR-Impfung für alle ungeimpften Personen in Einrichtungen mit erhöhter Infektionsgefahr, wie z.B. der Pädiatrie, in Kindergärten, Kinderheimen u.Ä. (siehe Tab. 8.1).

Eine zusätzliche monovalente Röteln-Impfung für Mädchen ist nicht erforderlich, wenn bereits zwei Impfungen mit MMR-Impfstoff dokumentiert sind. Wenn nur eine MMR-Impfung vorausgegangen ist, dann ist die zweite MMR-Impfung bei allen Kindern und Jugendlichen nachzuholen; bei der Jugendgesundheitsuntersuchung ist sicherzustellen, daß alle Mädchen zwei MMR-Impfungen erhalten haben.

- **Pertussis:** In Anbetracht der Pertussissituation in Deutschland und der Schwere des klinischen Verlaufs einer Pertussis im Säuglingsalter ist es dringend geboten, die Grundimmunisierung der Säuglinge und Kleinkinder zum frühestmöglichen Zeitpunkt, das heißt unmittelbar nach Vollendung des 2. Lebensmonats, zu beginnen und zeitgerecht fortzuführen. Empfohlen werden je eine Impfung mit einem Impfstoff, der Pertussisantigene enthält, ab Beginn des 3., 4. und 5. Lebensmonats und eine weitere Impfung ab Beginn des 12. Lebensmonats, möglichst jedoch bis zum 15. Lebensmonat. Das Nachholen oder die Vervollständigung der Pertussisimmunisierung wird im Kindes- und Jugendalter mit einem azellulären Pertussisimpfstoff empfohlen (Fachinformation beachten). Für bereits 4-mal gegen Pertussis geimpfte Kinder bzw. Jugendliche wird zwischen dem 11. und 18. Lebensjahr eine weitere Dosis (aP) empfohlen.
- **Poliomyelitis:** Der Polio-Lebendimpfstoff, orale Polio-Vakzine (OPV) wird wegen des – wenn auch sehr geringen – Risikos einer vakzineassoziierten paralytischen Poliomyelitis (VAPP) nicht mehr empfohlen. Zum Schutz vor der Polyomyelitis wird ein zu injizierender Impfstoff, inaktivierte Polio-Vakzine (IPV), mit gleicher Wirksamkeit empfohlen. Ab Beginn des 11. Lebensjahres wird für Jugendliche (bis zum vollendeten 18. Lebensjahr) eine Auffrischung mit einem Impfstoff, der IPV enthält, empfohlen. Eine mit OPV begonnene Grundimmunisierung wird mit IPV komplettiert.

8.6.3 Indikations- und Auffrischimpfungen

Der Impfschutz gegen bestimmte Infektionskrankheiten (Tab. 8.2) sollte in späteren Lebensjahren aufgefrischt oder bislang versäumte Impfungen nachgeholt werden (z. B. Diphtherie, Röteln, Tetanus). Andere Impfungen können bei besonderen epidemiologischen Situationen oder Gefährdungen für Kinder, Jugendliche und Erwachsenen indiziert sein (Indikationsimpfungen). Reiseimpfungen gehören zu den Indikationsimpfungen.

Tab. 8.2 Indikations- und Auffrischimpfungen

Impfung gegen	Kategorie[1]	Indikation bzw. Reiseziel	Anwendungshinweise (Beipackzettel/ Fachinformationen beachten)
Cholera	R	auf Verlangen des Ziel- oder Transitlandes; nur noch im Ausnahmefall, eine WHO-Empfehlung besteht nicht	nach Angaben des Herstellers
Diphtherie	A	alle Personen ohne ausreichenden Impfschutz: • bei fehlender oder unvollständiger Grundimmunisierung • wenn die letzte Impfung der Grundimmunisierung oder die letzte Auffrischimpfung länger als 10 Jahre zurückliegt	Die Impfung gegen Diphtherie sollte in der Regel in Kombination mit der gegen Tetanus durchgeführt werden. Nichtgeimpfte oder Personen mit fehlendem Impfnachweis sollten 2 Impfungen im Abstand von 4–8 Wochen und eine 3. Impfung 6–12 Monate nach der 2. Impfung erhalten. Eine Reise in ein Infektionsgebiet sollte frühestens nach der 2. Impfung angetreten werden.
	I	Bei Diphtherierisiko (Gefahr der Einschleppung, Reisen in Infektionsgebiete) Überprüfung der Impfdokumentation; bei fehlendem Impfschutz ist die Impfung besonders angezeigt für • medizinisches Personal, das engen Kontakt zu Erkrankten haben kann • Personal in Laboratorien mit Diphtherierisiko • Personal in Einrichtungen mit umfangreichem Publikumsverkehr • Aussiedler, Flüchtlinge und Asylbewerber aus Gebieten mit Diphtherierisiko, die in Gemeinschaftsunterkünften leben, sowie für das Personal	Eine begonnene Grundimmunisierung wird vervollständigt, Auffrischimpfungen in 10-jährigen Intervallen. Bei bestehender Diphtherieimpfindikation und ausreichendem Tetanusimpfschutz sollte monovalent gegen Diphtherie geimpft werden.

Impfung gegen	Kategorie[1]	Indikation bzw. Reiseziel	Anwendungshinweise (Beipackzettel/ Fachinformationen beachten)
		dieser Einrichtungen (s. entsprechende Impfempfehlungen) • Bedienstete des Bundesgrenzschutzes und der Zollverwaltung • Reisende in Regionen mit Diphtherierisiko	
	A	bei Epidemien oder regional erhöhter Morbidität	entsprechend den Empfehlungen der Gesundheitsbehörden
FSME (Frühsommer-meningoenzephalitis)	I	Personen, die sich in FSME-Risikogebieten aufhalten oder Personen, die durch FSME beruflich gefährdet sind (z. B. Forstarbeiter) Risikogebiete in Deutschland sind zurzeit insbesondere: • Bayern: südlicher Bayerischer Wald, Niederbayern entlang der Donau ab Regensburg (besonders Region Passau) sowie entlang der Flüsse Paar, Isar (ab Landshut), Rott, Inn, Vilz, Altmühl • Baden Württemberg: gesamter Schwarzwald (Gebiet zwischen Pforzheim, Offenburg, Freiburg, Villingen, Tübingen, Sindelfingen); Gebiete entlang der Flüsse Enz, Nagold und Neckar sowie entlang dem Ober-/Hochrhein, oberhalb Kehls bis zum westlichen Bodensee (Konstanz, Singen, Stockach) • Hessen: Odenwald (Saisonalität beachten: April – November)	Grundimmunisierung und Auffrischimpfungen nach Angaben des Herstellers entsprechend den Empfehlungen der Gesundheitsbehörden; die Hinweise zu FSME-Risikogebieten – veröffentlicht im *Epidemiologischen Bulletin* des RKI (letzte Fassung: Ausgabe 16/99: 115) – sind zu beachten.
	R	Aufenthalte in FSME-Risikogebieten außerhalb Deutschlands	
Gelbfieber	R	entsprechend den Impfanforderungen der Ziel- oder Transitländer (tropisches Afrika und Südamerika mit endemischem Gelbfieber), ferner sind die Hinweise der WHO zu Gelbfieberinfektionsgebieten zu beachten.	einmalige Impfung in den von den Gesundheitsbehörden zugelassenen Gelbfieberimpfstellen Auffrischimpfung in 10-jährigen Intervallen

Impfung gegen	Kategorie[1]	Indikation bzw. Reiseziel	Anwendungshinweise (Beipackzettel/ Fachinformationen beachten)
Hepatitis A (HA)	I	1. HA-gefährdetes Personal* medizinischer Einrichtungen, z. B. Pädiatrie und Infektionsmedizin 2. HA-gefährdetes Personal* von Laboratorien (z. B. für Stuhluntersuchungen) 3. Personal* in Kindertagesstätten, Kinderheimen u.Ä. 4. Personal* in psychiatrischen Einrichtungen oder vergleichbaren Fürsorgeeinrichtungen für Zerebralgeschädigte oder Verhaltens -gestörte 5. Kanalisations- und Klärwerksarbeiter 6. homosexuell aktive Männer 7. Personen mit substitutionspflichtiger Hämophilie 8. Kontaktpersonen zu an Hepatitis A Erkrankten (Riegelungsimpfung) 9. Personen in psychiatrischen Einrichtungen oder vergleichbaren Fürsorgeeinrichtungen für Zerebralgeschädigte oder Verhaltensgestörte 10. Personen, die an einer chronischen Lebererkrankung leiden und keine HAV-Antikörper besitzen * Unter „Personal" sind hier medizinisches und anderes Fach- und Pflegepersonal sowie Küchen- und Reinigungskräfte zu verstehen	Grundimmunisierung und Auffrischimpfung nach Angaben des Herstellers Eine Vortestung auf HA-Antikörper ist bei vor 1950 Geborenen sinnvoll sowie bei Personen, die in der Anamnese eine mögliche Hepatitis A aufweisen bzw. längere Zeit in Endemiegebieten gelebt haben. Bei einer aktuellen Exposition von Personen, für die eine Hepatitis A ein besonderes Risiko darstellt, kann zeitgleich mit der ersten Impfung ein Immunglobulinpräparat gegeben werden.
	R	Reisende in Regionen mit hoher Hepatitis-A-Prävalenz	

Impfung gegen	Kategorie[1]	Indikation bzw. Reiseziel	Anwendungshinweise (Beipackzettel/ Fachinformationen beachten)
Hepatitis B (HB)	I	präexpositionell: 1. HB-gefährdetes medizinisches und zahnmedizinisches Personal; Personal in psychiatri-schen Einrichtungen oder vergleichbaren Fürsorgeeinrichtungen für Zerebralgeschädigte oder Verhaltensgestörte; andere Personen, die durch Blutkontakte mit möglicherweise infizierten Personen gefährdet sind, wie z. B. Ersthelfer, Polizisten, Sozialarbeiter und Gefängnispersonal mit Kontakt zu Drogenabhängigen 2. Dialysepatienten, Patienten mit häufiger Übertragung von Blut oder Blutbestandteilen (z. B. Hämophilie), Patienten vor aus-gedehnten chirurgischen Eingriffen (z. B. vor Operationen unter Verwendung der Herz-Lungen-Maschine) 3. Patienten mit chonischen Lebererkrankungen, die HB_sAg-negativ sind 4. durch Kontakt mit HB_sAg-Trägern in Familie und Gemeinschaft (Kindergärten, Kinderheime, Pflegestätten, Schulklassen, Spielgemeinschaften) gefährdete Personen 5. Patienten in psychiatrischen Einrichtungen oder vergleichbaren Fürsorgeeinrichtungen für Zerebralgeschädigte oder Verhaltens-gestörte 6. besondere Risikogruppen, wie z. B. homosexuell aktive Männer, Drogenabhängige, Prostituierte, länger einsitzende Strafgefangene	Hepatitis-B-Impfung nach den Angaben des Herstellers; im allgemeinen nach serologischer Vortestung bei den Indikationen 1. bis 6.; Kontrolle des Impferfolgs ist für die Indikationen unter 1. bis 4. erforderlich. Auffrischimpfung entsprechend dem nach Abschluss der Grundimmunisierung erreichten Antikörperwert (Kontrolle 1–2 Monate nach 3. Dosis): • bei anti-HB_s-Werten < 100 IE/l umgehend erneute Impfung (1 Dosis) und erneute Kontrolle • bei anti- HB_s-Werten ≥ 100 IE/l Auffrischimpfung (1 Dosis) nach 10 Jahren (bei Immundefizienz regelmäßige Kontrollen etwa alle 3–6 Monate) bei Fortbestehen des Infektionsrisikos Auffrischimpfungen in 10-jährigen Intervallen
	R	Reisende in Regionen mit hoher Hepatitis-B-Prävalenz bei längerem Aufenthalt oder bei zu erwartenden engen Kontakten zur einheimischen Bevölkerung	

Impfung gegen	Kategorie[1]	Indikation bzw. Reiseziel	Anwendungshinweise (Beipackzettel/ Fachinformationen beachten)
	I	postexpositionell:	
		• medizinisches Personal bei Verletzungen mit möglicherweise erregerhaltigen Gegenständen, z. B. Nadelstichexposition	siehe Immunprophylaxe bei Exposition (Epidemiologisches Bulletin des RKI Nr. 1/2000:1–2)
		• Neugeborene HB_sAg-positiver Mütter	siehe Anmerkungen zum Impfkalender (S. 112)
Influenza	I	Personen über 60 Jahre Kinder, Jugendliche und Erwachsene mit erhöhter gesundheitlicher Gefährdung infolge eines Grundleidens wie z. B. chronische Lungen-, Herz-Kreislauf-, Leber- und Nierenkrankheiten, Diabetes und andere Stoffwechselkrankheiten, Immundefizienz, HIV-Infektion Personen mit erhöhter Gefährdung, z. B. medizinisches Personal, Personen in Einrichtungen mit umfangreichem Publikumsverkehr	jährliche Impfung, vorzugsweise im Herbst (September–November) mit einem Impfstoff mit aktueller, von der WHO empfohlener Antigenkombination
	A	wenn Epidemien auftreten oder aufgrund epidemiologischer Beobachtungen befürchtet werden	entsprechend den Empfehlungen der Gesundheitsbehörden
Masern	I	alle ungeimpften Personen in Einrichtungen der Pädiatrie, in Kindertagesstätten, Kinderheimen u.Ä.	einmalige Impfung, vorzugsweise mit MMR-Impfstoff
Meningokokken-Infektionen (Gruppen A, C, W135, Y)	I	gefährdete Personen • z. B. Entwicklungshelfer vor Aufenthalten im Meningitisgürtel Afrikas oder in anderen Gebieten mit Meningitisrisiko gemäß den Empfehlungen der WHO • in Deutschland auf Empfehlung der Gesundheitsbehörden	nach Angaben des Herstellers
Mumps	I	alle ungeimpften Personen in Einrichtungen der Pädiatrie, in Kindertagesstätten, Kinderheimen u.Ä.	einmalige Impfung, vorzugsweise mit MMR-Impfstoff

Impfung gegen	Kategorie[1]	Indikation bzw. Reiseziel	Anwendungshinweise (Beipackzettel/ Fachinformationen beachten)
Pneumokokkeninfektionen	I	Personen über 60 Jahre	nach Angaben des Herstellers
		Kinder, Jugendliche und Erwachsene mit erhöhter gesundheitlicher Gefährdung infolge eines Grundleidens, wie z. B. chronische Lungen-, Herz-Kreislauf-, Leber- und Nierenkrankheiten, Diabetes und andere Stoffwechselkrankheiten, Immundefizienz, HIV-Infektionen, Erkrankungen der Blut bildenden Organe, funktionelle oder anatomische Asplenie, vor Beginn einer immunsuppressiven Therapie vor Organtransplantation	Auffrischimpfung frühestens 6 Jahre nach erster Impfung; Kinder unter 10 Jahren frühestens 3 Jahre nach erster Impfung
Poliomyelitis	A	alle Personen bei fehlender oder unvollständiger Grundimmunisierung	Personen mit drei dokumentierten Impfungen gelten als vollständig immunisiert. Ungeimpfte Personen erhalten IPV entsprechend den Angaben des Herstellers. Ausstehende Impfungen der Grundimmunisierung werden mit IPV nachgeholt. Eine routinemäßige Auffrischimpfung wird nach dem vollendeten 18. Lebensjahr nicht empfohlen. Impfung mit IPV, wenn die Impfungen der Grundimmunisierung nicht vollständig dokumentiert sind oder die letzte Impfung der Grundimmunisierung bzw. die letzte Auffrischimpfung länger als 10 Jahre zurückliegt
	I	bei Poliomyelitisrisiko Überprüfung der Impfdokumentation; bei fehlendem Impfschutz ist die Impfung besonders angezeigt für: • medizinisches Personal, das engen Kontakt zu Erkrankten haben kann • Personal in Laboratorien mit Poliomyelitisrisiko • Personen mit engem Kontakt zu Erkrankten • Reisende in Regionen mit Infektionsrisiko (die aktuelle epidemische Situation ist zu beachten, insbesondere die Meldungen der WHO) • Aussiedler, Flüchtlinge und Asylbewerber aus Gebieten mit Polio-Risiko, die in Gemeinschaftsunterkünften leben, sowie das Personal dieser Einrichtungen (siehe entsprechende Impfempfehlungen)	
	A	bei einem Polio-Ausbruch	Riegelungsimpfung mit OPV entsprechend den Anordnungen der Gesundheitsbehörden

Impfung gegen	**Kategorie**[1]	**Indikation bzw. Reiseziel**	**Anwendungshinweise (Beipackzettel/ Fachinformationen beachten)**
Röteln	I	alle ungeimpften Personen in Einrichtungen der Geburtshilfe sowie der Kinder- und Säuglingspflege	einmalige Impfung, vorzugsweise mit MMR-Impfstoff
		seronegative Frauen mit Kinderwunsch	einmalige Impfung mit Rötelnimpfstoff mit nachfolgender Kontrolle des Impferfolgs
Tetanus	A	alle Personen bei fehlender oder unvollständiger Grundimmunisierung, wenn die letzte Impfung der Grundimmunisierung oder die letzte Auffrischimpfung länger als 10 Jahre zurückliegt	Die Impfung gegen Tetanus sollte in der Regel in Kombination mit der gegen Diphtherie durchgeführt werden. Eine begonnene Grundimmunisierung wird vervollständigt, Auffrischimpfungen in 10-jährigen Intervallen.
	I	postexpositionell	siehe Tabelle 3 in der Originalveröffentlichung (Deutsches Ärzteblatt Supplement zu Heft 16/2000 http://www.rki.de)
Tollwut	I	präexpositionell:	Dosierungsschema nach Angaben des Herstellers
		• Tierärzte, Jäger, Forstpersonal und andere Personen bei Umgang mit Tieren in Gebieten mit Wildtiertollwut sowie ähnliche Risikogruppen	Personen mit weiter bestehendem Expositionsrisiko sollten regelmäßig eine Auffrischimpfung entsprechend den Angaben des Herstellers erhalten.
		• Personal in Laboratorien mit Tollwutrisiko	Mit Tollwutvirus arbeitendes Laborpersonal sollte halbjährlich auf neutralisierende Antikörper untersucht werden. Eine Auffrischimpfung ist bei 0,5 IE/ml Serum indiziert.
	R	Reisende in Regionen mit hoher Tollwutgefährdung (z. B. durch streunende Hunde)	
	I	postexpositionell	siehe Tabelle 4 in der Originalveröffentlichung (Deutsches Ärzteblatt Supplement zu Heft 16/2000 oder http://www.rki.de)
Tuberkulose		Die Impfung mit dem derzeit verfügbaren BCG-Impfstoff wird nicht empfohlen.	
Typhus	R	bei Reisen in Endemiegebiete	nach Angaben des Herstellers

Impfung gegen	Kategorie[1]	Indikation bzw. Reiseziel	Anwendungshinweise (Beipackzettel/ Fachinformationen beachten)
Varizellen	I	seronegative • Kinder mit Leukämie* • Kinder mit soliden malignen Tumoren • Kinder mit schwerer Neurodermitis • Kinder vor geplanter Immunsuppression, z. B. wegen schwerer Autoimmunerkrankungen, vor Organtransplantation, bei schwerer Niereninsuffizienz • Geschwister und Eltern der vorstehend Genannten • medizinische Mitarbeiter, insbesondere der Bereiche Pädiatrie, pädiatrische Onkologie, Schwangerenfürsorge, der Betreuung von Immundefizienten • Frauen mit Kinderwunsch * Unter folgenden Voraussetzungen: klinische Remission mindestens 12 Monate, vollständige hämatologische Remission (Gesamtlymphozytenzahl ≥ 1200/mm³ Blut)	nach Angaben des Herstellers: 1 Dosis bei Kindern vor dem vollendeten 13. Lebensjahr; 2 Dosen im Abstand von mindestens 6 Wochen bei Kindern ab 13 Jahren, Jugendlichen und Erwachsenen bei Exposition passive Immunprophylaxe mit Varicella-Zoster-Immunglobulin (0,5 ml/kg KG); Neugeborene, deren Mütter bis zu 7 Tage vor bzw. 2 Tage nach der Geburt an Varizellen erkrankt sind, erhalten unverzüglich Varicella-Zoster-Immunglobulin in gleicher Dosierung.

[1] Erläuterungen: A = Impfung mit breiter Anwendung und erheblichem Wert für die Gesundheit der Bevölkerung; I = Indikationsimpfung bei erhöhter Gefährdung von Personen bzw. Angehörigen von Risikogruppen; R = Reiseimpfungen (von der WHO veröffentlichte Informationen über Gebiete mit besonderem Infektionsrisiko beachten)

9 Meldepflicht übertragbarer Infektionskrankheiten nach dem Infektionsschutzgesetz

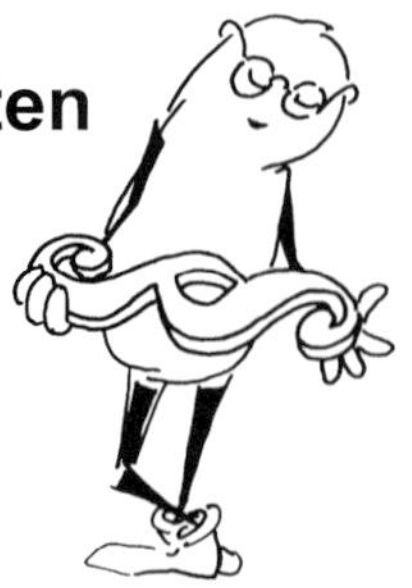

Rainer Klischies

Am 1. Januar 2001 hat das Infektionsschutzgesetz das Bundesseuchengesetz abgelöst. Im Gegensatz zum Bundesseuchengesetz wird im Infektionsschutzgesetz (IfSG) zwischen der Meldung von Krankheitsbildern und dem Nachweis von Erregern unterschieden. Die Liste der zu meldenden Erkrankungen ist dadurch kleiner geworden. Man erhofft sich hierdurch eine Verbesserung der Meldemoral.

Eine Reihe von Krankheiten wurde aus der Meldepflicht genommen: Zytomegalie, Gasbrand, Keuchhusten und Pocken sowie aus dem Geschlechtskrankheitengesetz Haemophilus ducreyi und Neisseria gonorrhoeae. Hinzugekommen ist die Meldepflicht für Verdacht und Erkrankung an Masern sowie für Verdacht auf das Vorliegen einer über das übliche Ausmaß einer Impfreaktion hinausgehenden gesundheitlichen Schädigung. Für Laboratorien gibt es eine Liste von meldepflichtigen Erregernachweisen, die zum Teil vorher nicht meldepflichtig waren wie Adenoviren im Konjunktivalabstrich, Legionellen, Masernviren und Echinokokken.

Nachweise von einigen Krankheitserregern, z. B. dem Malariaerreger Plasmodium, HIV und Toxoplasma gondii, müssen zukünftig direkt und nicht namentlich an das Robert-Koch-Institut gemeldet werden und nicht mehr, wie bisher nach dem Bundesseuchengesetz, an das Gesundheitsamt. Mit diesem neuen Meldeverfahren erhofft man sich, bessere Daten über solche Infektionen zu erhalten, bei denen kein direktes Tätigwerden des Gesundheitsamtes notwendig ist.

Das Infektionsschutzgesetz (IfSG) ist in 16 Abschnitte und 77 Paragraphen unterteilt, von denen einige zitiert werden sollen. Der vollständige Gesetzestext findet sich im Internet, z. B. auf der Homepage des Robert-Koch-Instituts (http://www.rki.de).

1. Abschnitt
Allgemeine Vorschriften

§ 1
Zweck des Gesetzes

(1) Zweck des Gesetzes ist es, übertragbaren Krankheiten beim Menschen vorzubeugen, Infektionen frühzeitig zu erkennen und ihre Weiterverbreitung zu verhindern.

(2) Die hierfür notwendige Mitwirkung und Zusammenarbeit von Behörden des Bundes, der Länder und der Kommunen, Ärzten, Tierärzten, Krankenhäusern, wissenschaftlichen Einrichtungen sowie sonstigen Beteiligten soll entsprechend dem jeweiligen Stand der medizinischen und epidemiologischen Wissenschaft und Technik gestaltet und unterstützt werden. Die Eigenverantwortung der Träger und Leiter von Gemeinschaftseinrichtungen, Lebensmittelbetrieben, Gesundheitseinrichtungen sowie des Einzelnen bei der Prävention übertragbarer Krankheiten soll verdeutlicht und gefördert werden.

§ 2
Begriffsbestimmungen

Im Sinne dieses Gesetzes ist

1. Krankheitserreger
   ein vermehrungsfähiges Agens (Virus, Bakterium, Pilz, Parasit) oder ein sonstiges biologisches transmissibles Agens, das bei Menschen eine Infektion oder übertragbare Krankheit verursachen kann,
2. Infektion
   die Aufnahme eines Krankheitserregers und seine nachfolgende Entwicklung oder Vermehrung im menschlichen Organismus,

3. übertragbare Krankheit
eine durch Krankheitserreger oder deren toxische Produkte, die unmittelbar oder mittelbar auf den Menschen übertragen werden, verursachte Krankheit,
4. Kranker
eine Person, die an einer übertragbaren Krankheit erkrankt ist,
5. Krankheitsverdächtiger
eine Person, bei der Symptome bestehen, welche das Vorliegen einer bestimmten übertragbaren Krankheit vermuten lassen,
6. Ausscheider
eine Person, die Krankheitserreger ausscheidet und dadurch eine Ansteckungsquelle für die Allgemeinheit sein kann, ohne krank oder krankheitsverdächtig zu sein,
7. Ansteckungsverdächtiger
eine Person, von der anzunehmen ist, dass sie Krankheitserreger aufgenommen hat, ohne krank, krankheitsverdächtig oder Ausscheider zu sein,
8. nosokomiale Infektion
eine Infektion mit lokalen oder systemischen Infektionszeichen als Reaktion auf das Vorhandensein von Erregern oder ihrer Toxine, die im zeitlichen Zusammenhang mit einer stationären oder einer ambulanten medizinischen Maßnahme steht, soweit die Infektion nicht bereits vorher bestand,
9. Schutzimpfung
die Gabe eines Impfstoffes mit dem Ziel, vor einer übertragbaren Krankheit zu schützen,
10. andere Maßnahme der spezifischen Prophylaxe
die Gabe von Antikörpern (passive Immunprophylaxe) oder die Gabe von Medikamenten (Chemoprophylaxe) zum Schutz vor Weiterverbreitung bestimmter übertragbarer Krankheiten,
11. Impfschaden
die gesundheitliche und wirtschaftliche Folge einer über das übliche Ausmaß einer Impfreaktion hinausgehenden gesundheitlichen Schädigung durch die Schutzimpfung; ein Impfschaden liegt auch vor, wenn mit vermehrungsfähigen Erregern geimpft wurde und eine andere als die geimpfte Person geschädigt wurde,
12. Gesundheitsschädling
ein Tier, durch das Krankheitserreger auf Menschen übertragen werden können,
13. Sentinel-Erhebung
eine epidemiologische Methode zur stichprobenartigen Erfassung der Verbreitung bestimmter übertragbarer Krankheiten und der Immunität gegen bestimmte übertragbare Krankheiten in ausgewählten Bevölkerungsgruppen,
14. Gesundheitsamt
die nach Landesrecht für die Durchführung dieses Gesetzes bestimmte und mit einem Amtsarzt besetzte Behörde.

3. Abschnitt
Meldewesen

§ 6
Meldepflichtige Krankheiten

(1) Namentlich ist zu melden:

1. der Krankheitsverdacht, die Erkrankung sowie der Tod an
   a) Botulismus
   b) Cholera
   c) Diphtherie
   d) humaner spongiformer Enzephalopathie, außer familiär-hereditärer Formen
   e) akuter Virushepatitis
   f) enteropathischem hämolytisch-urämischem Syndrom (HUS)
   g) virusbedingtem hämorrhagischem Fieber
   h) Masern
   i) Meningokokken-Meningitis oder -Sepsis
   j) Milzbrand
   k) Poliomyelitis (als Verdacht gilt jede akute schlaffe Lähmung, außer wenn traumatisch bedingt)
   l) Pest
   m) Tollwut
   n) Typhus abdominalis/Paratyphus
   sowie die Erkrankung und der Tod an einer behandlungsbedürftigen Tuberkulose, auch wenn ein bakteriologischer Nachweis nicht vorliegt,
2. der Verdacht auf und die Erkrankung an einer mikrobiell bedingten Lebensmittelver-

giftung oder an einer akuten infektiösen Gastroenteritis, wenn
   a) eine Person betroffen ist, die eine Tätigkeit im Sinne des § 42 Abs. 1 ausübt,
   b) zwei oder mehr gleichartige Erkrankungen auftreten, bei denen ein epidemischer Zusammenhang wahrscheinlich ist oder vermutet wird,
3. der Verdacht einer über das übliche Ausmaß einer Impfreaktion hinausgehenden gesundheitlichen Schädigung,
4. die Verletzung eines Menschen durch ein tollwutkrankes, -verdächtiges oder -ansteckungsverdächtiges Tier sowie die Berührung eines solchen Tieres oder Tierkörpers,
5. soweit nicht nach den Nummern 1 bis 4 meldepflichtig, das Auftreten
   a) einer bedrohlichen Krankheit oder
   b) von zwei oder mehr gleichartigen Erkrankungen, bei denen ein epidemischer Zusammenhang wahrscheinlich ist oder vermutet wird,

   wenn dies auf eine schwerwiegende Gefahr für die Allgemeinheit hinweist und Krankheitserreger als Ursache in Betracht kommen, die nicht in § 7 genannt sind.

Die Meldung nach Satz 1 hat gemäß § 8 Abs. 1 Nr. 1, 3 bis 8, § 9 Abs. 1, 2, 3 Satz 1 oder 3 oder Abs. 4 zu erfolgen.

(2) Dem Gesundheitsamt ist über die Meldung nach Absatz 1 Nr. 1 hinaus mitzuteilen, wenn Personen, die an einer behandlungsbedürftigen Lungentuberkulose leiden, eine Behandlung verweigern oder abbrechen. Die Meldung nach Satz 1 hat gemäß § 8 Abs. 1 Nr. 1, § 9 Abs. 1 und 3 Satz 1 oder 3 zu erfolgen.

(3) Dem Gesundheitsamt ist unverzüglich das gehäufte Auftreten nosokomialer Infektionen, bei denen ein epidemischer Zusammenhang wahrscheinlich ist oder vermutet wird, als Ausbruch nicht namentlich zu melden. Die Meldung nach Satz 1 hat gemäß § 8 Abs. 1 Nr. 1, 3 und 5, § 10 Abs. 1 Satz 3, Abs. 3 und 4 Satz 3 zu erfolgen.

§ 7
Meldepflichtige Nachweise von Krankheitserregern

(1) Namentlich ist bei folgenden Krankheitserregern, soweit nicht anders bestimmt, der direkte oder indirekte Nachweis zu melden, soweit die Nachweise auf eine akute Infektion hinweisen:

1. Adenoviren; Meldepflicht nur für den direkten Nachweis im Konjunktivalabstrich
2. Bacillus anthracis
3. Borrelia recurrentis
4. Brucella sp.
5. Campylobacter sp., darmpathogen
6. Chlamydia psittaci
7. Clostridium botulinum oder Toxinnachweis
8. Corynebacterium diphtheriae, Toxin bildend
9. Coxiella burnetii
10. Cryptosporidium parvum
11. Ebolavirus
12. a) Escherichia coli, enterohämorrhagische Stämme (EHEC)
    b) Escherichia coli, sonstige darmpathogene Stämme
13. Francisella tularensis
14. FSME-Virus
15. Gelbfiebervirus
16. Giardia lamblia
17. Haemophilus influenzae; Meldepflicht nur für den direkten Nachweis aus Liquor oder Blut
18. Hantaviren
19. Hepatitis-A-Virus
20. Hepatitis-B-Virus
21. Hepatitis-C-Virus; Meldepflicht für alle Nachweise, soweit nicht bekannt ist, dass eine chronische Infektion vorliegt
22. Hepatitis-D-Virus
23. Hepatitis-E-Virus
24. Influenzaviren; Meldepflicht nur für den direkten Nachweis
25. Lassavirus
26. Legionella sp.
27. Leptospira interrogans
28. Listeria monocytogenes; Meldepflicht nur für den direkten Nachweis aus Blut, Liquor oder anderen normalerweise sterilen Substraten sowie aus Abstrichen von Neugeborenen
29. Marburgvirus
30. Masernvirus
31. Mycobacterium leprae

Meldeformular
Meldepflichtige Krankheiten gemäß §§ 6, 8, 9 IfSG

Vertraulich

.... Gesundheitsamt

.... Straße und Hausnummer

.... PLZ .... Ort

.... Telefon .... (Fax)

Meldende Person / Einrichtung:

.... Name der Einrichtung

.... Straße und Hausnummer

|_|_|_|_|_| PLZ .... Ort

Meldende Person: ....

Telefonnummer: ....

Datum: |_|_|/|_|_|/|_|_|_|_|

Patient/in:

Name: .... Vorname: .... O Männlich O Weiblich Geburtsdatum: |_|_|/|_|_|/|_|_|_|_| Tag Monat Jahr

Hauptwohnsitz: .... Straße und Hausnummer |_|_|_|_|_| PLZ .... Ort

Derzeitiger Aufenthaltsort, *falls abweichend:* .... Straße und Hausnummer |_|_|_|_|_| PLZ .... Ort

Meldepflichtige Krankheit ***(Bitte entsprechend Verdacht, Erkrankung oder Tod ankreuzen)***

Erkrankung	Verdacht	Erkrankung	Tod	Bemerkungen	Erkrankung	Verdacht	Erkrankung	Tod	Bemerkungen
Botulismus	O	O	O		Masern	O	O	O	
Cholera	O	O	O		Meningokokken-Meningitis/Sepsis	O	O	O	
Diphtherie	O	O	O		Milzbrand	O	O	O	
Humane spongiforme Enzephalopathie	O	O	O	außer familiär-hereditärer Formen	Poliomyelitis	O	O	O	als Verdacht gilt jede schlaffe Lähmung, außer wenn traumatisch bedingt
Virus Hepatitis, akute	O	O	O		Pest	O	O	O	
Hämolytisch-urämisches Syndrom, enteropathisches (HUS)	O	O	O		Typhus abdominalis	O	O	O	
Hämorrhagisches Fieber, virusbedingt	O	O	O		Paratyphus	O	O	O	
Tollwut	O	O	O	auch die Verletzung durch ein tollwutkrankes, -verdächtiges oder -ansteckungsverdächtiges Tier sowie Berührung eines solchen Tieres oder Tierkörpers					
Tuberkulose	●	O	O	Meldung auch bei fehlendem bakteriologischen Nachweis, wenn vollständige Antituberkulotika-Therapie indiziert					
Mikrobiell bedingte Lebensmittelvergiftung oder akute infektiöse Gastroenteritis	O	O	●	nur, wenn entweder bei ≥ 2 Erkrankungen ein epidemiologischer Zusammenhang zu vermuten ist **oder** eine betroffene Person im Lebensmittelbereich tätig ist (§ 42 Abs. 1 IfSG)					
Andere bedrohliche Krankheit*	O	O	O	**Erregername *(falls bekannt)*:**					
Erkrankungshäufigkeiten*	O	O	O	= 2 Erkrankungen, bei denen ein epidemiologischer Zusammenhang vermutet wird **Erregername *(falls bekannt)*:**					

* *gem. § 6 Abs. 1 Nr. 5 IfSG*

Impfschaden Verdacht O ● ● **Angaben zur Impfung** ***gem. § 22 IfSG:***

Datum der Schutzimpfung: |_|_|/|_|_|/|_|_|_|_| Tag Monat Jahr

Chargenbezeichnung des Impfstoffes: ....

Name der Krankheit, gegen die geimpft wurde: ....

Name und Anschrift des Impfarztes:

....

....

Tag der Erkrankung[1]: .... Tag der Diagnose[1]: ....

[1] *wenn genaues Datum nicht bekannt ist, bitte den wahrscheinlichen Zeitraum angeben*

Verstorben: O Nein O Ja Wenn ja, Todestag: |_|_|/|_|_|/|_|_|_|_| Tag Monat Jahr O Nicht bekannt

Wahrscheinliche Infektionsquelle: ....

Land: .... Ort: ....

Bei Tuberkulose: Geburtsland: .... Staatsangehörigkeit: ....

Blutspende in den letzten 6 Monaten[2]: O Nein O Ja O Nicht bekannt
Organspende in den letzten 6 Monaten[2]: O Nein O Ja O Nicht bekannt
Gewebespende in den letzten 6 Monaten[2]: O Nein O Ja O Nicht bekannt

[2] *Angabe nur notwendig bei Krankheiten, die durch Blut oder Gewebespende übertragen werden können*

Aufenthalt/Überweisung/Aufnahme in Krankenhaus oder andere Einrichtung der stationären Pflege *(soweit bekannt)***:**

O Nein O Ja, Wenn ja, wo: |_|_|_|_|_| PLZ .... Ort

Aufnahme am: |_|_|/|_|_|/|_|_|_|_| Tag Monat Jahr Entlassung am: |_|_|/|_|_|/|_|_|_|_| Tag Monat Jahr

Tätigkeit oder Betreuung in Gemeinschaftseinrichtungen oder im Lebensmittelbereich:

O Tätigkeit des/der Erkrankten in medizinischen Bereichen oder Gemeinschaftseinrichtungen (z.B. Schule, Kinderkrippe, Heim, sonstige Massenunterkünfte § 36 Abs. 1 oder 2 IfSG)

O Tätigkeit des/der Erkrankten im Lebensmittelbereich (nur bei akuter Gastroenteritis, akuter Virushepatitis, Typhus, Paratyphus, Cholera) (§ 42 Abs. 1 IfSG)

O Erkrankte/r wird in Gemeinschaftseinrichtung für Kinder oder Jugendliche betreut (z.B. Schule, Kinderkrippe, § 33 IfSG)

.... Ort der Einrichtung/Betriebes |_|_|_|_|_| PLZ

Labor/Untersuchungsstelle, das/die mit der Erregerdiagnostik beauftragt wurde: ....

.... Name des Labors

.... Straße und Hausnummer |_|_|_|_|_| PLZ .... Ort .... Telefonnummer

O = *bitte Feld ankreuzen, falls zutreffend*

Abb. 9.1 Muster eines Meldeformulars für meldepflichtige Krankheiten gemäß §§ 6, 8, 9 IfSG

32. Mycobacterium tuberculosis/africanum, Mycobacterium bovis; Meldepflicht für den direkten Erregernachweis sowie nachfolgend für das Ergebnis der Resistenzbestimmung; vorab auch für den Nachweis säurefester Stäbchen im Sputum
33. Neisseria meningitidis; Meldepflicht nur für den direkten Nachweis aus Liquor, Blut, hämorrhagischen Hautinfiltraten oder anderen normalerweise sterilen Substraten
34. Norwalk-ähnliches Virus; Meldepflicht nur für den direkten Nachweis aus Stuhl
35. Poliovirus
36. Rabiesvirus
37. Rickettsia prowazekii
38. Rotavirus
39. Salmonella Paratyphi; Meldepflicht für alle direkten Nachweise
40. Salmonella Typhi; Meldepflicht für alle direkten Nachweise
41. Salmonella, sonstige
42. Shigella sp.
43. Trichinella spiralis
44. Vibrio cholerae O 1 und O 139
45. Yersinia enterocolitica, darmpathogen
46. Yersinia pestis
47. andere Erreger hämorrhagischer Fieber.

Die Meldung nach Satz 1 hat gemäß § 8 Abs. 1 Nr. 2, 3, 4 und Abs. 4, § 9 Abs. 1, 2, 3 Satz 1 oder 3 zu erfolgen.

(2) Namentlich sind in dieser Vorschrift nicht genannte Krankheitserreger zu melden, soweit deren örtliche und zeitliche Häufung auf eine schwer wiegende Gefahr für die Allgemeinheit hinweist. Die Meldung nach Satz 1 hat gemäß § 8 Abs. 1 Nr. 2, 3 und Abs. 4, § 9 Abs. 2, 3 Satz 1 oder 3 zu erfolgen.

(3) Nicht namentlich ist bei folgenden Krankheitserregern der direkte oder indirekte Nachweis zu melden:
1. Treponema pallidum
2. HIV
3. Echinococcus sp.
4. Plasmodium sp.
5. Rubellavirus; Meldepflicht nur bei konnatalen Infektionen
6. Toxoplasma gondii; Meldepflicht nur bei konnatalen Infektionen.

Die Meldung nach Satz 1 hat gemäß § 8 Abs. 1 Nr. 2, 3 und Abs. 4, § 10 Abs. 1 Satz 1, Abs. 3, 4 Satz 1 zu erfolgen.

§ 8
Zur Meldung verpflichtete Personen

(1) Zur Meldung oder Mitteilung sind verpflichtet:
1. im Falle des § 6 der feststellende Arzt; in Krankenhäusern oder anderen Einrichtungen der stationären Pflege ist für die Einhaltung der Meldepflicht neben dem feststellenden Arzt auch der leitende Arzt, in Krankenhäusern mit mehreren selbständigen Abteilungen der leitende Abteilungsarzt, in Einrichtungen ohne leitenden Arzt der behandelnde Arzt verantwortlich,
2. im Falle des § 7 die Leiter von Medizinaluntersuchungsämtern und sonstigen privaten oder öffentlichen Untersuchungsstellen einschließlich der Krankenhauslaboratorien,
3. im Falle der §§ 6 und 7 die Leiter von Einrichtungen der pathologisch-anatomischen Diagnostik, wenn ein Befund erhoben wird, der sicher oder mit hoher Wahrscheinlichkeit auf das Vorliegen einer meldepflichtigen Erkrankung oder Infektion durch einen meldepflichtigen Krankheitserreger schließen lässt,
4. im Falle des § 6 Abs. 1 Nr. 4 und im Falle des § 7 Abs. 1 Nr. 36 bei Tieren, mit denen Menschen Kontakt gehabt haben, auch der Tierarzt,
5. im Falle des § 6 Abs. 1 Nr. 1, 2 und 5 und Abs. 3 Angehörige eines anderen Heil- oder Pflegeberufs, der für die Berufsausübung oder die Führung der Berufsbezeichnung eine staatlich geregelte Ausbildung oder Anerkennung erfordert,
6. im Falle des § 6 Abs. 1 Nr. 1, 2 und 5 der verantwortliche Luftfahrzeugführer oder der Kapitän eines Seeschiffes,
7. im Falle des § 6 Abs. 1 Nr. 1, 2 und 5 die Leiter von Pflegeeinrichtungen, Justizvollzugsanstalten, Heimen, Lagern oder ähnlichen Einrichtungen,
8. im Falle des § 6 Abs. 1 der Heilpraktiker.

(2) Die Meldepflicht besteht nicht für Personen des Not- und Rettungsdienstes, wenn der Patient unverzüglich in eine ärztlich geleitete Einrichtung

gebracht wurde. Die Meldepflicht besteht für die in Absatz 1 Nr. 5 bis 7 bezeichneten Personen nur, wenn ein Arzt nicht hinzugezogen wurde.

(3) Die Meldepflicht besteht nicht, wenn dem Meldepflichtigen ein Nachweis vorliegt, dass die Meldung bereits erfolgte und andere als die bereits gemeldeten Angaben nicht erhoben wurden. Satz 1 gilt auch für Erkrankungen, bei denen der Verdacht bereits gemeldet wurde.

(4) Absatz 1 Nr. 2 gilt entsprechend für Personen, die die Untersuchung zum Nachweis von Krankheitserregern außerhalb des Geltungsbereichs dieses Gesetzes durchführen lassen.

(5) Der Meldepflichtige hat dem Gesundheitsamt unverzüglich mitzuteilen, wenn sich eine Verdachtsmeldung nicht bestätigt hat.

10 Geschichte der Krankenhaushygiene

Vera Singbeil-Grischkat

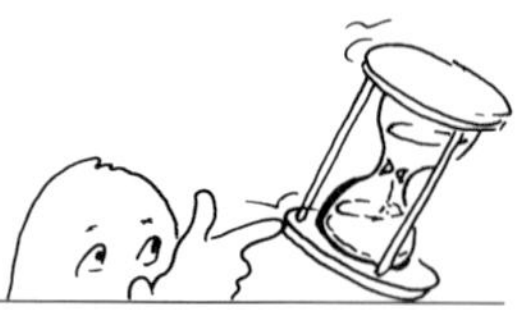

10.1 Geschichtlicher Rückblick

Die Erhaltung der Gesundheit und die Bekämpfung von Krankheiten und Seuchen ist eines der ältesten Anliegen der Menschheit.

Bereits die Medizin der alten Kulturen (Ägypten, Babylonien, Mexiko, Peru) beschreibt die Tugend der Reinlichkeit, und schon um 2100 vor Chr. leisteten die **Griechen** Erstaunliches auf dem Gebiet der Hygiene und Volksgesundheitspflege. So gab es in großen Siedlungsgebieten für die Bevölkerung eine Wasserversorgung, Kanalisation und Badeeinrichtungen. Man wusste um die Ansteckungsmöglichkeit durch Personen, die z. B. an Pocken oder Masern erkrankt waren, und versuchte durch Absonderung der Erkrankten eine Weiterverbreitung der Krankheiten zu verhindern.

Auch im Zwölftafelgesetz der **Römer** finden sich um 450 vor Chr. hygienische Vorschriften, z. B. für die Anlage einer Wasserleitung und eines Abwassersystems, für die Bestattung von Leichen und die Überwachung des Lebensmittelverkaufs. Um die Zeitenwende kam es zur Einrichtung von so genannten Valetudinarien (Valetudinarium = Gesundheitshaus), um die Gesundheit der Sklaven auf den großen Landgütern zu erhalten bzw. wiederherzustellen. Aus den Valetudinarien entwickelten sich die römischen Militärlazarette, die an allen Legionärsstandorten des Römerreichs zu finden waren.

Mit Beginn des **Mittelalters** entstanden unter dem Einfluss des Christentums ab ca. 390 nach Chr. erste Einrichtungen, die sich der Armen- und Krankenpflege widmeten. Leprakranke wurden in so genannten Leprosorien, isoliert von der Außenwelt, angesiedelt.

In Unkenntnis über die wahren Ursachen von Seuchen, insbesondere der Pest, Eiterungen und Blutvergiftungen, machte man dämonische Mächte dafür verantwortlich. Darin ist auch ein Grund für die Hexenverbrennungen zu sehen. Die Sichtweise, Krankheit als Strafe für Sünde zu sehen, findet Unterstützung im christlichen Glauben. Martin Luther schreibt: „Über das ist kein Zweifel, dass Pestilenz und Fieber und andere schwere Krankheiten nichts anderes sind als des Teufels Werke."

Bis zum 19. Jahrhundert war die **„Miasmenlehre"** für die Ansteckung und Verbreitung von Infektionen die theoretische Grundlage. Miasma ist ein historischer Begriff zur Bezeichnung belebter und unbelebter Krankheitsstoffe. Man ging davon aus, dass Ausdünstungen und schlechte Luft eine Krankheit weiterverbreiten (Malaria = schlechte Luft). So behandelte man Seuchen unter anderem mit Essenzen und Duftstoffen, wie z. B. Zwiebeln, Riechäpfeln, Kampfer, Weihrauch und Essig (s. auch S. 232). Ärzte, die Pestkranke behandelten, versuchten sich durch Schnabelmasken, in die essiggetränkte Schwämme eingelegt wurden (s. z. B. Abb. 2.21,

S. 42), vor einer Infektion zu schützen, leider vergeblich.
Erst die Mitte des **19. Jahrhunderts** gewonnene Erkenntnis, dass Infektionskrankheiten durch Mikroorganismen verursacht werden, machte nachfolgend die Entwicklung von Verhütungs- und Vorbeugungsmaßnahmen möglich. Einige Beispiele:

- **1879:** Max Neisser entdeckt die Gonokokken.
- **1882:** Robert Koch entdeckt den Tuberkuloseerreger.
- **1884:** Robert Koch entdeckt den Choleraerreger.
- **1890:** Emil von Behring entdeckt ein Heilserum gegen Diphtherie.
- **1913:** Emil von Behring führt die aktive Schutzimpfung gegen Diphtherie ein.

10.2 Meilensteine der Krankenhaushygiene in den letzten 150 Jahren

Für die Entwicklung der Krankenhaushygiene bedeutsam waren die nachfolgend dargestellten Entdeckungen und Erkenntnisse:

10.2.1 Ignaz Philipp Semmelweis (1818–1865)

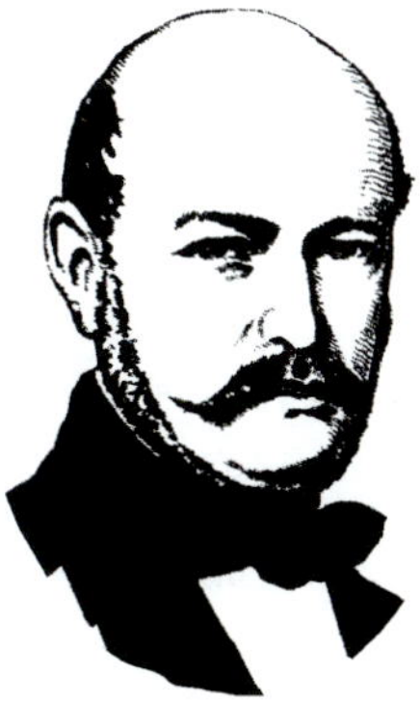

Abb. 10.1 Ignaz Philipp Semmelweis (mit freundlicher Genehmigung der Fa. Bode Chemie GmbH, Hamburg)

Er gilt als der „Retter der Mütter". Als Arzt und Geburtshelfer führt er erste Desinfektionsmaßnahmen im klinischen Bereich ein. Als er 1846 die Stelle eines Assistenzarztes an der ersten Gebärklinik in Wien antritt, ist die Sterblichkeitsrate an Kindbettfieber auf dem Höhepunkt angelangt. Semmelweis erkennt den Mechanismus der Kontaktinfektion: Ärzte und Medizinstudenten arbeiten sowohl im Kreißsaal als auch auf der Wochenstation und im Sektionsraum, ohne zwischenzeitlich eine Händereinigung vorzunehmen. Zersetzte organische Stoffe infizierter Leichen werden durch die Hände der Ärzte in die Geburtswege von Gebärenden und Wöchnerinnen eingebracht. Semmelweis unterbricht die Infektionskette, indem er die Waschung der Hände mit Chlorkalkwasser beim Eintritt in das Kreißzimmer, später vor jeder Untersuchung gebärender Frauen veranlasst. Durch diese Maßnahme wird die Müttersterblichkeit drastisch reduziert. Semmelweis findet keine Akzeptanz unter den ärztlichen Kollegen, verliert seine Stellung und verstirbt 47jährig an einer Sepsis in einem Wiener Irrenhaus. Posthum findet seine Arbeit jedoch Anerkennung durch Joseph Lister, der die Einführung des Prinzips der Asepsis auf ihn zurückführt.

Asepsis ist die Gesamtheit aller Maßnahmen zur Erzielung von Keimfreiheit. Das Eindringen oder Verschleppen von Erregern in den Organismus, z. B. bei Operationen, wird durch den Zustand der Keimfreiheit aller Gegenstände, wie Instrumente, Verbandstoffe, die mit einer Wunde in Berührung kommen, verhütet (= infektionsverhütendes Prinzip).

10.2.2 Louis Pasteur (1822–1895)

Der französische Chemiker und Biologe führt Untersuchungen über die Gärung und Fäulnis durch. Er erbringt den Nachweis, dass Kleinstlebewesen an Zersetzungs- und Krankheitsprozessen beteiligt sind, und schafft damit die Grundlage der heutigen Bakteriologie. Er entwickelt eine Methode zum Abtöten von Mikroorganismen durch Hitze, das **Pasteurisieren**, und ist damit

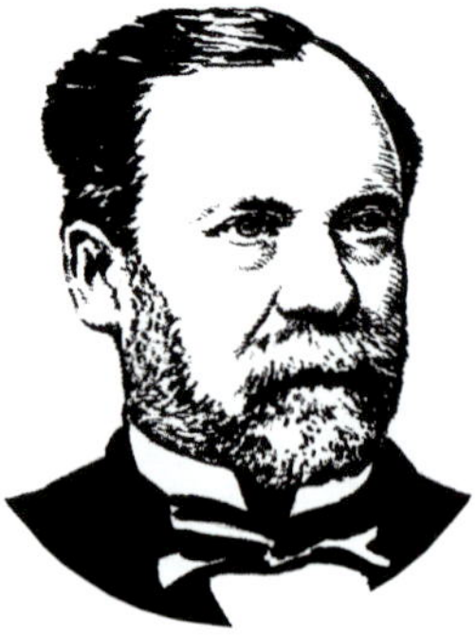

Abb. 10.2 Louis Pasteur (mit freundlicher Genehmigung der Fa. Bode Chemie GmbH, Hamburg)

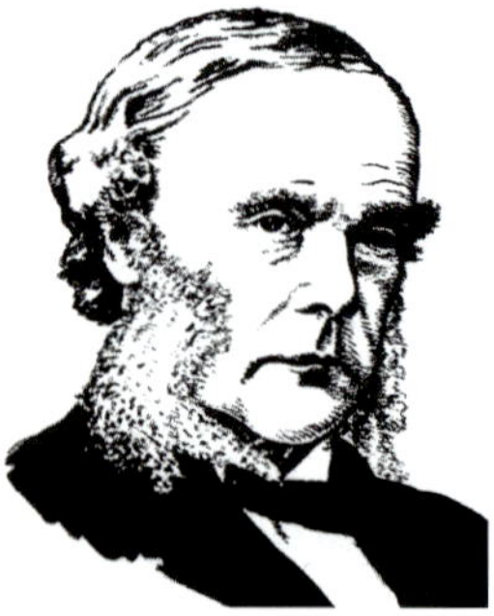

Abb. 10.3 Joseph Lister (mit freundlicher Genehmigung der Fa. Bode Chemie GmbH, Hamburg)

Wegbereiter für spätere Sterilisationsverfahren. Neben dem Nachweis von Krankheitserregern gelingt ihm die Entwicklung von Impfstoffen gegen Milzbrand und Tollwut. Seine Erkenntnisse bilden die Grundlage für Asepsis und Antisepsis in der Chirurgie.

> **Antisepsis** ist die Hemmung beziehungsweise Vernichtung von Wundinfektionserregern mit chemischen Mitteln, besonders innerhalb von Wunden (= infektionsbekämpfendes Prinzip).

10.2.3 Sir Joseph Lister (1827–1912)

Der englische Chirurg und Professor für Chirurgie an der Universität in Glasgow widmet sich dem Problem des Wundfiebers, an dem Patienten nach einer Operation häufig erkranken, und dessen Verlauf meist tödlich ist. Gestützt auf die Erkenntnisse Pasteurs vertritt er die These, dass Bakterien aus der Luft in die Wunde eindringen und die tödliche Sepsis (Fäulnis, Blutvergiftung) bewirken. Er nutzt die Arbeiten des Pariser Apothekers Francois Jules Lemaire über die Wirkungsweise der **Karbolsäure** (5%ige Phenollösung), einer bereits 1860 empfohlenen „Desinfizienz“ im Kampf gegen die Wundinfektion. Beim klassischen Verfahren nach Lister werden während einer Operation Instrumente, Chirurg und Wunde mit Karbolsäure besprengt (s. dazu auch Abb. 10.4). Die Ergebnisse sind erstaunlich, die Zahl der Wundinfektionen rückläufig. Damit beendet Lister erfolgreich die Ära des „lobenswerten“ Eiters, der bislang die Wundheilung charakterisierte, und wird zum Begründer der **Antisepsis**. Aus Listers Methode entwickelt sich später die Technik der Asepsis, die zunächst die Desinfektion der Instrumente mit Dampf, die Desinfektion der Hände des Operateurs und des Operationsgebietes beinhaltet. Waren chirurgische Abteilungen in den zurückliegenden Jahrzehnten Orte des „Hospitalbrandes“, so wuchs jetzt die Hoffnung, diese nach einem operativen Eingriff wieder lebendig zu verlassen.

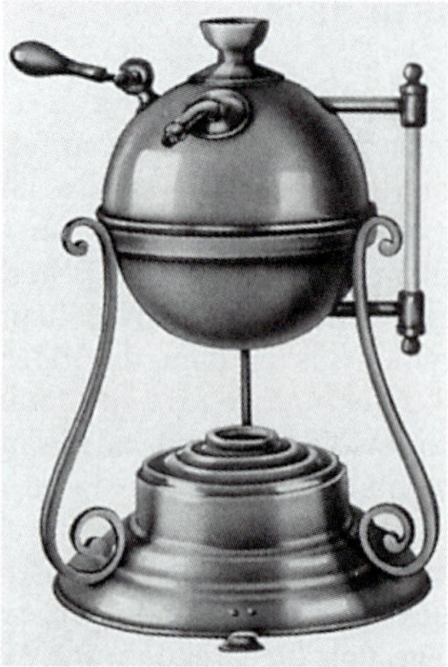

Abb. 10.4 Karbolzerstäuber (mit freundlicher Genehmigung der Fa. Bode Chemie GmbH, Hamburg)

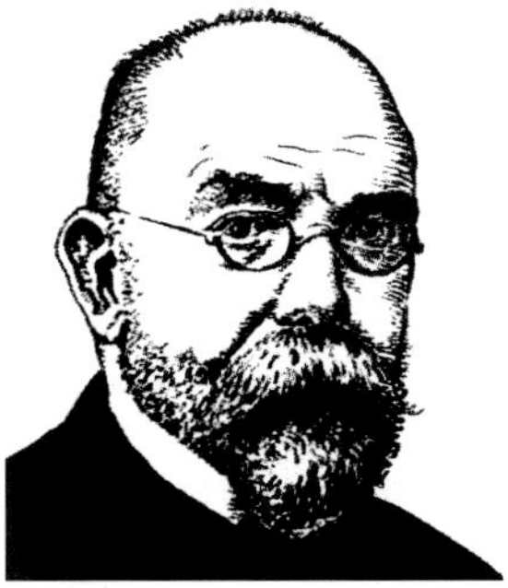

Abb. 10.5 Robert Koch (mit freundlicher Genehmigung der Fa. Bode Chemie GmbH, Hamburg)

10.2.4 Robert Koch (1843–1910)

Der deutsche Bakteriologe gilt als Hauptbegründer der modernen Bakteriologie. Ihm gelingt die Züchtung und Färbung von Bakterien. 1882 entdeckt er den Tuberkuloseerreger und erbringt den Nachweis, dass Lungenschwindsucht keine Ernährungsstörung, sondern eine Infektionskrankheit ist. Koch gelingt der Ausbau der bakteriologischen Arbeitsmethoden und der Desinfektionsmethoden. Er führt die Desinfektion mit Wasserdampf ein, die auch Sporen vernichtet.

10.2.5 Lysol

1889 erfolgt durch die von den Kaufleuten Schulke und Mayr gegründete Spezialfirma für Desinfektionsmittel die Herstellung des ersten Markendesinfektionsmittels „**Lysol**". Seine Bewährungsprobe besteht dieses Mittel drei Jahre später bei der Bekämpfung der Choleraepidemie in Hamburg.

10.2.6 Sir Alexander Fleming (1881–1955)

Der britische Bakteriologe entdeckt 1929 **Penicillin** in Schimmelpilzkulturen und weist seine antibiotische Wirkung nach. Penicillin wird 1939 als erstes Antibiotikum in die Heilkunde eingeführt.

10.2.7 Gerhard Domagk (1895–1964)

Der deutsche Professor der Pathologie und Bakteriologie gilt als Begründer der Chemotherapie, ihm gelingt die Einführung der **Sulfonamide** als chemisches Heilmittel.
Antibiotika und Sulfonamide ermöglichen erstmalig eine kausale (ursächlich zusammenhängende) Therapie bei bakteriellen Infektionen. Der unkritische und übermäßige Gebrauch von Antibiotika führte und führt jedoch noch heute zu einer ausgeprägten Resistenzentwicklung bei bestimmten Krankheitserregern (s. auch S. 52).

10.3 Wandel des Erregerspektrums

Auch die Erreger, die Krankenhausinfektionen verursachen, haben sich gewandelt. In den Krankenhäusern vor 100 Jahren waren die Streptokokken die Problemkeime, wogegen in den fünfziger Jahren unseres Jahrhunderts die Staphylokokken als die Hauptverursacher von Krankenhausinfektionen galten. Gramnegative Bakterien wie Pseudomonaden, Klebsiellen, Serratia und bestimmte Candida-Arten sind die heutigen Übeltäter. An Bedeutung gewinnen auch die Erreger der Virushepatitis, Enterokokken und multiresistente Staphylokokken.
Derzeit werden vor allem im Krankenhausbereich vermehrt Infektionen mit **MRSA** (s. auch S. 11 und 194 ff.) registriert. Unter diesem Begriff werden methicillinresistente Staphylococcus-aureus-Stämme verstanden, die gegen fast alle Antibiotika resistent sind.
Diese Resistenz erstreckt sich jedoch nicht auf heutige verwendete Desinfektionsmittel und -verfahren. Durch zielgerichtete und korrekt ausgeführte Desinfektionsmaßnahmen werden diese Keime zuverlässig abgetötet. Das macht deutlich, dass Krankenhausinfektionen durch praktizierte Hygiene reduziert bzw. vermieden werden können.

11 Nosokomiale Infektion und Infektionskette

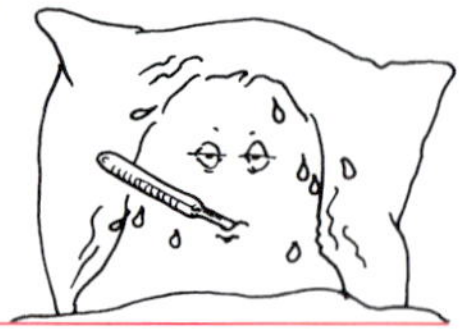

Vera Singbeil-Grischkat

Hygiene ist die Wissenschaft von der Erhaltung der Gesundheit sowie der Verhütung von Krankheit und ist mit der Prävention (= Vorbeugung) eng verknüpft. Der Begriff Hygiene leitet sich von „Hygieia", der griechischen Göttin der Gesundheit, ab.
Krankenhaushygiene beschäftigt sich mit der Verhütung und Bekämpfung krankenhauserworbener Infektionen, sie erfasst und analysiert des weiteren die im Krankenhaus auftretenden Ursachen für eine mögliche Gesundheitsschädigung von Patienten und Personal. Sie kann damit der primären Prävention (= Krankheitsvorbeugung) zugeordnet werden.

11.1 Nosokomiale Infektion

Das Wort „nosokomion" entstammt der griechischen Sprache und bedeutet „Krankenhaus". „Infektion" (lat.; = hineintun) beinhaltet das Eindringen von kleinsten Krankheitserregern in den menschlichen Organismus, ihre Haftfähigkeit, ihre Vermehrung und Ausbreitung. Demnach ist eine **nosokomiale Infektion** eine Infektion, die der Mensch im Krankenhaus erwirbt.

Synonym verwendet werden die Bezeichnungen krankenhauserworbene Infektion, Krankenhausinfektion, Hospitalinfektion und infektiöser Hospitalismus.
Der Begriff „Hospitalismus" wiederum beschreibt unerwünschte Veränderungen an Individuen und Individuengruppen durch das Hospitalmilieu und lässt sich einteilen in physischen, psychischen und infektiösen Hospitalismus.
Das **Robert-Koch-Institut** – Bundesinstitut für Infektionskrankheiten und nicht übertragbare Krankheiten – definiert den Begriff der nosokomialen Infektion wie folgt:

Eine **Krankenhausinfektion** ist jede durch Mikroorganismen hervorgerufene Infektion, die im ursächlichen Zusammenhang mit dem Krankenhausaufenthalt steht, unabhängig davon, ob Krankheitssymptome bestehen oder nicht.
Eine **epidemische Krankenhausinfektion** liegt vor, wenn Infektionen mit einheitlichem Erregertyp in zeitlichem, örtlichem und kausalem Zusammenhang mit einem Krankenhausaufenthalt nicht nur vereinzelt auftreten.

Krankenhausinfektionen können somit als **Komplikationen** betrachtet werden, die zusätzlich zum eigentlichen Krankheitsgeschehen den Gesundheitszustand des Patienten beeinträchti-

gen oder möglicherweise bleibende Schäden verursachen.
Schätzungen gehen davon aus, dass in Deutschland 800.000 bis 1 Million Patienten pro Jahr an einer nosokomialen Infektion erkranken und 20.000 bis 40.000 daran auch versterben. Tabelle 11.1 gibt einen Überblick über die häufigsten nosokomialen Infektionen.
Betont werden müssen die **individuellen** und **sozialen Folgen** für den betroffenen Patienten sowie die **wirtschaftlichen** und **gesellschaftlichen Auswirkungen**. So verlängert sich in Deutschland die mittlere Verweildauer eines Patienten im Krankenhaus bei Pneumonien um 11,9 Tage, bei postoperativen Wundinfektionen um 13,9 Tage (Verband der Diagnostica Industrie e.V.).
Nach einer Erhebung am Klinikum Freiburg verursachen nosokomiale Pneumonien durchschnittlich 4900 DM zusätzliche Kosten pro Erkrankungsfall, postoperative Wundinfektionen durchschnittlich 5900 DM. Nosokomiale Infektionen erhalten damit eine erhebliche gesundheitspolitische und wirtschaftliche Bedeutung.
Im Rahmen der vom Bundesministerium für Gesundheit veranlassten **NIDEP**-Studie (NIDEP = Nosokomiale Infektionen in Deutschland – Erfassung und Prävention) wurden 1994 in 72 zufällig ausgewählten Krankenhäusern 15.000 Patienten untersucht. Bei 3,46 % der untersuchten Patienten wurde eine nosokomiale Infektion festgestellt, bei intensivpflichtigen Patienten ergaben sich bis zu 9 % nosokomiale Infektionen.
Einen Überblick über die häufigsten nosokomialen Infektionen und ihre Ursachen geben die Tabellen 11.1 und 11.2.

Tab. 11.1 Überblick über die häufigsten nosokomialen Infektionen

	Häufigkeit
Harnwegsinfektionen	42,1 %
Infektionen der unteren Atemwege	20,6 %
Postoperative Wundinfektionen	15,8 %
Sepsis	8,3 %
Andere	13,2 %

Tab. 11.2 Die häufigsten Ursachen für Krankenhausinfektionen

Personal	• Vernachlässigung geltender Hygieneregeln • mangelnde Ausbildung und Kenntnis des ärztlichen und pflegerischen Personals
Patienten	• erhöhtes Durchschnittsalter der Patienten • erhöhter Anteil an Schwerstkranken • therapeutisch bedingte Abwehrschwäche, z. B. durch immunsuppressive oder zytostatische Therapie • Intensivpflegemaßnahmen bei herabgesetzter Abwehrlage
Medizin/Medizintechnik	• kompliziertere und aufwendigere Operationen • technisch komplizierte, schwer desinfizierbare medizinische Geräte • mangelhafte Ver- und Entsorgungsmaßnahmen • durch unkritische Antibiotikatherapie bedingte Resistenzentwicklung der Erreger

Eine wirksame Prävention von Krankenhausinfektionen durch entsprechende Hygiene-, bzw. Infektionskontrollmaßnahmen erfordert das Wissen um die Beziehungen zwischen dem Erreger, der Infektionsquelle, dem Übertragungsweg und dem Empfänger.

11.2 Infektionskette

Für die **Entwicklung einer Infektion** sind drei Faktoren bedeutend:
- die Infektionsquelle
- der Übertragungsweg und die Eintrittspforte
- der Empfänger

Infektionsquelle, Übertragungsweg mit Eintrittspforte sowie Empfänger ergeben zusammen die **Infektionskette**.

11.2.1 Infektionsquellen

Die **Infektionsquelle** stellt den Ursprung der Infektion dar. Sie ist der Ort, an welchem die Erreger leben, sich vermehren und von wo sie sich ausbreiten.

Potentielle Infektionsquelle im Krankenhaus ist vor allem der Mensch selbst, sowohl als Patient als auch als Mitarbeiter. Aber auch Gegenstände, Substanzen oder Umgebungen sind mögliche Infektionsquellen, wenn sie für den Infektionserreger günstige Lebensbedingungen bieten. Dazu gehören Wärme (30–40 °C), Feuchtigkeit, Nährstoffe und gleich bleibende Bedingungen. Damit bietet der menschliche Körper beste Voraussetzungen für die Ansiedlung und Vermehrung von Infektionserregern.
Betrachten wir die **Haut** und die **Schleimhaut** des Menschen unter dem Aspekt der Keimbesiedelung einmal etwas genauer:
Die Haut und Schleimhaut des Menschen ist mit einer Vielzahl von **Mikroorganismen** besiedelt, die mit ihm in einer Symbiose (Zusammenleben zweier Lebewesen zum gegenseitigen Nutzen) leben und ihm im allgemeinen nicht schaden. In Tabelle 11.3 wird am Beispiel der Haut (Hände) der Unterschied zwischen **residenter** (= Standort-) und **transienter** Flora (= Kontakt- oder Anflugflora) dargestellt.
Ergänzt werden muss die **temporär residente Flora.** Hierzu gehören Keime, die grundsätzlich der transienten Flora zugeordnet werden, die aber zeitweilig auf der Haut nachweisbar sein können und sich dort vermehren, **ohne** jedoch **klinische Erscheinungen** hervorzurufen.
Der Nachweis von Staphylococcus aureus auf der Haut **ohne** Vorliegen einer Infektion kann als Beispiel für diese Kategorie genannt werden.

Das Vorhandensein potentieller Krankheitserreger, wie von Proteus und Candida, an einer oder mehreren Körperstellen, ohne systemische Entzündungszeichen und ohne klinische Symptomatik wird als **Kolonisation** bezeichnet.

Neben der Haut verfügen auch **andere Körperregionen**, wie der Nasen-Rachen-Raum, das Genitale und der Darm, über eine gleich bleibende Besiedelung (**residente Flora**) mit Mikroorganismen (s. auch Abschnitt „Physiologische Flora", S. 7).
Gegenstände, **Materialien** und **Umgebungen** können zur Infektionsquelle werden, wenn sie mit menschlichen Ausscheidungen, wie z. B. Urin oder Stuhl, kontaminiert sind. Substanzen, wie Infusions- und Injektionslösungen, Inhalate, Nahrungsmittel und Medikamente, stellen eine Infektionsquelle durch fehlerhafte Handhabung, Zubereitung und Überlagerung dar.

11.2.2 Übertragungswege

Entstammen die krankheitserregenden Mikroorganismen der körpereigenen Flora, spricht man von einer **endogenen Infektion**.
Eine **exogene Infektion** liegt vor, wenn die Ursachen in der belebten oder unbelebten Umgebung des Patienten zu suchen sind.

Tab. 11.3 Residente und transiente Hautflora im Vergleich

Residente Hautflora	Transiente Hautflora
umfasst Bakterien, die auf der Haut „residieren" (Standortflora)	umfasst Keime, die von außen auf die Haut gelangen (Kontakt- oder Anflugflora)
sind hauteigene Bakterien, die ständig auf der Haut leben	siedeln sich vorübergehend als „Gäste" an und stammen aus der Umgebung
vermehren sich in der obersten Hautschicht	
wirken in der Regel nicht pathogen, jedoch bei geschwächten Patienten kann ein Teil der residenten Flora pathogen wirken	beinhalten durchaus potentielle Krankheitserreger
koagulasenegative Staphylokokken, Mikrokokken, bestimmte Korynebakterien und in tieferen Hautschichten Propionibakterien	große Variabilität, u. a. Pseudomonaden, Proteus, Enterobakterien, aerobe Sporenbildner, Pilze, Viren
werden durch das natürliche Abschuppen der oberen Hornhautpartikel freigesetzt, sind durch Waschen kaum zu entfernen	sind durch Waschen zu entfernen
durch Desinfektion zu reduzieren	durch Desinfektion wird Abtötung erreicht

Zur **belebten Umgebung** zählen alle Personen, die Kontakt zum Patienten haben. An erster Stelle sind hier Pflegepersonal und ärztliches Personal zu nennen. Fast ausschließlich erfolgt die Übertragung von Mikroorganismen über die **Hände**.
Beispiele für die **unbelebte Umgebung** des Patienten sind Verbandmaterialien, Katheter, Sonden, Drainagen, medizintechnische Geräte, Inventar und die Luft.

Übertragung endogener Infektionen

Die Übertragung endogener Infektionen ist durch eine Störung der physiologischen Flora und durch die Verschleppung körpereigener Keime in Bereiche, die normalerweise nicht mikrobiell besiedelt sind, möglich.
Eine **Störung der physiologischen Flora** ist möglich:
- bei einer schweren Abwehrschwäche
- nach Therapie mit Immunsuppressiva
- bei Fehlernährung (Eiweiß- und Vitaminmangel)
- bei Stoffwechselerkrankungen, z. B. Diabetes mellitus

Eine **Verschleppung körpereigener Keime** ist möglich:
- im Rahmen der Körperwaschung, wenn Darmkeime zur Harnröhrenöffnung oder in eine Wunde verschleppt werden
- bei invasiven Maßnahmen, wie dem Legen eines Venenzuganges (Verschleppung der Hautflora in das Gefäßsystem)
- bei einer endotrachealen Intubation (Verschleppung der Nasen-Rachen-Flora in tiefere Atemwegsabschnitte)

Übertragung exogener Infektionen

Infektionserreger können auf verschiedenen Wegen **exogen übertragen** werden:
- durch Kontakt
- aerogen
- durch Inkorporation (Aufnahme in den Körper)

Kontaktinfektion

Eine Übertragung durch Kontakt ist dann gegeben, wenn man mit einem **Keimreservoir** in Berührung kommt und diese Keime aufnimmt. Hierbei sind der direkte und indirekte Kontakt zu unterscheiden:

- **Direkter Kontakt:** Übertragung erfolgt durch Körperkontakt, vorwiegend über die Hände des Personals. Der Austausch von Keimen von Patient zu Patient, von Personal zu Patient und umgekehrt wird als **Kreuzinfektion** bezeichnet.
- **Indirekter Kontakt:** Übertragung erfolgt durch kontaminierte Gegenstände, die mit dem Patienten an infektionsgefährdeten Körperstellen, wie Wunden oder Schleimhäuten, in Berührung kommen.

> **Kontamination** ist das Vorhandensein von Mikroorganismen auf einer belebten oder unbelebten Oberfläche.

Aerogene Infektion

> Eine **aerogene Infektion** erfolgt über die Luft, Staubpartikel oder feinste Tröpfchen.

Hier sind besonders Klimaanlagen, Beatmungsgeräte und Inhalatoren als Keimreservoire zu nennen. Des weiteren können Keime über das Ausatmen, Niesen und Husten abgegeben werden; man spricht dann von einer **Tröpfcheninfektion.**

Übertragung durch Inkorporation

> Die Übertragung durch **Inkorporation** ist durch eine Aufnahme kontaminierter Substanzen oder Gegenstände in den Körper gekennzeichnet. Die Aufnahme kann beispielsweise über die Nahrung, über Injektions- und Infusionslösungen oder operativ über Implantate erfolgen.

Andere Übertragungswege

Weitere Begriffe im Zusammenhang mit dem Übertragungsweg sind:

- **alimentäre Infektion:** durch Lebensmittel oder Wasser übertragen
- **hämatogene Infektion:** Infektion erfolgt über den Blutweg
- **perkutane Infektion:** Übertragung durch Nadelstichverletzung oder auch Insekten
- **iatrogene Infektion:** Infektion im Zusammenhang mit der ärztlichen Behandlung

11.2.3 Eintrittspforten

Neben den **natürlichen Zugängen** wie Mund, Nase, Harnröhre und Vagina finden sich beim Patienten im Krankenhaus, durch invasive Maßnahmen bedingt, künstliche Zugänge zum Körperinneren.

Diese kurz- oder längerfristig geschaffenen **künstlichen Zugänge**, z.B. durch Injektion, Venenkatheter, Sondierung, Drainage, Katheterisierung oder Operation, stellen damit zusätzliche Eintrittspforten dar. Insbesondere dauerhafte Überbrückungen, wie der Blasenverweilkatheter und der zentrale Venenkatheter, bieten das Problem einer möglichen zusätzlichen Infektionsübertragung und steigern damit das Infektionsrisiko. So erstaunt es nicht, dass Venenkatheter nachweislich die häufigste Sepsisursache darstellen (s. Kap. 18 Abschnitt „Prävention primärer Bakteriämien“, S. 224).

11.2.4 Empfänger

Der gesunde Mensch verfügt über verschiedene Abwehrmechanismen gegen Infektionserreger (s. Kap. 6 „Wie wehren wir uns?“, S. 104).

Eine Infektion tritt nur dann auf, wenn Mikroorganismen in der Lage sind, diese Abwehrmechanismen zu umgehen oder zu inaktivieren. Mikroorganismen, die das bei einem gesunden Menschen bewirken können, werden als **pathogene Mikroorganismen** bezeichnet.

Sind die Abwehrkräfte des menschlichen Organismus geschwächt, so können selbst Keime, die zur physiologischen Flora gehören, zu einer Infektion führen. Diese Mikroorganismen bezeichnet man als **Opportunisten** oder **fakultativ pathogen**.

11.3 Welche Patienten sind vermehrt gefährdet?

Als besonders infektionsgefährdet gelten Patienten:

- mit chronischer Grunderkrankung wie Diabetes mellitus
- mit Störungen des Immunsystems
- mit schlechtem Ernährungszustand
- mit Neoplasmen, Karzinomen
- unter Strahlentherapie
- mit Alkoholkrankheit
- mit hohem oder geringem Lebensalter
- unter immunsuppressiver Therapie (Kortison, Zystostatika)
- mit Traumen, z. B. Verbrennungen
- bei denen komplizierte invasive Maßnahmen erforderlich sind
- mit lang dauernden Operationen

Das Wissen um die einzelnen Faktoren der Infektionskette ist für das in Pflege, Behandlung und Diagnostik tätige Personal unerlässlich, um das individuelle Infektionsrisiko eines Patienten einschätzen und in der Folge durch wirksames Handeln ausschließen bzw. vermindern zu können.

12 Organisation der Krankenhaushygiene

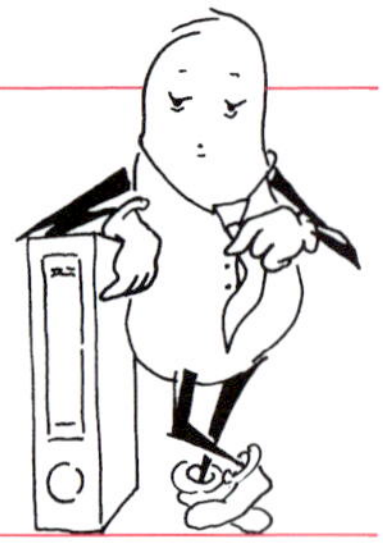

Vera Singbeil-Grischkat

12.1 Gesetze und Regelwerke

Die Grundlagen für die Umsetzung der Krankenhaushygiene finden sich in einer Vielzahl von Gesetzen, Richtlinien und Verordnungen.

12.1.1 Gesetze

- **Infektionsschutzgesetz (IfSG) (Gesetz zur Verhütung und Bekämpfung von Infektionskrankheiten beim Menschen):**
  Die Vorbeugung übertragbarer Krankheiten beim Menschen, die frühzeitige Infektionserkennung und die Verhinderung der Weiterverbreitung ist der Zweck des Gesetzes. Es regelt u.a die Meldepflicht bei übertragbaren Krankheiten und legt Maßnahmen zur Früherkennung, Verhütung und Behandlung fest (s. S. 122).
  (Das IfSG ist am 1. Januar 2001 in Kraft getreten, das Bundesseuchengesetz sowie das Geschlechtskrankheitengesetz haben von diesem Zeitpunkt an keine Gültigkeit mehr; s. auch Kap. 9, S. 122 ff.)
- **Sozialgesetzbuch (SGB):**
  Für das Gesundheitswesen ist insbesondere das Fünfte Buch des SGB bedeutsam. So wird in § 70 Absatz 2 (SGB V) gefordert, „dass die Krankenhäuser und ihre Leistungserbringer auf eine humane Krankenhausbehandlung der Versicherten hinzuwirken haben". Humane Krankenhausbehandlung beinhaltet unter anderem den wirksamen Schutz des Versicherten vor nosokomialen Infektionen.
- **Krankenhausgesetze der Länder:**
  Sie enthalten Vorschriften, die das Krankenhaus verpflichten, die erforderlichen Maßnahmen zur Verhütung, Erkennung und Bekämpfung von Krankenhausinfektionen durchzuführen.
- **Medizinproduktegesetz:**
  Es gewährleistet den sicheren Einsatz medizinischer Produkte und berücksichtigt die von Medizinprodukten möglicherweise ausgehenden Infektionsrisiken.
- **Ergänzende Gesetze mit Hygienerelevanz:**
  - Abfallgesetz
  - Lebensmittel- und Bedarfsgegenständegesetz

12.1.2 Regelwerke

- Die **Richtlinie für Krankenhaushygiene und Infektionsprävention** vom Robert-Koch-Institut – dem Bundesinstitut für Infektionskrankheiten und nicht übertragbare Krankheiten – enthält **Empfehlungen** zu hygienischen Anforderungen an die einzelnen Krankenhausbereiche und vermittelt den aktuellen Kenntnisstand der Krankenhaushygiene. Es stellt eine umfassende und detaillierte Arbeitsgrundlage für die praktische Umsetzung der Krankenhaushygiene dar. Bei dieser Richtlinie handelt es sich zwar nicht um eine Rechtsverordnung, teilweise wird sie aber von Gerichten in Ermangelung anderer Standards als „vorweggenommenes Sachverständigengutachten“ genutzt.

- **Listen über geprüfte Desinfektionsmittel und -verfahren** vom **Robert-Koch-Institut** (RKI) und der **Deutschen Gesellschaft für Hygiene und Mikrobiologie** (DGHM) bilden die Grundlage für die Auswahl der Mittel und Verfahren. Während die Liste der DGHM auf die **Prophylaxe** ausgerichtet ist, bezieht sich die RKI-Liste auf den Seuchenfall.
- Die **Berufsgenossenschaft für Gesundheitsdienst und Wohlfahrtspflege** ist der zuständige Träger der gesetzlichen Unfallversicherung für die im Gesundheitsdienst tätigen Personen. Mit der Zielsetzung, Arbeitsunfälle und Berufskrankheiten zu verhüten, werden von den Trägern der gesetzlichen Unfallversicherung **Unfallverhütungsvorschriften** (UVV) erlassen. Diese sind für Arbeitgeber und Arbeitnehmer rechtlich bindend. Die den Gesundheitsdienst betreffende Unfallverhütungsvorschrift VBG 103 beinhaltet Durchführungshinweise unter anderem zur Schutzkleidung, Händedesinfektion, zum Hygieneplan, zur Reinigung von Instrumenten und Arbeitsbereichen.
- Die **Krankenhausbauverordnung** (einzelne Bundesländer) beinhaltet verbindliche Rechtsvorschriften für die Anlage, den Bau und die Einrichtung der Krankenhäuser.
- Basierend auf dem Krankenhausgesetz Nordrhein-Westfalen legt die **Krankenhaushygieneverordnung** des Landes NRW die Hygieneorganisation, wie z. B. die Bildung einer Hygienekommission und die Aufgabenzuordnung, im Krankenhaus fest.
- **Gefahrstoffverordnung** (GefStoffV) ist die Verordnung zum Schutz vor gefährlichen Stoffen. Sie hat unter anderem den Zweck, den Menschen beim Umgang mit Gefahrstoffen vor arbeitsbedingten und sonstigen Gesundheitsgefahren und die Umwelt vor Schädigungen zu schützen.
- **Normungswerke,** wie die Nationalen Normen des Deutschen Institutes für Normung (DIN), die Europäische Norm (EN), die europäischen harmonisierten Normen des CEN (Comitée Europeen de Normalisation) und die internationalen Normen der ISO (International Organization for Standardization), sind bedeutungsvoll bei der Festlegung des allgemein anerkannten Standes der medizintechnischen Erkenntnisse.
- Die **Empfehlungen** des **Centers for Disease Control and Prevention Atlanta USA** (CDC) finden derzeit auch für Deutschland Berücksichtigung. Das CDC bietet ein System der Gesundheitsüberwachung, unterhält nationale Gesundheitsstatistiken und unterstützt die Forschung zur Vorbeugung von Krankheiten und Seuchen.
- Veröffentlichungen im **Bundesgesundheitsblatt** beinhalten aktuelle **Stellungnahmen** zu speziellen Themen der Krankenhaushygiene.
- Neben den vorgenannten Richtlinien und Vorschriften muss auf die **Rechtsprechung** aufmerksam gemacht werden. Dieser liegen, gestützt auf Sachverständigengutachten, Grundsätze zu den **Sorgfaltsanforderungen** im Hygienebereich zugrunde. Sie vermitteln aus rechtlicher Sicht den „allgemein anerkannten Stand der medizinischen Erkenntnisse“ im Rahmen der Krankenhaushygiene.
  Beispiel: Um einen anerkannten Verstoß gegen die Sorgfaltspflicht handelt es sich, wenn es zu einer Keimübertragung und anschließender Infektion kommt, weil vor einer Injektion keine Hände- und Hautdesinfektion erfolgte oder weil unsterile Infusionsflüssigkeit verabreicht wurde (z. B. wenn die Lösung nicht entsprechend den Hygieneanforderungen unmittelbar vor der Applikation, sondern länger als 1 Stunde davor zubereitet wurde).

Leitsatz bezüglich Hygienesicherheit, Urteil Bundesgerichtshof, 8.10.1991: „Die Klinik hat für die Folgen einer Infektion aus einem beherrschbaren Bereich sowohl vertraglich als auch deliktisch einzustehen, sofern sie sich nicht dahingehend zu entlasten vermag, dass alle organisatorischen und technischen Vorkehrungen gegen vermeidbare Keimübertragungen getroffen waren...“

Der Arzt, das nachgeordnete nichtärztliche Personal und der Krankenhausträger können haftungsrechtlich in Anspruch genommen werden. Ebenso ist ein persönlicher strafrechtlicher Vorwurf wegen eines **hygienerelevanten Fehlverhaltens** möglich. Um dem **vorzubeugen** empfiehlt sich:

- die Aufstellung klarer Dienstanweisungen und Zuständigkeiten
- die konsequente Einhaltung von Hygieneregeln, die Bestandteil der gesundheitsfachberuflichen und ärztlichen Aus- und Fortbildung sind
- die Einhaltung von Desinfektions- und Hygieneplänen
- die Berücksichtigung und Integration der neuesten wissenschaftlichen Erkenntnisse
- die Beachtung der Anweisungen des verantwortlichen Arztes bzw. der verantwortlichen Hygienefachkraft

12.2 Personelle Organisation

Krankenhaushygiene kann nur effektiv sein, wenn sie personell richtig organisiert ist. Nachfolgend wird die personelle Organisationsstruktur unter Berücksichtigung der Zuständigkeiten und Aufgaben dargestellt.

12.2.1 Hygienekommission

Die Hygienekommission setzt sich zusammen aus:

- ärztlichem Leiter, der gleichzeitig der Vorsitzende der Kommission ist. Er ist für die Hygiene im Gesamtbereich des Krankenhauses verantwortlich.
- Verwaltungsleiter, der im Einvernehmen mit dem ärztlichen Direktor die personellen und finanziellen Voraussetzungen schaffen muss
- Krankenhaushygieniker
- Pflegedienstleitung, der die Überwachung der Durchführung der Maßnahmen obliegt
- Hygienebeauftragten
- Hygienefachkraft
- technischem Betriebsleiter
- Krankenhausbetriebsingenieur
- Apotheker, Betriebsarzt, Desinfektor
- weiteren Personen

Aufgaben Die Hygienekommission hat folgende Aufgaben:

- Analyse der hygienischen Situation
- Festlegung von Verhütungs- und Bekämpfungsmaßnahmen
- Organisation
- Aus- und Fortbildung des Personals in der Hygiene
- Mitwirkung bei der Planung der baulichen Einrichtung
- Kontrolle der Ver- und Entsorgungsbereiche

12.2.2 Krankenhaushygieniker

Der Krankenhaushygieniker ist ein Facharzt der Hygiene und Umweltmedizin oder der medizinischen Mikrobiologie und Infektionsepidemiologie und hat grundsätzlich eine beratende Funktion. Für Akutkrankenhäuser über 450 Betten empfiehlt sich die Einstellung eines Krankenhaushygienikers. Die fachliche Beratung kann ersatzweise über staatliche Hygieneinstitute sichergestellt werden.

Aufgaben Der Krankenhaushygieniker hat folgende Aufgaben:

- Beratung und Fortbildung der Mitarbeiter in Fragen der Krankenhaushygiene
- Erarbeitung und Überwachung von Hygieneplänen
- Feststellung und Analyse der Gesundheitsschädigungen von Patienten und Personal
- Erfassung und Auswertung von Infektionsstatistiken
- Zusammenarbeit mit der Aufsichtsbehörde, z. B. dem Gesundheitsamt

12.2.3 Hygienebeauftragter

Dabei handelt es sich um einen erfahrenen Arzt, der – seiner Tätigkeit entsprechend – über Kenntnisse der Hygiene und Mikrobiologie verfügt. Er ist für jedes Krankenhaus zu bestimmen, in größeren Kliniken sollten mehrere Hygienebeauftragte ernannt werden. Sein **Aufgabengebiet** umfasst die Erfassung und Klärung von aufgetretenen Krankenhausinfektionen in dem ihm zugewiesenen Krankenhausbereich. Er führt seine Aufgaben im Einvernehmen mit dem Krankenhaushygieniker und den Hygienefachkräften durch.

12.2.4 Hygienefachkraft

Hygienefachkräfte sind examinierte Krankenschwestern/-pfleger mit mindestens dreijähriger Berufserfahrung und abgeschlossener Weiterbildung zur Hygienefachkraft.

Aufgaben Hygienefachkräfte haben folgende Aufgaben:

- Mitwirkung bei der Analyse von Krankenhausinfektionen durch Dokumentation und Auswertung der Krankenhausinfektionen
- Führen von entsprechenden Infektionsstatistiken und Mitwirkung bei Umgebungsuntersuchungen
- regelmäßige Begehung aller Krankenhausbereiche
- Evaluation von Pflegetechniken und Arbeitsabläufen, z. B. Verbandwechsel, Katheterismus
- Erstellen und Überwachen von Hygieneplänen
- Mitwirkung bei der Auswahl hygienerelevanter Produkte und Verfahren
- Beratung bei der Betriebs- und Bauplanung
- Beratung und Überwachung bei Desinfektions- und Sterilisationsverfahren
- Schulung und praktische Anleitung der Mitarbeiter
- Überwachung der Krankenhaushygiene in Zusammenarbeit mit dem Krankenhaushygieniker, dem Hygienebeauftragten und der Hygienekommission. Die Hygienefachkraft ist dem ärztlichen Leiter des Krankenhauses bzw. dem Krankenhaushygieniker unterstellt.

Die Gesamtbettenzahl, die zum Aufgabenbereich einer Hygienefachkraft gehört, sollte abhängig vom Infektionsrisiko 300 Betten nicht überschreiten.

> Die Hygienefachkraft nimmt eine zentrale Rolle in der Organisationsstruktur ein. Sie ist **Ansprechpartner für die Pflegepersonen** in allen hygienerelevanten Fragen.

12.2.5 Krankenhausbetriebsingenieur

Vielfach stehen hygienische Probleme im Zusammenhang mit technischen Anlagen, daher ist ein Krankenhausbetriebsingenieur oder ein Hygiene- oder Umwelttechnikingenieur mit einer Weiterbildung in Krankenhaushygiene als Ansprechpartner bei auftretenden technischen Fragen notwendig. Kleinere Kliniken können diese Aufgabe an einen Beauftragten des technischen Betriebs delegieren.

12.3 Hygieneplan

> Der **Hygieneplan** beinhaltet alle Maßnahmen zur Erkennung, Verhütung und Bekämpfung von Krankenhausinfektionen, die für ein Krankenhaus bzw. die einzelne Abteilung vom Krankenhaushygieniker oder der Hygienefachkraft erarbeitet und von der Hygienekommission beschlossen worden sind.

Der Hygieneplan hat zum Ziel, die Qualität der Hygiene zu fördern und zu sichern. Deshalb muss dieser in allen Pflege- und Funktionsbereichen ausliegen. Alle Mitarbeiter sind bezüglich der durchzuführenden Maßnahmen in Kenntnis zu setzen und sind verpflichtet, sachgemäß zu handeln. Im Hygieneplan ist festgelegt, welche Maßnahmen zur Desinfektion, Reinigung und Sterilisation sowie zur Ver- und Entsorgung (z. B. Versorgung mit Speisen, Medizinprodukten, Sterilgut und Entsorgung von Abfällen, Schmutzwäsche) durchzuführen und welche Personen für die Durchführung und Überwachung verantwortlich sind. Der Hygieneplan hat die Bedeutung einer Dienstanweisung.

Desinfektionspläne und Pflegestandards, z.B. zum septischen/aseptischen Verbandwechsel oder zum Einlegen eines Blasenverweilkatheters, ergänzen den Hygieneplan.

12.4 Qualitätssicherung

Nach dem Sozialgesetzbuch haben „Krankenhäuser und ihre Leistungserbringer auf eine humane Krankenhausbehandlung hinzuwirken". Mit dem **Ziel**, für den Patienten und den Kostenträger eine bedarfsgerechte, zweckmäßige, wirtschaftliche und sichere **Leistungserbringung** zu erreichen, schreibt das Sozialgesetzbuch Maßnahmen zur Qualitätssicherung und Qualitätsüberprüfung vor:

„Die Krankenhäuser sind verpflichtet, sich an Maßnahmen der Qualitätssicherung zu beteiligen." (§ 137 SGB V).

Qualität kann definiert werden als „die Gesamtheit von Eigenschaften und Merkmalen eines Produktes oder einer Dienstleistung, die sich auf deren Eignung zur Erfüllung festgelegter oder vorausgesetzter Erfordernisse beziehen."

Qualitätssicherung erstreckt sich grundsätzlich auf **drei Qualitätsebenen:**
- Strukturqualität
- Prozessqualität
- Ergebnisqualität

Aus krankenhaushygienischer Sicht beinhaltet:
- **Strukturqualität** unter anderem die Qualifizierung und die Ausbildung des Personals, z.B. in Infektionsprävention und Hygiene, die Ausstattung der Arbeitsstätte in personeller, apparativer, baulich-räumlicher und finanzieller Hinsicht, Kommissionen z.B. für Hygiene, Arzneimittel, Abfall, Arbeitssicherheit.
- **Prozessqualität** die fachgerechte Durchführung von diagnostischen, therapeutischen, pflegerischen und technischen Maßnahmen. Dabei bilden Pflege-, Hygiene- und Behandlungsstandards die Grundlage.
- **Ergebnisqualität** die Beurteilung des Behandlungsergebnisses. Es wird nun erfasst, ob die Ziele der ärztlichen und pflegerischen Behandlung erreicht wurden, z.B. Vermeidung von Wund- oder Harnwegsinfektion. Dazu ist erforderlich, die nosokomialen Infektionen zu erfassen.

Daraus lassen sich mögliche Mängel in Diagnostik, Behandlung und Pflege erkennen und Maßnahmen zu ihrer Beseitigung ableiten.
Für die Krankenhaushygiene erfolgen Qualitätsprüfungen unter anderem durch die **Begehungen** des **Gesundheitsamtes** und durch **regelmäßige Überprüfung** und **mikrobiologische Untersuchung** von z.B. Desinfektionsautomaten und Sterilisatoren durch das Hygienefachpersonal. Prüfintervalle und -methoden sind durch Verordnungen und Normen festgelegt.

Durch die Festlegung der Qualitätsanforderungen sowie deren konsequente Umsetzung und Kontrolle ist eine wirksame Verhütung von Krankenhausinfektionen möglich.

Pflegequalität muss also immer eine Integration von sachkundig ausgeführten Hygienemaßnahmen bei der praktischen Arbeit am Patienten umfassen.
Die Verhütung nosokomialer Infektionen kann allerdings nur durch gemeinsames zielgerichtetes Handeln aller an Pflege, Diagnostik und Therapie beteiligter Personen erreicht werden.

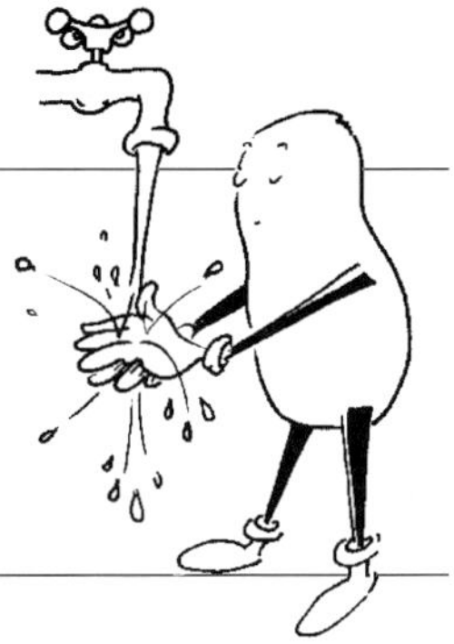

13 Individualhygiene

Vera Singbeil-Grischkat

Das Sauberkeitsverhalten eines Menschen ist das Ergebnis von Lernprozessen. Die persönliche Hygiene des Krankenhauspersonals bedarf unter dem Aspekt der Verhütung von nosokomialen Infektionen einer besonderen Bewertung. Körperpflege und Bekleidung sind die Aspekte der Individualhygiene, die im Kontext Krankenhaushygiene nachfolgend dargestellt werden.

13.1 Körperpflege

Selbstverständlich sein sollte eine tägliche, gründliche **Körperreinigung**, wobei das Duschbad dem Vollbad – aus hygienischer Sicht und aus Gründen des Wasserverbrauches – vorzuziehen ist. Das häufige (besser tägliche) Waschen der **Haare** ist zu empfehlen, da Haare durch anhaftende Keime ein mögliches Infektionsrisiko für den Patienten darstellen können. Langes Haar ist während der Dienstzeit zusammenzubinden, da bei pflegerischen und ärztlichen Tätigkeiten der Kontakt mit Haaren zu vermeiden ist. So ist in Risikobereichen, wie Operationsälen, Intensivstationen, Zentralsterilisation und Küche, sowie bei bestimmten pflegerischen Arbeiten, z. B. großflächiger Verbandwechsel, das Tragen von Einmalkopfhauben vorgeschrieben. Das gesamte Kopfhaar muss hierbei bedeckt sein.

Fingernägel bedürfen einer besonderen Beachtung. Sie sind kurz zu halten, da es zu einer Ansammlung von Schmutzpartikeln und Mikroorganismen unter den Nägeln kommen kann. Im weiteren besteht eine Verletzungsgefahr für den Patienten, ebenso ist ein „Durchspießen" von Schutzhandschuhen möglich. Bei der Nagelpflege sollten Mikroläsionen vermieden werden, sie stellen eine Eintrittspforte für Erreger dar. Fingernägel dürfen nicht mit Nagellack lackiert sein, da brüchiger Nagellack eine Keimnische darstellt und eventuelle Verunreinigungen unter dem lackierten Nagel optisch nicht wahrnehmbar sind.

Da die Haut der **Hände** stark beansprucht ist, sollte eine gezielte Handpflege selbstverständlich sein.

13.2 Berufskleidung

Zunächst muss von der Berufs- die Schutzkleidung abgegrenzt werden.
Berufskleidung in Form von Kitteln oder Hosenanzügen dient dazu, Berufsangehörige als solche kenntlich zu machen und die Privatkleidung vor Verunreinigungen zu schützen.
Schutzkleidung soll verhindern, dass die Berufskleidung der Beschäftigten kontaminiert wird und hierdurch Krankheitserreger weiterverbreitet werden (s. S. 150).
Für die Bereitstellung der Berufs- und Schutzkleidung in ausreichendem Umfang und für ihre Desinfektion und Reinigung hat der Krankenhausträger zu sorgen (Bundesgesundheitsblatt 28, 1985).
Berufskleidung (bzw. Arbeitskleidung, Bereichskleidung):

- sollte zweckmäßig geschnitten sein und damit die erforderliche Bewegungsfreiheit, z.B. im Sinne der rückenschonenden Arbeitsweise, ermöglichen
- muss desinfizierbar bzw. kochbar sein
- sollte vom Gewebe her luftdurchlässig, feuchtigkeitsaufsaugend und unanfällig gegen statische Aufladung sein
- sollte glattflächig sein, ohne Schnörkel und Rüschen
- sollte kurzärmelig sein, denn lange Ärmel stellen eine Kontaminationsgefahr dar, da sie z.B. über verschmutzte Stellen streifen; der unbekleidete Unterarm hingegen lässt sich entsprechend waschen und desinfizieren
- sollte in ausreichender Zahl zur Verfügung stehen, so dass ein bedarfsgerechter Wechsel sichergestellt ist
- sollte möglichst aus einem Mischgewebe bestehen (70% Baumwolle, 30% Kunstfaser)
- darf erst im Krankenhaus angelegt werden und muss nach Dienstende sachgerecht entsorgt werden

Mitarbeiter der OPs und Intensivstationen tragen als Berufsbekleidung üblicherweise eine **Bereichskleidung**, die nur in diesen Abteilungen und nicht im übrigen Krankenhausbereich getragen werden soll. Diese Kleidung ist häufig grün oder blau, so dass die Krankenhausbereiche farblich sichtbar voneinander getrennt sind. Die Bereichskleidung sollte täglich bzw. vorzeitig bei Verschmutzung gewechselt werden.

13.3 Schuhwerk

Das Schuhwerk soll dem Fuß sicheren Halt geben (geschlossen, Fersenriemchen) und bequem sein. Der Absatz sollte flach bis mittelhoch und breit aufsetzend sein. Durch eine leichte Profilierung der Sohle wird eine Rutschhemmung erreicht. Die Schuhe sollten leicht zu reinigen bzw. desinfizierbar sein.

13.4 Schmuck

Nach VBG 103 § 22 (Unfallverhütungsvorschrift = UVV Gesundheitsdienst) dürfen in Arbeitsbereichen mit **erhöhter Infektionsgefährdung** an Händen und Unterarmen keine Schmuckstücke, wie Uhren und Ringe, getragen werden. Erhöhte Infektionsgefährdung besteht in Arbeitsbereichen, von denen in besonderem Maße Infektionsgefahren ausgehen können (§ 18).
Dies sind zum Beispiel:

- Infektionskrankenhäuser
- Infektionseinheiten
- Operationseinheiten
- Einheiten für Intensivmedizin
- Endoskopie- und Dialyseeinheiten
- unreine Seiten von Sterilisations- und Desinfektionseinheiten

In der Durchführungsanweisung erfolgt zudem der Hinweis, dass auch in anderen Bereichen eine erhöhte Infektionsgefährdung im Sinne der UVV bestehen kann. Hier wird gegebenenfalls der hausinterne Hygieneplan weitere Bereiche festlegen.
Schmuckstücke an Händen und Unterarmen, aber auch durchaus Halsketten und Ohrringe, stellen eine potentielle Verletzungsgefahr für den Patienten oder den Träger dar, und eine Desinfektion der Hände und Unterarme kann nur mangelhaft erfolgen. Das Recht auf freie Entfal-

tung kann also durch Arbeitsschutzregelungen eingeschränkt werden.

> Wenn Krankenpflegepersonal gegen Unfallverhütungsvorschriften verstößt und dadurch sich selbst oder Patienten gefährdet, verstößt es gleichzeitig gegen seine arbeitsvertragliche Verpflichtung zur sorgfältigen Arbeit. Das kann eine Abmahnung, bei Wiederholung eine Kündigung zur Folge haben.

13.5 Schutzkleidung

In der UVV Gesundheitsdienst VBG 103 und im Bundesgesundheitsblatt 28 (1985) finden sich entsprechende krankenhaushygienische Anforderungen an die Schutzkleidung und an den ergänzenden Schutz bei erhöhter Infektionsgefährdung, wie flüssigkeitsdichte Handschuhe, Schürzen, Schutzkittel, Fußbekleidung, Gesichts- und Kopfschutz.

Im Bundesgesundheitsblatt 28 heißt es: „Die Schutzkleidung muss getragen werden, wenn eine Gefahr der Keimverschleppung besteht. Die Schutzkleidung darf nur innerhalb der jeweiligen Betriebsstelle getragen werden. Es empfiehlt sich, die Schutzkleidung je nach Betriebsstelle farblich zu kennzeichnen. Die Schutzkleidung muss täglich gewechselt werden. Der Schutzkittel muss geschlossen getragen werden und die Berufs- oder Tageskleidung vollständig bedecken. Vor Betreten von Speise- und Aufenthaltsräumen innerhalb der Spezialabteilung ist der Schutzkittel abzulegen."

Erweiterte Schutzkleidung (s. auch VBG 103 Gesundheitsdienst):

- Das Tragen von **dünnwandigen, flüssigkeitsdichten Handschuhen** ist erforderlich, wenn die Hände mit Blut, Ausscheidungen, Eiter oder hautschädigenden Stoffen in Berührung kommen können. Die Handschuhe müssen in verschiedenen Größen zur Verfügung gestellt werden, denn nur so ist ein sicheres Arbeiten möglich. In der Praxis bedeutet das, dass z.B. beim Umgang mit Steckbecken, Urinflasche, bei der Gesäßreinigung, bei Manipulationen an Venenzugängen und bei septischen Verbandwechseln das Tragen von Handschuhen unerlässlich ist. Die Handschuhe sind nach Gebrauch sofort sachgerecht zu entsorgen.
- **Feste, flüssigkeitsdichte Handschuhe** (Haushaltshandschuhe), die möglichst bis zur Mitte des Unterarmes reichen, sind zum Desinfizieren und Reinigen benutzter Instrumente, Geräte oder von Flächen zu tragen. Der Kontakt der Haut mit Desinfektionsmitteln, die nicht für die Desinfektion der Haut oder Schleimhaut bestimmt sind, ist grundsätzlich zu vermeiden.
- Das Tragen von **flüssigkeitsdichten Schürzen** ist erforderlich, wenn damit zu rechnen ist, dass die Berufskleidung durchnässt wird, und bei Arbeiten, bei denen eine starke Verschmutzung zu erwarten ist.
- In besonderen Bereichen, wie Infektionsstationen, kann zum Infektionsschutz das Tragen **langärmeliger Schutzkleidung** (Schutzkittel) erforderlich sein.
- In bestimmten Bereichen, wie der Operationsabteilung, Einheiten für Verbrennungskranke und Knochenmarktransplantationseinheiten, sind **desinfizierbare Schuhe** zu tragen. Diese Schuhe oder Überziehschuhe sind von allen dort Tätigen, Besuchern und externen Mitarbeitern zu tragen.
- Der **Mund-Nasen-Schutz** (Gesichtsmaske) muss über Mund und Nase getragen werden und darf nicht vorübergehend heruntergezogen werden. Er muss nach Durchfeuchtung und nach jeder längerdauernden Operation gewechselt und sofort entsorgt werden. Die Gesichtsmaske soll die Verbreitung von Tröpfchen aus dem Nasen-Rachen-Raum verhindern und gleichzeitig den Träger vor Verschmutzung der Gesichtshaut mit Körperflüssigkeiten oder Aerosolen des Patienten schützen.
- Ein **Haarschutz** ist erforderlich in Operationsabteilungen und Einheiten für Verbrennungskranke und Knochenmarktransplantationen. Haare sind im allgemeinen mit Keimen der Haut und der Umgebung kontaminiert, wobei die Haut der Stirn besonders hohe Keimzahlen aufweist. Der Haarschutz muss Kopf- und Barthaar vollständig bede-

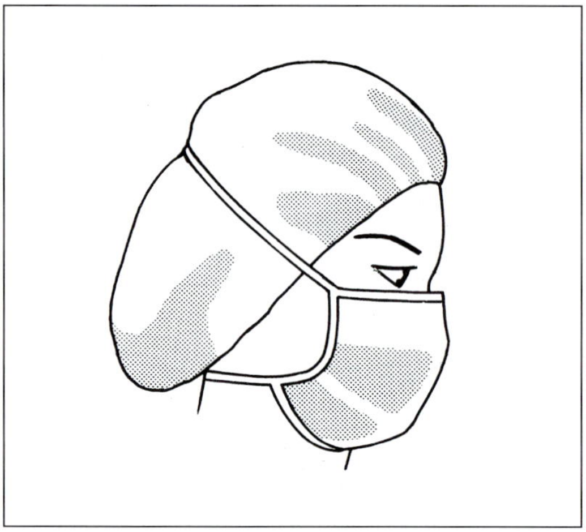

Abb. 13.1 Haubenschutz

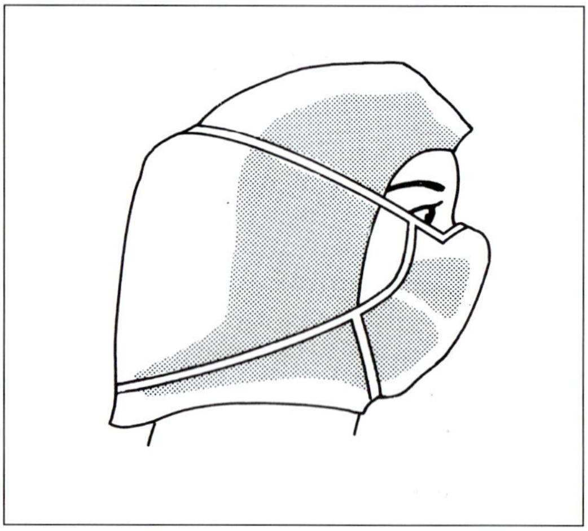

Abb. 13.2 Helmschutz

cken. Hierzu stehen ein Haubenschutz (Abb. 13.1) oder ein Helmschutz (Abb. 13.2) zur Verfügung.

- Das Tragen einer **Schutzbrille** oder eines **Gesichtsschildes** ist bei Gefahr des Verspritzens oder Versprühens von Körperflüssigkeiten erforderlich, um den Kontakt mit potentiell infektiöser Körperflüssigkeit zu verhindern. Bei gefäß- oder herzchirurgischen Eingriffen oder in der Zahnmedizin ist das Tragen von Schutzbrillen notwendig.

Nach Ablegen und Entsorgung der Schutzkleidung, wie Handschuhe, Mund- und Nasenschutz, Überziehschuhen, Schutzkittel und -schürze ist grundsätzlich eine hygienische Händedesinfektion durchzuführen.

13.5.1 Allergie durch Latexhandschuhe

Allergien gegen Naturlatex sind bei Beschäftigten in der Kranken- und Altenpflege dramatisch in der Zunahme begriffen. Die Berufsgenossenschaft für Gesundheitsdienst und Wohlfahrtspflege geht davon aus, dass bereits jeder 10. Beschäftigte gegen Latexproteine sensibilisiert ist. **Hauptverursacher** sind gepuderte Latexhandschuhe. Die sich im Latex befindlichen, meist wasserlöslichen Restproteine (Naturkautschuk enthält über 250 Proteine) haften dem Handschuhpuder an und können damit intensiv auf die Haut einwirken. Auch beim An- und Ausziehen der Handschuhe werden diese im Arbeitsbereich verteilt und eingeatmet. Die **allergischen Reaktionen** auf Latexproteine reichen vom Hautekzem über Fließschnupfen und Bindehautentzündung bis zum Asthma und im schlimmsten Fall zum anaphylaktischen Schock. Bei bestehender Latexallergie ist der einzig **wirksame Schutz** die Vermeidung von Haut- und Schleimhautkontakt mit Latexproteinen. Dem Betroffenen müssen latexfreie Handschuhe zur Verfügung gestellt werden, und seine Kollegen müssen puderfreie Latexhandschuhe tragen, um die Aufnahme der Latexproteine durch die Luft zu vermeiden. Diese Maßnahmen verhindern eine Verschlimmerung der Allergie und eine mögliche Berufsunfähigkeit des Erkrankten.

In der TRGS (Technische Regel für Gefahrstoffe über sensibilisierende Stoffe; gibt den Stand der sicherheitstechnischen, arbeitsmedizinischen, hygienischen und arbeitswissenschaftlichen Anforderungen beim Umgang mit sensibilisierenden Stoffen wieder) wird unter Ziffer 3.1, Absatz 4 gefordert, dass gepuderte Latexhandschuhe durch puderfreie, allergenarme Latexhandschuhe oder andere geeignete Handschuhe zu ersetzen sind. Unternehmer, die sich dieser Regel widersetzen und die Mitarbeiter weiterhin veranlassen, gepuderte Naturlatexhandschuhe zu tragen, müssen mit **Regressansprüchen** von seiten der gesetzlichen Unfallversicherung rechnen, wenn ein Versicherter eine Latexallergie durch das Tragen gepuderter Schutzhandschuhe erworben hat.

Einer Latexallergie kann man vorbeugen:

- durch Gebrauch ungepuderter, latexproteinarmer Handschuhe (beinhalten weniger als 30 Mikrogramm Latexprotein pro Gramm Handschuh).
- durch alternative Benutzung von Kunststoffhandschuhen bei nicht infektionsgefährdenden Tätigkeiten.
- durch gutes Abtrocknen der Hände nach der Waschung und durch regelmäßiges Eincremen. Da schon kleinste Hautläsionen ideale Eintrittspforten für Latexproteine sind, ist eine konsequente Hautpflege wirksame Prävention.

Es soll an dieser Stelle der Hinweis nicht fehlen, dass fast 40.000 latexhaltige Produkte, so die „Latexallergie-Informationsvereinigung", auf dem Markt sind. So findet sich Naturlatex z. B. in Pflaster, Kondomen, im Klebefilm von Briefmarken und Briefkuverts, in Kaugummis, Kleidung mit Stretcheffekt und im Babyschnuller. Dies ist problematisch für den Betroffenen, weil derzeit keine Verpflichtung des Herstellers besteht, Naturlatex zu deklarieren.

13.6 Händehygiene: Desinfizieren – Waschen – Pflegen

Die Hände des Menschen befinden sich ständig in Kontakt mit der Umgebung, sie nehmen Keime auf und geben sie weiter, entweder direkt durch Kontakt von Haut zu Haut (Abb. 13.3)

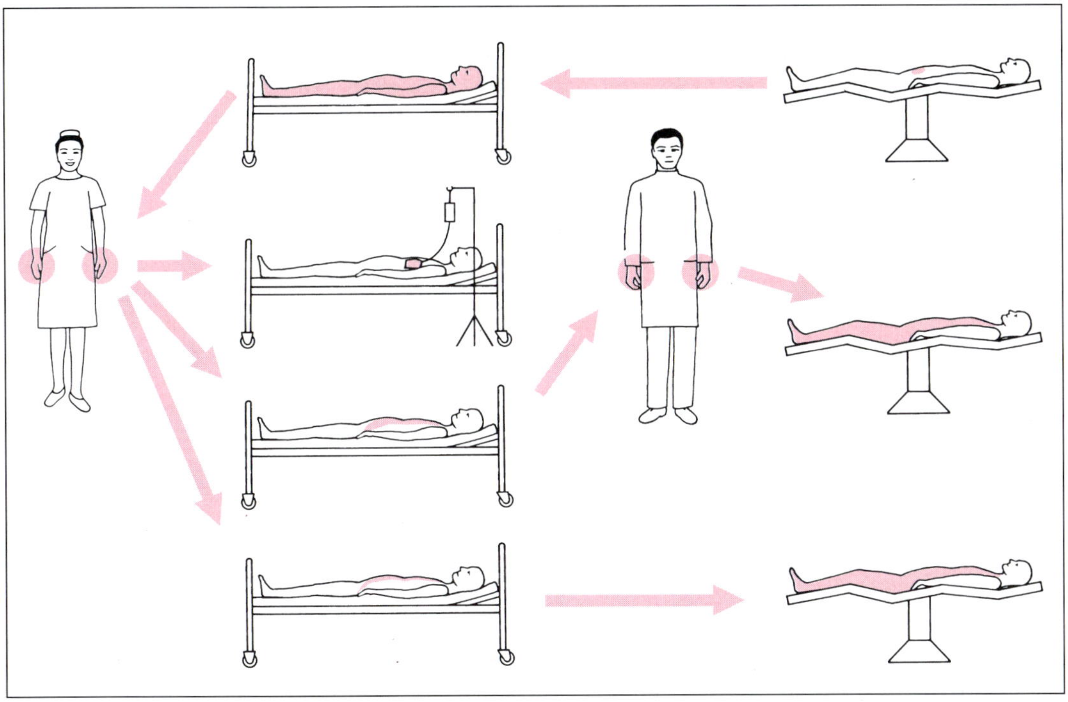

Abb. 13.3 Wege nosokomialer Infektionen in der Chirurgie (nach: Karavias T, Mischo-Kelling M. Chirurgie und Pflege. 2. Auflage. Stuttgart, New York: Schattauer 2001)

oder indirekt über Kontakt zu Flächen und Gegenständen (s. S. 135). Damit gilt die Hand als der Hauptrisikofaktor für die Übertragung nosokomialer Infektionen. Eine sachgerecht praktizierte Händehygiene kann das Risiko signifikant reduzieren.

13.6.1 Hygienische Händedesinfektion

Die Händedesinfektion stellt die effektivste Maßnahme zur Verhütung nosokomialer Infektionen dar. Sie dient sowohl dem Schutz des Patienten als auch dem Schutz der Pflegeperson (s. Abschnitt „Infektionsquellen", S. 134).

> Das **Ziel** der **hygienischen Händedesinfektion** ist die Ausschaltung der Hände als Infektionsquelle und -überträger durch gezielte Abtötung der transienten Hautflora und durch Keimzahlverminderung der residenten Flora.

Indikation Eine hygienische Händedesinfektion erfolgt in folgenden Situationen:

- vor und nach Verbandwechsel
- vor der Vorbereitung von Injektionen und Infusionen
- vor invasiven Eingriffen, z. B. dem Legen eines Venenzugangs, eines Blasenverweilkatheters oder Punktionen (trotz Tragens von sterilen Handschuhen!)
- unmittelbar nach Kontakt mit Körperflüssigkeiten, Sekreten, Ausscheidungen und anderen potentiell infizierten Materialien oder Gegenständen (z. B. Steckbecken, Arbeitsflächen)
- nach dem Ausziehen stark verschmutzter Einmalhandschuhe, da Einmalhandschuhe häufig kleine Löcher aufweisen, durch die eine Kontamination der Hände unbemerkt erfolgen kann
- vor und nach Kontakt mit dem Bereich der Eintrittsstellen von Drainagen und Kathetern
- vor Kontakt mit infektionsgefährdeten Patienten (z. B. Schwerkranke, Intensivpatienten, Leukämieerkrankte)
- nach Kontakt mit Patienten, von denen eine Infektion ausgehen kann
- beim Verlassen von Isoliereinheiten

Wirkstoffe zur Händedesinfektion Alkohole (Ethanol, n-Propanol, Isopropanol) sind die Hauptwirkstoffe in Händedesinfektionsmitteln zum Einreiben. Präparate mit hoher Alkoholkonzentration bieten ein breites Wirkungsspektrum und eine schnelle Wirkung. Sie zeichnen sich im weiteren durch eine gute Hautverträglichkeit und Langzeitwirkung aus.
Desinfizierende Wirkstoffe, wie Phenolderivate, Aldehyde, Chlorhexidin, quartäre Ammoniumverbindungen (QAV) und PVP-Iod, sind bei der Händedesinfektion von geringer Bedeutung (s. Auflistung desinfizierender Wirkstoffe, S. 160). Zur Erweiterung des Wirkungsspektrums kann jedoch dem alkoholischen Einreibepräparat ein weiterer Wirkstoff (z. B. quartäre Ammoniumverbindungen) zugesetzt werden.

Durchführung Die Durchführung ist im Bundesgesundheitsblatt (28, 1985) geregelt: Das Händedesinfektionsmittel (alkoholisches Einreibepräparat) wird aus dem Spender (Ellenbogenbedienung) in die trockene hohle Hand gegeben (ca. 3 ml = 2 bis 3 Hübe). Die Hände über die erforderliche Einwirkzeit (mindestens 30 Sekunden) mit dem Händedesinfektionsmittel benetzen und bis zu den Handgelenken einreiben, wobei Daumen, Fingerkuppen und Fingerzwischenräume besonders zu berücksichtigen sind. Es ist darauf zu achten, dass die Hände über die gesamte Einreibezeit feucht bleiben, gegebenenfalls ist eine erneute Entnahme aus dem Spender erforderlich. Die schrittweise Vorgehensweise bei der Händedesinfektion veranschaulicht Abbildung 13.4.
Erfolgt die Händedesinfektion nach der beschriebenen Standard-Einreibe-Methode, können Benetzungslücken ausgeschlossen werden. Welche Bereiche der Hände nicht ausreichend bei der Händedesinfektion benetzt werden, zeigt Abbildung 13.5. Häufig werden der Daumen und die Fingerkuppen ausgespart.
Um Mitarbeitern die Effektivität ihrer durchgeführten Händedesinfektion zu veranschaulichen, kann man zur hygienischen Händedesinfektion eine alkoholische Lösung, die einen Fluoreszenzindikator enthält, benutzen. Nach dem Einreiben bis zur Trocknung werden die Hände unter UV-Licht (in einem dunklen Raum) auf Benetzungslücken untersucht.

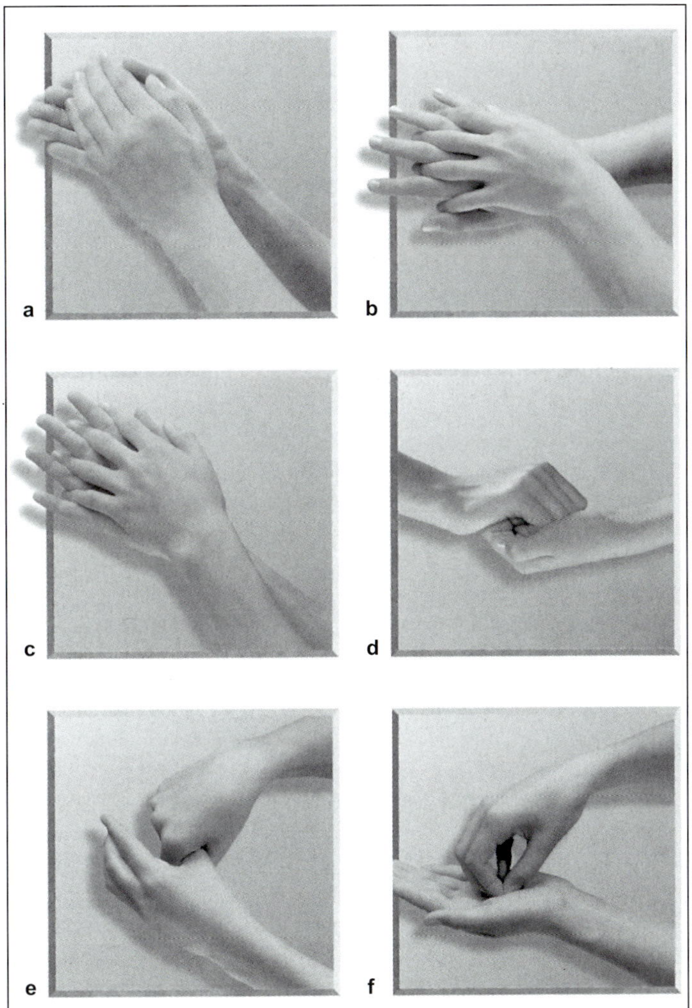

Abb. 13.4 Standardeinreibemethode für die hygienische Händedesinfektion gemäß CENpr.EN 1500 (mit freundlicher Genehmigung der Fa. Bode Chemie GmbH, Hamburg). Das Desinfektionsmittel wird in die hohlen trockenen Hände gegeben. Nach dem nachfolgend beschriebenen Verfahren (a–f) wird das Produkt 30 Sekunden in die Hände bis zu den Handgelenken kräftig eingerieben. Die Bewegungen jedes Schrittes sollen fünfmal durchgeführt werden. Nach Beendigung des 6. Schrittes werden einzelne Schritte bis zur angegebenen Einreibedauer wiederholt. Im Bedarfsfall erneut Händedesinfektionsmittel entnehmen. Es ist darauf zu achten, dass die Hände die gesamte Einreibezeit feucht bleiben.
(a) 1. Schritt: Handfläche auf Handfläche **(b)** 2. Schritt: rechte Handfläche über linkem Handrücken und linke Handfläche über rechtem Handrücken **(c)** 3. Schritt: Handfläche auf Handfläche mit verschränkten, gespreizten Fingern **(d)** 4. Schritt: Außenseite der Finger auf gegenüberliegende Handflächen mit verschränkten Fingern **(e)** 5. Schritt: kreisendes Reiben des Daumens in der geschlossenen linken Handfläche und umgekehrt **(f)** 6. Schritt: kreisendes Reiben hin und her mit geschlossenen Fingerkuppen der rechten Hand in der linken Handfläche und umgekehrt

Wichtig ist, das Händedesinfektionsmittel nicht auf nasse oder feuchte Hände zu geben, da dies durch den Verdünnungseffekt eine unzureichende Desinfektion bedingt, außerdem kann es verstärkt zu Hautreizungen kommen. Schmuck an den Fingern und Unterarmen beeinträchtigt die Wirksamkeit der Händedesinfektion (s. S. 144).

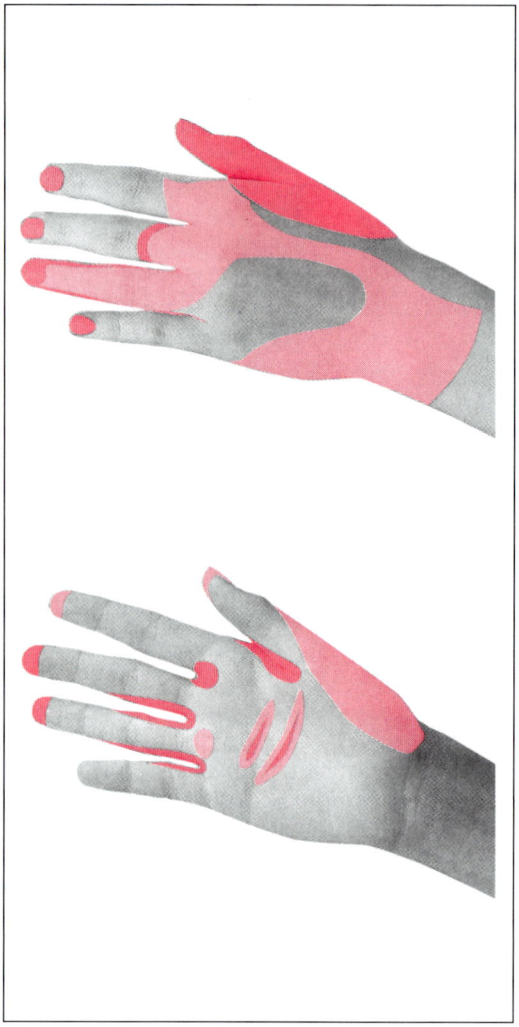

Abb. 13.5 Benetzungslücken bei der hygienischen Händedesinfektion (mit freundlicher Genehmigung der Fa. Bode Chemie GmbH, Hamburg). Hellrot dargestellt sind die teilweise nicht erfassten Bereiche, dunkelrot die häufig nicht erfassten Zonen.

Sind die **Hände** nach Kontakt mit Patienten oder verunreinigten Gegenständen bzw. Flächen **sichtlich mit keimhaltigen Ausscheidungen** (Eiter, Stuhl, Sputum oder ähnliches) **kontaminiert**, ist die Vorgehensweise der hygienischen Händedesinfektion zu verändern. Nach der Empfehlung der Hygienekommission des ehemaligen Bundesgesundheitsamtes werden die beschmutzten Bereiche mit einem mit Desinfektionsmittel befeuchteten Zellstoff gereinigt. Dann folgt eine zweimalige Durchführung der hygienischen Händedesinfektion. Anschließend werden die Hände mit Waschlotion und Wasser gereinigt. Die Begründung für die empfohlene Reihenfolge ist folgende: Da durch das Händewaschen die Mikroorganismen nicht abgetötet, sondern regelrecht in die Haut einmassiert und nachfolgend abgespült werden, besteht durch das Spritzwasser eine Kontaminationsgefahr für die Umgebung und die Kleidung des Personals. Damit wird möglicherweise eine neue Infektionsquelle geschaffen.
Da diese Vorgehensweise aus praktischen und ästhetischen Gründen bei Mitarbeitern meist auf eine geringe Akzeptanz trifft, ist nachfolgend genannter, von Krankenhaushygienikern empfohlener Handlungsablauf für die Praxis oft realistischer: Verschmutzung mit desinfektionsmittelgetränktem Einmaltuch entfernen, danach Hände gründlich waschen und anschließend hygienische Händedesinfektion.

> Durch das Tragen von Einmalhandschuhen lässt sich eine direkte Kontamination vermeiden, deshalb sollte das medizinisch-pflegerische Personal bei möglichem Kontakt mit infizierten Materialien oder Ausscheidungen Schutzhandschuhe tragen und nach dem Grundsatz handeln: **„Vermeidung von Kontamination steht vor Desinfektion!"**

- Bei der Betreuung von Patienten, die an Tuberkulose, Hepatitis B oder AIDS leiden, kann es notwendig sein, größere Mengen des Desinfektionsmittels zu verwenden und die Einwirkzeit zu verlängern, gegebenenfalls muss ein besonderes Einreibepräparat gewählt werden, das die Abtötung der jeweiligen Keime sicher gewährleistet.
- Es sollten nur alkoholische Einreibepräparate mit **rückfettenden** und **pflegenden Komponenten** eingesetzt werden, da Zubereitungen auf reiner Alkoholbasis ohne Hautschutzanteile zu einer Hautschädigung führen.

Mit einer wissenschaftlichen Arbeit von Guido Herdemann, Dr. Pitten und Prof. Kramer zum Thema „Umgang mit medizinischen Schutzhandschuhen im Gesundheitswesen“ konnte experimentell und klinisch bewiesen werden, dass bei der Desinfektion angelegter Schutzhandschuhe die gleiche Effektivität wie bei der Desinfektion der bloßen Hand erreicht wird. Daraus ergibt sich die praxisrelevante Schlussfolgerung, dass in Situationen, in denen üblicherweise nach kurzem Tragen der Handschuhe ein Wechsel erforderlich wäre, diese nach entsprechender Desinfektion weiter getragen werden können. So könnte diese Möglichkeit z. B. bei hintereinander erfolgenden Blutabnahmen bei mehreren Patienten oder bei Laborarbeiten genutzt werden. Diese Vorgehensweise ist jedoch nicht für alle Handschuhe und Händedesinfektionsmittel geeignet.

Auch 150 Jahre nach Semmelweis – Fehlerhafte und unterlassene Händedesinfektion?

Die Händedesinfektion ist eine Standardmaßnahme zur Infektionsprophylaxe, wird jedoch häufig vernachlässigt und nicht sorgfältig ausgeführt.
Eine Studie des Europäischen interdisziplinären Komitees für Infektionsprophylaxe (EURIDIKI) hat 1996 in einer standardisierten Fragebogenerhebung bei ärztlichen und pflegerischen Mitarbeitern auf Intensiv- und operativen Stationen folgende Faktoren für eine **unbefriedigende Compliance** (Bereitschaft zur Mitwirkung) der Händedesinfektion ermittelt:

- Vergesslichkeit, Bequemlichkeit
- mangelndes Problembewusstsein
- schlechte Vorbilder
- keine Kontrollen
- mangelnde Disziplin
- Probleme mit der Hautverträglichkeit
- unklare Hygienevorschriften
- fehlende Infektionsstatistiken
- Ausstattungsmängel
- Wissensdefizite

Schulungen, Weiterbildung, ständiges Bewusstmachen der Notwendigkeit einer regelrechten Händehygiene sollen helfen, die mangelhafte Compliance zu verbessern. Ärztliches und pflegerisches Personal hat die moralische und rechtliche Verpflichtung, neben der Heilung akuter Erkrankungen den Schutz der Patienten vor zusätzlichen Gesundheitsschäden zu gewährleisten. Hygienische Händedesinfektion ist wirksame Prophylaxe nosokomialer Infektionen.

13.6.2 Händewaschen

> Das **Händewaschen** als hygienische Maßnahme dient der Entfernung von Umweltschmutz und Schweiß.

Es hat eine geringe keimreduzierende Wirkung, da die Keime nicht abgetötet, sondern nur abgespült werden. Klinisch-bakteriologische Untersuchungen bestätigen eine Verminderung der auf den Händen befindlichen Keimflora um ca. 2–3 Zehnerpotenzen, das bedeutet eine Reduzierung von 1 Million auf 10.000 bis 1000 Keime. Bei einer hygienischen Händedesinfektion mit einem alkoholischen Einreibepräparat wird dagegen eine Keimreduktion um den Faktor 10^5 erzielt, das heißt, von 1 Million Keimen verbleiben 10 auf der Haut (Tab. 13.1 und Abb. 13.6).
Zur Waschung der Haut stehen flüssige Seifen auf natürlicher Seifenbasis und so genannte Syndets zur Verfügung, die auf den pH-Wert der Haut abgestimmt sind und damit den Säureschutzmantel der Haut erhalten. Sie sind den natürlichen Seifen vorzuziehen.
Häufiges Händewaschen führt zu Hautproblemen, da es eine Entfettung der Haut bewirkt, die Barrierefunktion der Hornschicht beeinträchtigt und damit möglicherweise einer Ekzembildung Vorschub leistet.

Indikation Die Hände sollten in folgenden Fällen gewaschen werden:

- bei sichtbarer Verschmutzung ohne gleichzeitige Infektionsgefahr
- nach Toilettenbenutzung
- vor dem Essen bzw. dem Austeilen des Essens

Durchführung Folgende Punkte sind zu beachten:

- zur Reinigung eine milde Flüssigseife benutzen

Tab. 13.1 Vergleichende Bewertung von Händewaschen und Händedesinfektion mit alkoholischen Einreibepräparaten (modifiziert nach: Heeg P. Händehygiene – Waschen, Dekontaminieren, Desinfizieren, Pflegen. Krankenhaushygiene und Infektionsverhinderung 1991; 13: 164–171)

	Waschung	Desinfektion
Keimzahlreduktion in Zehnerpotenzen	ca. 3	4–5
Keimabtötung	nein	ja
Kontamination des Waschplatzes	möglich	nein
Waschplatz	erforderlich	nicht erforderlich
Handtücher	erforderlich	nicht erforderlich
Hautverträglichkeit	schlecht	mittel bis gut
Reinigung	ja	nein
Hygienische Sicherheit	gering	hoch

- die Händewaschung nur mit lauwarmem Wasser durchführen, denn je höher die Temperatur, desto intensiver ist die Entfettung und die Aufquellung der Haut
- nicht länger als 1 Minute waschen
- Bürsten nach Möglichkeit nicht verwenden, um Mikroläsionen der Haut zu vermeiden
- gründliches Abspülen der Waschlotion von den Händen (eine anschließend durchgeführte Händedesinfektion könnte durch Seifenreste in der Wirkung eingeschränkt sein, s. S. 150)

Anforderungen an einen Händewaschplatz sind**:**

- gute Erreichbarkeit
- Handwaschbecken ohne Überlauf
- fließendes warmes und kaltes Wasser (Mischbatterie zweckmäßig)
- Direktspender mit Waschlotion, Händedesinfektionsmittel und geeignetem Hautpflegemittel
- Spender für Einmalhandtücher
- Sammelbehälter für gebrauchte Handtücher

Wasserhähne an Waschbecken, die bevorzugt von medizinischem Personal benutzt werden, sollten über eine Fuß- oder Ellenbogenbedienung verfügen.

Die Verwendung von Stückseifen und Textilhandtüchern, die von allen Mitarbeitern benutzt werden, widerspricht allen Erkenntnissen einer durchdachten und modernen Krankenhaushygiene (VBG 103, Bundesgesundheitsblatt 28, 1985).

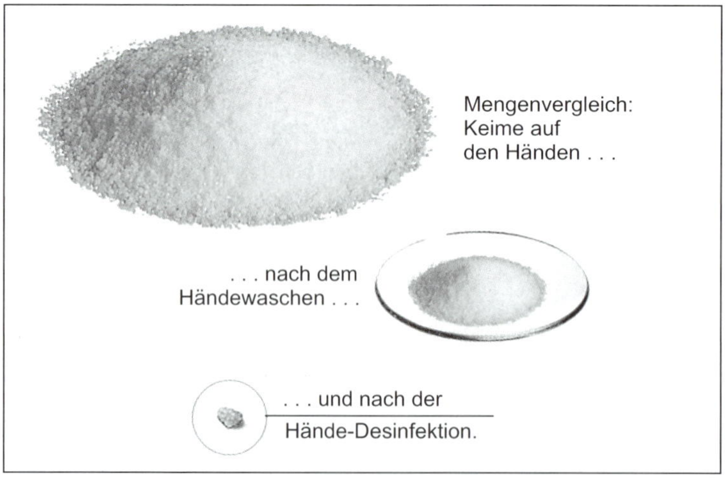

Abb. 13.6 Mengenvergleich: Keime auf den Händen, nach dem Händewaschen und nach der Händedesinfektion (mit freundlicher Genehmigung der Fa. Bode Chemie GmbH, Hamburg)

13.6.3 Händedekontamination (desinfizierende Händewaschung)

Sie erfolgt mit desinfizierenden Waschpräparaten, die auf die Haut aufgebracht werden und nach entsprechender Einwirkzeit mit Wasser von den Händen abgespült werden. Die Arbeitsgänge Waschen und Desinfizieren werden damit zusammengefasst. Diese Produkte sind in ihrer antimikrobiellen Wirksamkeit jedoch nicht gleichwertig mit den Produkten zur hygienischen Händedesinfektion. Der Einsatz dieser Waschpräparate sollte deshalb vorwiegend **außerhalb medizinischer Einrichtungen** erfolgen, wie z. B. im Küchen- oder Apothekenbereich oder auch in der häuslichen Pflege. Richtig angewandt stellen sie aber möglicherweise eine Alternative zur Händewaschung mit Flüssigseife in medizinischen Einrichtungen dar, z. B. vor der Speisenausgabe, nach Toilettenbenutzung oder bei Arbeitsantritt.

13.6.4 Pflege der Hände

Die regelmäßige Anwendung von Produkten zum Hautschutz und zur Hautpflege ist für die **Erhaltung einer intakten Haut** unerlässlich und beugt Hautschäden wirksam vor.

Rissige und schuppige Haut bietet Mikroorganismen gute Haft- und Einnistmöglichkeiten und erschwert die Wirkung des Desinfektionsmittels, da die in den Nischen sitzenden Keime nur schwer erreichbar sind. Bei einer geschädigten Haut kann eine Desinfektion nicht erreicht werden. Zudem wird die Bereitschaft des Betroffenen zur Durchführung der Händedesinfektion abnehmen, da Händedesinfektion mit „Brennen" und Schmerz einhergeht (Abb. 13.7).

Die Auswahl der Hautpflegemittel orientiert sich am individuellen Hautzustand der Pflegeperson. Die Pflege der Hände sollte dann erfolgen, wenn ausreichend Zeit für die Einwirkung des Mittels gegeben ist, z. B. in der Pause oder nach Arbeitsende. Hautveränderungen, wie juckende Ekzeme, können Hinweis sein auf eine allergische Reaktion. Hier ist unverzüglich durch den Dermatologen eine entsprechende Diagnostik und Behandlung einzuleiten.

Durchführung Das Hautpflegemittel sollte einem Spender entnommen und in die Haut eingerieben werden. Die Entnahme aus Dosen und Salbentöpfen ist wegen der hohen Kontaminationsgefahr abzulehnen.

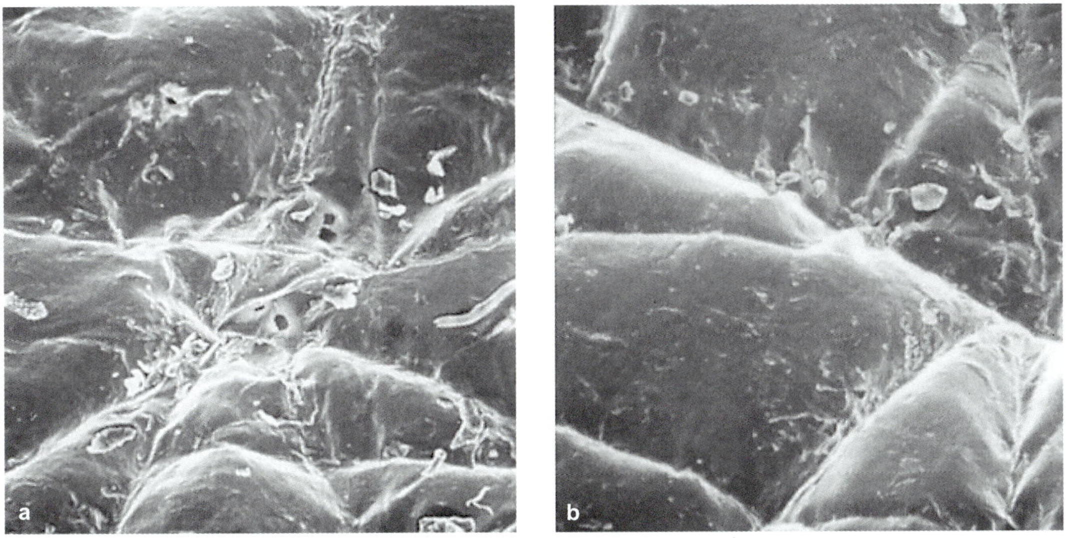

Abb. 13.7 REM-Aufnahme **(a)** rissiger und **(b)** glatter Haut (mit freundlicher Genehmigung der Fa. Bode Chemie GmbH, Hamburg)

13.6.5 Chirurgische Händedesinfektion

Die chirurgische Händedesinfektion dient ausschließlich dem Schutz des Patienten **bei operativen Eingriffen** und beinhaltet die **Abtötung** bzw. weitgehende **Reduzierung** der **residenten Flora** und eine **Abtötung** der **transienten Flora.**

> Das **Ziel** der **chirurgischen Händedesinfektion** ist eine höchstmögliche Reduktion der in den Hautschichten von Hand und Unterarmen angesiedelten Keime. Damit soll verhindert werden, dass während der Operation Infektionserreger von den Händen des Operationsteams in die Operationswunde gelangen.

Indikation Sie wird vor operativen Eingriffen nach einer geregelten Vorgehensweise durchgeführt, die in der Richtlinie „Krankenhausinfektion" von 1991 festgelegt ist.

Durchführung Die chirurgische Händedesinfektion besteht aus zwei Phasen:

- **Wasch- und Reinigungsphase** (2 Minuten): Die Waschung der Hände und Unterarme – einschließlich der Ellenbogen – dient der Reinigung, es werden Verschmutzungen und Schweiß beseitigt. Eine weiche sterilisierte Nagelbürste kann gegebenenfalls für die Nagelreinigung verwendet werden. Um eine Rekontamination der Hände durch ablaufendes Waschwasser zu vermeiden, erfolgt die Waschung mit nach oben gerichteten Fingerspitzen und tief liegenden Ellenbogen. Die Waschdauer von 2 Minuten sollte nicht überschritten werden, da zu langes Waschen zum Aufquellen der Haut und somit zu einer reduzierten Schutzfunktion der Hornschicht führt. Das Abtrocknen von Unterarmen und Händen erfolgt mit sterilisierten Einmalhandtüchern.
- **Desinfektionsphase** (3–5 Minuten): Das Händedesinfektionsmittel muss über einen Zeitraum von 3–5 Minuten in die Hände und Unterarme einschließlich der Ellenbogen, dann erneut in Hände und Unterarme und schließlich in die Hände und Handgelenke eingerieben werden. Während der vorgeschriebenen Einwirkzeit müssen die Hände und Unterarme vollständig mit Desinfektionsmittel benetzt sein. Mehrmalige Entnahme ist dabei erforderlich. Hände und Unterarme dürfen danach nicht mehr abgetrocknet werden. Anschließend erfolgt das Anziehen steriler Handschuhe.

> Vor der nächsten Operation ist nur dann eine erneute chirurgische Händedesinfektion von 3 Minuten erforderlich, wenn die letzte Händedesinfektion > 60 Minuten zurückliegt; bei < 60 Minuten wird eine verkürzte Desinfektion von 1 Minute ohne Händewaschung als ausreichend erachtet.

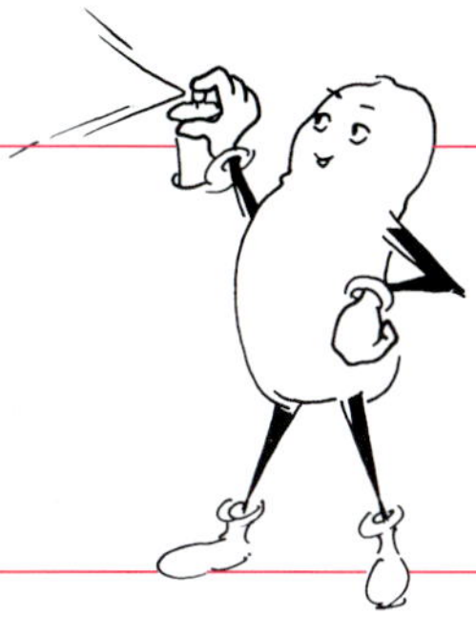

14 Desinfektion

Vera Singbeil-Grischkat

14.1 Definition: Reinigung – Desinfektion – Sterilisation

Mikroorganismen können durch Reinigung, Desinfektion und Sterilisation reduziert, beseitigt, abgetötet oder irreversibel inaktiviert werden.

Reinigung dient der Schmutzlösung und -beseitigung. Mit der Beseitigung von Schmutz werden zwar auch daran gebundene Keime entfernt, es kann aber keine Keimabtötung durch Reinigung erreicht werden.
Unter **Desinfektion** versteht man eine Maßnahme, die einen Gegenstand in einen Zustand versetzt, in dem er nicht mehr infizieren kann, das heißt eine Maßnahme zur Abtötung, Hemmung oder Entfernung pathogener Mikroorganismen. Mit der Desinfektion soll eine gezielte Keimreduktion und eine Unterbrechung der Infektionskette erreicht werden.
Unter **Sterilisation** (s. Kap. 15 „Sterilisation“, S. 170) hingegen versteht man das Abtöten bzw. die irreversible Inaktivierung aller vermehrungsfähiger Mikroorganismen. Ziel der Sterilisation ist die absolute Keimfreiheit.

Die Bedeutung der Begriffe Reinigung, Desinfektion und Sterilisation veranschaulicht Tabelle 14.1.

Tab. 14.1 Bedeutung von Reinigung, Desinfektion und Sterilisation (aus: Bergen P. Basiswissen Krankenhaushygiene. Hagen: Brigitte Kunz Verlag 1998)

	Reinigung	Desinfektion	Sterilisation
Definition	Beseitigung von Schmutz	Versetzen eines Gegenstands in einen Zustand, in dem er nicht mehr infizieren kann	Herbeiführung von Keimfreiheit
Indikation	Wenn evtl. vorhandene Keime apathogen bzw. physiologisch sind oder wenn eine Verschleppung bzw. Übertragung unwahrscheinlich oder bedeutungslos ist, aber Schmutz und Rückstände vorhanden sind.	Wenn Reinigung nicht ausreicht und Sterilisation nicht möglich oder nötig ist, aber (fakultativ) pathogene Keime vorhanden sind und eine Übertragungswahrscheinlichkeit besteht.	Wenn geringste Keimmengen oder besonders widerstandsfähige Erreger zur Infektion führen können.
Beispiele	Fußboden, Sanitärbereich, Körper	Pflegeartikel, kontaminierte Körperregionen, Wäsche	Instrumente für invasive Verwendung

Im Zusammenhang mit „Reinigung" wird oft der Begriff **Sanitation** gebraucht. Sanitation ist eine ungezielte Keimreduktion, die eine Verringerung der Keimzahl ergibt, z. B. durch Reinigungsmaßnahmen.

Im Krankenhaus unterscheiden wir:

- **Laufende Desinfektion:** Sie umfasst alle Desinfektionsmaßnahmen, die während eines Klinikaufenthaltes eines Patienten durchgeführt werden. Damit wird die Verbreitung von Krankheitserregern während der Pflege und Behandlung eingeschränkt. Die laufende Desinfektion erstreckt sich auf alle Objekte, die kontaminiert wurden oder kontaminiert sein könnten, und auf alle infektiösen Ausscheidungen des Patienten.
- **Desinfizierende Abschlussreinigung:** Sie umfasst alle Desinfektionsmaßnahmen, die bei Entlassung, Verlegung oder Tod eines Patienten **ohne meldepflichtige**, übertragbare Krankheit erforderlich sind.
- **Schlussdesinfektion:** Sie umfasst alle Desinfektionsmaßnahmen, die bei Entlassung, Verlegung oder Tod eines Patienten **mit meldepflichtiger**, übertragbarer Krankheit erforderlich sind. Nach dem Infektionsschutzgesetz kann zusätzlich eine Raumdesinfektion notwendig sein.

14.1.1 Wirkungsbereiche von Desinfektionsmitteln und -verfahren

In der Liste der vom Robert-Koch-Institut geprüften und anerkannten Desinfektionsmittel und -verfahren (1997) werden die Wirkungsbereiche und Desinfektionsmittel sowie -verfahren erfasst.

Das mikrobiologische Wirkungsspektrum eines Desinfektionsmittels oder -verfahrens ist einem **Wirkungsbereich** zugeordnet, der durch Buchstaben gekennzeichnet ist:

- **Wirkungsbereich A:** zur Abtötung von vegetativen bakteriellen Keimen einschließlich Mykobakterien sowie Pilzen einschließlich ihrer Sporen geeignet
- **Wirkungsbereich B:** zur Inaktivierung von Viren geeignet
- **Wirkungsbereich C:** zur Abtötung von Sporen des Milzbranderregers geeignet
- **Wirkungsbereich D:** zur Abtötung von Sporen der Erreger von Gasödem und Wundstarrkrampf geeignet (zur Abtötung dieser hitzeresistenten Sporen müssen **Sterilisationsverfahren** angewendet werden, z. B. gespannter Wasserdampf von 120 °C bei einer Einwirkzeit von 20 Minuten)

Diese Wirkungsbereiche sind Grundlage für die Auswahl des Desinfektionsmittels/-verfahrens.

Desinfektion ist möglich durch Anwendung physikalischer, chemischer oder durch Kombination dieser beiden Verfahren.

14.2 Physikalische Verfahren

Physikalische Verfahren nutzen zur Desinfektion thermische Methoden, UV-Strahlung oder Mikrowellen.

14.2.1 Thermische Desinfektion

Bei der **thermischen Desinfektion** werden die Erreger durch Einwirkung von Hitze unschädlich gemacht.

Thermische Desinfektionsverfahren erfassen in Abhängigkeit vom gewählten Verfahren die **Wirkungsbereiche A, B, C**. Wirkungsbereich D wird nur durch eine Sterilisation erreicht.

Je höher die **Temperatur** und je länger die **Einwirkzeit**, desto größer ist die Wirksamkeit des Verfahrens. Die Einwirkzeit ist die Zeit, die vom Erreichen der Solltemperatur im Kern des Gutes bis zum Abschalten des Heizaggregates bzw. der Dampfzufuhr benötigt wird.

Erhitzen in Wasser (Auskochen)

Die zu desinfizierenden Objekte werden in lauwarmes Wasser, dem Waschhilfsstoffe (z. B. Soda) zugefügt sind, eingelegt. Es folgt die Erhitzung bis zum Siedepunkt und Erhaltung der Siedetemperatur über einen Zeitraum von 3–15 Minuten. Diese Methode erfasst die **Wirkungsbereiche A und B** bei 3minütiger **und C** bei 15minütiger Einwirkzeit. Sie ist z. B. anwendbar zur Desinfektion von hitzebeständigen Instrumenten, Essgeschirr, Milchflaschen und Saugern sowie Wäsche.

Spülen mit heißem Wasser

Die zu desinfizierenden Objekte werden in speziellen Apparaten allseits mit zunächst lauwarmen Wasser gespült. Während des Spülens erfolgt eine Erhitzung auf die Desinfektionstemperatur von 85–95 °C bei einer Einwirkzeit von 7–20 Minuten. Durch den Zusatz von Reinigungsmitteln kann die Reinigungswirkung erhöht werden. Diese Methode erfasst die **Wirkungsbereiche A und B**. Sie wird zur Desinfektion von Instrumenten und Utensilien in Desinfektionsreinigungsmaschinen sowie von Wäsche in Desinfektionswaschmaschinen eingesetzt.

Behandeln mit Wasserdampf (Dampfdesinfektionsverfahren)

Hierbei werden die zu desinfizierenden Objekte in speziellen Apparaten der Einwirkung von Wasserdampf ausgesetzt. Zur Dampfdesinfektion stehen verschiedene Verfahren zur **Verfügung**:

- Beim **Dampfströmungsverfahren** erfolgt die Desinfektion mit gesättigtem Wasserdampf. Dabei wird die Luft aus der Desinfektionskammer und dem Desinfektionsgut durch den Wasserdampf verdrängt.
- Das **Vakuumverfahren** ist gekennzeichnet durch Entfernung der Luft aus der Desinfektionskammer und dem Desinfektionsgut. Die Desinfektion erfolgt mit gesättigtem Wasserdampf, der mehrmals abwechselnd einströmt und evakuiert wird. Das Vakuumverfahren ermöglicht die Dampfdesinfektion auch bei Temperaturen unter 100 °C.
- Beim **Dampf-Kreislauf-Verfahren** wird das Desinfektionsgut einem Gemisch von Wasserdampf und Luft ausgesetzt.

In Abhängigkeit von der Temperatur (95 bis 120 °C) und der Einwirkzeit von 15 Minuten können durch die Dampfdesinfektionsverfahren die **Wirkungsbereiche A, B und C** erreicht werden. Das Behandeln mit Wasserdampf ist anwendbar zur Desinfektion von hitzestabilen Objekten, Textilien und Matratzen.

14.2.2 Desinfektion mit UV-Strahlen oder Mikrowellen

Eine Desinfektion von Flächen, Gegenständen oder Luft ist mit **UV-Strahlung** nicht möglich. Da UV-Strahlen Staub und Schmutz nicht durchdringen können, die Aktivität von UV-Strahlungsquellen sehr schnell abnimmt und sich der Patienten- und Personalschutz problematisch gestalten, kommt dieser Methode **kaum Bedeutung** zu. Lediglich bei der Reinigung von Endoskopen und in Desinfektionsmaschinen wird zur Desinfektion des Spülwassers UV-Licht benutzt.
Eine **Mikrowellenbestrahlung** führt durch thermische Effekte zwar zu einer schnellen Abtötung von Mikroorganismen, aber ebenso wie bei der Erhitzung von Nahrungsmitteln können dabei **Kälteinseln** bestehen bleiben. In diesen Kälteinseln werden die Keime nicht sicher abgetötet. Dieses Verfahren ist also als unsicher zu bewerten und wird bislang auch nicht zur Desinfektion herangezogen.

14.3 Chemische Verfahren

Chemische Desinfektionsmittel enthalten Wirkstoffe, die infektiöse Keime abtöten bzw. inaktivieren. Die desinfizierende Wirkung beruht zum Beispiel auf der Zerstörung der mikrobiellen Zytoplasmamembran, Enzym- und Wachstumshemmung, Unterbindung von Stoffwechselvorgängen oder Gerinnung der Proteine.
Bei der **Auswahl** der **chemischen Desinfektionsmittel** ist zu berücksichtigen:

- Resistenz der Keime
- Art des biologischen Milieus, in dem sich die Keime befinden
- Art des zu desinfizierenden Objektes

Der **mikrobizide** (abtötende Wirkung auf Mikroorganismen) **Effekt** ist **abhängig von**:

- der Konzentration des Mittels
- der Einwirkzeit
- der Temperatur

Die nachfolgenden **Fachbegriffe** sind dem Begriff mikrobizide Wirkung untergeordnet:

- **bakterizid** = abtötende Wirkung auf Bakterien
- **bakteriostatisch** = Wachstumshemmung bei Bakterien
- **sporizid** = abtötende Wirkung auf Sporen
- **fungizid** = abtötende Wirkung auf Pilze
- **fungistatisch** = Wachstumshemmung bei Pilzen
- **viruzid** = inaktivierende Wirkung auf Viren

Die **Nachteile** einer chemischen Desinfektion können sein:

- Wirkungslücken
- Konzentrations- und Temperaturabhängigkeit
- Zersetzbarkeit und Wirkungsverlust
- Seifenfehler (Wirkungsverlust in Verbindung mit Tensiden)
- Eiweißfehler (Wirkungsverlust in Verbindung mit Eiweiß)
- eingeschränktes Durchdringungsvermögen bei organischem Material
- Verbleib von Desinfektionsmittelresten am Gegenstand
- Materialschädigung
- Gesundheitsbelastung für Personal und Patient (Allergie)
- Umweltbelastung (Wasser, Müllvolumen durch Kanister)
- hohe Kosten

Wenn Sie die hier aufgeführten Nachteile „umkehren", erhalten Sie die **Anforderungen an ein chemisches Desinfektionsmittel**!

14.3.1 Grundsätze für den Umgang mit chemischen Desinfektionsmitteln

- Zur Zubereitung der Gebrauchsverdünnung wird Trinkwasser verwendet.
- Konzentrat und Wassermenge sind unter Zuhilfenahme von Messgefäßen genau abzu-

messen. Bei der Anwendung von Dosiergeräten ist die Mindestentnahmemenge zu beachten, da sonst das Mischungsverhältnis nicht korrekt ist.

- Bei einer Unterschreitung der erforderlichen Konzentration ist die Desinfektion nicht sichergestellt, bei Überschreitung ist eine Materialschädigung die mögliche Folge.
- Die Prozentangaben beziehen sich bei flüssigen Präparaten auf Milliliter in 100 ml Gebrauchsverdünnung, bei pulverförmigen Präparaten auf Gramm in 100 ml der Gebrauchsverdünnung. Die für das Mittel vorgeschriebene Konzentration darf nicht unterschritten werden.
- Um Schaumbildung zu vermeiden, sollte zuerst das Wasser und dann erst das Desinfektionsmittel in den Behälter gegeben werden.
- Wasser und Desinfektionsmittel müssen sorgfältig miteinander vermischt werden.
- Die vorgeschriebenen Einwirkzeiten sind Mindestzeiten. Die korrekte Einhaltung der Einwirkzeiten ist sicherzustellen.
- Wenn keine speziellen Vorschriften bestehen, sollte die Temperatur des Desinfektionsmittelgemisches Zimmertemperatur betragen.
- Zur Herstellung der Gebrauchsverdünnung und zur Durchführung der Desinfektion ist Schutzkleidung (Schürze, Handschuhe, gegebenenfalls Brille und Gasmaske) zu tragen.
- Die chemischen Desinfektionsmittel dürfen nur dann mit der Haut in Kontakt kommen, wenn eine Desinfektion der Haut beabsichtigt ist. So sind z. B. zur Wischdesinfektion unbedingt feste, flüssigkeitsdichte Handschuhe zu tragen. Hautschädigung und mögliche allergische Sensibilisierung könnten die Folge von unsachgemäßem Verhalten sein.
- Bei der Anwendung von alkoholischen Desinfektionsmitteln für die Flächendesinfektion sind Sicherheitsregeln hinsichtlich der Brand- und Explosionsgefahr zu berücksichtigen.
- Die Desinfektionsmittel sind nur für den angegebenen Zweck zu verwenden (z. B. Hände, Instrumente, Flächen).
- Die Zumischung von Reinigungsmitteln ist zu unterlassen, da die Wirkung des Desinfektionsmittels eingeschränkt werden kann (Seifenfehler). Im weiteren können dabei gesundheitsschädigende Dämpfe entstehen.

14.3.2 Methoden der chemischen Desinfektion

- **Einreiben:**
  Einmassieren des Präparats während einer definierten Zeitdauer (z. B. zur Händedesinfektion)
- **Abreiben/Abwischen:**
  Einarbeiten oder Auftragen des Mittels auf Flächen mit Schwamm, Lappen, Mopp, gegebenenfalls Bürste bei starker Verschmutzung (= Scheuern; z. B. im Sanitärbereich, Fußböden, Inventar) oder bei der Hautdesinfektion Abwischen/Abreiben des Hautareals mit einem sterilisierten, in Hautdesinfektionsmittel getränkten Tupfer
- **Einlegen:**
  Der zu desinfizierende Gegenstand wird in geöffnetem Zustand vollständig in die Desinfektionsmittellösung eingelegt (z. B. Instrumente, evtl. Wäsche).
- **Verdampfen/Vernebeln:**
  Raumdesinfektion, eventuell in Kombination mit Scheuerdesinfektion bei übertragbaren Krankheiten nach dem Infektionsschutzgesetz (IfSG)
- **Sprühen:**
  Aufsprühen eines Desinfektionsmittels bis zur vollständigen Benetzung der Fläche bzw. eines Hautareals.

In Anbetracht der Nachteile der chemischen Desinfektion sollte den **physikalischen Desinfektionsmethoden** der **Vorzug** gegeben werden. Insbesondere die mögliche gesundheitliche Beeinträchtigung durch Allergien und die Belastung der Umwelt durch schwer abbaubare Wirkstoffe müssen betont werden. So sollte die chemische Desinfektion nur dann Anwendung finden, wenn das zu desinfizierende Objekt, bedingt durch seine Materialbeschaffenheit oder seine Größe, ein thermisches Verfahren nicht zulässt.

Tab. 14.2 Wirkstoffgruppen chemischer Desinfektionsmittel

Wirkstoff	Wirkungs-spektrum	Anwendungs-gebiet	Eigenschaften	Besonderheiten
Aldehyde • Formaldehyd	• bakterizid • fungizid • viruzid Wirkungsbereich A und B	• Flächen • Instrumente • Wäsche	• schnell biologisch abbaubar • niedrige Einsatzkonzentration • gute Materialverträglichkeit • geringer Eiweißfehler	• Geruchsbelästigung • gute Be- und Entlüftung als Voraussetzung für die Anwendung • allergisierende Wirkung • bei erhöhter Konzentration und längerer Einwirkzeit auch gegen bakterielle Sporen wirksam
• Glutaraldehyd	• bakterizid • sporizid Wirkungsbereich A und B	• Flächen • Instrumente • Wäsche	• biologisch abbaubar • wirkt korrodierend auf Metalle	
• Glyoxal	• bakterizid Wirkungsbereich A	• Flächen • Instrumente • Wäsche	• gute Materialverträglichkeit	• Einsatz oft in Kombination mit anderen Wirkstoffen • Eiweißfehler
Alkohole • Ethanol • Isopropanol • n-Propanol	• bakterizid • fungizid Wirkungsbereich A	• Hände • Haut • Flächen	• biologisch abbaubar • schneller Wirkungseintritt • rasche Abtrocknung auf Haut und Händen	Brand- und Explosionsgefahr bei Desinfektion großer Flächen
Phenole und Phenolderivate	• bakterizid • viruzid (nur behüllte Viren) Wirkungsbereich A	• Flächen • Instrumente • Wäsche • Sputum • Stuhl	• gute Reinigungswirkung • geringer Eiweißfehler • langsamer biologischer Abbau	• Einsatz oft kombiniert mit anderen Wirkstoffen • Anwendung nicht bei Neu- und Frühgeborenen wegen des toxischen Effekts
Quartäre Ammoniumverbindungen (QAV), oberflächenaktive Substanzen	begrenzt bakterizid Wirkungsbereich A (eingeschränkt)	• Flächen (Küche) • Haut • Hände	• eingeschränktes Abbauverhalten im Abwasser • gute Haut- und Materialverträglichkeit	• Einsatz in Kombination mit anderen Wirkstoffen • nicht zusammen mit anionischen Tensiden (Seifenfehler) • erhebliche Wirkungslücken (Mykobakterien, gramnegative Bakterien)

Wirkstoff	Wirkungs-spektrum	Anwendungs-gebiet	Eigenschaften	Besonderheiten
Guanidine, Biguanidine, Chlorhexidin	bakterizid Wirkungsbereich A (eingeschränkt)	• Haut • Hände • Flächen	• hoher Eiweiß-fehler • Anreicherung im Klärschlamm	erhebliche Wirkungslücken (Mykobakterien, Sporen, Pilze)
Halogene • Chlor	• bakterizid • fungizid • viruzid Wirkungsbereich A und B	• Wäsche • Ausschei-dungen • Instrumente • Trink- und Badewasser	• gute Material-verträglichkeit • schlechte biologische Abbaubarkeit	• wegen der Bildung toxischer Nebenprodukte nicht zur Desinfektion von Babyflaschen und Saugern anwend-bar • Schleimhaut-reizung
• PVP-Iod	• bakterizid • fungizid • bedingt viruzid Wirkungsbereich A und B	• Haut • Schleimhaut • Hände	• hoher Eiweiß-fehler • schnelle Wirkung	• nicht einsetzbar in der Schwanger-schaft, bei Neugeborenen, Säuglingen und Schilddrüsen-erkrankungen
Oxidations-mittel • Peressig-säure	• bakterizid • fungizid • viruzid Wirkungsbereich A und B	• Wäsche • Instrumente	• biologisch gut abbaubar • verchromte Instrumente korrodieren	Geruchs-belästigung
• Wasserstoff-peroxid	• bakterizid • fungizid • bedingt viruzid Wirkungsbereich A	• Haut • Schleimhaut	• biologisch gut abbaubar • schnelle Wirkung	sehr instabil
Bispyridine • Octenidin	• bakterizid • fungizid • bedingt viruzid Wirkungsbereich A	Schleimhaut	schnell wirksam	geeignet zur Ver-wendung in der Gynäkologie

Im Krankenhaus dürfen nur Desinfektionsmittel verwendet werden, die in der Liste der Deutschen Gesellschaft für Hygiene und Mikrobiologie (DGHM) oder in der Liste der vom Robert-Koch-Institut geprüften und anerkannten Desinfektionsmittel und -verfahren aufgeführt sind.

In diesen Listen sind der Wirkstoff, der Produktname, die Konzentration, die Einwirkzeit, der Wirkungsbereich und der Hersteller des Produktes genannt.
Tabelle 14.2 gibt einen Überblick über die **chemischen Wirkstoffe** unter Berücksichtigung des Wirkungsspektrums, des Anwendungsgebietes, der Eigenschaften und möglicher Besonderheiten.

14.4 Chemothermische Verfahren

Hier erfolgt die maschinelle Aufbereitung von **thermolabilen Materialien** bei 50–60 °C unter Einsatz eines maschinentauglichen Desinfektionsmittels. Zur Anwendung kommen dabei vorwiegend Desinfektionsmittel auf Aldehydbasis. Die chemothermische Desinfektion findet heute bevorzugt Anwendung bei der Aufbereitung flexibler Endoskope und deren Zubehör.
Endoskop-Reinigungs-/Desinfektionsautomaten (ERD) sind speziell für diese Nutzung entwickelt.

14.5 Praktische Anwendungen der Desinfektionsverfahren

Desinfektionsverfahren im Krankenhaus erstrecken sich auf die Desinfektion:
- der Hände (s. Kap. 13 Abschnitt „Händehygiene: Desinfizieren – Waschen – Pflegen“, S. 147)
- der Haut
- der Schleimhaut
- der Fläche
- der Instrumente
- der Wäsche
- der Betten
- der Ausscheidungen
- des Raumes

14.5.1 Hautdesinfektion

Mit der **Hautdesinfektion** soll die transiente und residente Hautflora reduziert werden.

Ziel Ziel ist es zu verhindern, dass beim Durchstechen oder Durchschneiden der Haut die Infektionserreger von der Oberfläche in tiefere Gewebsabschnitte verschleppt werden und dort eine Infektion bewirken.

Indikation Eine Hautdesinfektion sollte in folgenden Fällen erfolgen:
- vor Injektionen und Blutentnahmen
- vor Punktionen
- vor Operationen

Durchführung Das Injektionsgebiet wird mit einem Hautdesinfektionsmittel eingesprüht, oder es wird mit einem sterilisierten, in Desinfektionsmittel getränkten Tupfer abgerieben. Eine Einwirkzeit von mindestens 30 Sekunden ist einzuhalten. Eine Trocknung ist immer abzuwarten, da die Injektion ansonsten schmerzhaft und die desinfizierende Wirkung nicht ausreichend ist. Bei der präoperativen Hautdesinfektion ist das Hautdesinfektionsmittel mit sterilen Stieltupfern aufzutragen. Dabei wird das Mittel von der voraussichtlichen Schnittführungsstelle nach außen aufgetragen. Der Vorgang erfolgt zweimal, und die Einwirkzeit beträgt jeweils 2,5 Minuten. Injektionen und Punktionen sind häufige, routinemäßige Eingriffe. Bestehen Mängel in der Ausführung der Hautdesinfektion, kann das schwer wiegende Folgen haben. Lokale Infektionsprozesse, wie Spritzenabszesse, seltener Thrombophlebitis und Sepsis können auftreten.

Wirkstoffgruppen Die verwendeten Wirkstoffe zur Hautdesinfektion sind Alkohole, gegebenenfalls in Kombination mit Iod, und Biguanidverbindungen.

14.5.2 Schleimhautdesinfektion

Mit der **Schleimhautdesinfektion** wird die physiologische mikrobielle Schleimhautflora mit dort siedelnden Infektionserregern reduziert und teilweise eliminiert.

Bei der Haut- und Schleimhautdesinfektion spricht man auch von der **Haut-** und **Schleimhautantiseptik.**

Antiseptik umfasst antimikrobielle Maßnahmen auf der Körperoberfläche von Patienten (Haut, Schleimhaut, Wunden, chirurgisch eröffnete Bereiche) mit dem Ziel, einer Kolonisation mit Keimen und einer Infektion vorzubeugen oder eine bereits bestehende Infektion zu therapieren.

Ziel Verminderung und lang anhaltende Vermehrungshemmung von Keimen auf der Schleimhaut. Dies soll verhindern, dass Keime von der Schleimhaut bei operativen Eingriffen in andere Gewebeschichten verschleppt werden und dort Infektionen bewirken.

Indikation Eine Schleimhautdesinfektion sollte in folgenden Fällen erfolgen:

- vor dem Legen eines Blasenverweilkatheters
- zur Mundhygiene
- vor Operationen (z. B. gynäkologische Eingriffe)

Durchführung Schleimhautdesinfektionsmittel mit satt getränktem Tupfer mittels einer sterilen Pinzette oder einer steril behandschuhten Hand auf die Schleimhaut aufbringen. Jeder Tupfer darf nur einmal verwendet werden (pro Wischbewegung ein Tupfer). Bei der präoperativen Schleimhautdesinfektion erfolgt das Aufbringen mit sterilen, mit Desinfektionsmittel getränkten Stieltupfern 2- bis 3mal. Die Einwirkzeit beträgt 5 Minuten.

Wirkstoffgruppen PVP-Iod und Octenidin

14.5.3 Flächendesinfektion und -reinigung

Es ist zwischen einer gezielten Flächendesinfektion und der allgemeinen desinfizierenden Reinigung zu unterscheiden.

Gezielte Flächendesinfektion

Ziel Bei der gezielten Flächendesinfektion soll verhindert werden, dass durch kontaminierte Flächen Infektionserreger auf Patienten, Personal, Besucher oder andere Gegenstände übertragen werden.

Indikation Eine gezielte Flächendesinfektion ist erforderlich, wenn Flächen kontaminiert sind, wie z. B. durch Verschmutzung mit Blut, Stuhl oder Sekreten.

Allgemeine desinfizierende Reinigung

Ziel Die allgemeine desinfizierende Reinigung wird zur allgemeinen Infektionsprophylaxe praktiziert.

Indikation Im Rahmen der Standardreinigung erfolgt eine regelmäßige Desinfektion oder Reinigung von Flächen in allen Bereichen des Krankenhauses. Eine routinemäßige Flächendesinfektion, z. B. der Fußböden oder Wände, ist jedoch nach aktuellen Erkenntnissen als überflüssig zu betrachten, da diese Flächen kein Erregerreservoire darstellen.

Durchführung Die effektivste Methode der Flächendesinfektion ist die **Wischdesinfektion**. Das Desinfektionsmittel bzw. die Desinfektionsmittellösung wird auf die Fläche aufgebracht und durch Scheuern oder Wischen mechanisch verteilt. Dabei werden auch Verschmutzungen, die Keime enthalten könnten, aufgebrochen, und das Desinfektionsmittel kann leichter einwirken. Es darf nicht nachgetrocknet werden, da die Wirkung ansonsten nicht sicherzustellen ist. Bei der sichtbaren Kontamination einer Fläche mit potentiell infektiösem Material sollte sofort eine desinfizierende Reinigung erfolgen. Beim

Umgang mit Desinfektionsmitteln zur Flächendesinfektion sind flüssigkeitsdichte Haushaltshandschuhe mit langen Stulpen und gegebenenfalls eine Schutzschürze zu tragen, da eine Reizung und Schädigung der Haut möglich ist. Auf ein Versprühen von Desinfektionsmittel sollte verzichtet werden.
Im Krankenhaus muss jedes Reinigungsverfahren **Staub bindend**, das heißt nass oder feucht, erfolgen. Trockene Reinigungsverfahren (Besen, Staubtuch) sind untersagt.
Desinfektionsmittellösungen verlieren an Wirksamkeit, wenn sie verschmutzen. Daher sollten die Lösungen mindestens einmal täglich oder nach Verschmutzungsgrad gewechselt werden. Die **Tücher**, mit denen das Desinfektionsmittel beispielsweise aus dem Eimer entnommen wird, müssen sauber sein und täglich gewechselt werden. Desinfektionsmittel und Reinigungsmittel dürfen nicht gemischt werden. Dabei kann es zur Entwicklung toxischer Dämpfe kommen, des weiteren ist die Desinfektionswirkung nicht sichergestellt **(Seifenfehler)**.

Wirkstoffgruppen Zur Flächendesinfektion werden vorwiegend Aldehyde eingesetzt, aber auch QAVs (quartäre Ammoniumverbindungen) und Biguanidine. Lediglich für die Desinfektion kleiner Flächen können alkoholische Präparate verwendet werden.

14.5.4 Instrumentendesinfektion

> Die **Instrumentendesinfektion** beinhaltet die Vernichtung von Mikroorganismen an Oberflächen und in Hohlräumen von Instrumenten, die in direktem oder indirektem Kontakt zu einem Patienten standen.

Ziel Die Desinfektion von Instrumenten soll:
- die Übertragung von Mikroorganismen auf den Patienten durch ein Instrument verhindern,
- die Übertragung von Mikroorganismen auf Krankenpflegepersonal, das nach Benutzung mit den Instrumenten umgeht, vermeiden und
- die Kontamination der Umgebung verhindern

Die Instrumentendesinfektion kann **maschinell** mittels thermischer oder chemothermischer Verfahren und **manuell** mittels chemischer Verfahren erfolgen.
Sofern es die Beschaffenheit der Instrumente zulässt, sollte das **thermische Verfahren** bevorzugt werden.

Maschinelle Reinigungs- und Desinfektionsverfahren

Hier erfolgt die Desinfektion in Reinigungs- und Desinfektionsautomaten. Diese arbeiten nach **thermischen** oder **chemothermischen** Verfahren.

Indikation Sofort nach Gebrauch von Instrumenten!

Durchführung Die zu desinfizierenden Instrumente sollten unmittelbar nach der Benutzung in ein verschließbares Behältnis mit Deckel abgelegt werden. Der Transport in die zentrale Aufbereitungsstelle (Zentralsterilisation, unreine Seite) muss kontaminationssicher erfolgen. Das Desinfektionsgut wird dort gegebenenfalls in Einzelteile zerlegt. Die Mitarbeiter müssen dabei Schutzkleidung (Schutzkittel, Handschuhe) tragen. Anschließend erfolgt die materialspezifische Desinfektion im Desinfektionsautomaten. In Abhängigkeit vom Material ist die Auswahl der Temperatur und des chemischen Wirkstoffes zu beachten.

Wirkstoffgruppen Aldehyde

> **Verunreinigungen** sollten **nicht** an den Objekten **antrocknen**, um die Desinfektion und Reinigung nicht zusätzlich zu erschweren.

Manuelle (chemische) Aufbereitung

Indikation sofort nach Gebrauch von Instrumenten

Durchführung Die benutzten Instrumente werden **sofort nach Gebrauch** in eine geeignete Desinfektionsmittellösung (Aldehyde) eingelegt

(Desinfektionswanne mit Deckel und herausnehmbarem Spüleinsatz). Bei der chemischen Instrumentenaufbereitung sind unbedingt Handschuhe zu tragen. Das Einlegen in die Desinfektionsmittellösung muss blasenfrei erfolgen, da die Desinfektionswirkung durch Luftblasen verhindert wird. Das Instrument muss vollständig in die Lösung eingetaucht werden. Bei Hohlkörpern, wie Spülkanülen und Sonden, muss ein mehrmaliges Durchspülen mit der Desinfektionslösung erfolgen.
Bei starker Kontamination ist eine Reinigung in der Desinfektionsmittellösung notwendig. Da durch Aerosolbildung eine Kontamination der Umgebung möglich ist, darf die Reinigung nicht unter fließendem Wasser erfolgen.
Die vorgeschriebene **Einwirkzeit** ist unbedingt einzuhalten. Sie beträgt in Abhängigkeit von der Desinfektionsmittelkonzentration meist eine Stunde. Nach Ablauf der Einwirkzeit erfolgt die Reinigung der Instrumente und anschließend ein Spülen mit Wasser, um Desinfektionsmittelreste zu beseitigen.
Die Gebrauchslösung sollte bei Verschmutzung bzw. täglich erneuert werden, da Schmutz und organische Bestandteile die Wirksamkeit reduzieren. Bevor die Instrumente der Sterilisation zugeführt werden, sollten sie auf Funktionstüchtigkeit überprüft werden.
Benutzte Instrumente müssen vor einer Reinigung desinfiziert werden, sofern bei der Reinigung die Gefahr von Verletzungen besteht (VBG 103 § 11).
Eine maschinengestützte Instrumentenaufbereitung ist aus Gründen des Personalschutzes vorzuziehen.

Wirkstoffgruppen Aldehyde

14.5.5 Wäschedesinfektion

Indikation Gebrauchte **Krankenhauswäsche** gilt im allgemeinen als **infektionsverdächtige** Wäsche, wobei das Infektionsrisiko aktuell als relativ gering eingeschätzt wird. Eine Ausnahme ist die Wäsche, die auf Infektionsstationen anfällt, wo Patienten mit übertragbaren Infektionserkrankungen nach Infektionsschutzgesetz untergebracht sind.

Durchführung Zur Desinfektion der Wäsche stehen automatisch ablaufende Desinfektionswaschverfahren zur Verfügung. Thermische und chemothermische Verfahren bilden hier die Grundlage, die Nutzung erfolgt in Abhängigkeit von Material (Baumwolle, Leinen, Mischgewebe) und Kontaminationsgrad. Hygienische Probleme treten primär beim **Einsammeln** und **Transport** gebrauchter Wäsche auf.
Beim Umgang mit Schmutzwäsche sind folgende Punkte zu beachten:

- Die Wäsche soll direkt am Entstehungsort, d.h. am Patientenbett ohne Zwischenlagerung (Fußboden) in Wäschesammlern entsorgt werden.
- Stoffwickelsäcke mit Farbcodierung erleichtern das sofortige Sortieren. Die Wäschesammler sind mit einem Deckel zu verschließen.
- Bei der Entsorgung der Wäsche ist eine Staubaufwirbelung und Kontamination der Umgebung zu vermeiden.
- Um die Verletzungsgefahr für das Wäschereipersonal und eine mögliche Beschädigung von Waschmaschinen und Wäsche auszuschließen, sollte darauf geachtet werden, dass keine Fremdkörper, wie Kulis, Instrumente, Verbandstoffe, zwischen die Wäscheteile gelangen.
- Ein nachträgliches Sortieren der Schmutzwäsche ist aus Gründen der Infektions- und Verletzungsgefahr nicht erlaubt.
- Schmutzwäschesäcke sollten auf dem Transport weder über den Boden gezogen noch gestaucht oder geworfen werden.
- Der Abtransport sollte mindestens einmal täglich in entsprechenden Transportwagen erfolgen.
- Um Wäschereikosten und Umweltbelastung zu reduzieren, sollte die täglich anfallende Wäschemenge so gering wie möglich gehalten werden. So sollte beispielsweise die Bettwäsche in Krankenhausbereichen mit mittlerem Infektionsrisiko (s. S. 169) nicht routinemäßig in einem festgelegten Zeitintervall gewechselt werden, sondern wenn die Pflegesituation es erfordert.
- Es ist auch zu überprüfen, inwieweit bei Matratzen mit abwaschbaren Bezügen neben der Verwendung von Bettlaken zusätzlich noch Stecklaken erforderlich sind.

Wirkstoffgruppen Aldehyde, Phenole, Chlor

14.5.6 Bettendesinfektion (-aufbereitung)

Die Aufbereitung von Betten kann zentral in der Bettenzentrale oder dezentral auf der Pflegestation erfolgen.

Zentrale Aufbereitung

Die Betten sind für den Transport in die **Bettenzentrale** mit entsprechenden Schutzbezügen abzudecken (Plastikfolie, Stoffhülle). In der Bettenzentrale erfolgen auf der unreinen Seite das Abrüsten des Bettes, eine Wisch- und Scheuerdesinfektion des Bettgestells (evtl. maschinengestützt) und die Aufbereitung der Matratzen mittels Dampfdesinfektionsverfahren. Aus hygienischer Sicht ist es vorteilhaft, die Matratzen mit Dauerbezügen aus flüssigkeitsdichtem, wasserdampfdurchlässigem Kunststoff zu beziehen, dadurch ist eine Wischdesinfektion mit einer Desinfektionsmittellösung möglich. Kopfkissen und Bettdecke werden gewaschen. Auf der reinen Seite erfolgt die Aufrüstung des Bettes mit frischer Wäsche. Die Überprüfung des Bettes auf technische Mängel sollte nach der Desinfektion stattfinden. Das aufgerüstete Bett wird bis zur weiteren Nutzung und zum Transport mit einer Schutzhülle abgedeckt, um eine Rekontamination zu vermeiden.

Dezentrale Aufbereitung

Sie erfolgt **stationsnah,** entweder im Patientenzimmer, auf dem Flur oder einem Aufbereitungsraum auf der Station.
Die dezentrale Aufbereitung gewinnt zunehmend an Bedeutung, da nach neuesten Erkenntnissen die Infektionsgefahr, die von den Bettgestellen ausgeht, als gering einzuschätzen ist. So scheint eine Desinfektion der Bettgestelle nur bei Kontamination mit potentiell infektiösem Material erforderlich zu sein, ansonsten ist eine Reinigung ausreichend.
Für die praktische Umsetzung bedeutet dies eine Einteilung der benutzten Betten in Infektionsbetten (Kontamination mit infektiösem Material, Betten von Patienten mit einer meldepflichtigen übertragbaren Infektionskrankheit) und „nichtinfektiöse" Betten. Während bei den potentiell infizierten Betten eine gezielte Desinfektion des Bettgestells, der Matratze (Schutzbezug) und des Bettinhalts erforderlich ist, genügen bei den anderen Betten die Reinigung des Bettgestells und der Wäschewechsel.
Gegen eine Bettenaufbereitung in Bettenzentralen sprechen hohe Kosten, Umweltbelastung und lange Transportwege. Bei der dezentralen Bettenaufbereitung bleibt jedoch die Frage der Zuständigkeit – Pflegepersonal, Reinigungspersonal – zu klären.

14.5.7 Desinfektion von Ausscheidungen

Ausscheidungen, wie Urin, Stuhl, Sputum, Erbrochenes und Wundsekret können Infektionserreger enthalten. Deshalb muss die Entsorgung der Ausscheidungen sofort erfolgen. Dabei muss eine Kontamination der Umgebung verhindert werden. Steckbecken, Urinflaschen und andere Auffanggefäße werden nach der Entleerung desinfiziert.
Im allgemeinen ist eine Desinfektion der Ausscheidungen vor der Einleitung in die Kanalisation nicht erforderlich. Ausnahmen bestehen jedoch bei bestimmten übertragbaren Infektionskrankheiten (Cholera) und im Seuchenfall (Shigellenruhr, Hepatitis A). In diesen Fällen ist eine chemische oder thermische Desinfektion der Ausscheidungen erforderlich. Da die chemische Desinfektion von Ausscheidungen in der Praxis selten vorkommt, wird auf die Darstellung der Vorgehensweise verzichtet.

14.5.8 Raumdesinfektion

> Die **Raumdesinfektion** ist die umfassende Desinfektion aller in einem geschlossenen Raum befindlichen Oberflächen durch Verdampfen oder Vernebeln eines Desinfektionsmittels.

Als wirksam anerkannt ist Formaldehyd. Eine Scheuerdesinfektion sollte der Verdampfung

DESINFEKTIONSPLAN

BODE

Allgemeinstation — Stand: April 2000

Gegenstand / Maßnahme	Produkt / Verfahren	Konz. %	EWZ	Häufigkeit	Ausführung
Hygienische Händedesinfektion	**STERILLIUM** - einreiben -	gebr.-fertig	30 Sek.	Nach pflegerischen und vor therapeutischen Maßnahmen.	Mind. 3 ml dem Spender entnehmen und in die trockenen Hände einreiben.
Händedesinfektion bei sichtbarer Kontamination	**STERILLIUM** - einreiben -	gebr.-fertig	60 Sek.	Bei Bedarf.	Beschmutzte Stellen mit einem mit Desinfektionsmittel angefeuchteten Zellstoff oder Wattebausch reinigen. Anschließend hygienische Händedesinfektion 2 x durchführen (6 ml).
Händewaschung	**BAKTOLIN soft** - waschen -	gebr.-fertig		Nach Toilettenbesuch, Naseputzen, bei Verschmutzung.	Waschlotion in die angefeuchteten Hände geben, gleichmäßig aufschäumen lassen und gründlich mit Wasser nachspülen. Mit Einmalhandtuch trocknen.
Händepflege	**BAKTOLAN** - einreiben -	gebr.-fertig		Mehrmals täglich.	Creme oder Lotion auf den Handrücken geben, von dort gleichmäßig auf beide Hände einmassieren. Pflegefilm einziehen lassen.
Hautdesinfektion	**CUTASEPT F** - sprühen / wischen -	gebr.-fertig	mind. 15 Sek.	Vor Blutentnahmen und Injektionen.	Mit einem sterilisierten Tupfer die aufgebrachte Menge gründlich einreiben und auftrocknen lassen.
Körperwaschung	**BAKTOLIN sensitive** - waschen -	gebr.-fertig		Bei Bedarf.	Waschlotion dem Badewasser bzw. Waschwasser zugeben. Patienten nach dem allgemeinen Pflegestandard waschen. Nach der Waschung mit klarem Wasser die Seifenreste abspülen.
Instrumente inkl. Schläuche	**ASEPTISOL** - einlegen -	2,0 %	1 Std.	Nach Gebrauch.	Instrumente und Schläuche in Lösung einlegen. Vollständig benetzen. Luft muss aus Hohlräumen beseitigt werden. Nach EWZ mit Wasser nachspülen, trocknen und der Sterilisation zuführen.
Blutdruckmanschetten / Stethoskope	**BACILLOL plus** - sprühen / wischen -	gebr.-fertig	5 Min.	Bei Bedarf. Bei Patientenwechsel.	Mit einem mit Desinfektionsmittel befeuchteten Einmaltuch die Flächen abwischen. Vollständig benetzen, nicht nachwischen. Unzugängliche Flächen einsprühen.
Fieberthermometer	**ASEPTISOL** - einlegen -	2,0 %	1 Std.	Nach Benutzung.	Nach der Benutzung sind die Thermometer vollständig in Lösung einzulegen. Anschließend nach EWZ sind sie mit Leitungswasser abzuspülen und zu trocknen. Trocken lagern.
Betten	**MIKROBAC forte** - wischen -	0,5 %	1 Std.	Bei Patientenwechsel. 14-tägig.	Die Betten sind von den Häupterbügeln ab nach unten hin feucht abzuwischen. Gleichmäßig benetzen. Nicht nachtrocknen.
Inventar	**MIKROBAC forte** - wischen -	0,5 %	1 Std.	Täglich und nach Bedarf.	Alle Flächen sind mit einem mit Desinfektionsmittel angefeuchteten, sauberen Tuch abzuwischen. Gleichmäßig benetzen. Ordnungsgemäß zubereitete Lösung verwenden. Nicht nachtrocknen.
Krankenstuhl	**BACILLOL plus** - sprühen / wischen -	gebr.-fertig	5 Min.	Nach Patiententransport. Nach Benutzung.	Unmittelbar nach Patiententransport sind die Sitzfläche und die Armlehnen abzuwischen. Nach der Benutzung als Toilettenstuhl sind sämtliche Flächen gründlich abzuwischen.
Verbandwagen / Anästhesiewagen	**MIKROBAC forte** - wischen -	0,5 %	1 Std.	Nach Verbandvisite. Nach Benutzung.	Nach der Verbandvisite ist der Wagen abzuräumen und von außen sind dann alle Flächen feucht abzuwischen. Die Räder sollten einmal wöchentlich desinfiziert werden.
Arbeitsflächen	**MIKROBAC forte** - wischen -	0,5 %	1 Std.	Mehrmals täglich.	Alle Flächen sind mit einem mit Desinfektionsmittel angefeuchteten, sauberen Tuch abzuwischen. Gleichmäßig benetzen. Ordnungsgemäß zubereitete Lösung verwenden. Nicht nachtrocknen.
Ultraschallvernebler	**ASEPTISOL** -einlegen- **BACILLOL plus** - sprühen / wischen -	2,0 % gebr.-fertig	1 Std. 5 Min.	Nach Gebrauch. Täglich.	Bei Verwendung von Sterilsystemen alle 24 Std. nur die Schläuche wechseln und in Desinfektionslösung einlegen. Nach EWZ mit Wasser durchspülen, trocknen und der Sterilisation zuführen.
O_2-Befeuchter	**ASEPTISOL** - einlegen -	2,0 %	1 Std.	Nach Benutzung bzw. alle 24 Std.	Behältnis vollständig in Lösung einlegen. Nach EWZ mit Wasser nachspülen, trocknen und der Sterilisation zuführen. Erst vor Gebrauch mit sterilem aqua dest. befüllen.

Die UVV VBG 103 und die RKI-Richtlinie müssen berücksichtigt werden

Allgemein.doc — Seite 1

Abb. 14.1 Desinfektionsplan für eine Allgemeinstation (mit freundlicher Genehmigung der Fa. Bode Chemie GmbH, Hamburg)

DESINFEKTIONSPLAN

BODE

Allgemeinstation						Stand: April 2000
Gegenstand / Maßnahme	**Produkt / Verfahren**	**Konz. %**	**EWZ**	**Häufigkeit**	**Ausführung**	
Steckbecken Urinflaschen	KOHRSOLIN FF - automatisch - DISMOCLEAN 41 STS - thermisch -	0,5 % 1,0 ml / l		Nach Patientenbenutzung. Bei Patientenwechsel.	Nach dem Entleeren werden die Materialien im Automat plaziert und der Spülgang wird gestartet. Nach EWZ reinigen und trocknen.	
Badewannen	DISMOZON pur - scheuern / wischen -	0,25 %	1 Std.	Nach Benutzung.	Von außen u. innen gründlich auswischen. Dabei immer von außen nach innen arbeiten. Nach EWZ ist die Wanne mit Wasser auszuspülen. Wischtücher bzw. Kunststoffbürsten täglich aufbereiten.	
Waschschüsseln	MIKROBAC forte - wischen -	0,5 %	1 Std.	Nach Gebrauch.	Die Schüssel in Lösung einlegen bzw. mit Desinfektionslösung gründlich von außen und innen wischen. Nach EWZ abspülen und trocknen.	
Kühlschrank	SOKRENA - wischen -	0,5 %	1 Std. (DVG)	Bei Bedarf. Mind. 1 x wöchentlich.	Der Kühlschrank ist innen von oben nach unten desinfizierend zu reinigen. Gleichmäßig benetzen. Nach EWZ mit Leitungswasser nachwischen.	
Reinigungsutensilien	Waschautomat - automatisch -			Täglich nach Benutzung.	Die Wiederaufbereitung muss hygienisch durchgeführt werden, wobei thermische bzw. chemothermische Verfahren zu bevorzugen sind. Trokkene Lagerung.	
Pflegeutensilien	BACILLOL plus MIKROBAC forte	gebr.-fertig 0,5 %	5 Min. 1 Std.	Nach Patientenwechsel. Bei Bedarf.	Mit einem mit Desinfektionsmittel befeuchteten Einmaltuch die Flächen abwischen. Vollständig benetzen, nicht nachwischen. Unzugängliche Flächen einsprühen.	
Matratzen	Desinfektionsautomat - dampfdesinfizieren - MIKROBAC forte - wischen -	0,5 %	1 Std.	Bei Patientenwechsel. Bei Verschmutzung.	Nur Matratzen mit einem abwischbaren Bezug sollten mit Desinfektionslösung abgewischt werden. Gleichmäßig benetzen. Ordnungsgemäß zubereitete Lösung verwenden. Nicht nachtrocknen.	
Fläche (allgemein)	MIKROBAC forte - wischen -	0,5 %	1 Std.	Täglich. Nach Kontamination.	Alle Flächen sind mit einem sauberen Tuch / Wischmop zu wischen. Gleichmäßig benetzen. Ordnungsgemäß zubereitete Lösung verwenden. Nicht nachtrocknen.	
Schutzkleidung	Wäscherei - waschen -			Nach Gebrauch. Mindestens täglich.	Bei Arbeiten, bei denen mit Verschmutzungen zu rechnen ist, muss Schutzkleidung über der Berufskleidung, wie z.B. Einmalschürzen, getragen werden.	
B Seuch G Anwendung des BSeuchG	KOHRSOLIN Scheuer-Wisch-Desinfektion	3,0 %	4 Std.	Nach ärztlicher Anordnung.	Durchführung der Scheuer-Wisch-Desinfektion gemäß BSeuchG § 10 c von Personen mit entsprechender Fachkenntnis.	

Die UVV VBG 103 und die RKI-Richtlinie müssen berücksichtigt werden

\llgemein.doc Seite 2

Abb. 14.1 Fortsetzung

von Formaldehyd vorausgehen. Dieses Verfahren wird nur dann angewendet, wenn besondere Infektionsgefahren bestehen. Die Indikation für eine Raumdesinfektion muss durch den Krankenhaushygieniker festgelegt werden. Die Durchführung erfolgt durch einen Desinfektor.

14.5.9 Desinfektionsplan

Alle Desinfektionsmaßnahmen, die spezifisch auf einer Pflegestation durchzuführen sind, sind in einem Desinfektionsplan aufgeführt, der auf einen der nachfolgend genannten Krankenhausbereiche abgestimmt ist (Abb. 14.1).
Nach der Richtlinie für Krankenhaushygiene und Infektionsprävention (s. „Gesetze und Regelwerke", S. 138) erfolgt die **Einordnung in Krankenhausbereiche** in :

- **Bereiche, die in besonderem Maße vor Infektionen geschützt werden müssen**, z. B. Pflege von Transplantations- und Verbrennungsfällen, Intensivmedizin, Operationsabteilungen, Entbindungseinheiten, Frühgeborenenstationen, Zentralsterilisation (reine Seite)
- **Bereiche, von denen bevorzugt Infektionen ausgehen können**, z. B. Infektionseinheiten, septische Operationseinheiten, Einheiten für Intensivmedizin, Dialyseeinheiten
- **Bereiche mit mittlerem Infektionsrisiko**, z. B. stationäre Bereiche, Ambulanzen, Abteilungen für physikalische Therapie
- **Bereiche mit geringen Infektionsmöglichkeiten**, z. B. Verwaltungsräume, Unterrichtsräume, Personalwohnräume, Werkstätten

15 Sterilisation

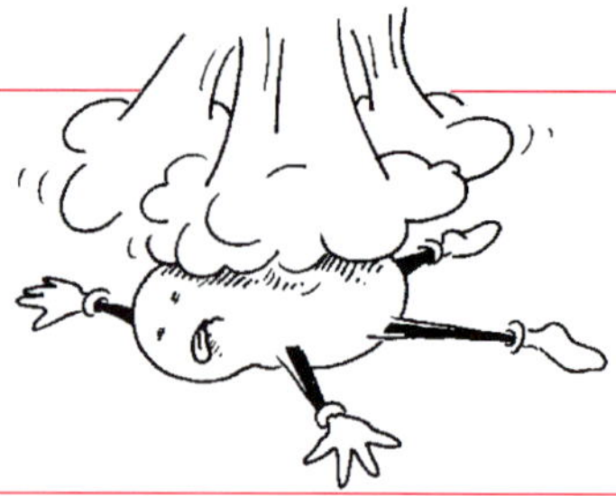

Vera Singbeil-Grischkat

Unter **Sterilisation** versteht man das Abtöten bzw. die irreversible Inaktivierung aller vermehrungsfähigen Mikroorganismen.
Ziel der Sterilisation ist die absolute Keimfreiheit. Im Unterschied zur Desinfektion müssen bei der Sterilisation auch die höher resistenten Erdsporen (Clostridium tetani und perfringens) abgetötet werden, die dem Wirkungsbereich D (s. S. 156) entsprechen.

15.1 Allgemeine Voraussetzungen und Erfordernisse vor der Sterilisation

Die zu sterilisierenden Objekte müssen **zuvor desinfiziert und gereinigt** werden, da Eiweißreste oder Salzkristalle eine Schutzhülle für Mikroorganismen bilden können und somit die Abtötung erschweren. Die Objekte müssen außerdem absolut **trocken** sein, um die Entstehung von Verdunstungskälte zu verhindern. Ein **Zerlegen in Einzelteile** ist so weit wie möglich notwendig.
Die **Wahl** des **Sterilisationsverfahrens** erfolgt in Abhängigkeit von dem zu sterilisierenden Gut (thermolabil/thermostabil).
Als **Sterilisationsverfahren** stehen zur Verfügung:

- physikalische Verfahren:
  - Sterilisation mit feuchter Hitze (Dampfsterilisation)
  - Heißluftsterilisation (Sterilisation mit trockener Hitze)
  - Sterilisation mit ionisierenden Strahlen
- chemisch-physikalische Verfahren:
  - Ethylenoxid
  - Formaldehyd
  - Plasmasterilisation

Tab. 15.1 Resistenzstufen von Mikroorganismen für feuchte Hitze

Resistenzstufe	Temperatur	Zeit	Erreger
I	100 °C	Sekunden bis Minuten	• vegetative Bakterien • Pilze einschließlich der Pilzsporen • Viren • Protozoen
II	105 °C	5 Minuten	bakterielle Sporen niederer Resistenz (z. B. Milzbrandsporen)
III	100 °C 121 °C 134 °C	5–10 Minuten 15 Minuten 3 Minuten	bakterielle Sporen höherer Resistenz, z. B.Clostridien der Gasbrandgruppe, Tetanuserreger)
IV	134 °C	bis zu 6 Stunden	bakterielle Sporen hoher Resistenz (apathogene thermophile, native Erdsporen)

15.2 Physikalische Verfahren

15.2.1 Sterilisation mit feuchter Hitze

Die Sterilisation **mit Wasserdampf** stellt das wichtigste Sterilisationsverfahren dar. Dazu wird in **Dampfsterilisatoren (Autoklaven)** gesättigter, gespannter Dampf verwendet.

Von **gesättigtem Dampf** spricht man, wenn in einem geschlossenen Raum neben dem entstehenden Dampf noch Wasser vorhanden ist. **Gespannter Dampf** entsteht, wenn Wasser in einem abgeschlossenen Raum über den Siedepunkt hinaus erhitzt wird (Dampfdrucktopf).

Prinzip Der Wasserdampf dient als Wärmeträger, der Wärmeinhalt des Dampfes wird bei der Kondensation auf das zu sterilisierende Gut übertragen. Diese Energie tötet Mikroorganismen der Resistenzstufen I, II und III ab (Resistenz-Stufen s. Tab. 15.1).

Der **Erfolg** der **Dampfsterilisation** ist nur dann gewährleistet, wenn nachfolgende Parameter erfüllt sind:
- gesättigter, gespannter Wasserdampf
- ausreichende Temperatur (121 °C, 2,05 bar, Abtötungszeit 15–20 Minuten; oder 134 °C, 3,04 bar, Abtötungszeit 5 Minuten)
- ausreichende Einwirkzeit in Abhängigkeit von der Temperatur (s. dort)

Durchführung Das Sterilisiergut muss dampfdurchlässig verpackt sein, geeignet sind Folien, Papier oder Container.
Die **Betriebszeit** des **Autoklaven** setzt sich zusammen aus (Abb. 15.1):
- **der Anheizzeit** bis zum Erreichen der Betriebstemperatur im Sterilisationsdruckbehälter und bis zum Entfernen der Luft (Luft ist ein schlechter Wärmeleiter)
- **der Ausgleichszeit** bis die Sterilisiertemperatur im Gerät und im gesamten Sterilisiergut erreicht wird
- **Sterilisierzeit** mit anschließender **Kühlzeit bzw. Trocknungszeit**

Anwendungsbereiche Die Sterilisation mit feuchter Hitze kommt für folgende Materialien zur Anwendung:
- OP-Wäsche
- Verbandmaterial
- Instrumente
- Glas, Porzellan
- Flüssigkeiten

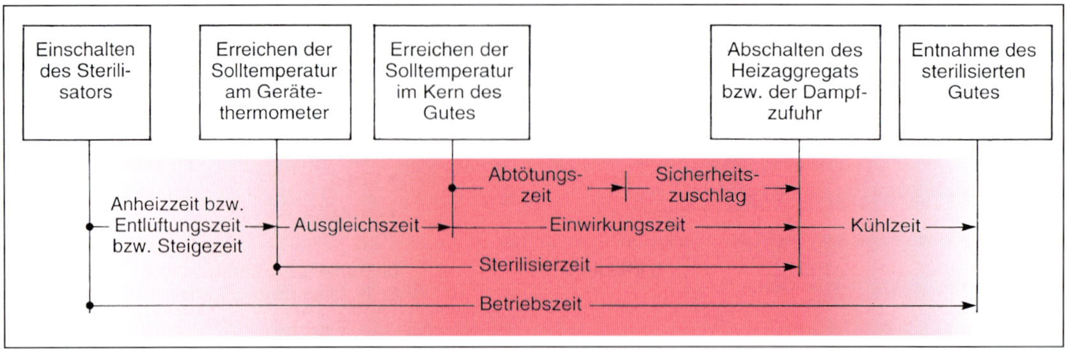

Abb. 15.1 Schema der Sterilisation im Autoklaven

15.2.2 Heißluftsterilisation

Prinzip Das Verfahren arbeitet mit **erhitzter, trockener Luft**. Die Luft ist ein schlechter Wärmeleiter und gibt die Wärme relativ langsam an andere Körper ab. Daher sind zur sicheren Sterilisation eine relativ hohe Temperatur und eine lange Einwirkzeit erforderlich.

Durchführung Da die Heißluftsterilisatoren nur eine geringe Luftzirkulation haben, ist es wichtig, dass das Sterilisiergut in der Sterilisierkammer nicht zu dicht gepackt wird. Es besteht sonst die Gefahr, dass so genannte **Kaltluftinseln** (Bereiche, in denen die Sterilisiertemperatur nicht erreicht wurde) entstehen.

Folgende **Temperaturen und Sterilisierzeiten** müssen eingehalten werden:
- 160 °C – 200 Minuten
- 180 °C – 30 Minuten
- 200 °C – 10 Minuten

Anwendungsbereiche Die Heißluftsterilisation wird für hitzestabile Materialien angewendet:
- Metalle
- Glas, Porzellan
- Öle, Pulver

Tücher und Papier dürfen wegen der Brandgefahr nicht heißluftsterilisiert werden, ebenso Flüssigkeiten wegen der möglichen Explosionsgefahr durch den sich in der Flasche entwickelnden Überdruck.

Aus heutiger Sicht ist die Heißluftsterilisation nicht mehr zu empfehlen, da sie keine ausreichende Standardisierbarkeit aufweist.

15.2.3 Sterilisation mit ionisierenden Strahlen

Prinzip Energiereiche Strahlung, wie Beta- und bevorzugt **Gammastrahlung**, bewirkt hier die Abtötung von Mikroorganismen. Diese Methode wird für die Sterilisation von Medizinprodukten genutzt.

Durchführung Das zu sterilisierende Gut wird in keimdichte Folie (Endverpackung) verpackt und auf einem Fließband unter der Strahlenquelle vorbeigeführt.

Anwendungsbereiche Da die Anschaffungskosten sehr hoch und die Maßnahmen zur Strahlensicherung sehr aufwendig sind, kommt dieses Verfahren nur industriell zur Anwendung. Als Arzneimittel geltende Einmalartikel werden mit ionisierenden Strahlen sterilisiert, z. B.:
- Infusionsbestecke
- Injektionsspritzen
- Handschuhe
- Nahtmaterial
- Kompressen
- Verbandstoffe

Das sterilisierte Material wird nicht radioaktiv, und toxische Nebenwirkungen sind ausgeschlossen.

15.3 Chemisch-physikalische Verfahren

Die Sterilisation mit Ethylenoxid, Formaldehyd und Niedrigtemperaturplasma sind Niedrigtemperaturverfahren und damit geeignet für die Sterilisation von thermolabilen Materialien.

15.3.1 Sterilisation mit Ethylenoxid

Prinzip Ethylenoxid (EO) ist ein mikrobizides Gas. Es ist sehr reaktionsfähig, brennbar und bildet mit Sauerstoff ein explosives Gemisch. Es wird deshalb in verflüssigter Form als **Ethylen-Kohlensäure-Mischung** in Stahlflaschen oder Kartuschen in den Handel gebracht.
Ethylenoxid ist ein **starkes Protoplasmagift**, ist kanzerogen, mutagen und reizt die Atemwege. Wenn es Materialien oder Instrumenten anhaftet, die mit der Haut oder Schleimhaut in Berührung kommen, ruft es Hautreizungen mit Blasenbildung – bis hin zu Gewebsnekrosen – hervor.

Durchführung Bei der Sterilisation mit Ethylenoxid handelt es sich um eine Sterilisation bei niedriger Temperatur. Der Sterilisationserfolg ist abhängig von:

- der Arbeitstemperatur: 50–60 °C
- der EO-Konzentration: 1000–1200 mg/l
- der Feuchtigkeit: 55–85 %
- dem Druck: 53 mbar bis 7 bar (abhängig vom Druckverfahren: Unter-, Gleich-, Überdruck)
- der Einwirkzeit: 20 Minuten – 6 Stunden. Je niedriger die Temperatur, desto länger die Einwirkzeit.

Da Ethylenoxid Schmutz, Eiweiße und Salzkristalle nicht durchdringen kann, muss die vorherige sorgfältige Desinfektion und Reinigung, gegebenenfalls ein Durchspülen mit entmineralisiertem Wasser der zu behandelnden Materialien gewährleistet sein.
Ethylenoxid bindet sich während der Sterilisation unterschiedlich stark an die Oberflächen des Materials, deshalb ist nach der Sterilisation unbedingt die **Ausgasungs-** oder **Desorptionszeit** sicherzustellen. Auch wenn Auslüftungsschränke benutzt werden, sollten die maximalen Auslüftungszeiten eingehalten werden.
Durch die toxischen, kanzerogenen und mutagenen Eigenschaften ist **Ethylenoxid** ein **Gefahrstoff** und unterliegt den jeweils gültigen Vorschriften. In Deutschland enthält die TRGS 513 (Technische Regel für Gefahrstoffe über sensibilisierende Stoffe) die Bestimmungen für die Aufstellung, den Betrieb und die Überwachung von Begasungsanlagen.

Vor der Anwendung am Patienten darf der Ethylenoxid-(EO-)Gehalt in medizinischen Produkten 1 ppm nicht überschreiten.

Bedienungspersonal muss einen speziellen Lehrgang absolvieren, und eine gute Raumlüftung muss zum Schutz des Personals sichergestellt sein.

Anwendungsbereiche Die Sterilisation mit Ethylenoxid findet Anwendung bei der Sterilisation von thermolabilen Materialien, für die kein alternatives Sterilisationsverfahren möglich ist.

15.3.2 Sterilisation mit Formaldehyd

Im Zuge der europäischen Normung wird die Formaldehyd-Gas-Sterilisation zukünftig als NTDF-Verfahren (Niedertemperaturdampf und Formaldehyd) bezeichnet.

Prinzip Formaldehyd ist ein mikrobizides Gas, das nicht brennbar und nicht explosiv ist. Kennzeichnend ist der stechende, reizende Geruch, wobei es unterhalb der Geruchsschwelle nicht toxisch ist. Es gilt als **starkes Allergen,** und es besteht der **Verdacht auf kanzerogene Eigenschaften** (Tierexperiment). Die für einen Ganztagesarbeitsplatz höchstzulässige Konzentration in der Luft, der **MAK-Wert** (maximale Arbeitsplatzkonzentration), für Formaldehyd liegt bei 0,5 ppm.
Das Gas hat eine **geringe Eindringtiefe** und kann daher Innenräume von z. B. Instrumenten nicht erreichen. Das zu sterilisierende Material muss sauber (kristallfrei) und trocken sein.

Durchführung Als Sterilisationsmittel kommt ein Gemisch aus ca. 95 % Wasserdampf mit einem Zusatz von ca. 2 % Formaldehyd und einem alkoholischen Stabilisator zum Einsatz. Die Sterilisation erfolgt unter folgenden Bedingungen:

- Unterdruck : 0,2 bar
- Temperatur: 60–75 °C
- Feuchtigkeit: 60–80 %
- Sterilisierzeit: bis zu 90 Minuten

Die Desorption erfolgt im Gerät, so dass keine zusätzlichen Entlüftungsmaßnahmen erforderlich sind. Eine gute Raumlüftung ist sicherzustellen. **Formaldehyd** zählt zu den **Gefahrstoffen** und die Sterilisation mit Formaldehyd unterliegt gesetzlichen Vorschriften, die in der TRGS 513 festgelegt sind.

Anwendungsbereiche Die Sterilisation mit Formaldehyd findet Anwendung bei der Sterilisation thermolabiler Materialien.

15.3.3 Plasmasterilisation (Niedrigtemperatur-Plasmasterilisation)

Prinzip Neben fest, flüssig und gasförmig ist **Plasma** der **vierte Aggregatzustand**, in dem ein Stoff vorliegen oder in den er durch Energiezufuhr versetzt werden kann (z.B. Nordlicht und Neonlicht als natürliche Erscheinungsformen). Bei der NTP-Sterilisation (Niedrigtemperatur-Plasmasterilisation) wird Wasserstoffperoxid durch Hochfrequenz in den Plasmazustand versetzt. Der **Wasserstoffperoxiddampf** wird in reaktive **Radikale** aufgebrochen, die mit Mikroorganismen reagieren und diese abtöten.

Durchführung Das zu sterilisierende Material muss gründlich gereinigt und trocken sein. Der **Sterilisationszyklus** umfasst:

- die Vakuumphase: Erzeugung eines Hochvakuums
- die Injektionsphase: Injektion von Wasserstoffperoxid und Druckanstieg
- die Diffusionsphase: Gas diffundiert auf alle Oberflächen und Lumina
- die Plasmaphase: Plasmaerzeugung durch Hochfrequenz
- die Belüftungsphase

Die **Zyklusdauer** beträgt 75–90 Minuten. Nach der Sterilisation verbleiben keine gesundheitsschädigenden Wirkstoffrückstände am Material, das sterilisierte Produkt kann sofort nach Programmablauf eingesetzt werden.

Anwendungsbereiche Das Verfahren wird zur Sterilisation von thermolabilen Materialien, wie Optiken, Endoskopen und elektronischen Instrumenten, eingesetzt, da es bei Temperaturen unter 50 °C arbeitet. Ungeeignet ist es für die Sterilisation von Flüssigkeiten, Textilien, Papier und von Gegenständen mit blind endenden, engen Lumina.

15.4 Kontrolle der Sterilisation

Für die einzelnen Sterilisationsverfahren sind verschiedene Arten von Prüfverfahren zu unterscheiden:

15.4.1 Mikrobiologische Kontrollen

Die mikrobiologische Überprüfung auf Wirksamkeit eines Sterilisationsverfahrens erfolgt mit **Bioindikatoren**. Dies sind bestimmte Zubereitungen mit Mikroorganismen, die so beschaffen sind, dass bei Abtötung der Keime durch das Sterilisierverfahren angenommen werden kann, dass das Verfahren wirksam war. Für die jeweiligen Sterilisationsverfahren werden Keimträger mit den resistentesten Testkeimen eingesetzt (Tab. 15.2).
Der Testkeim wird anschließend für 7 Tage bei einer Temperatur von 56 °C bzw. 37 °C bebrütet. Die Auswertung erfolgt durch autorisierte Hygieneinstitute, das Prüfergebnis liegt erst nach 10–14 Tagen vor.
Abgestimmt auf das Anwendungsgebiet stehen Bioindikatoren in verschiedenen Darreichungsformen zur Verfügung, wie z. B. als Sporenpäckchen, Sporenstreifen.
Bioindikatoren werden für die periodische und außerordentliche Prüfung eingesetzt. Für die Dampf- und Heißluftsterilisation soll die Überprüfung halbjährlich bzw. nach 400 Chargen erfolgen (gemäß DIN Nr. 58 946, DIN Nr.

58 947, RKI-Empfehlung). Die Gassterilisation ist nach 200 Chargen zu kontrollieren (gemäß DIN Nr. 58 948). Ergibt sich aus der Überprüfung mit Bioindikatoren eine ungenügende Sterilisation, muss eine sofortige Wartung des Geräts durchgeführt werden.

15.4.2 Chemische Kontrollen

Hierzu stehen unterschiedliche so genannte „Behandlungsindikatoren" zur Verfügung:

- **Indikatorstreifen**, die außen auf der Verpackung befestigt werden und anzeigen, ob eine Sterilisationsbehandlung erfolgte. Sie sind für alle Sterilisationsverfahren erhältlich.
- **Chemische Indikatoren**, die nur auf **einen Parameter** des Sterilisierverfahrens, z. B. das Vorhandensein von Gas, reagieren. Sie werden in die Verpackung eingelegt und zeigen durch Farbumschlag das Einwirken des Verfahrens an. Mit Ausnahme der Heißluftsterilisation sind sie für alle Sterilisationsverfahren erhältlich.
- **Chemische Indikatoren**, die auf **mehrere Parameter** des Sterilisationsverfahrens, wie Dampf, Temperatur, Zeit, reagieren. Sie werden in die Verpackung eingelegt. Erst nach Einwirkung der entsprechenden Prozessparameter zeigt sich ein gestufter Farbumschlag. Sie sind nur für die Dampfsterilisation erhältlich.
- **Chemische Indikatoren**, die in ein Testpaket (Wäsche) eingelegt und in die Sterilisationskammer eingebracht werden. Der „Bowie-Dick-Test" (**Dampfdurchdringungstest**) ist nur für die Dampfsterilisation erhältlich. Durch den Farbumschlag des Indikatorfelds wird dargestellt, ob der Dampf bis in das Innere des Testpakets eingedrungen ist.

Chemische Kontrollen stellen keine sichere Wirksamkeitsprüfung eines Sterilisationsverfahrens dar.

Periodische Prüfungen erfolgen in bestimmten Zeitabständen zum Nachweis der Sterilisation bei Einhaltung der Bedienungsanleitung. **Außerordentliche Prüfungen** sind bei Zweifel an der Wirksamkeit und nach durchgeführten Reparaturen am Sterilisator erforderlich. **Laufende Prüfungen** erfolgen durch Chemoindikatoren pro Charge und anhand der **Dokumentation der einzelnen Prozessparameter**, wie Druck, Temperatur, Feuchtigkeit, durch den Chargenausdruck.

Tab. 15.2 Testkeime für Sterilisationsverfahren

Sterilisationsverfahren	Testkeim
Dampf Formaldehyd	Bacillus stearothermophilus
Ethylenoxid (Heißluft)	Bacillus subtilis
Plasma	Bacillus subtilis

15.5 Verpackungsarten für Sterilgut

Nach der Desinfektion und Reinigung – vor der Sterilisation – muss das zu sterilisierende Gut zweckmäßig verpackt werden.

Die **Verpackung** hat die **Aufgabe**, das sterilisierte Gut bei der Entnahme aus dem Sterilisator, während des Transports und der Aufbewahrung bis zur Verwendung vor mikrobieller Kontamination zu schützen.

Die **Verpackung** muss mit **Kennzeichen** versehen sein, die Auskunft geben über:
- Inhalt
- Art der Sterilisation
- Datum der Sterilisation
- Verfallsdatum
- Chargennummer

Die Objekte müssen so verpackt sein, dass eine aseptische Entnahme ohne Schwierigkeiten möglich ist.
Die Verpackungsart muss auf das Sterilisierverfahren und das zu sterilisierende Objekt abgestimmt sein.
Es gibt **verschiedene Verpackungsarten** für Sterilgut, sie sind in DIN-, EN- und ISO-Normen festgelegt.

15.5.1 Mehrwegverpackung

Die wichtigste Form ist der **Sterilisierbehälter** oder Container. Er besteht aus Edelstahl oder eloxiertem Aluminium. Die Behälter müssen das Objekt allseitig umschließen und mit entsprechenden Öffnungen für den Durchtritt von Dampf und Luft versehen sein. Diese Perforationsstellen müssen durch Filter aus Papier oder Stoff vor Staub und anderen Einflüssen geschützt sein. Papierfilter werden nach einmaligem Gebrauch, Stofffilter spätestens alle sechs Monate oder bei Brüchigkeit gewechselt.

Mehrwegverpackungen aus **textilem Material** (Baumwolle) haben den Nachteil, dass sie durch die grobe Gewebsstruktur keinen ausreichenden Schutz des Sterilguts bieten. Des weiteren ist kein ausreichender Schutz gegen Feuchtigkeit gegeben. Daher sind Tücher als alleinige Sterilgutverpackung nicht zulässig, sondern lediglich als „innere“ Sterilgutverpackung nutzbar.

15.5.2 Einwegverpackungen

- **Klarsichtverpackungen:** Es gibt sie als Beutel oder Schlauch. Sie bestehen aus Papier, Polyester und Polypropylen, dabei ist eine Seite dampf- bzw. gasdurchlässiges Papier und eine Seite Sichtfolie. So ist in dieser Verpackung das Sterilgut sichtbar und durch „Peelen“ leicht zu entnehmen. Klarsichtverpackungen sind geeignet für die Dampf-Formaldehyd- und Ethylenoxidsterilisation.
- **Sterilisationsbogenpapier:** Da das Material nicht besonders reißfest ist, muss aus Sicherheitsgründen eine Textilinnenumhüllung verwendet werden. Die Umhüllung kann nach dem Auspacken als sterile Unterlage dienen. Diese Verpackung ist geeignet für die Dampf- und Ethylenoxidsterilisation.
- **Seitenfaltenbeutel aus Papier:** Das Sterilgut ist in dieser Verpackung nicht sichtbar, und das Öffnen der Verpackung ist nur mit der Schere möglich, da das Papier beim „Peelen“ einreißt und damit eine Kontaminationsgefahr durch Papierfasern für das Sterilgut besteht. Diese Verpackung findet Anwendung für die Dampf- und Ethylenoxidsterilisation.
- **Klarsichtverpackung aus Tyvek®:** Das Verpackungsmaterial besteht aus Polyethylenfasern, Polyester und Polyethylen. Diese Verpackungsart bietet eine hohe mechanische Stabilität und die Entnahme durch „Peelen“ ist einfach. Es ist derzeit die einzige Verpackungsart für die Niedrigtemperatur-Plasmasterilisation und eignet sich im weiteren für die Formaldehyd- und Ethylenoxidsterilisation.

15.6 Lagerung von Sterilgut

Sterilgüter müssen so gelagert werden, dass sie geschützt sind vor:

- Verschmutzung, z. B. durch Staub
- Feuchtigkeit
- mechanischer Beanspruchung
- UV-Strahlen
- extremen Temperaturen

Damit ist die Lagerung von Sterilgut in Schränken oder Schubladen (= geschützte Lagerung) gegenüber der in Regalen (= offene Lagerung) vorzuziehen (Tab. 15.3).
Die Vorratshaltung sollte dem Bedarf angepasst sein, so dass ein schneller Umlauf gewährleistet ist, des weiteren gilt das Prinzip: „First in – first out".
Darüber hinaus sind folgende Punkte zu beachten:

- Vor dem Öffnen der Sterilgut-Lagerverpackung ist diese von Staub zu befreien.
- Bedingt durch Unterschiede der Verpackung und Lagerung empfehlen sich maximale Lagerzeiten von 3–6 Monaten.

15.7 Umgang mit Sterilgut

Vor dem Öffnen der Sterilgutverpackung sollte diese unter anderem überprüft werden auf:

- mögliche Beschädigung, z. B. durch spitze Instrumente oder gelöste Schweißnähte
- Sterilisations- und Verfallsdatum
- Umschlag des Behandlungsindikators
- Feuchtigkeit, z. B. Kondenswasser (Sterilgut, dessen Verpackung feucht ist oder Kondenswasser enthält, gilt als unsteril!)

15.7.1 Entnahme von und Umgang mit sterilem Material

- vor dem Öffnen hygienische Händedesinfektion
- Öffnen der Verpackung erst unmittelbar vor Gebrauch
- sachgerechtes Öffnen der Peel-Verpackung, z. B. Instrument nicht durch Verpackung stoßen
- bei Sterilisationspapierverpackung kontaminationsfreies Entfalten sicherstellen
- nicht sprechen, nicht husten oder niesen beim Öffnen und bei Entnahme und Ablage auf ein steriles Arbeitsfeld
- für eine ausreichende Arbeitsfläche sorgen
- sterile von unsterilen Materialien deutlich trennen
- Staubaufwirbelung durch Luftbewegung vermeiden bei ausgebreitetem sterilem Material
- bei der patientennahen Schaffung eines sterilen Arbeitsfeldes (z. B. Katheterismus, Verbandwechsel) Patienten entsprechend informieren
- aseptisches Arbeiten ist bei aufwendigen Verbandwechseln unter anderem durch eine assistierende Pflegekraft zum Anreichen steriler Materialien sicherzustellen

15.7.1 Anziehen steriler und Ausziehen kontaminierter Handschuhe

Beim Gebrauch steriler Handschuhe ist darauf zu achten:

- dass dem Anziehen eine hygienische bzw. chirurgische Händedesinfektion vorausgeht.

Tab. 15.3 Richtwerte zur Lagerdauer von Sterilgut (nach DIN 58 953, Teil 7)

Verpackungsart	Lagerung ungeschützt (z. B. auf Regalen)	Lagerung geschützt (z. B. in Schränken oder Schubladen)
Sterilgut-Einfachverpackung	24 Stunden	6 Wochen
Sterilgut-Zweifachverpackung	6 Wochen	6 Monate
Sterilgut-Lagerverpackung	5 Jahre	5 Jahre

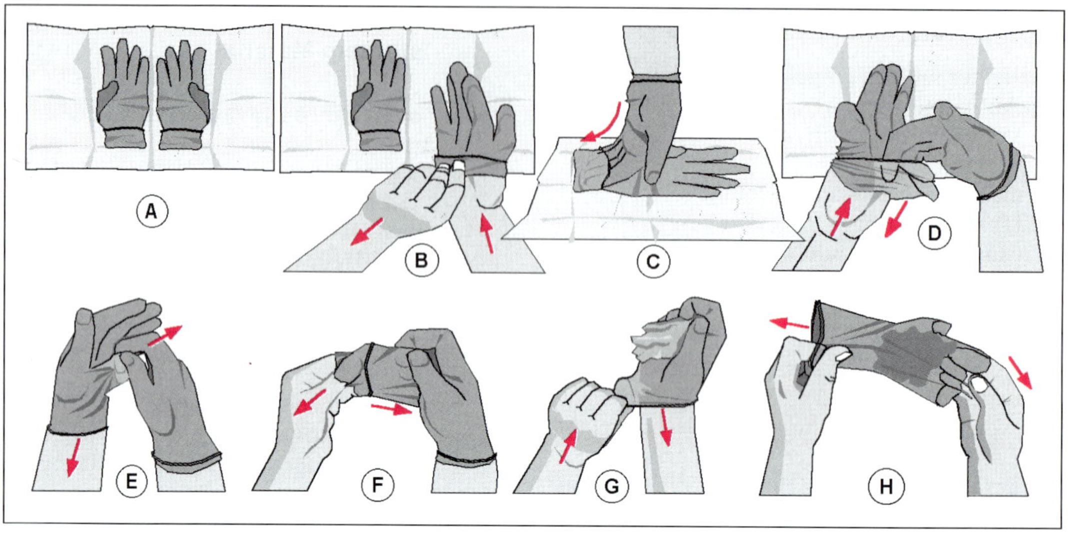

Abb. 15.2 Anziehen steriler und Ausziehen kontaminierter Handschuhe (s. auch Text; aus: Bergen P. Basiswissen Krankenhaushygiene. Hagen: Brigitte Kunz Verlag 1998)

- dass beim Anziehen die Außenseite des Handschuhs nicht berührt wird.
- dass beim Ausziehen der kontaminierten Handschuhe die Außenseite nicht mit der unbehandschuhten Hand berührt wird.
- dass nach dem Ausziehen der Handschuhe eine hygienische Händedesinfektion erforderlich ist.

Die Handschuhe (Abb. 15.2) werden aus der Verpackung genommen und mit dem Einpackpapier so platziert, dass die Stulpen zum Anwender ausgerichtet sind (A). Der erste Handschuh wird mit einer Hand an der Stulpe angefasst und über die andere Hand gezogen (B). Die behandschuhte Hand greift nun unter die Stulpe des anderen Handschuhs (C) und zieht ihn über die unbehandschuhte Hand (D).

Um die kontaminierten Handschuhe wieder auszuziehen, greift eine Hand in die Innenfläche der anderen Hand (E), hebt ihn an, zieht ihn ab (F) und hält ihn fest. Die unbehandschuhte Hand fasst nun unter die Stulpe der noch behandschuhten (G) und zieht ihn ebenfalls ab, so dass letztlich der Handschuh umgekrempelt ist und den anderen in sich behält.

16 Schädlingsbekämpfung

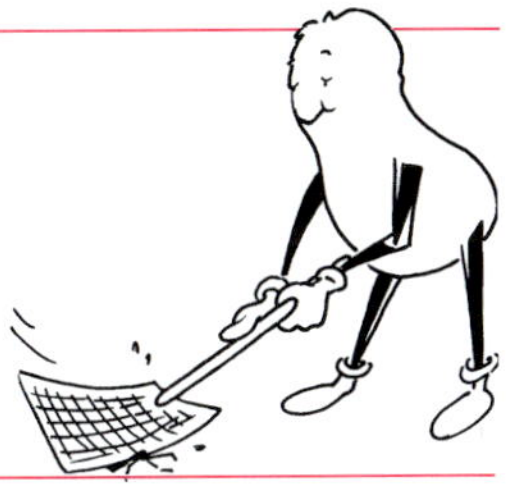

Vera Singbeil-Grischkat

Tierische Schädlinge können das Wohlbefinden und die Gesundheit des Menschen beeinträchtigen. Gliedertiere (Arthropoden), Nagetiere und auch Vögel, z. B. Tauben, zählen zu diesen Schädlingen.
Durch die Schädlingsbekämpfung soll einer Gesundheitsschädigung, z. B. in Form von Infektionskrankheiten, vorgebeugt und der Verderb, die Verschmutzung oder die Vernichtung von Nahrungsmitteln vermieden werden.

> **Entwesung** beinhaltet die Vernichtung von schädlichen und lästigen Kleintieren. Unter **Desinsektion** versteht man die Bekämpfung und Vernichtung von Körper- und Wohnungsungeziefer (gegen Insekten) mit chemischen oder physikalischen Verfahren.

Die tierischen **Schädlinge** lassen sich einteilen in:

- **Körperungeziefer** (permanent körpergebundene Ekto- und Endoparasiten): Krätzmilbe, Kleider-, Kopf- und Filzlaus
- **Wohnungsungeziefer** (suchen den Menschen nur vorübergehend zur Nahrungsaufnahme auf): Menschenfloh und Bettwanze
- **Hausschädlinge** (Vorkommen im Wohnbereich ohne den Menschen üblicherweise direkt zu berühren): Schabe, Pharaoameise, Hausfliege, Silberfischchen, Kleidermotte, Hausstaubmilbe
- **frei lebende Schädlinge** (in der weiteren Wohnumgebung des Menschen lebende Tiere, die zur Nahrungsaufnahme unter anderem als Blutsauger auftreten und neben der Stichreaktion auch gefährliche Krankheitserreger übertragen können): Hausmücke, Gelbfiebermücke, Malariamücke, Tse-Tse-Fliege, Myiasisfliege, Holzbock, Biene, Wespe, Hornisse

Schädlinge können auf Menschen, Gebrauchsgegenstände und Nahrungsmittel schädigend einwirken.
Die schädigende Wirkung kann sich unter anderem erstrecken auf:

- die **Übertragung von Krankheitserregern**, z. B. durch Zecken, Mücken, Läuse, Flöhe, Schaben und Fliegen
- die **Erzeugung von Krankheiten**, z. B. durch Reizung der Haut durch Bisse oder Stiche (Zecken, Läuse, Mücken) oder durch Allergenproduktion (Hausstaubmilbe) oder Ekto- und Endoparasitismus (Myiasisfliege, Krätzmilbe)
- die **Zerstörung oder das Verderben von Lebensmitteln**, z. B. durch Schaben, Maden
- die **Zerstörung von Materialien**, wie Kleidungsstücken durch die Kleidermotte, Zerstörung von Isoliermaterial durch Ratten
- **Erregen von Ekel** durch Belaufen von Lebensmitteln und Absetzen von Exkreten und Eiern, z. B. Lebensmittelmotten

16.1 Schädlingsprophylaxe und - bekämpfung

Abhängig von den Lebensgewohnheiten der Schädlinge stehen zahlreiche Vorbeugungs- und Bekämpfungsmöglichkeiten zur Verfügung. Die nachfolgend aufgeführten vorbeugenden Maßnahmen beziehen sich sowohl auf den häuslichen als auch den Krankenhausbereich!

16.1.1 Vorbeugende Maßnahmen

- regelmäßige Körperpflege, Wäschewechsel und -pflege
- Lebensmittel kühl und trocken in dicht schließenden Behältern aufbewahren
- regelmäßige Reinigung der Räume
- Vermeiden bzw. Beseitigen von Unterschlupfmöglichkeiten, z. B. lose Kacheln, Risse oder Spalten, durch bauliche Maßnahmen
- regelmäßige Müllentsorgung
- Verhindern des Zugangs für Insekten durch Anbringen von Insektengittern
- Schaffung eines angemessenen Raumklimas, d. h., Räume regelmäßig lüften und nicht überheizen
- in regelmäßigen Zeitabständen Aufstellen von Indikatorfallen in gefährdeten Bereichen, um mögliche Schädlingsansiedelung frühzeitig zu erkennen

16.1.2 Schädlingsbekämpfung

Sollte es trotz aller Prophylaxe zu einem Schädlingsbefall im Krankenhaus kommen, ist eine Schädlingsbekämpfung durchzuführen.
Die rechtliche Grundlage für eine angeordnete **Schädlingsbekämpfung** (Entwesung) ist § 17 (2) des Infektionsschutzgesetzes: „Wenn Gesundheitsschädlinge festgestellt werden und die Gefahr begründet ist, dass durch sie Krankheitserreger verbreitet werden, so hat die zuständige Behörde die zu ihrer Bekämpfung erforderlichen Maßnahmen anzuordnen. Die Bekämpfung umfasst Maßnahmen gegen das Auftreten, die Vermehrung und Verbreitung von Gesundheitsschädlingen."

Zur angeordneten Schädlingsbekämpfung dürfen nur Mittel und Verfahren verwendet werden, die von der zuständigen Bundesoberbehörde (Robert-Koch-Institut/Bundesinstitut für gesundheitlichen Verbraucherschutz und Veterinärmedizin) in einer Liste im Bundesgesundheitsblatt bekannt gemacht worden sind. Die hier aufgeführten Mittel und Verfahren sind als wirksam befunden und weisen keine unvertretbaren Auswirkungen auf Gesundheit und Umwelt auf.
Die **Schädlingsbekämpfung** umfasst folgende Schritte:

- Zunächst müssen die Schädlingsart und das Ausmaß des Befalls ermittelt werden.
- Das Schädlingsbekämpfungsmittel oder -verfahren wird unter Berücksichtigung der baulichen Gegebenheiten festgelegt.
- Die geplante Maßnahme wird entsprechend ausgeführt.
- Die Maßnahme zur Bekämpfung der Schädlinge wird auf ihre Wirksamkeit überprüft. Die Tilgungskontrolle erfolgt durch Indikatorfallen.
- Nach ca. 1–2 Wochen ist zur weiteren Kontrolle eine Nachbegehung erforderlich.
- Der Schädlingsbekämpfer muss ein Protokoll erstellen, aus dem die eingesetzten Mittel, die Dosierung und das Datum der Durchführung ersichtlich sind.

16.2 Pediculosis capitis und Skabies

Da der Kopflausbefall und die Krätze sicherlich für das Pflegepersonal die häufigste Konfrontation mit Körperungeziefer sind, werden diese stellvertretend für Ekto- bzw. Endoparasiten bearbeitet.
35 Läusearten gibt es in Deutschland, aber nur 3 Läusearten sind für den Menschen lästig bis gefährlich. Dazu gehören Kopflaus, Filzlaus und Kleiderlaus, wobei letztere in Deutschland kaum noch Bedeutung hat. Während die Filzlaus die Region der Schamhaare und Bereiche mit apokrinen Drüsen, wie Leistengegend, Brustwarze, selten Augenbrauen und Wimpern, bevorzugt, siedelt die Kopflaus auf der Kopfhaut, bevorzugt hinter den Ohren und im Nacken.

16.2.1 Pediculosis capitis (= Kopflausbefall)

Die **Kopflaus** (Abb. 16.1a) kommt ausschließlich beim Menschen vor und lebt fast nur auf der Kopfhaut zwischen den Kopfhaaren. Sie ist ein flügelloses Insekt, ca. 2–3 mm groß und von grau-weißer, grau-gelber oder braun-grauer Farbe. Rot oder rot-braun sehen mit Blut vollgesogene Läuse aus, da das Blut durch die Körperwand schimmert.
Das Weibchen legt die Eier (Nissen; Abb. 16.1b) an den Kopfhaaren ab, dort haften sie fest durch das gegen Wasser und Schweiß widerstandsfähige Klebesekret. Die **Nissen** sind ca. 0,8 mm lang, weißlich bis gelblich und mit dem bloßen Auge erkennbar. Das Weibchen wird ca. 3 Wochen alt und legt in dieser Zeit etwa 90 Eier ab. Die Entwicklung der Eier ist abhängig von der Temperatur und Luftfeuchtigkeit der Umgebung.
Die Vorzugstemperatur der Kopflaus liegt bei ca. 28 °C, Temperaturen > 40 °C werden nur kurzfristig ertragen. Bei längerer Einwirkung sterben Läuse und Nissen ab. Kopfläuse und deren Larven nehmen als Nahrung nur strömend warmes Blut zu sich. Dabei gelangen Speicheldrüsensekrete in den Stichkanal. Dieses Toxin bewirkt den Juckreiz.

> Nissen unterscheiden sich von Kopfschuppen oder Haarspraypartikeln dadurch, dass sie fest am Haar haften und nicht abgestreift werden können. Entfernen oder Abtöten der Läuse und Nissen ist durch einfaches Haarewaschen nicht möglich.

Übertragung Sie erfolgt von Mensch zu Mensch durch engen Kopfkontakt. Aber auch die gemeinsame Benutzung von Kopfbedeckungen, Kissen, Kämmen, Bürsten ermöglicht die Weiterverbreitung.

Lokalisation Läuse finden sich vor allem in den Kopfhaaren, bevorzugt in der Schläfen-, Ohren- und Nackengegend, aber auch im Bart und in den Augenbrauen.

Symptome Kopflausbefall macht sich durch folgende Symptome bemerkbar:

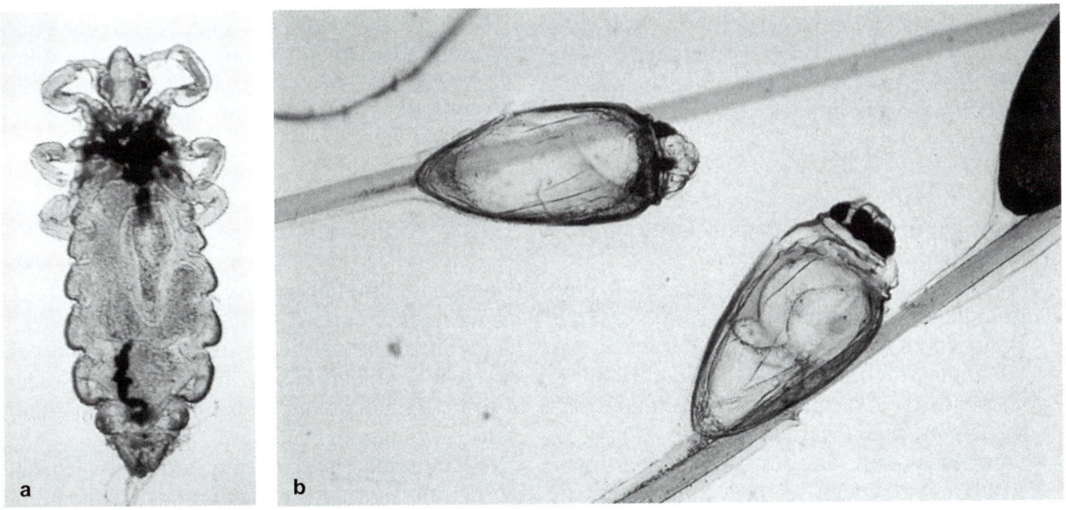

Abb. 16.1 Kopflaus (Pediculus humanus capitis). **(a)** Kopflaus in 19facher Vergrößerung. **(b)** Nissen (aus: Bork K, Bräuninger W. Hautkrankheiten in der Praxis. Diagnostik und Therapie. Stuttgart, New York: Schattauer 1997)

- Juckreiz, Kratzspuren, Ekzeme und Lymphknotenschwellung
- Bei Vernachlässigung können Haare, Haarsekrete und Eiter zu einem übel riechenden Konglomerat verfilzen, in dem die Läuse massenhaft nisten.

Therapie Zur Therapie stehen Präparate in flüssiger, gelartiger und pulverförmiger Form zur Verfügung. Diese Mittel (z. B. Goldgeist® forte) sind in der Apotheke rezeptfrei zu erwerben oder auf ärztliches Rezept erhältlich. Die Anwendung muss entsprechend der Gebrauchsanweisung erfolgen. Vorbereitend empfiehlt sich das mehrmalige Spülen mit Essigwasser (3 Eßl. Essig/1 l Wasser). Das Präparat wird aufgebracht und nach 10–30 Minuten ausgewaschen. Anschließend werden die Haare gründlich ausgespült und mit einem engzinkigen Staubkamm (Nissenkamm) zur Entfernung der Nissen ausgekämmt. Die Behandlung muss nach 8–10 Tagen wiederholt werden.
Bedingt durch bakterielle Sekundärinfektionen können Hauterscheinungen vorliegen, die eine dermatologische Behandlung erforderlich machen.

Säuglinge und Kleinkinder sollten nicht selbst behandelt werden, es ist immer ein Kinderarzt aufzusuchen. Kontaktpersonen müssen oft mitbehandelt werden.

Zur **Vorbeugung einer Neuansteckung** sind folgende Punkte zu beachten:

- Neben der Behandlung der Haare ist eine gründliche Reinigung des Kammes, der Haar- und Kleiderbürsten erforderlich.
- Kleidungsstücke, Bettwäsche und Handtücher müssen gewechselt und bei mindestens 60 °C gewaschen werden.
- Oberbekleidung, in der sich ausgestreute Kopfläuse befinden können, kann in einem gut verschlossenen Plastiksack über 4 Wochen möglichst warm gelagert werden. Nach dieser Zeit sind die Läuse verhungert. Wenn Kinder betroffen sind, sollte das Spielzeug, z. B. Plüschtiere, nicht vergessen werden. Wem die Hungerzeit der Läuse zu lange dauert, kann Präparate in Pulverform zum Bestäuben der Kleidung benutzen.

Der Schul- und Kindergartenbesuch darf erst wieder erfolgen, wenn durch den behandelnden Arzt oder das Gesundheitsamt bescheinigt wird, dass keine Gefahr der Weiterverbreitung mehr besteht.

Maßnahmen im Krankenhaus

- Für den kopflausbefallenen Patienten ist eine Einzelunterbringung nicht generell nötig.
- Bei direktem Kontakt zu einem kopflausbefallenen Patienten oder zu der kontaminierten Umgebung, z. B. Bettwäsche, sollte die Pflegeperson einen Schutzkittel und Handschuhe tragen. Nach Kontakt ist gründliches Händewaschen dringend erforderlich, da die Händedesinfektion nicht ausreichend wirksam ist. Bettwäsche, Handtücher und Kleidung sind nach jeder Behandlung zu wechseln. Kamm und Haarbürsten sollten nach der Benutzung vorzugsweise chemisch desinfiziert werden. Besonderheiten bestehen bei der Wäsche- und Textilienbehandlung, hier ist zur Entlausung ein thermisches Verfahren zu nutzen, gleiches gilt als Abschlussmaßnahme für die Entlausung des Bettes.

16.2.2 Skabies = Krätze

Die Krätzmilbe (Sarcoptes scabiei; Abb. 16.2) ist weltweit verbreitet und der Krankheitserreger der Krätze. Die Krätze gilt als Schmutzkrankheit und tritt besonders häufig in Kriegs- und Notzeiten in Ermangelung entsprechender hygienischer Bedingungen auf.
Die Krätzmilbe ist 0,5–1 mm groß. Erwachsene Krätzmilben und Nymphen graben Gänge in die menschliche Haut, die bis zum Stratum granulosum reichen, von dessen Zellplasma sie sich ernähren. In den Gängen, die sich durch Kotpartikel schwarz abzeichnen, erfolgt schließlich die Eiablage. Larven mit 3 Beinpaaren schlüpfen nach 3–5 Tagen.

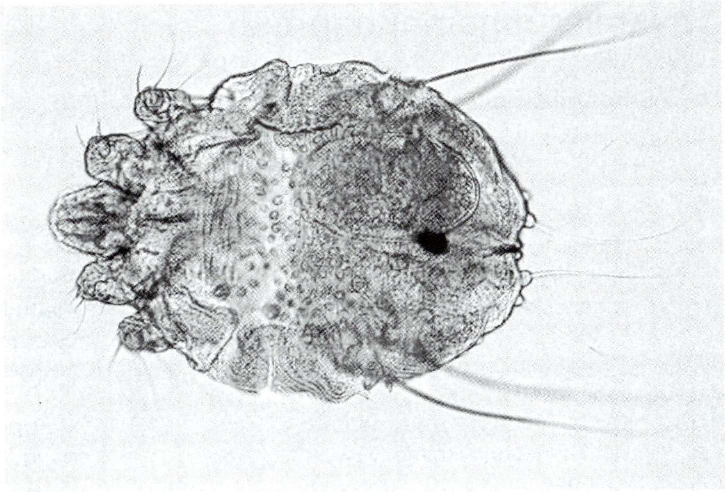

Abb. 16.2 Krätzmilbe (Sarcoptes scabiei; aus: Bork K, Bräuninger W. Hautkrankheiten in der Praxis. Diagnostik und Therapie. Stuttgart, New York: Schattauer 1997)

Infektion Sie erfolgt durch engen körperlichen Kontakt und durch Wäschestücke (Kontaktinfektion). Hautschuppen sind das erregerhaltige Material.

Lokalisation Bevorzugte Lokalisationen der Krätzmilbe sind Finger- und Zehenzwischenräume, Fußgelenke, Oberarm, Brust, Gürtel- und Leistenbereich. Genitale, Gesicht und Rücken sind fast immer frei von Befall.

Symptome Die Krätze ist durch folgende Symptome charakterisiert:
- Es kommt zu starkem Juckreiz an den befallenen Hautarealen, eventuell zum allergischen Exanthem am ganzen Körper.
- Der Juckreiz wird durch die Bettwärme in der Nacht verstärkt.
- Durch den starken Juckreiz ist Aufkratzen möglich, daraus kann sich eine Sekundärinfektion ergeben.
- Sichtbar sind feine, mm-lange, strichförmige, ganz leicht erhabene Milbengänge.

Therapie Die Skabiestherapie beinhaltet folgende Maßnahmen:
- Jacutin-Gel® wird auf den ganzen Körper mit Ausnahme des Kopfes abends aufgetragen und morgens abgewaschen. Wegen der Eiablage ist die Behandlung nach 8 Tagen zu wiederholen.
- Ein entsprechend häufiger Wechsel der Körper- und Bettwäsche ist sicherzustellen.
- Die Familie muss auf möglichen Befall untersucht und gegebenenfalls mitbehandelt werden.

Maßnahmen im Krankenhaus

- Bei Betreuung betroffener Patienten im Krankenhaus ist das Tragen von Schutzkittel und Handschuhen bei möglichem Kontakt mit erregerhaltigem Material oder kontaminierten Objekten erforderlich.
- Nach Kontakt ist eine gründliche Händewaschung einschließlich der Nägel durchzuführen, da eine Händedesinfektion nicht ausreichend wirksam ist.
- Eine Einzelunterbringung des Patienten ist nicht generell erforderlich.
- Bettwäsche, Handtücher und Kleidung sind nach jeder Behandlung zu wechseln. Die Maßnahmen der laufenden Desinfektion entsprechen der Standardhygiene, lediglich im Rahmen der Schlussdesinfektion ist eine thermische Desinfektion von Matratze, Kissen und Decke notwendig.

17 Isolierungsmaßnahmen

Vera Singbeil-Grischkat

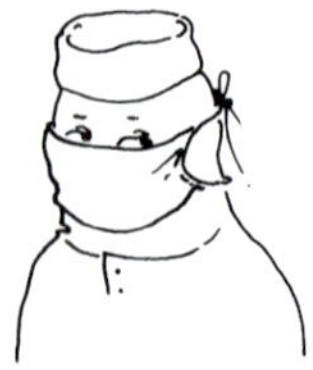

Die Isolierung von Infektionskranken stellt die wohl älteste Maßnahme **zur wirksamen Verhinderung der Ausbreitung von übertragbaren Krankheiten** dar. Kenntnisse der Epidemiologie und der Übertragungswege bilden heute die Grundlage für die Einleitung und Umsetzung krankheitsspezifischer Isolierungsmaßnahmen. Grundsätzlich sind zwei Indikationen für eine Isolierung zu unterscheiden:

- **Quellenisolierung:** Bei Verdacht oder Vorliegen bestimmter übertragbarer Erkrankungen erfolgt die Isolierung des Erkrankten, der „Quelle", **zum Schutz von Mitpatienten, Personal und Besuchern**.
- **Schutzisolierung:** Patienten mit einer **ausgeprägten Abwehrschwäche** (z.B. Leukämie, großflächige Verbrennungen, Organtransplantationen) sollen **vor Infektionen geschützt** werden. Schutzisolierung wird auch als **protektive** Isolierung oder **Umkehrisolierung** bezeichnet.

Die Isolierung wird durch den behandelnden Arzt angeordnet, bei meldepflichtigen übertragbaren Krankheiten nach Infektionsschutzgesetz kann das auch durch den Amtsarzt erfolgen.

Der **Umfang der Schutzmaßnahmen** sollte sich orientieren an:

- Gefährdungsgrad, der von dem Patienten und den kontaminierten Gegenständen ausgeht
- Infektionsempfänglichkeit des Patienten
- Schweregrad der Erkrankung
- Infektionsempfänglichkeit der Personen, die Kontakt zum Patienten und zu kontaminierten Objekten haben

Die Isolierung umfasst:

- die räumliche Trennung
- spezifische Schutzmaßnahmen in Abhängigkeit von Erkrankung, Erkrankungsstadium und Übertragungsweg
- die kontrollierte Ver- und Entsorgung

Grundlage für die Durchführung einer Isolierung sind:

- das Infektionsschutzgesetz
- die Richtlinie zur Krankenhaushygiene und Infektionsprävention des RKI
- die Isolierungsrichtlinien des CDC

17.1 Quellenisolierung

Grundsätzlich können beim Grad der Isolierung die **strikte** und die **Standardisolierung** unterschieden werden.

17.1.1 Strikte Isolierung

Eine strikte Isolierung ist erforderlich bei Patienten, bei denen eine Infektionsgefahr durch **direkten Kontakt, durch Kontakt mit Körperflüssigkeiten oder -ausscheidungen und Tröpfcheninfektion** gegeben ist, z.B. bei Diphtherie, Pest oder virusbedingtem hämorrhagischem Fieber.

Erforderliche Maßnahmen Das Spektrum der Maßnahmen umfasst folgende Punkte:

- Der Patient muss über die zu treffenden Schutzmaßnahmen, die voraussichtliche Dauer und die möglichen Übertragungswege informiert werden.
- Die Unterbringung des Patienten muss in einem Einzelzimmer mit eigener Sanitärzelle und Schleuse erfolgen.

> Eine **Schleuse** trennt Bereiche, von denen bevorzugt Infektionen ausgehen oder Bereiche, die besonders vor Infektionen geschützt werden müssen, von den übrigen Krankenhausbereichen, um eine Keimverbreitung zu verhindern.

- Der Patient darf das Zimmer nicht verlassen. Sollte aus diagnostischen oder therapeutischen Gründen ein Verlassen des Zimmers erforderlich sein, muss der Patient einen Mund-Nasen-Schutz tragen.
- Besuche sollten nach Möglichkeit auf die engsten Angehörigen beschränkt bleiben. Besucher müssen sich vor Betreten des Patientenzimmers beim Pflegepersonal melden und müssen über die erforderlichen Schutzmaßnahmen informiert werden. Sie müssen entsprechende Schutzkleidung anlegen.
- Vor und nach Betreten des Zimmers und nach jedem direkten Patientenkontakt ist eine hygienische Händedesinfektion erforderlich.
- Bei Kontakt mit dem Patienten oder kontaminierten Materialien sollen Einmalhandschuhe, Mund-Nasen-Schutz und zimmerbezogene Schutzkleidung getragen werden.
- Nach Verlassen des Patientenzimmers wird in der Schleuse die Schutzkleidung ausgezogen und im Wäscheabwurf bzw. in einem Behälter für infektiösen Abfall entsorgt. Anschließend ist eine hygienische Händedesinfektion durchzuführen.
- Für Desinfektionsmaßnahmen müssen Desinfektionsmittel und -verfahren nach der RKI-Liste Anwendung finden. Aus aktueller Sicht werden jedoch die in der DGHM-Liste empfohlenen Konzentrationen als ausreichend erachtet. Pflegeutensilien, wie Waschschüssel, Steckbecken, Urinflasche, Fieberthermometer und Blutdruckmessgerät, sind patientengebunden einzusetzen und verbleiben nach der Desinfektion im Patientenzimmer.
- Die Wäscheentsorgung erfolgt in farblich gekennzeichneten Wäschesäcken im Doppelsackverfahren (Plastiksack und Stoffwickelsack).
- Matratzen sollten durch einen abwaschbaren Bezug geschützt sein.
- Abfälle werden direkt im Zimmer in Behältnissen für B- oder C-Müll (s. unten) entsorgt. Scharfe und spitze Gegenstände, wie Kanülen oder Skalpelle, sind sofort nach Gebrauch in bruch- und stichfesten Behältern zu entsorgen.

> Nach den Richtlinien des ehemaligen Bundesgesundheitsamtes für die Entsorgung von Krankenhausabfällen sind folgende **Kategorien** zu unterscheiden:
> - **Kategorie A** = hausmüllähnliche Abfälle
> - **Kategorie B** = krankenhausspezifische Abfälle; dabei handelt es sich um Abfälle, die innerhalb des Krankenhauses Maßnahmen zur Infektionsverhütung erfordern
> - **Kategorie C** = krankenhausspezifische Abfälle, die innerhalb und außerhalb des Krankenhauses beim Sammeln, Transportieren sowie beim Beseitigen besonderer Maßnahmen bedürfen

Nach dem Merkblatt der Länder-Arbeitsgruppe Abfall über die Entsorgung von Abfällen aus öffentlichen und privaten Einrichtungen des Gesundheitsdienstes erfolgt die Einteilung der Abfälle in die Gruppen A–E.

- Die Aufhebung der Isolierung erfolgt nach ärztlicher Anordnung.
- Bei Entlassung, Verlegung oder Tod des Patienten ist eine Scheuer-/Wischdesinfektion des Patientenzimmers und des Sanitärbereichs durchzuführen.

17.1.2 Standardisolierung

Die Standardisolierung erfolgt bei Patienten mit einer meldepflichtigen Erkrankung, die nur **durch direkten Kontakt oder Kontakt mit infektiösen Körperflüssigkeiten oder -ausscheidungen** übertragen werden kann, z. B. bei infektiösen Enteritiden.

Erforderliche Maßnahmen Die bei der Standardisolierung erforderlichen Maßnahmen weichen in den nachfolgend genannten Punkten von der strikten Isolierung ab:

- Eine Unterbringung in einem Einzelzimmer ist nicht erforderlich. Patienten, die an der gleichen Infektion erkrankt sind, können gemeinsam untergebracht werden. Eine patienteneigene Toilette ist erforderlich, wenn Krankheitserreger über Stuhl und Urin ausgeschieden werden.
- Der Patient und seine Besucher sind über die Übertragungsmöglichkeiten und die entsprechenden Verhaltensregeln aufzuklären.
- Für Besucher ist das Tragen von Schutzkleidung im allgemeinen nicht erforderlich. Ein Kontakt mit Körpersekreten und -ausscheidungen ist zu verhindern.
- Nur bei direktem Kontakt mit dem Patienten sind Schutzkittel und Handschuhe zu tragen. Die Schutzkittel müssen bei Kontamination sofort, ansonsten täglich gewechselt werden. Schutzkittel, die mehrfach benutzt werden, sollten, um eine Kontamination bei erneuter Nutzung zu verhindern, mit der Innenseite nach außen im Schleusenbereich aufgehängt werden. Zugleich wird das Wäscheaufkommen reduziert.
- Nach Verlassen des Patientenzimmers ist eine hygienische Händedesinfektion erforderlich.

> Der Umfang der erforderlichen Isolierungsmaßnahmen wird auf der Grundlage der RKI-Richtlinie durch den behandelnden Arzt, gegebenenfalls auch Amtsarzt, und dem Krankenhaushygieniker festgelegt. Das jeweils zuständige Gesundheitsamt hat die Aufsicht über die Durchführung der Isolierungsmaßnahmen.

Im **Isolierungsprotokoll** (Abb. 17.1) werden die für den Erkrankungsfall erforderlichen Schutzmaßnahmen dokumentiert. Es dient damit als übersichtliche und leicht nachvollziehbare Informationsgrundlage für die Mitarbeiter.

Eigenschutz der Pflegeperson

Um das Infektionsrisiko für die an der Betreuung des Infektionskranken beteiligten Pflegepersonen möglichst gering zu halten, sind folgende Punkte zu beachten:

- Die Pflegeperson sollte gute Kenntnisse über die Erkrankung und die Übertragungswege der vorliegenden Infektion besitzen.
- Die Pflegeperson sollte ausführliche Information über den Patienten haben.
- Die erforderlichen Hygienemaßnahmen, wie korrekte Schutzkleidung, hygienische Händedesinfektion, sollten gewissenhaft umgesetzt werden.
- Die Pflegeperson muss über einen kompletten Impfschutz verfügen (Tetanus, Diphtherie, Masern, Mumps, Röteln, Poliomyelitis, Hepatitis A und B)
- Bei eigenen Infektionen, wie z. B. Husten, Schnupfen, sollten die Betroffenen nicht mit der Pflege des Infektionskranken betraut werden. Gleiches gilt bei Vorliegen einer Schwangerschaft.
- Die einzelnen Pflegeverrichtungen sollten z. B. mit Maßnahmen der Desinfektion, Ver- und Entsorgung koordiniert werden, damit die Verweilzeit im Isolierzimmer effektiv ausgenutzt werden kann.

Klinik: Station: Aufnahmedatum:
Name des Patienten: Geburtsdatum:
Infektions-Diagnose:
Mitpatienten:

▸ Händedesinfektion und Einmal-Handschuhe

unabhängig von der Art der Infektion die üblichen Regeln beachten (vor infektionsgefährdenden Tätigkeiten und nach [potentieller] Kontamination sowie nach Ausziehen von 1x-Handschuhen Hände desinfizieren, 1x-Handschuhe, wenn Kontakt mit [potentiell] infektiösem Material möglich)

□ **Einzelzimmer** □ **eigenes WC oder Nachtstuhl**

□ Schürze/Schutzkittel

- □ bei Kontakt mit (potentiell) infektiösem Material
- □ bei Pflegetätigkeiten am Patienten
- □ 3 × täglich □ 1 × täglich wechseln

□ Händewaschen

→ vor Verlassen des Zimmers von Patienten mit C. difficile-Infektion

Wäsche

- □ normale Wäsche
- □ 'infektiöse' Wäsche bei Kontamination mit infektiösem Material

Abfall

- □ Hausmüll
- □ 'infektiöser' Abfall bei Kontamination mit infektiösem Material
- □ **Information an alle Kontaktpersonen** (z.B. Physiotherapeuten, Besucher)
- □ **Information an Reinigungspersonal bzw. Hauswirtschaftsleitung:**
  - □ laufende Desinfektion
  - □ Schlußdesinfektion: □ patientennahe Flächen □ alle Flächen

▸ Aufhebung der Isolierungsmaßnahmen nach:

- □ Beendigung der Symptomatik (z.B. C. difficile)
- □ negativen bakteriologischen Kontrollen (z.B. MRSA)
- □ 3 □ 5 negativen Stuhlproben im Abstand von 48 h (z.B. Enteritis-Salmonellen)

▸ Stuhlproben

- □ frühestens 72 h nach Absetzen von Antibiotika
- □ frühestens 1 Woche nach Beendigung der Symptomatik mit Kontrollen beginnen
- □ Kontaktpersonen mit Symptomatik (Information an den Betriebsarzt)
- □ alle Kontaktpersonen

▸ Bemerkungen:

Datum:

Unterschrift: Krankenhaushygiene Station

Abb. 17.1 Isolierungsprotokoll (aus: Daschner F. Praktische Krankenhaushygiene und Umweltschutz. 2. Aufl. Heidelberg: Springer 1992)

- Um eine Weiterverbreitung von Krankheitserregern zu verhindern, sollte für die Infektionsstation die Zimmerpflege als Pflegesystem Anwendung finden.
- Pflegepersonen auf Infektionsstationen müssen regelmäßig arbeitsmedizinisch untersucht werden

Anweisungskarten (Beispiele s. Abb. 17.2 und 17.3) geben einen Überblick über die erforderlichen Schutzmaßnahmen, z. B. bei Tuberkulose und Hepatitis A.

17.2 Protektive (schützende) Isolierung

Hier gilt es, einen besonders infektionsgefährdeten Patienten vor Infektionserregern aus seiner Umgebung zu schützen. Bei Patienten mit angeborenen oder erworbenen Immundefekten, schweren Verbrennungen, Knochenmarktransplantationen ist beispielsweise eine Schutzisolierung notwendig. In Abhängigkeit von der Grunderkrankung kann die Unterbringung in einem Isolierzimmer mit Schleuse oder in einer Sterilbetteinheit (= Life island = Überlebensinsel) erfolgen. Der Umfang der Schutzmaßnahmen wird durch den behandelnden Arzt festgelegt.
Der Schutz des Patienten in der Phase der Abwehrschwäche kann erreicht werden, indem:

- Keime in der Umgebung des Betroffenen reduziert werden,
- körpereigene Keime des Patienten zur Verhinderung von endogenen Infektionen reduziert werden und
- Infektionen frühzeitig erkannt und therapiert werden.

17.2.1 Maßnahmen zur Reduzierung der Umgebungskeime

- Unterbringung des Patienten im Einzelzimmer mit Sanitäreinheit und Schleuse. Er darf das Zimmer nicht verlassen.
- Außenkontakte werden auf das Nötigste begrenzt. Besucher müssen gesund sein, schon ein banaler Schnupfen stellt ein Risiko dar.
- Pflegepersonal, Ärzte und Besucher schleusen sich ein und tragen Schutzkittel und Mund-Nasen-Schutz und bei direktem Kontakt auch Handschuhe. Vor Betreten des Patientenzimmers sind die Hände zu desinfizieren.
- Medizinische Geräte oder andere erforderlichen Materialien müssen vor dem Einschleusen desinfiziert werden.
- Die Patientenwäsche wird thermisch desinfiziert.
- Die Nahrung muss keimarm sein, nicht erlaubt sind z. B. frischer Salat, Rohmilchprodukte, Schimmelkäse und nicht schälbares Obst.
- Inventar und Fußboden werden täglich wischdesinfiziert. Hier finden Präparate der DGHM-Liste Anwendung.
- Blumen und Topfpflanzen gelten als Keimträger und sind daher verboten.
- Bei der Entsorgung sind keine besonderen Vorsichtsmaßnahmen erforderlich.

17.2.2 Maßnahmen zur Reduzierung der körpereigenen Keime

- Die Körperwaschung muss mit einem desinfizierenden Waschpräparat erfolgen. Gründliches Abtrocknen insbesondere der Hautfalten und gute Hautpflege erhalten die Haut intakt und infektfrei.
- Bei der Intimpflege, insbesondere nach dem Stuhlgang, soll der Patient Schutzhandschuhe tragen. Anschließend ist eine hygienische Händedesinfektion vorzunehmen, gleiches gilt auch für die Urinausscheidung.
- Körperwäsche, Handtücher und Bettwäsche werden täglich gewechselt, bei Verschmutzung sofort.
- Durch eine Darmdekontamination werden die potentiell gefährlichen Darmkeime reduziert. Dies erfolgt durch die Einnahme von Antibiotika und Antimykotika.
- Neben der normalen Mund- und Zahnpflege ist mehrmals täglich eine antiseptische Mundspülung, z. B. mit Chlorhexidin, erforderlich.

Anweisungskarte zur Infektionsprävention bei übertragbaren Krankheiten gem. RKI Rili 5.1

S&M

Patientendaten:	Tuberkulose	Krankenhaus Musterhausen 00000 Musterhausen
	Nachgewiesener Erreger:	Oktober 1999 Seite 1

		Womit?
Anmerkungen	Tuberkulose-Patienten sollten von Tuberkulin-positivem Personal betreut werden. Art und Dauer der Maßnahmen der Isolierung sind abhängig von der Lokalisation der Erkrankung.	
Erreger	Mycobacterium tuberculosis Die Lungentuberkulose wird aerogen durch Hustentröpfchen (sog. Tröpfchenkerne) und durch erregerhaltigen Staub verbreitet. Die unverzüglich Anwendung wirksamer antituberkulöser Arzneimittel ist die effektivst Maßnahme, um eine Ausbreitung der Krankheit zu verhüten.	
Erregerhaltiges Material	Je nach Lokalisation: respiratorische Sekrete, Eiter, Urin, Liquor, Fäzes, Blut, genitaler Ausfluß.	
Meldepflicht	Bei Erkrankung, Tod	
Dauer der Schutzmaßnahmen	Bei der Lungentuberkuslose kann in den meisten Fällen die Dauer der Isolierungsmaßnahmen vom klinischen Bild und von der Abnahme der Anzahl von Tuberkelbakterien im Sputum abgeleitet werden. Bei einer wirksamen Therapie ist nach vier Wochen mit einem weitgehenden Verlust der Infektiösität zu rechnen. Bei Fisteln sind Maßnahmen erforderlich, bis die Fisteln geschlossen sind.	
Räumliche Unterbringung	Einzelunterbringung erforderlich bei offener Lungentuberkulose. Bei urogenitaler und intestinaler Tuberkulose sowie bei fistelnden Tuberkuloseformen kann sie erforderlich sein, wenn eine Verbreitung von Krankheitserregern zu befürchten ist. Gemeinschaftseinrichtungen dürfen von den Patienten nicht aufgesucht werden.	
Wirkungsbereich der Desinfektions-mittel/-verfahren	Wirkungsbereich A	
Schutzkittel	Erforderlich bei offener Lungentuberkulose sowie bei möglichem Kontakt mit erregerhaltigem Material, mit kontaminierten Objekten oder mit der erkrankten Person; erforderlich bei offener Lungentuberkulose für den Patienten bei Verlassen der Einzelunterbringung.	
Handschuhe	Erforderlich bei offener Lungentuberkulose sowie bei möglichem Kontakt mit erregerhaltigem Material, mit kontaminierten Objekten.	
Mund-/Nasenschutz	Erforderlich bei offener Lungentuberkulose; auch für den Patienten bei Verlassen der Einzelunterbringung.	
Schuhe	Wechsel der Schuhe nicht erforderlich.	
Hygienische Händedesinfektion	Bei offener Lungentuberkulose erforderlich nach direktem Kontakt mit dem Patienten, mit erregerhaltigem Material oder mit kontaminierten Objekten, ansonsten nach Kontakt mit erregerhaltigem Material oder mit kontaminierten Objekten; auch nach Ablegen der Handschuhe.	
Flächendesinfektion	Eine routinemäßige Desinfektion ist für patientennahe Flächen erforderlich, sie ist bei Bedarf auf weitere Flächen auszudehnen. Es sind Mittel der Liste des BGA in den dort angegebenen Konzentrationen und Einwirkungszeiten zu verwenden. Präparate mit Phenolderivaten oder Perverbindungen als Wirkstoffe sind zu bevorzugen.	
Instrumenten-desinfektion	Desinfektion erforderlich; bei zentraler Desinfektion Transport in geschlossenem Behälter; wenn möglich, thermisches Desinfektionsverfahren anwenden.	
Geschirrbehandlung	Bei offener Lungentuberkulose Desinfektion innerhalb der Einheit, in welcher das Geschirr benutzt wurde, ansonsten routinemäßige Reinigung (Standard-Hygiene) ausreichend.	
Wäschebehandlung	Desinfektion mit Mitteln und Verfahren der Liste des BGA; zentrale Desinfektion bei entsprechendem Transport.	
Textilienbehandlung	Desinfektion der mit erregerhaltigem Material kontaminierten Textilien mit Mitteln und Verfahren der Liste des BGA; zentrale Desinfektion bei entsprechendem Transport.	
Schlußdesinfektion	Bei offener Lungentuberkulose Desinfektion des Raumes durch Verdampfen oder Vernebeln von Formaldehyd; danach Scheuerdesinfektion der Flächen mit Mitteln und Verfahren der Liste des BGA. Bei den anderen Erscheinungsformen der Tuberkulose sind für die Scheuerdesinfektion der Flächen ebenfalls Mittel und Verfahren der Liste des BGA zu verwenden. Matratzen, Kissen und Decken sind mit Mitteln und Verfahren der Liste des BGA zu desinfizieren. Ansonsten sind Maßnahmen entsprechend den Angaben zur laufenden Desinfektion anzuwenden.	

K&L HyPLAN: HYGPInfpräv.lst

Abb. 17.2 Anweisungskarte zur Infektionsprävention – Tuberkulose (mit freundlicher Genehmigung der Fa. Schülke und Mayr, Norderstedt)

Anweisungskarte zur Infektionsprävention bei übertragbaren Krankheiten gem. RKI Rili 5.1

S&M

Patientendaten:	Tuberkulose	Krankenhaus Musterhausen 00000 Musterhausen
	Nachgewiesener Erreger:	Oktober 1999 Seite 2

		Womit?
Entsorgung	Erregerhaltiges Material und Abfälle, die mit erregerhaltigem Material kontaminiert sein können, sind als Abfall der Gruppe C zu entsorgen. Fäzes und Urin können in der Regel einer Kanalisation zugeführt werden. Auf das vom Bundesgesundheitsamt herausgegebene Merkblatt "Einleitung von Krankenhausabwasser in Kanalisation oder Gewässer" wird verwiesen (Bundesgesundhhbl. 21,2 (1978) 34).	
Bitte beachten:	Alle Personen, die das Patientenzimmer betreten, müssen die angeordneten Schutzmaßnahmen jederzeit einhalten. Die Schutzmaßnahmen sollen die Ausbreitung von übertragbaren Krankheiten in den Einrichtungen des Gesundheits- und Sozialwesens verhindern. Im Krankenhaus gibt der ärztliche Leiter in Abstimmung mit dem für Infektionskrankheiten zuständigen ärztlichen Abteilungsleiter, dem Krankenhaushygieniker, den Hygienebeauftragten und den Krankenschwestern/ -pflegern bzw. Kinderkrankenschwestern/ -pflegern für die Krankenhaushygiene im Einvernehmen mit den übrigen Mitgliedern der Hygienekommission des Krankenhauses für das betreffende Krankenhaus Anweisungen über Schutzmaßnahmen heraus. Zweckmäßig ist dabei die Verwendung von Anweisungskarten, auf denen die notwendigen Schutzmaßnahmen aufgeführt sind. Im Einzelfall - für den jeweiligen Patienten - muß der verantwortliche Leiter einer Krankenhausabteilung unter Hinzuziehung des für Infektionskrankheiten zuständigen Abteilungsleiters unter Berücksichtigung der Erkrankung und der Angaben im Abschnitt 3 die Schutzmaßnahmen festlegen. Bei meldepflichtigen Erkrankungen hat er eine Meldung an das zuständige Gesundheitsamt zu veranlassen. Übertragbare Krankheiten, für die eine Meldepflicht besteht, sind im §3 des Bundes-Seuchen- gesetzes aufgeführt.	

K&L HyPLAN: HYGPInfpräv.lst

Abb. 17.2 Fortsetzung

Anweisungskarte zur Infektionsprävention bei übertragbaren Krankheiten gem. RKI Rili 5.1

S&M

Patientendaten:	Hepatitis A	Krankenhaus Musterhausen 00000 Musterhausen
	Nachgewiesener Erreger:	Oktober 1999 Seite 1

		Womit?
Hinweis	Auf das Merkblatt des BGA Nr. 21 (Virushepatitis) wird aufmerksam gemacht.	
Anmerkungen	Die Patienten sollen nur von Personen betreut werden, die eine ausreichende Immunität aufweisen.	
Erreger	Hepatitisvirus A	
Erregerhaltiges Material	Fäzes, Urin, kurzfristig auch im Blut.	
Meldepflicht	Bei Erkrankung, Tod	
Dauer der Schutzmaßnahmen	Die Maßnahmen der Isolierung können eine Woche nach Auftreten des Ikterus aufgehoben werden.	
Räumliche Unterbringung	Einzelunterbringung erforderlich.	
Wirkungsbereich der Desinfektions-mittel/-verfahren	Wirkungsbereich B	
Schutzkittel	Erforderlich bei möglichem Kontakt mit erregerhaltigem Material, mit kontaminierten Objekten oder mit der erkrankten Person.	
Handschuhe	Erforderlich bei möglichem Kontakt mit erregerhaltigem Material oder mit kontaminierten Objekten.	
Mund-/Nasenschutz	Nicht erforderlich	
Schuhe	Wechsel der Schuhe nicht erforderlich.	
Hygienische Händedesinfektion	Erforderlich nach direktem Kontakt mit dem Patienten, mit erregerhaltigem Material oder mit kontaminierten Objekten, auch nach Ablegen der Handschuhe.	
Flächendesinfektion	Eine routinemäßige Desinfektion ist für patientennahe Flächen erforderlich; sie ist bei Bedarf auf weitere Flächen auszudehnen. Es sind Mittel (Verfahren mit einer Einwirkungszeit von 1 Std.) der Liste der DGHM, die auch in der Liste des BGA verzeichnet sind, einzusetzen, sofern sie gegen Viren wirksam sind. Bei massiver bzw. sichtbarer Kontamination sind Mittel der Liste des BGA in der dort angegebenen Konzentration und Einwirkungszeit zu verwenden.	
Instrumenten-desinfektion	Desinfektion erforderlich; bei zentraler Desinfektion Transport in geschlossenem Behälter; wenn möglich, thermisches Desinfektionsverfahren anwenden.	
Geschirrbehandlung	Durch geeignete Desinfektions- und Reinigungsautomaten muß sichergestellt werden, daß vom Geschirr keine Infektionsgefahr mehr ausgeht; zentrale Desinfektion bei entsprechendem Transport.	
Wäschebehandlung	Desinfektion der mit erregerhaltigem Material kontaminierten Wäsche mit Mitteln und Verfahren der Liste des BGA; zentrale Desinfektion bei entsprechendem Transport.	
Textilienbehandlung	Desinfektion der mit erregerhaltigem Material kontaminierten Textilien mit Mitteln und Verfahren der Liste des BGA; zentrale Desinfektion bei entsprechendem Transport.	
Schlußdesinfektion	Es sind Maßnahmen entsprechend den Angaben zur laufenden Desinfektion anzuwenden. Matratzen, Kissen und Decken sind mit Mitteln und Verfahren der Liste des BGA zu desinfizieren.	
Entsorgung	Erregerhaltiges Material und Abfälle, die mit erregerhaltigem Material kontaminiert sein können, sind als Abfall der Gruppe B zu entsorgen. Fäzes und Urin können undesinfiziert einer Kanalisation zugeführt werden.	

K&L HyPLAN: HYGPInfpräv.lst

Abb. 17.3 Anweisungskarte zur Infektionsprävention – Hepatitis A (mit freundlicher Genehmigung der Fa. Schülke und Mayr, Norderstedt)

Anweisungskarte zur Infektionsprävention bei übertragbaren Krankheiten gem. RKI Rili 5.1

S&M

Patientendaten:	Hepatitis A	Krankenhaus Musterhausen 00000 Musterhausen
	Nachgewiesener Erreger:	Oktober 1999 Seite 2

		Womit?
Bitte beachten:	Alle Personen, die das Patientenzimmer betreten, müssen die angeordneten Schutzmaßnahmen jederzeit einhalten. Die Schutzmaßnahmen sollen die Ausbreitung von übertragbaren Krankheiten in den Einrichtungen des Gesundheits- und Sozialwesens verhindern. Im Krankenhaus gibt der ärztliche Leiter in Abstimmung mit dem für Infektionskrankheiten zuständigen ärztlichen Abteilungsleiter, dem Krankenhaushygieniker, den Hygienebeauftragten und den Krankenschwestern/ -pflegern bzw. Kinderkrankenschwestern/ -pflegern für die Krankenhaushygiene im Einvernehmen mit den übrigen Mitgliedern der Hygienekommission des Krankenhauses für das betreffende Krankenhaus Anweisungen über Schutzmaßnahmen heraus. Zweckmäßig ist dabei die Verwendung von Anweisungskarten, auf denen die notwendigen Schutzmaßnahmen aufgeführt sind. Im Einzelfall - für den jeweiligen Patienten - muß der verantwortliche Leiter einer Krankenhausabteilung unter Hinzuziehung des für Infektionskrankheiten zuständigen Abteilungsleiters unter Berücksichtigung der Erkrankung und der Angaben im Abschnitt 3 die Schutzmaßnahmen festlegen. Bei meldepflichtigen Erkrankungen hat er eine Meldung an das zuständige Gesundheitsamt zu veranlassen. Übertragbare Krankheiten, für die eine Meldepflicht besteht, sind im §3 des Bundes-Seuchengesetzes aufgeführt.	

 K&L HyPLAN: HYGPInfpräv.lst

Abb. 17.3 Fortsetzung

17.2.3 Maßnahmen zum frühzeitigen Erkennen von Infektionen

- Der Patient soll angeleitet werden, seine Haut und Schleimhaut täglich zu inspizieren.
- 2–3mal täglich soll die Körpertemperatur ermittelt werden.
- Das aktuelle Beschwerdebild des Patienten sollte täglich abgefragt werden. Husten oder veränderte Urinausscheidung können z.B. Hinweis auf eine Infektion sein.

17.2.4 Sterilbetteinheit (Life island)

Bei der Isolierung hochgradig infektgefährdeter Personen können annähernd sterile Bedingungen nur in einer Life island oder Sterilbetteinheit gewährleistet sein.
Bei der Isolierung in einer Sterilbetteinheit werden über die Maßnahmen der Schutzisolierung hinausgehende Vorkehrungen getroffen. Die **Besonderheiten** der Sterilbetteinheit sind:

- desinfiziertes, weitgehend keimfreies Einzelzimmer mit Nasszelle, Toilette und Vorraum
- Filterung der Zimmerluft
- Sichtkontakt zu Besuchern durch Fensterfront, akustische Verständigung über Telefon oder Sprechanlage
- Einschleusung benötigter Materialien nur in sterilisiertem Zustand
- Betreten des Zimmers so selten wie möglich
- gegebenenfalls Tragen von steriler Schutzkleidung bei Betreten des Zimmers nötig
- keimfreie (!) Ernährung
- Ausführung der Desinfektionsmaßnahmen erfolgt, so möglich, durch den Patienten selbst.

Unabhängig von der Art bedeutet Isolierung für den Betroffenen immer Einschränkung der Bewegungsfreiheit und Verminderung der Kontakte zur Außenwelt. Pflegepersonen sollten sensibel sein für diese besondere Lebenssituation des Patienten, für seine Befürchtungen und Ängste. Voraussetzungen für eine gute Kooperation zwischen dem Patienten und den Pflegenden und Ärzten sind eine umfassende Aufklärung und ein kontinuierlicher Informationsfluss.

17.3 Hygieneanforderungen an die funktionelle und bauliche Gestaltung von Infektionseinheiten (RKI-Richtlinie)

Einige **Auszüge** aus der RKI-Richtlinie:

- „Infektionseinheiten müssen vom Durchgangsverkehr frei gehalten werden. Sie sollen möglichst weit von Bereichen erhöhten Infektionsschutzes entfernt sein. Eine eingeschossige, ebenerdige Anordnung der Infektionseinheit ist optimal."
- „In den Infektionseinheiten muss sichergestellt sein, dass der aufzunehmende Patient unter Umgehung der allgemeinen Patientenaufnahme von außen unmittelbar in das Krankenzimmer gelangen kann."
- „Es sind Sprechanlagen zwischen Patienten und Besucher vorzusehen. Eine Keimübertragung muss dabei verhindert werden. Ein Sichtkontakt sollte gewährleistet sein."
- „Infektionseinheiten sollen nur Ein- und Zweibettzimmer haben. Jedes Krankenzimmer muss mit Nasszelle und einkammriger Personal-, Material- und Geräteschleuse ausgestattet sein. In der Nasszelle sind vorzusehen: Waschbecken für jeden Patienten, Badewanne mit Duscheinrichtung, Toilette, Spül- und Desinfektionseinrichtungen, Platz für Bettschüsseln, Urinflaschen usw."
- „Die einkammrige Personal-, Material- und Geräteschleuse muss mit Waschbecken und einem Spender für Händedesinfektionsmittel ausgestattet sein. Die Schutzkleidung muss hygienisch einwandfrei abgelegt werden können."
- „Die Versorgung der Infektionseinheit ist so einzurichten, dass das Versorgungspersonal nicht in die Infektionseinheit gelangen muss."
- „Infektiöses Material, das vernichtet werden muss oder undesinfiziert das Krankenzimmer verlässt, muss so verpackt sein, dass eine Keimausbreitung ausgeschlossen ist."

17.4 Maßnahmen bei Auftreten multiresistenter Erreger (MRSA)

Die empfohlenen Maßnahmen zur Prävention und Kontrolle methicillinresistenter Staphylococcus-aureus-Stämme sind in der nachfolgend mit freundlicher Genehmigung des Springer Verlags wiedergegebenen Mitteilung der Kommission für Krankenhaushygiene und Infektionsprävention am RKI dargestellt (Bundesgesundheitsblatt – Gesundheitsforschung – Gesundheitsschutz 1999; 42:954–8).

Empfehlung zur Prävention und Kontrolle von Methicillin-resistenten Staphylococcus aureus-Stämmen (MRSA) in Krankenhäusern und anderen medizinischen Einrichtungen

Mitteilung der Kommission für Krankenhaushygiene und Infektionsprävention am RKI

1 Einleitung

Parallel zur steigenden Bedeutung von *Staphylococcus aureus* als Erreger nosokomialer Infektionen hat sich die Resistenzsituation gegenüber einer Reihe von Antibiotika deutlich und zunehmend verschlechtert. Die Methicillinresistenz von *S. aureus*, d.h. die Unempfindlichkeit des Erregers gegenüber sog. staphylokokkenwirksamen penicillinasefesten Penicillinen (Isoxazolylpenicilline), stellt gegenwärtig den für die klinische Praxis besonders problematischen Resistenzmechanismus dar. Die Methicillin (Oxacillin)-resistenten *S. aureus* (MRSA, ORSA)-Stämme sind nicht nur gegenüber allen β-Laktamantibiotika (Penicilline, Cephalosporine, Carbapeneme) resistent, sondern zeigen in der Regel auch das Phänomen der Multiresistenz, d.h. einer Unempfindlichkeit gegenüber Substanzen mehrerer Antibiotikaklassen. Hierdurch werden Therapiemöglichkeiten von MRSA-Infektionen entscheidend eingeschränkt, und MRSA-Infektionen werden zu einem signifikanten Risikofaktor für betroffene Patienten. Eine Ausbreitung der gegenwärtig insbesondere in Japan und den USA beobachteten MRSA-Stämme mit zusätzlich verminderter Glykopeptidempfindlichkeit (Vancomycin-intermediate *S. aureus* = VISA) würde die Beherrschbarkeit von MRSA-Infektionen durch Wegfall der therapeutischen Glykopeptid-Option entscheidend limitieren.

Die intrinsische Methicillinresistenz beruht auf der im Bakterienchromosom integrierten Methicillinresistenz-Determinante mit dem mecA-Gen, das für ein modifiziertes Penicillin-Bindeprotein (PBP) kodiert. Dieses sog. PBP2a (PBP2') bedingt durch seine erniedrigte Affinität zu den β-Laktamantibiotika das phänotypische Korrelat der Methicillinresistenz. Der Nachweis des mecA-Gens mittels molekularbiologischen Methoden (z.B. Polymerase-Kettenreaktion (PCR)) bestätigt in Zweifelsfällen den MRSA-Charakter eines *S aureus*-Isolates.

Weltweit stellen MRSA-Infektionen ein eskalierendes Problem in stationären Einrichtungen dar. Neben Ländern mit kaum noch beherrschbarer MRSA-Situation (u.a. Japan, USA, Spanien, Italien, Frankreich, England), die einen Anteil von 20 bis 60% MRSA aufweisen, sind die Länder hervorzuheben, die in Folge strikter Kontroll- und Präventionsstrategien ihre MRSA-Inzidenzen auf wenige Prozent beschränken konnten (Niederlande, skandinavische Länder). Für Deutschland lässt sich anhand zweier multizentrischer Studien mit *S. aureus*-Isolaten vom Ende der achtziger bzw. Anfang der neunziger Jahre verglichen mit Daten des Jahres 1995 eine bedenkliche Zunahme der MRSA-Inzidenz von 3,7% bzw. 1,7% auf 8,0% belegen. Bereits weitaus höhere Inzidenzraten von 10,4% bzw. 13,5% zeigen sich bei gesonderter Betrachtung der *S. aureus*-Isolate aus intensivmedizinischen Bereichen.

Staphylococcus aureus besitzt Bedeutung sowohl als wichtiger Verursacher von außerhalb des Krankenhauses erworbenen Infektionen (u.a Endokarditis, hämatogene Osteomyelitis, Pneumonie) als auch insbesondere von nosokomialen Infektionen. Man trifft ihn jedoch auch in der physiologischen Hautflora des Menschen an, wobei er hier vorrangig den Nasenvorhof kolonisiert. Etwa 20% der Bevölkerung sind ständig und ca. 60% intermittierend mit *S. aureus* kolonisiert. Ausgehend vom Vestibulum nasi kann der Erreger sich auf andere Bereiche der Haut (Hände!, Axilla, Perinealregion u.a.) und Schleimhäute

(Rachen u. a.) ausbreiten. MRSA werden somit vor allem aus dem Nasen-Rachen-Raum des kolonisierten/infizierten Patienten übertragen; weitere Infektionsquellen sind die intertriginösen Hautbereiche, Atemwegssekrete, Wundsekrete und bei Bakteriämien auch das Blut.

Die besondere krankenhaushygienische Situation im Zusammenhang mit dem Auftreten von MRSA ist charakterisiert durch die vorrangige Übertragung von MRSA über die Hände des medizinischen Personals, die Möglichkeit einer monatelangen Persistenz bei nasaler Kolonisation bzw. bei Infektionen mit diesem Erreger sowie durch die hohe Umweltresistenz von *S. aureus*. Der Erreger besitzt eine hohe Widerstandsfähigkeit gegenüber Trockenheit und Wärme und ist in der unbelebten Umgebung (z. B. Kittel, Luft, Oberflächen von Geräten, Instrumenten, Pflegeartikel, Krankenhausinventar etc.) bis zu Monaten lebensfähig.

Die entscheidenden Maßnahmen zur Kontrolle der MRSA-Situation umfassen:

- frühzeitige Erkennung und Verifizierung von MRSA-Stämmen
- konsequente (Kohorten-)Isolierung MRSA-kolonisierter/-infizierter Patienten
- umfassende Information und Schulung des Personals
- strikte Einhaltung allgemeiner Hygienemaßnahmen (Händedesinfektion! u. a.)
- Eradikation der nasalen MRSA-Besiedlung

Die weitestmögliche Vermeidung invasiv-diagnostischer und operativer (insbesondere elektiver) Eingriffe sowie die Minimierung von Verlegungen und Transporten bilden weitere Konsequenzen für den Umgang mit MRSA-Patienten. Nur durch rechtzeitige und angemessene Maßnahmen zur Infektionskontrolle lassen sich Übertragungen von MRSA verhindern, Ausbrüche mit MRSA begrenzen bzw. die Entstehung endemischer Situationen abwenden sowie nicht zuletzt auch zusätzliche Kosten für die betroffenen Einrichtungen vermeiden.

Die nachfolgenden Empfehlungen der Kommission für Krankenhaushygiene und Infektionsprävention am Robert Koch-Institut zur Prävention von MRSA-Übertragungen geben detaillierte Hinweise zum Umgang mit MRSA in medizinischen Einrichtungen. Die Einteilung der Empfehlungen erfolgte nach Kategorien.

2
Allgemeine Hinweise
(Kategorie I B)

- Das medizinische und sonstige Personal medizinischer Einrichtungen ist hinsichtlich der Bedeutung und des Umgangs mit MRSA-kolonisierten bzw. -infizierten Patienten zu schulen, und das Einhalten allgemeiner und spezieller Hygienemaßnahmen ist zu kontrollieren.
- Bei begründetem Verdacht oder Nachweis einer MRSA-Kolonisation bzw. -Infektion sind der Krankenhaushygieniker und das hygienebeauftragte Personal sowie die Leitung der jeweiligen medizinischen Einrichtung umgehend zu informieren.
- Voraussetzung für ein optimales MRSA-Management ist der enge Kontakt zu infektiologisch erfahrenen Ärzten.

3
Räumlich-funktionelle Anforderungen an die Unterbringung von MRSA-Patienten
(Kategorie I B)

- Mit MRSA-kolonisierte bzw. -infizierte Patienten müssen räumlich getrennt von anderen Patienten untergebracht werden, möglichst in Zimmern mit eigener Nasszelle und einem Vorraum mit Schleusenfunktion. Die Türen sind geschlossen zu halten.
- Eine gemeinsame Unterbringung mehrerer Patienten mit MRSA ist möglich (Kohortenisolierung).

4
Schutz vor Kontamination
(Kategorie I B)

- Die Regeln der Händehygiene (auch bei Benutzung von Einmalhandschuhen) sind strikt einzuhalten (s. Richtlinie für Krankenhaushygiene und Infektionsprävention, Anlage 5.1 „Händehygiene").
- Beim Betreten des Patientenzimmers ist ein Kittelwechsel vorzunehmen und der Mund-Nasen-Schutz anzulegen. Der ausschließlich für den Umgang mit MRSA-Patienten reservierte Schutzkittel muss im Zimmer oder im Vorraum verbleiben und wird spätestens zum

Schichtende in geeignete Wäschesäcke entsorgt. Der Mund-Nasen-Schutz ist zum Schutz des Personals anzulegen. Er ist beim Verlassen des Zimmers im Patientenzimmer oder im Vorraum als Abfall zu entsorgen.

- Einmalhandschuhe sind erforderlich bei möglichem Kontakt mit kontaminierten Materialien, Gegenständen, Geräten und Instrumenten. Sie sind vor dem Betreten des Patientenzimmers anzuziehen und beim Verlassen des Zimmers im Patientenzimmer oder im Vorraum als Abfall zu entsorgen.
- Besucher und stationsfremdes Personal müssen auf die Einhaltung der notwendigen Schutzmaßnahmen hingewiesen werden. Bei Bedarf sind diesen Personen die Maßnahmen zu erläutern.
- Transporte bzw. Verlegungen innerhalb und außerhalb der Station bzw. Einrichtung sind zu vermeiden und auf Fälle mit strenger Indikation zu beschränken (s. Ziffer 11 und 12).

5
Desinfektion und Reinigung
(Kategorie I B)

- Eine mindestens tägliche Flächendesinfektion (Wischdesinfektion) ist für die patientennahen Bereiche (Bettgestell, Nachttisch, Nassbereich, Türgriffe u.ä.) erforderlich, bei Bedarf ist sie auf weitere kontaminationsgefährdete Flächen auszudehnen (s. Richtlinie für Krankenhaushygiene und Infektionsprävention, Anlage 6.12 „Hausreinigung und Flächendesinfektion").
- Alle Kontaktflächen von am Patienten benutzten Geräten (z. B. Köpfe von Ultraschallgeräten, EKG-Elektroden und -Kabel) müssen nach dem Einsatz sowie vor dem Entfernen aus dem Zimmer mit Mitteln der Liste der DGHM wischdesinfiziert werden.
- Stethoskope, Thermometer u.ä. sind patientenbezogen zu verwenden und unmittelbar nach dem Gebrauch zu desinfizieren.
- Alle am Patienten benutzten Instrumente (Scheren, Klemmen usw.) werden der Desinfektion zugeführt. Bei zentraler Desinfektion muss der Transport in geschlossenen Behältnissen erfolgen.
- Das Geschirr wird routinemäßig gereinigt (es empfiehlt sich die Verwendung von Reinigungsautomaten) oder entsorgt.
- Wäsche und Textilien der MRSA-Patienten werden im Patientenzimmer oder im Vorraum in geeigneten Wäschesäcken gesammelt und entsorgt. Das Waschen erfolgt mit einem anerkannten Wäschedesinfektionsverfahren entsprechend DGHM- oder RKI-Richtlinie.

6
Abfallentsorgung
(Kategorie I B)

MRSA-haltiges Material sowie Abfälle, die mit MRSA kontaminiert sein können, sind als Abfall der Gruppe B zu entsorgen. Die Entsorgung erfolgt laut Hygieneplan, spätestens aber am Ende einer Arbeitsschicht (Merkblatt über die Vermeidung und die Entsorgung von Abfällen aus öffentlichen und privaten Einrichtungen des Gesundheitsdienstes).

7
Eingriffe am Patienten
(Kategorie I B)

- Notwendige diagnostische und kleinere therapeutische Eingriffe sollten, soweit vertretbar, im Patientenzimmer durchgeführt werden.
- Elektive und invasiv-diagnostische Eingriffe sollten möglichst vermieden werden.
- Operative Eingriffe an MRSA-kolonisierten bzw. -infizierten Patienten sollten wie Operationen der Gruppe C gehandhabt werden und sind in den dafür vorgesehenen Operationseinheiten durchzuführen. Bei Operationsabteilungen, die über keine derartige Einheit verfügen, sollte der OP-Plan so gestaltet werden, dass Eingriffe an MRSA-kolonisierten oder -infizierten Patienten jeweils am Ende des OP-Programms durchgeführt werden. In jedem Fall müssen unmittelbar nach dem Eingriff die Desinfektionsmaßnahmen entsprechend der Richtlinie für Krankenhaushygiene und Infektionsprävention, s. Anlage 5.1 und 4.3.3 „Anforderungen der Hygiene bei Operationen und anderen operativen Eingriffen" durchgeführt werden.

8
Screening
(Kategorie I B)

- Eine routinemäßige Untersuchung von Patienten oder vom medizinischen Personal auf MRSA ist nicht notwendig.
- Ein Screening bei Patienten (Abstriche der Nasenvorhöfe und ggf. des Rachens, der Perinealregion und von Wunden) sollte durchgeführt werden
  - bei Wiederaufnahme mit bekannter MRSA-Anamnese,
  - bei Aufnahme und Verlegungen aus Einrichtungen mit bekanntem endemischen bzw. vermutlichem MRSA-Vorkommen; wie z. B. aus Brandverletztenzentren, Dialyseeinrichtungen, Pflegeheimen und aus Ländern mit hoher MRSA-Prävalenz (z. B. süd- und osteuropäische Länder, USA, Japan, England).
- Bei gehäuftem Nachweis von MRSA bei mehreren Patienten (> 2), die in einem räumlichen und zeitlichen Zusammenhang stehen, ist eine Genotypisierung (z. B. mittels Pulsfeldgelelektrophorese) anzustreben. Bei klonaler Identität sollte ein Screening mittels Abstriche der Nasenvorhöfe und des Rachens aller Patienten der betroffenen Behandlungseinheit sowie des medizinischen Personals, das unmittelbar Kontakt zu den MRSA-Patienten hat, erfolgen.

9
Sanierung von MRSA-Trägern
9.1 Patienten
(Kategorie IB)

- Bei Besiedlung eines Patienten mit MRSA sollte die Sanierung mit solchen antibakteriellen Wirkstoffen vorgenommen werden, deren klinische Wirksamkeit für diese Anwendung nachgewiesen ist.
- Zur Sanierung einer nasalen MRSA-Besiedlung ist die Applikation von Mupirocin-Nasensalbe (dreimal täglich über mindestens drei Tage in beide Nasenvorhöfe) zu empfehlen. Eine nasale Sanierung reduziert in der Regel auch die Kolonisation an anderen Körperstellen.
- Alternativ, insbesondere bei einer Mupirocinresistenz, können Präparate mit antiseptischen Wirkstoffen oder anderen lokal applizierbaren Antibiotika mit nachgewiesener Wirksamkeit (z. B. Bacitracin) eingesetzt werden.
- Zur Sanierung einer Besiedlung der Haut mit MRSA sind bei intakter Haut antiseptisch wirkende Seifen und Lösungen mit nachgewiesener Wirksamkeit zur Ganzkörperwaschung unter Einschluss der Haare zu empfehlen.
- Zur Verhinderung von Rekolonisierungen ist während der Sanierungsmaßnahmen ein täglicher Wechsel von Bettwäsche, Bekleidung und Utensilien der Körperpflege (Waschlappen u.ä.), insbesondere nach antiseptischer Ganzkörperwaschung, durchzuführen. Persönliche Gegenstände (Brillen, Rasierer, Zahnbürsten etc.) sind im Zimmer zu belassen und zu desinfizieren bzw. auszutauschen.

9.2
Personal
(Kategorie II)

- MRSA-Träger unter dem Personal sollten bis zur nachgewiesenen Sanierung keine Patienten behandeln und pflegen. Bei MRSA-Besiedlung ist eine Sanierung (s. 9.1) zu empfehlen.
- Zur Erfolgskontrolle der Sanierung sind frühestens drei Tage nach Abschluss der Sanierungsmaßnahmen je nach Lokalisation entsprechende Kontrollabstriche vorzunehmen. Wird in diesen Kontrollabstrichen kein MRSA mehr nachgewiesen, ist eine Aufnahme der Tätigkeit in der direkten Patientenbetreuung wieder möglich. Weitere Kontrollen sind nach zehn Tagen, einem Monat und drei Monaten nach Therapieende zu veranlassen.

10
Aufhebung der Isolierung
(Kategorie IB)

Für MRSA-kolonisierte bzw. -infizierte Patienten kann die Isolierung aufgehoben werden, wenn frühestens drei Tage nach Abschluss der Behandlung an drei aufeinanderfolgenden Tagen MRSA-negative Abstriche den Sanierungserfolg bestätigen.

11
Maßnahmen bei Verlegungen und Transporten innerhalb des Krankenhauses (Kategorie I B)

- Transporte von Patienten mit MRSA sollten auf Erkrankungsfälle mit strenger Indikation beschränkt werden.
- Die Zieleinrichtung ist über die MRSA-Besiedlung/Infektion bei dem Patienten vorab zu informieren
- Wenn möglich, sollte unmittelbar vor dem Transport ein antiseptisches Baden oder Waschen des Patienten, inklusive Haarwäsche, erfolgen.
- Der Transport sollte möglichst als Einzeltransport mit frischer Bett- bzw. Körperwäsche oder Abdeckung erfolgen.
- Wundinfektionen oder Läsionen sind dicht abzudecken.
- Patienten mit nasopharyngealer Besiedlung müssen einen Mund-Nasen-Schutz tragen.
- Transportpersonal und Personal der Funktionsabteilungen müssen bei engem Kontakt zu MRSA-Patienten einen frischen Schutzkittel und Handschuhe anlegen und nach Kontakt mit MRSA-Patienten die Hände desinfizieren. Die verwendeten Schutzkittel und Handschuhe sind nach diesem Transport bzw. Kontakt zu Patienten sachgerecht zu entsorgen.
- Ein Kontakt des MRSA-Patienten zu anderen Patienten ist zu vermeiden.
- Behandlungs- bzw. Untersuchungsmaßnahmen für MRSA-Patienten sollten möglichst an das Ende des Tagesprogramms gelegt werden, Kontaktflächen sind anschließend zu desinfizieren (s. Ziffer 5).
- Unmittelbar nach dem Transport sind alle Kontaktflächen des Transportgerätes bzw. Transportfahrzeuges zu desinfizieren (s. Ziffer 5).

12
Zusätzliche Maßnahmen bei der Verlegung in andere Krankenhäuser bzw. Einrichtungen (Kategorie I B)

- Jede Verlegung von MRSA-Patienten sollte nur bei sehr strenger und begründeter Indikationsstellung veranlasst werden.
- Die Zieleinrichtung ist vor der Verlegung von MRSA-Patienten über die Besiedlung/Infektion mit MRSA zu informieren. In den Begleitunterlagen muss der MRSA-Befund vermerkt sein, und diese sind entsprechend eindeutig zu markieren. Insbesondere sind Informationen über aktuelle MRSA-Screening-Befunde des Patienten zu übermitteln.
- Wird ein MRSA erst bei Aufnahme in der Zieleinrichtung festgestellt, ist auch die Einrichtung zu informieren, in der sich der Patient zuvor befand.
- Die hygienischen Anforderungen beim Transport von MRSA-Patienten sind zu beachten.
- Bei nasaler bzw. oropharyngealer Besiedlung des Patienten mir MRSA sollte die Sanierung mit einem antibakteriellen Wirkstoff vorgenommen werden, dessen klinische Wirksamkeit für diese Anwendung nachgewiesen ist (s. Ziffer 9.1).
- Bei zu erwartenden Direktkontakten mit MRSA-Patienten sind vom Begleitpersonal Einmalhandschuhe und Schutzkittel zu tragen (s. Ziffer 4).
- Bei Aufnahme in der Zieleinrichtung muss der Patient räumlich isoliert werden, bis weitere Kontrolluntersuchungen auf MRSA-Besiedlung negativ sind. In größeren Einrichtungen mit bereits endemischem Vorkommen von MRSA kommt statt der Einzel- auch eine Kohortenisolierung in Betracht (s. Ziffer 3, 10).
- Nach dem Transport ist eine hygienische Händedesinfektion des Begleitpersonals zwingend erforderlich (s. Ziffer 4).
- Bei Aufnahme bzw. Wiederaufnahme bekannter MRSA-Patienten sind diese zunächst zu isolieren, und es sind Untersuchungen auf MRSA durchzuführen. Die Isolierung ist bis zum Ausschluss einer Kolonisation bzw. Infektion mit MRSA aufrechtzuerhalten (s. Ziffer 3, 10).

13
Maßnahmen bei der Entlassung (Kategorie I B)

- Patienten sollten dann entlassen werden, wenn ihr klinischer Zustand es zulässt, ggf. auch trotz MRSA-Kolonisation.
- Der weiter behandelnde Arzt muss vorab informiert und sollte beraten werden, welche weiteren hygienischen Maßnahmen sinnvoll und ggf. zu veranlassen sind.

- Die Patienten sollten aufgeklärt werden, dass kein Risiko für gesunde Kontaktpersonen besteht (gefährdet sind z. B. Kontaktpersonen mit offenen Wunden oder ekzematöser Haut, Immunsupprimierte). Die Aushändigung eines Informationsblatts wird empfohlen.

Ein Musterinformationsblatt sowie Literaturangaben finden sich in der Originalveröffentlichung (Bundesgesundheitsblatt – Gesundheitsforschung – Gesundheitsschutz 1999; 42: 954–8).

18 Epidemiologie und Prävention der häufigsten nosokomialen Infektionen

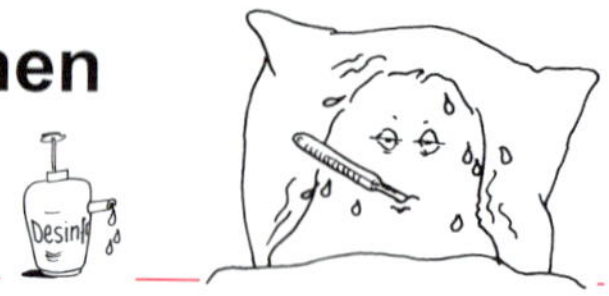

Vera Singbeil-Grischkat

Epidemiologie ist die Lehre von der Häufigkeit und Verteilung von Krankheiten und Gesundheitsstörungen sowie von deren Ursachen und Risikofaktoren in Bevölkerungsgruppen.

In den vorherigen Kapiteln haben wir uns mit den Grundlagen, den einzelnen Bausteinen, der Krankenhaushygiene beschäftigt. Am Beispiel der häufigsten nosokomialen Infektionen soll im folgenden verdeutlicht werden, dass erst die Integration sämtlicher Hygienebausteine in die Pflegeausführung das Ziel, nosokomiale Infektionen zu verhüten, erreichbar macht.
So ist z. B. das Legen eines Blasenverweilkatheters ein sehr komplexer Handlungsablauf, der sich aus vielen einzelnen Arbeitsschritten zusammensetzt. Hygienische Aspekte sind hier unter anderem die Durchführung der hygienischen Händedesinfektion, das Vorbereiten des sterilen Arbeitsfeldes und des Materials, das Anziehen steriler Handschuhe, die Schleimhautdesinfektion, die aseptische Vorgehensweise etc. Fehlt ein Arbeitsschritt oder ist er fehlerhaft ausgeführt, so ist die Gesamtmaßnahme fehlerhaft.
Ebenso wenig kann Hygienesicherheit durch sachgerechtes Handeln einer einzelnen Person erreicht werden. Erst wenn alle an Pflege, Diagnostik und Behandlung Beteiligten eine korrekt ausgeführte hygienische Arbeitsweise bieten, ist das Ziel **Hygienesicherheit** erreichbar.

Pflegekompetenz ist ohne Hygienekompetenz nicht erreichbar!

Orientiert an der **Häufigkeit** der nosokomialen Infektionen (s. auch Tab. 11.1, S. 133) werden nachfolgend bearbeitet:

- Harnwegsinfektionen
- Infektionen der unteren Atemwege
- postoperative Wundinfektionen
- Septikämien

18.1 Harnwegsinfektionen

Harnwegsinfektionen führen die Liste der nosokomialen Infektionen mit **42,1 %** an. Sie entstehen meist dadurch, dass bei der Katheterisierung der Harnblase oder anderen instrumentellen Eingriffen an den Harnwegen Erreger eingeschleppt werden. Daraus resultieren aufsteigende und häufig chronische Harnwegsinfektionen.

Für die **Harnwegsinfektion** ist charakteristisch:

- Nachweis von Mikroorganismen im Urin
- Zeichen der Invasion in das Gewebe, wie Leukozyturie, *oder*
- klinische Zeichen, die für eine Infektion sprechen, wie Fieber oder suprapubischer Druckschmerz

Von der Harnwegsinfektion abzugrenzen ist die **Bakteriurie.** Hier werden Mikroorganismen im Urin nachgewiesen, ohne dass systemische Entzündungszeichen oder klinische Symptome bestehen.

18.1.1 Risikofaktoren und Erregerspektrum

Exogene Risikofaktoren sind:

- transurethraler Katheterismus der Harnblase
- instrumentelle Eingriffe an den Harnwegen
- Liegedauer des Blasenverweilkatheters (je länger die Liegezeit, desto größer das Risiko)

Endogene Risikofaktoren sind:

- schwere Grunderkrankungen, z. B. Diabetes mellitus
- höheres Lebensalter
- weibliches Geschlecht (Bei Frauen beträgt die Länge der Harnröhre 3–5 cm und ist somit für Erreger leichter erreichbar, als es bei der längeren männlichen Harnröhre der Fall ist.)

Die häufigsten **Erreger** einer Harnwegsinfektion sind:

- **Escherichia coli**
- **Enterococcus species**

- **Pseudomonas aeruginosa**
- Candida albicans
- Klebsiella pneumoniae
- Enterobacter sp.
- Proteus mirabilis

Da der transurethrale Katheterismus der Harnblase den wichtigsten exogenen Risikofaktor für die Harnblaseninfektion darstellt, wird im folgenden schwerpunktmäßig die Prävention **katheterbedingter** Harnwegsinfektionen und Bakteriurien bearbeitet.

> **Katheterismus** bedeutet das instrumentelle Einführen eines Katheters in die Harnblase zur künstlichen Harnableitung für diagnostische und therapeutische Zwecke. Transurethral beschreibt den Weg über die Harnröhre.

Die transurethrale Katheterisierung ist die am häufigsten angewandte Methode zur Urinableitung. Sie bedarf der ärztlichen Anordnung, die Durchführung obliegt erfahrenem Pflegepersonal. Neben der erheblichen Infektionsgefahr sind die Schleimhautläsion und die Entwicklung von Druckulzerationen mit nachfolgenden Strikturen der Urethra mögliche Folgen bzw. Komplikationen der transurethralen Katheterisierung.

18.1.2 Erregereintrittspforten bei Katheterismus

Bei einer Katheterisierung der Harnblase können Erreger über verschiedene Eintrittspforten in die Harnblase gelangen (Abb. 18.1):

- **Sekretspalt zwischen Harnröhrenschleimhaut und Katheter:** Der Meatus urethrae ist physiologisch mikrobiell kolonisiert. Über den Spalt zwischen Harnröhrenschleimhaut und Katheter können Mikroorganismen retrograd entlang dieser Infektionsschiene in die Blase einwandern und diese besiedeln.
- **Verbindungsstelle zwischen Katheter und Urindrainagebeutel:** Diese Verbindungsstelle sollte zwar nie geöffnet werden, aber dennoch findet im Klinikalltag gelegentlich eine Unterbrechung statt, z.B. durch Manipulationen unruhiger oder verwirrter Patienten.
- **Verbindungsstelle zwischen Drainageschlauch und Urindrainagebeutel:** Diese Stelle wird nur dann zur Eintrittspforte, wenn Systeme ohne Rückflussventil und Tropfkammer verwendet werden. Der Reflux von Urin aus dem Sammelbehälter zurück in den Drainageschlauch stellt ein Infektionsrisiko dar, da der Urin im Sammelbehälter hohe Keimzahlen aufweisen kann.
- **Harnablassvorrichtung:** Der Auffangbeutel wird regelmäßig über die Harnablassvorrichtung entleert. Bei unsachgemäßer Vorgehensweise kann es zu einer Kontamination des Beutelinhalts kommen. Die Ablassvorrichtung ist nach dem Entleeren zu desinfizieren und zurückzustecken.

18.1.3 Prävention katheterbedingter Harnwegsinfektionen (HWI) und Bakteriurien

Indikationsstellung

Wirksame Vorbeugung beginnt mit der kritischen Überprüfung der Indikationsstellung für einen transurethralen Katheterismus.

- Indikationen des **diagnostischen Katheterismus** sind:
  - Harngewinnung für bakteriologische Untersuchungen, wenn z.B. keine Mittelstrahluringewinnung möglich ist
  - Diagnostik der unteren Harnwege
  - laufende Überwachung der Flüssigkeitsbilanz (mittels Verweilkatheter)
  - Restharnbestimmung, jedoch heute seltener, da Bestimmung durch Ultraschall möglich
- Indikationen des **therapeutischen Katheterismus** sind:
  - Blasenentleerungsstörungen
  - postoperativ nach Eingriffen an der Blase und/oder Harnröhre
  - bei hohen Restharnmengen oder Abflussbehinderungen, z.B. durch ein Prostataadenom
  - bei Bewusstlosigkeit und rückenmarknaher Anästhesie
  - Spül- und Instillationsbehandlung

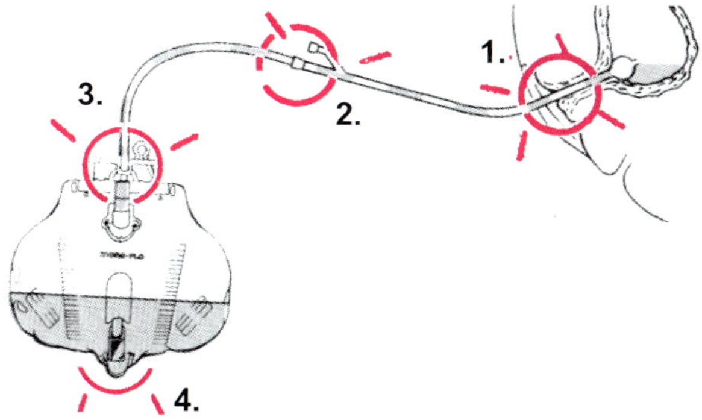

Abb. 18.1 Kritische Punkte der Asepsis bei der Katheterdrainage der Harnblase (mit freundlicher Genehmigung der Fa. Tyco Healthcare, Neustadt/Donau)

1. Sekretspalt zwischen Harnröhrenschleimhaut und Katheter
   - Tägliche Antiseptik der Genitalregion bzw. des Katheters an der Eintrittsstelle der Urethra!
   - Saubere medikamentfreie Kompresse um die Katheteraustrittsstelle schlingen!
2. Verbindungsstelle zwischen Katheter und Urindrainagebeutel
   Niemals Katheter von Urindrainagebeutel trennen! (Öffnen des geschlossenen Systems nur in Ausnahmefällen unter streng aseptischen Bedingungen. Anschlussstellen gründlich desinfizieren!)
3. Verbindungsstelle zwischen Drainageschlauch und Urindrainagebeutel
   Ausschließlich Urindrainagebeutel mit Rückflussventil und Tropfkammer verwenden!
4. Harnablassvorrichtung
   Ablassvorrichtung nach dem Entleeren desinfizieren und zurückstecken!

> Arbeitserleichterung für das Pflegepersonal ist keine Indikation für das Legen eines Blasenverweilkatheters.

In der Praxis unterscheidet man das einmalige, das intermittierende Katheterisieren und das Einlegen eines Verweilkatheters. Bakteriurie und Harnwegsinfektion sind oft die Folge des Verweilkatheters.

Material und Durchführung

Die folgenden Anforderungen an
- das beim Katheterismus zu verwendende Material,
- den sachgerechten Umgang mit diesem,
- die empfohlenen Pflege- und Hygienemaßnahmen bei liegendem Blasenverweilkatheter *und*
- die möglichen Alternativen zum Blasenverweilkatheter

können als Beispiel dienen, um Struktur- und Prozessqualität unter dem Aspekt der Qualitätssicherung zu betrachten (s. auch S. 142).

Wahl des Katheters

Die sorgfältige Auswahl des Katheters erfolgt nach der speziellen Indikation, dem Patienten (Länge, Durchmesser, Ballongröße) und nach der Dauer der voraussichtlichen Liegezeit.

Ein Blasenkatheter muss eine Reihe von **Anforderungen** erfüllen. Er sollte:
- gut verträglich,
- geschmeidig und formstabil,
- chemisch inaktiv sowie
- korrosionsfrei sein,
- keine Inkrustationen ermöglichen und
- einen idealen Urinfluss gewährleisten.

Katheter wirken als Fremdkörper in der Harnröhre und können dort mechanische Reizung, Schleimhautläsionen sowie eine örtliche Ischämie und Dekubitus am Urothel verursachen. Katheter für die Langzeitdrainage müssen **biostabil** sein, da aus manchen Kunststoffen durch den

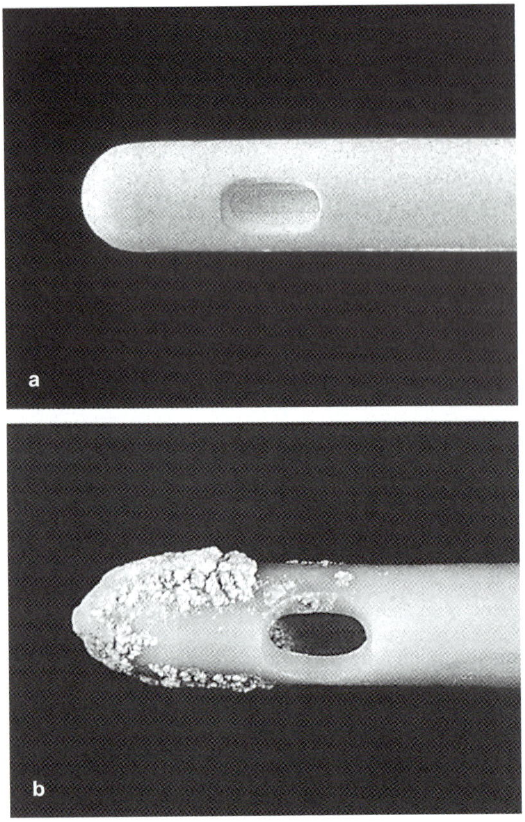

Abb. 18.2 Vergleich von Inkrustationen von Kathetern aus **(a)** Silikon und **(b)** Latex (mit freundlicher Genehmigung der Fa. Kendall/Tyco Healthcare, Neustadt/Donau)

Harn Stabilisatoren, Weichmacher und andere Zusätze herausgelöst werden können. Diese wirken schleimhauttoxisch.

Katheter müssen **biokompatibel** sein, dies bedeutet, dass Makromoleküle (Polymere), die sich aus Katheterkunststoffen herauslösen können, den Organismus nicht schädigen. Man unterscheidet folgende Materialien:

- **PVC-(Polyvinylchlorid-)Katheter** enthalten Weichmacher und sind nur für den Einmalkatheterismus geeignet.
- **Silikonisierte Latexkatheter** eignen sich besonders für die kurzzeitige Harndrainage (Liegedauer bis zu 7 Tagen). Dieses Material bietet eine gute Gleitfähigkeit und ermöglicht damit ein atraumatisches Einführen. Die Katheteroberfläche ist atoxisch, chemisch inaktiv und inkrustrationsresistent.
- **Silikonkatheter** sind für die längerfristige Harndrainage (bis zu 6 Wochen) geeignet. Silikon ist biostabil und kompatibel und wird vom menschlichen Organismus am besten vertragen. Die extrem glatte Oberfläche unterstützt das atraumatische Einführen. Auch sind über eine längere Liegezeit Inkrustationen minimiert (Abb. 18.2).
- **Latexkatheter** verfügen nicht über die vorgenannten Eigenschaften, daher sind sie nur für eine kurzzeitige Harndrainage (Liegedauer bis zu 5 Tagen) zu verwenden

> Die richtige Katheterwahl unterstützt wesentlich das Intakthalten der Schleimhaut und hilft Harnwegsinfektionen zu vermeiden, denn eine intakte Schleimhaut ist weniger infektionsgefährdet.

Katheterset

Kathetersets beinhalten die für die Maßnahme erforderlichen Materialien, sind gebrauchsfertig und steril verpackt.

Der **Set-Inhalt** (Hinweis: alle Materialien sind steril) besteht aus:

- 1 Arbeitsunterlage
- 1 graduierte Urinauffangschale
- 1 flüssigkeitsabweisendes Unterlegtuch
- 2 Handschuhe
- 1 Abdecktuch mit Loch und Schlitz
- 1–2 Pinzetten
- 6 pflaumengroße Tupfer
- 1 Einmalspritze mit 10 ml Aqua dest.

Über das aufgeführte „Standardset" hinaus bietet die Industrie erweiterte Sets mit z. B. Instillagel, Schleimhautantiseptikum und Katheter an (Abb. 18.3).

> Gebrauchsfertige, steril verpackte Kathetersets ermöglichen einen systematischen Arbeitsablauf und gewährleisten damit mehr hygienische Sicherheit beim transurethralen Katheterismus.

Urindrainagesysteme

Für die Urindrainage über den Blasenverweilkatheter oder die suprapubische Blasendrainage müssen geschlossene Urindrainagesysteme (UDS) verwendet werden (Abb. 18.4). Die retrograde Keimwanderung ist damit ausgeschlossen und den hygienischen Sicherheitsanforderungen für den Patienten wird so entsprochen.
Urindrainagesysteme müssen folgende **Anforderungen** erfüllen:

- geschlossenes System
- belüftete Tropfkammer mit Rückflusssperre (retrograde Keimwanderung wird ausgeschlossen)
- ausreichende und bakteriendichte Belüftung
- feste Verbindung zwischen Katheter und Urindrainagesystem
- ausreichendes Fassungsvermögen des Auffangbeutels (1,5–2 l)
- möglichst genaue Messskalierung
- leicht zu handhabendes Ablassventil
- 90–100 cm langes Schlauchsystem, um Bewegungsfreiheit im Bett ohne Risiko zu gewährleisten
- knickstabiler, flexibler Drainageschlauch
- geeignete Urinprobeentnahmestelle (möglichst an der Katheterverbindungsstelle, um ein sicheres Punktieren ohne Unterbrechung des geschlossenen Systems zu gewährleisten)
- transparentes Material zur makroskopischen Beurteilung des Urins
- gute Tragbarkeit für den Patienten

Beim **Umgang mit Urindrainagesystemen** ist folgendes zu beachten:

- Um durch die Schwerkraft einen kontinuierlichen Abfluss des Urins sicherzustellen, muss der Drainagebeutel unterhalb des Blasenniveaus befestigt sein und der Drainageschlauch knickfrei verlaufen.
- Der Wechsel des Urindrainagesystems erfolgt gebunden an den Wechsel des Blasenverweilkatheters. Ein vorzeitiger Wechsel kann erforderlich werden bei Undichtigkeiten im System oder Beschädigung, bei starker Sedimentansammlung im Beutel oder Geruchsentwicklung.
- Die Verbindung zwischen Katheter und Drainagesystem sollte nicht gelöst werden.
- Das Entleeren des Auffangbeutels sollte im allgemeinen nur bei entsprechendem Füllungszustand erfolgen. Die Pflegeperson muss dabei Handschuhe tragen, um einen möglichen Kontakt mit Urin auszuschließen. Das Verspritzen von Urin muss verhindert werden. Nach dem Entleeren ist die Ablassvorrichtung zu desinfizieren.
- Zur Urinprobenentnahme wird die im Drainageschlauch integrierte Punktionskammer mittels Kanüle und Urinmonovette anpunktiert. Die Punktionsstelle wird zuvor mit einem alkoholischen Präparat wischdesinfiziert.

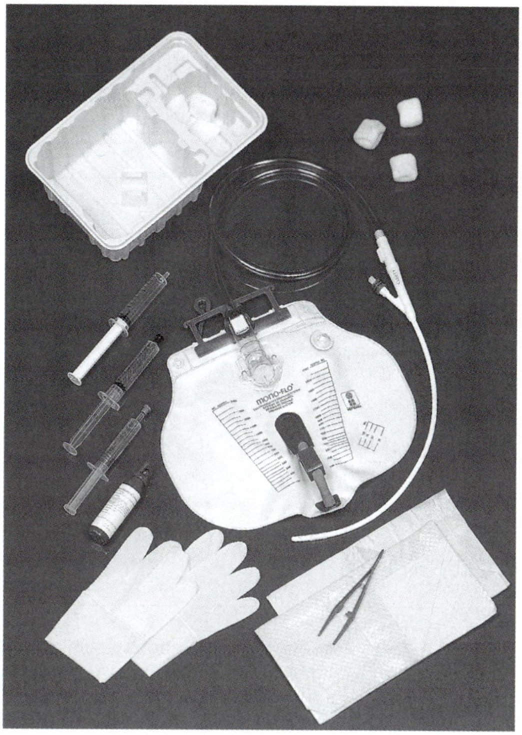

Abb. 18.3 Inhalt eines Kathetersets (mit freundlicher Genehmigung der Fa. Tyco Healthcare, Neustadt/Donau)

Erforderliche Hygiene- und Pflegemaßnahmen:

- Das Katheterisieren erfolgt durch geschultes, qualifiziertes Personal, nach Möglichkeit zu zweit.
- Dem Personal muss durch regelmäßige Schulungen die korrekte Technik und Vorgehensweise beim Katheterisieren vermittelt werden.

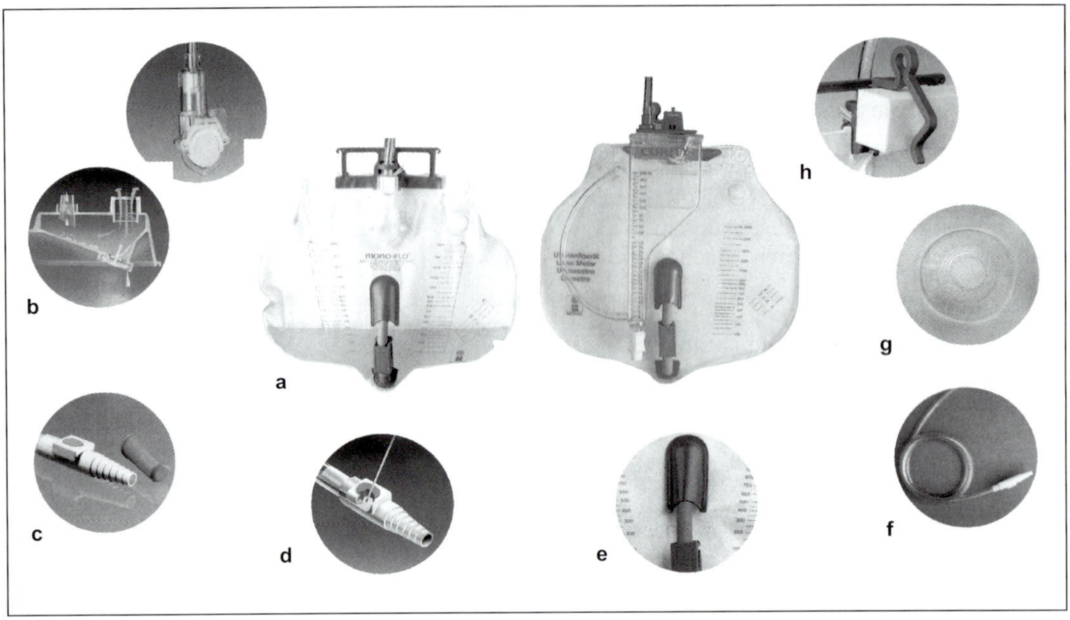

Abb. 18.4 Geschlossenes Urindrainagesystem: **(a)** geschlossenes Drainagesystem; **(b)** keimdichte belüftete Tropfkammer mit integrierter Rückflusssperre; **(c)** universeller Katheteransatz; **(d)** patientennahe Punktionskammer; **(e)** nicht tropfende Ablassvorrichtung; **(f)** knickstabiler Drainageschlauch; **(g)** belüfteter Auffangbeutel; **(h)** Universalhaken (mit freundlicher Genehmigung der Fa. Tyco Healthcare, Neustadt/Donau)

- Eine **aseptische** und **atraumatische** Vorgehensweise muss sichergestellt sein. Durch Verwendung eines Gleitmittels (Instillagel), richtige Katheterauswahl und vorsichtiges Einführen des Katheters, orientiert an den anatomischen Voraussetzungen, wird eine atraumatische Vorgehensweise ermöglicht. Hinzuweisen ist auf eine sachgerechte Durchführung der Schleimhautdesinfektion gemäß des Hygienestandards.
- Eine gründliche Intimpflege sollte bei liegendem Blasenverweilkatheter 2mal täglich mit Wasser, Seife und sauberen Waschlappen erfolgen. Inkrustierungen sind dabei vorsichtig zu entfernen.
- Eine Desinfektion des Meatus urethrae mit einem Schleimhautdesinfektionsmittel sollte nicht routinemäßig erfolgen, da das Antiseptikum nicht in das Lumen gelangen und damit auch keine Erreger erreichen kann.
- Vor und nach Manipulationen am Katheter oder Drainagesystem ist eine Händedesinfektion vorzunehmen. Zum Schutz vor Kontakt mit Urin sind Einmalhandschuhe zu tragen.
- Der Blasenkatheter ist sicher abzuleiten, es empfiehlt sich, den Katheter über den Oberschenkel zu führen. Dadurch wird kein Zug auf den Katheter ausgeübt, und die Gefahr von Druckstellen und Harnstau durch Aufliegen des Patienten auf dem Drainageschlauch wird verhindert.
- Blasenspülungen sollten lediglich zur Verhinderung oder Beseitigung blutungsbedingter Verstopfung oder Verlegung des Katheters Anwendung finden, z.B. postoperativ nach transurethralen Eingriffen an der Prostata oder Blase. Dabei sollten geschlossene Spülsysteme und 3-Wege-Spülkatheter benutzt werden. Ein Weg dient dabei als Zulauf für die Spülflüssigkeit, der zweite als Ablauf für die Spülflüssigkeit und den Urin, der dritte dient zum Blocken des Ballons. Die Verwendung steriler Materialien und eine aseptische Vorgehensweise sind selbstverständlich.

- Von einem Blasentraining ist abzuraten, da sich durch den vorübergehenden Urinstau die Infektionsgefährdung erhöht.
- Auch bei liegendem Blasenkatheter sollte die aktuelle Erfordernis der transurethralen Urinableitung kritisch überprüft werden. Die frühzeitige Entfernung des Katheters ist der beste Schutz vor einer Harnwegsinfektion.
- Es ist auf eine ausreichende orale Flüssigkeitszufuhr zu achten. 2 000 ml/24 Stunden sind zu empfehlen, damit die Harnwege gut durchspült sind.
- Der Patient ist über die erforderlichen prophylaktischen Maßnahmen, wie z. B. gründliche Intimpflege, und den Umgang mit dem Urindrainagesystem zu informieren bzw. anzuleiten. Denn auch für den Patienten gilt: Nur wenn er um Risiken oder Gefahren weiß, kann er sie wirksam verhüten.
- Ein routinemäßiger Katheterwechsel bei vorliegender Harnwegsinfektion ist unsinnig, da die Harnblase infiziert ist und ein „neuer" Blasenverweilkatheter nach dem Legen unverzüglich kolonisiert.
- Die suprapubische Blasendrainage, das Kondomurinal und die intermittierende Katheterisierung sollten gegebenenfalls als Alternative zum transurethralen Katheter zur Langzeitkatheterisierung überlegt werden.

18.1.4 Alternativen zur transurethralen Blasendrainage

Kondomurinal

Bei inkontinenten Männern ist die Anwendung von Kondomurinalen möglich. Diese werden auf den Penis aufgerollt, mit Befestigungsstreifen fixiert und mit einem Urindrainagesystem verbunden. Neuere Kondomurinale haften selbstklebend und verfügen über eine praktische Anziehhilfe, die das Aufrollen über den Penis überflüssig macht.
Wenn auch die Häufigkeit der Bakteriurien im Gegensatz zu transurethralen Kathetern geringer ist, so sind die möglichen Komplikationen, wie Mazeration und Ulkusbildung am Penis, nicht unerheblich.

Intermittierende Katheterisierung

Besonders bei Patienten mit Querschnittslähmung wird die intermittierende Katheterisierung häufig praktiziert. Dabei wird ein steriler Katheter alle 3–6 Stunden von einer Pflegeperson oder dem Patienten selbst eingeführt, der Urin abgelassen und der Katheter sofort wieder entfernt. Voraussetzung ist dabei eine kontrollierte Flüssigkeitszufuhr. Komplikationen, wie Blutungen oder Entzündung der Harnröhre, sind zwar möglich, aber das Infektionsrisiko ist insgesamt als geringer einzuschätzen.

Suprapubische Blasendrainage

Als ausschließlich ärztliche Maßnahme wird bei der suprapubischen Blasendrainage der Katheter durch die Bauchdecke von außen in die Harnblase eingeführt und mit einer Kunststoffplatte und evtl. Subkutannaht fixiert. Eine suprapubische Harnableitung birgt ein geringeres Infektions- und Verletzungsrisiko als eine transurethrale. Der Intimbereich des Katheterträgers bleibt unberührt und die Fähigkeit zur Spontanmiktion kann überprüft werden.

Verwendung von Inkontinenzprodukten

Das Angebot von Inkontinenzprodukten ist vielfältig und reicht von kleinen über große, hoch saugfähige Einlagen bis zu Inkontinenzhosen. Durch die Versorgung mit entsprechenden Inkontinenzprodukten, abgestimmt auf die individuelle Patientenproblematik, ist eine Alternative zur transurethralen Urinableitung gegeben. Ein häufiger Wechsel (ca. 6mal täglich) und eine gute Hautpflege sind hier besonders wichtig, um einer Hautschädigung vorzubeugen. Eine Bakteriurie lässt sich allerdings mit diesen Versorgungsartikeln nicht dauerhaft vermeiden.

18.1.5 Probengewinnung zur mikrobiologischen Diagnostik

Urinproben werden meist zu diagnostischen Zwecken gewonnen. Der Urin wird zur Untersuchung in sauberen, für bakteriologische Untersuchungen zudem sterilen Behältern aufgefangen und möglichst unverzüglich an das Labor weiter-

geleitet bzw. bei 4–6 °C im Kühlschrank zwischengelagert.
Um einer Verfälschung der Untersuchungsergebnisse vorzubeugen, ist eine gründliche Intimtoilette wichtige Voraussetzung. Der Patient ist entsprechend zu informieren.

Formen von Urinproben

- **Spontanurin:** Dabei handelt es sich um den spontan gelösten Urin.
- **Morgenurin:** Der Morgenurin ist der nach der Nachtruhe entleerte Urin. Dieser ist günstig für einen Bakteriennachweis, da sich mögliche Mikroorganismen während der Nachtruhe (keine Miktion) in der Blase vermehren konnten.
- **Mittelstrahlurin:** Dabei fängt man den Urin in der Mitte des Miktionsvorganges auf. Der Patient lässt zunächst ein wenig Urin in die Toilette, unterbricht dann den Harnstrahl, die nächste Urinportion wird aufgefangen. Danach entleert der Patient den restlichen Urin. Mögliche Mikroorganismen im letzten Drittel der Harnröhre werden mit dem ersten Harnstrahl herausgespült und verfälschen somit nicht den Urinbefund.
- **Katheterurin:** In urologischen Fachabteilungen erfolgt die Gewinnung der ersten Urinprobe häufig standardmäßig über den Einmalkatheterismus oder mittels suprapubischer Blasenpunktion.
  Die Entnahme einer Urinprobe bei liegendem transurethralen Katheter ist auf S. 205 nachzulesen.

Uricult-Test

Bei Verdacht auf eine Harnwegsinfektion oder Bakteriurie findet häufig der **Uricult** als bakteriologischer Suchtest Anwendung. Der Uricult-Test verfügt über zwei verschiedenfarbige Agarmedien, das eine dient der Bestimmung der gesamten Keimzahl, das andere als Selektivmedium für die gramnegativen harnwegpathogenen Bakterien. Bei der Durchführung ist zu beachten, dass der Nährbodenträger so in den frisch gelassenen Urin eingetaucht wird, dass beide Agarflächen benetzt werden. Steht nicht genügend Urin zum Eintauchen zur Verfügung, können beide Agarflächen nacheinander mit Urin übergossen werden. Bevor der Nährbodenträger in das Uricult-Röhrchen zurückgeschoben und fest verschraubt wird, sollte man überschüssigen Urin abfließen lassen. Das Uricult-Röhrchen wird 16–24 Stunden in einem Brutschrank bei +35 bis +37 °C inkubiert. Zur Keimzahlbestimmung wird der Nährbodenträger aus dem Uricult-Röhrchen herausgenommen und die Dichte der gewachsenen Kolonien mit den Musterbildern der Packungsbeilage verglichen.
Um eine **Kontamination** handelt es sich im allgemeinen, wenn jede Seite des Nährbodenträgers weniger als 10 000 Keime pro ml Harn zeigt. Eine **signifikante Bakteriurie** liegt vor, wenn einer der beiden Nährböden 100 000 und mehr Keime pro ml Harn zeigt.
Bakterienkulturen benutzter Tests sind dem infektiösen Abfall der Gruppe C zuzuordnen (s. S. 185).

18.2 Infektionen der unteren Atemwege

20,6 % der nosokomialen Infektionen entfallen auf Infektionen der unteren Atemwege, folglich auf Pneumonien (= Entzündung des Lungenparenchyms). Bei der Pneumonie handelt es sich, in Abhängigkeit von möglichen Grunderkrankungen, um eine schwere Infektion, die oft auch eine erhöhte Mortalität (Sterblichkeit) bedingt. Auf Intensivstationen ist die **Beatmungspneumonie** die wichtigste nosokomiale Infektion.

> Charakteristisch für eine **Pneumonie** ist die Entwicklung eines Infiltrats im Röntgenbild oder eine Kombination von Symptomen, wie Husten mit eitrigem Sputum, Fieber, Leukozytose.

18.2.1 Risikogruppen

Das Risiko, an einer Pneumonie zu erkranken, ist besonders hoch bei:
- intubierten und beatmeten Patienten
- bei bewusstseinsgetrübten Patienten
- bei Patienten mit chronischen Lungenerkrankungen

- bei alten Menschen ≥ 70 Jahre und Frühgeborenen
- bei Frischoperierten, insbesondere nach Eingriffen im Thorax oder Oberbauch
- bei immungeschwächten Patienten

18.2.2 Erregerspektrum

Die häufigsten Erreger für nosokomiale Pneumonien sind:

- Staphylococcus aureus
- Pseudomonas aeruginosa
- Enterobacter sp.
- Klebsiella pneumoniae
- Candida albicans
- Haemophilus influenzae

Häufig sind mehrere Erreger am Infektionsgeschehen beteiligt (Mischinfektion).

18.2.3 Erregereintrittspforten

Pneumonieerreger gelangen in die tiefen Atemwege durch:

- Mikroaspiration von Sekret aus dem Mund-Rachen-Raum oder Magensaft (häufigste Ursache)
- Inhalation bakterienhaltiger Aerosole (eher selten)
- hämatogen von einem entfernten Infektionsherd (sehr selten)

Aspiration (= Ansaugung)

Die Aspiration von kleinen Mengen (= Mikroaspiration) Mund-Rachen-Sekret oder Magensaft ist dann bedeutungsvoll, wenn diese Sekrete hohe Keimzahlen potentiell pathogener Keime aufweisen.

Eine **Kolonisierung des Mund-Rachen-Raums** ist möglich bei Patienten unter Antibiotikatherapie, da diese die Normalflora des Nasen-Rachen-Raums (s. S. 9) beeinträchtigt. Fehlende oder reduzierte Speichelsekretion begünstigt die Kolonisierung. Besonders anfällig sind beatmete Intensivpatienten, alte Patienten, Frühgeborene, Diabetiker und Alkoholkranke.

Bei Bewusstlosen, Schluckgestörten oder Patienten mit einer verzögerten Magenentleerung ist die Aspiration von kleinen Magensekretmengen häufig. Der niedrige pH-Wert (pH < 2) des Magensafts stellt beim Gesunden eine effektive Keimbarriere dar. Wenn jedoch der pH-Wert auf > 4 ansteigt, ist auch eine **Kolonisierung des Magens** möglich. Dies kann vorliegen bei alten Menschen mit fehlender Absonderung von Magensäure, bei enteral über die Magensonde ernährten Patienten sowie bei Patienten unter Antazida- und H_2-Blocker-Therapie.

Bei einem endotracheal intubierten Patienten kann sich Mund-Rachen-Sekret oberhalb des Cuffs (Tubusmanschette) ansammeln und in kleinen Mengen zwischen Trachealwand und Cuff in die Atemwege gelangen.

Inhalation bakterienhaltiger Aerosole

Bakterienhaltige Aerosole können durch kontaminiertes Beatmungs- oder Narkosezubehör in die Lunge gelangen. Durch verbesserte Aufbereitungsmethoden kommt diesem Übertragungsweg jedoch nur noch eine geringe Bedeutung zu. Große Aerosolmengen werden jedoch durch Vernebler (Ultraschallvernebler) erzeugt. Liegt eine Kontamination der Verneblerflüssigkeit (Wasserreservoire) vor, ist das Risiko einer Pneumonie besonders hoch.

Hämatogene Streuung

Aus einem entfernten Infektionsherd können Erreger über eine hämatogene Aussaat in die Lunge gelangen, sich dort ansiedeln und eine (sekundäre) Pneumonie auslösen. Dieser Infektionsweg ist als Ursache nosokomialer Pneumonien von geringer Bedeutung.

18.2.4 Prävention nosokomialer Pneumonien

Die Patientengruppen, die einem besonders hohen nosokomialen Pneumonierisiko ausgesetzt sind, wurden bereits vorgestellt. Der Planung wirksamer Präventionsmaßnahmen liegt die individuelle Risikoeinschätzung des Patienten zugrunde. Zur Erfassung der Atemsituation, -beeinträchtigung und -gefährdung hat sich die Atemskala (Bienstein DBfK) bewährt.

Im Folgenden werden schwerpunktmäßig hygienerelevante Aspekte zur Verhütung nosokomialer Pneumonien, die hauptsächlich den beatmeten Intensivpatienten betreffen, dargestellt. Kenntnisse zu den einzelnen pflegerischen **Maßnahmen zur Atemerleichterung und Pneumonieprophylaxe** werden vorausgesetzt, z.B.:

- regelmäßige Mundhygiene bzw. Mund- und Nasenpflege
- Mobilisation
- spezielle Lagerungen, wie unter anderem Dehnlage, A-/V- oder T-Lagerung, Drainagelagerungen
- Atemübungen
- atemstimulierende Einreibung
- Sekretlösung durch Inhalationsbehandlung, manuelle und apparative Sekretlösung
- Unterstützung bei der Sekretentleerung
- Sauerstofftherapie

Verhindern der Aspiration

Mikroaspirationen von mikrobiell besiedeltem Nasen-Rachen-Sekret oder Magensaft lassen sich z.B. bei einem **künstlich enteral ernährten Patienten** unter anderem durch folgende Maßnahmen verhindern bzw. reduzieren:

- Zur Verabreichung der Sondenkost bei **Bolusgabe** sollte der Patient, wenn keine Gegenanzeigen bestehen, in die Oberkörperhochlagerung gebracht werden, um einen Reflux von Mageninhalt zu vermeiden. Die Verabreichung sollte langsam erfolgen, es empfiehlt sich 100 ml bis maximal 250 ml in 5–10 Minuten zu verabreichen.
- Bei **kontinuierlicher Sondenkostzufuhr** über eine Ernährungspumpe sollten 100 ml in 60 Minuten verabreicht werden, um einer Überbelastung des Magens vorzubeugen.
- Vor Verabreichung der Sondenkost sollte zur Kontrolle des Nahrungstransports und der Sondenlage die Aspiration von Magensaft erfolgen. Lassen sich mehr als 100 ml aspirieren, erfolgt keine Applikation der Sondenkost. Eine Überbelastung des Magens durch zu große Mengen Sondenkost kann damit erfasst und das Aspirationsrisiko reduziert werden.
- Eine Nahrungsgabe sollte ebenso unterbleiben, wenn bei Auskultation des Abdomens keine Darmgeräusche wahrnehmbar sind.
- Die zur Sondenkost genutzten Nährstoffemulsionen können bei unsachgemäßer Handhabung ein Nährmedium für pathogene Keime sein. Daher ist auf eine hygienische Vorgehensweise zu achten. Diese beinhaltet unter anderem, dass angebrochene Sondenkostbehältnisse im Kühlschrank gelagert werden (Datum/Uhrzeit vermerken) und dass ca. 2 Stunden vor der geplanten Applikation die erforderliche Menge entnommen und gegebenenfalls im Applikationsbeutel bei Raumtemperatur gelagert wird. Die Zuleitungssysteme sind täglich zu wechseln. Nach der Nahrungsapplikation ist die Sonde mit geeigneten Flüssigkeiten durchzuspülen, um einer Sondenverstopfung vorzubeugen.
- Eine regelmäßig durchgeführte Mund- und Nasenpflege verhindert die Entstehung von Affektionen im Mund- und Nasenbereich und wirkt der Kolonisation des Oropharynx entgegen.

Hygieneaspekte bei Intubation, Tracheotomie und Beatmung

Intubierte und beatmete Patienten sind, bedingt durch ihre schwere Grunderkrankung, in besonderem Maße einem Pneumonierisiko ausgesetzt. Geschwächte Abwehrkräfte sowie die künstlich geschaffenen Eintrittspforten und die Verwendung von Antibiotika sind unter anderem begünstigende Faktoren für nosokomiale Infektionen. So bedarf es bei der Pflege und Versorgung dieser Patientengruppe der Umsetzung der Standardhygienemaßnahmen auf hohem Niveau und von seiten des Pflegepersonals einer besonderen Qualifikation.

Eine der wichtigsten Maßnahmen ist auch hier die **hygienische Händedesinfektion**. Da die Kontaminationsgefahr bei der Pflege beatmeter Intensivpatienten erhöht ist, z.B. beim endotrachealen Absaugen oder beim Entleeren der Wasserfalle, müssen bei diesen Tätigkeiten zudem Handschuhe getragen werden. Nach dem Ausziehen der Handschuhe ist erneut eine hygienische Händedesinfektion erforderlich.

Eine **Intubation** ist die Einführung eines Spezialschlauches (= Tubus) in die Trachea. Dies kann auf nasalem oder oralem Weg erfolgen. Meistens wird zunächst oral intubiert, bei längerer Beatmungsdauer wird eine Tracheostomie angestrebt, seltener auf nasal umintubiert. Bei der nasalen Intubation kommt es, bedingt durch den behinderten Sekretabfluss und in Abhängigkeit von der Beatmungsdauer, gehäuft zur Ausbildung einer Sinusitis maxillaris (= Kieferhöhlenentzündung). Die aus den Kieferhöhlen isolierten Erreger entsprechen dabei dem Erregerspektrum der im späteren Verlauf auftretenden Pneumonie.

Das **zur Intubation benötigte Material**, wie Laryngoskop, -spatel und Guedeltubus, muss desinfiziert, der Endotrachealtubus und erforderliche Führungsstäbe müssen steril sein. Endotrachealtubus und Führungsstab werden erst unmittelbar vor der Anwendung der keimdichten Verpackung entnommen und steril angereicht. Das zu verwendende Oberflächenanästhetikum muss ebenfalls steril sein. Die hygienische Händedesinfektion vor und nach der Intubation und das Tragen von Einmalhandschuhen ist erforderlich.

Eine **Tracheotomie** bedeutet die traumatische Eröffnung der Trachea durch die Haut zur Einführung einer Kanüle. Bei Langzeitbeatmung wird sie zur Vermeidung von lokalen Reizungen und Drucknekrosen vorgenommen. Die Tracheotomie als Wahleingriff erfolgt unter aseptischen Bedingungen im Operationssaal. Alle Manipulationen an der Trachealkanüle und dem Tracheostoma müssen unter aseptischen Bedingungen durchgeführt werden. Bei gerade tracheotomierten Patienten ist die Wunde in diesem Stadium wie eine frische Operationswunde zu betrachten. Die Wundränder müssen sauber und trocken gehalten werden. Ein Verbandwechsel wird einmal täglich durchgeführt, bei Bedarf auch häufiger.

> Endotrachealtubus und Trachealkanüle erhöhen das Infektionsrisiko. Die Gefahr der Schleimhautschädigung und der Infektion nimmt mit der Dauer der endotrachealen Intubation zu.

Endotracheales Absaugen (Absaugen von Sekret, Blut oder Aspirat mit einem Katheter unter Sog über einen endotrachealen Tubus oder eine Trachealkanüle) erfordert eine streng aseptische Vorgehensweise. Die Durchführung ist abhängig vom verwendeten Absaugkatheter und -system. Katheter mit einer Öffnung und glatter Spitze werden ohne Sog eingeführt und unter Sog mit leichten Drehbewegungen herausgezogen. Sogenannte Aeroflow®-Absaugkatheter mit einer zentralen Öffnung und mehreren seitlichen Perforationen saugen sich nicht an der Trachealwand fest und werden unter Sog ein- und ausgeführt. Die Absaugkatheter müssen steril sein, werden unter aseptischen Bedingungen eingeführt und dürfen nur für einen Absaugvorgang benutzt werden. Die Pflegeperson trägt dabei Einmalhandschuhe, zusätzlich einen sterilen Handschuh für die Hand, die den Katheter führt, einen Mund-Nasen-Schutz und gegebenenfalls eine Schutzbrille. Der endotrachealen Absaugung sollte eine Absaugung des Mund- und Rachenraumes vorausgehen, da sich durch den bei der endotrachealen Absaugung möglicherweise ausgelösten Hustenreflex der Druck der Tubusmanschette verändern kann, und eine Mikroaspiration von Rachensekret möglich ist. Anschließend ist der Cuff-Druck zu überprüfen. Endotracheales Absaugen und Absaugen des Mund-Rachen-Raums sind getrennte Arbeitsprozesse, ein Wechsel von Absaugkatheter und Handschuhen ist unerlässlich. Nach Beendigung des Absaugvorgangs wird der benutzte Absaugkatheter in der behandschuhten Hand aufgerollt und mit dem Handschuh entsorgt.

Beim anschließenden **Durchspülen** (Pflegeperson trägt Einmalhandschuhe) des **Schlauchsystems im Spülglas des Absauggeräts** ist ein Verspritzen von Absaugmaterial unbedingt zu vermeiden. Niemals den Absaugkatheter durchspülen, sondern immer nur das Schlauchsystem. Die Handschuhe sind sofort auszuziehen und eine hygienische Händedesinfektion durchzuführen, um eine Kontamination der Umgebung zu verhindern. Das Absauggerät muss einmal täglich desinfiziert werden, wobei das äußere Gestell wischdesinfiziert und das Absaugsystem, in Einzelteile (Sekretflasche, Flaschenkappe, Schläuche) zerlegt, thermisch desinfiziert wird. Bei Verwendung von Einmalabsaugsystemen (z. B. Receptal®) können diese als Abfall der Kategorie C (s. S. 185) entsorgt werden. Zum endotrachealen Absaugen stehen neben den offenen Einmalabsaugkathetern auch geschlossene Systeme zur Verfügung. Während bei Verwendung herkömmlicher Absaugkatheter das Beatmungssystem für den Absaugvorgang diskonnektiert werden muss, ermöglichen geschlossene Absaugsysteme eine Absaugmethode, bei der das System immer geschlossen bleibt. Das hat den Vorteil, dass eine Keimeinschleppung durch den Absaugvorgang und eine Kontamination der Pflegekraft verhindert wird. Des weiteren ist keine Unterbrechung der Sauerstoffversorgung erforderlich. Ein Wechsel der geschlossenen Absaugsysteme ist erst nach 24–48 Stunden erforderlich.

Beatmungsschläuche sind innen meistens feucht, da sich durch den Temperaturunterschied zwischen dem angewärmten und angefeuchteten Inspirationsgas und der Raumluft im Inspirationsschenkel Kondenswasser bildet. Das Kondenswasser wird retrograd mit Keimen, die z. B. zuvor durch die Intubation aus dem Mund-Nasen-Rachen-Raum in die Trachea verschleppt wurden, besiedelt. Die Folge ist die Kontamination des Lumens der Beatmungsschläuche. Bei der aktiven Atemgasanfeuchtung mit Kaskaden (Bei Kaskaden handelt es sich um ein Wasserreservoir, durch das das Atemgas geleitet und mit Wasserdampf gesättigt wird. Kaskaden werden mit sterilem Wasser befüllt und können thermisch aufbereitet werden.) befindet sich im Beatmungsschlauchsystem an der tiefsten Stelle eine Vorrichtung, die so genannte „Wasserfalle", um das Kondenswasser abzuleiten. Diese Wasserfalle muss regelmäßig entleert werden, wobei eine hohe Kontaminationsgefahr der Hände besteht. Daher sind beim Entleeren Handschuhe zu tragen und anschließend die Hände zu desinfizieren. Dadurch lassen sich Kreuzkontaminationen auf Gegenstände, andere Patienten oder infektionsgefährdete Körperstellen beim selben Patienten wirksam vermeiden.

Bei der **Atemgasanfeuchtung mit Kaskaden** wird ein Wechsel der Beatmungsschläuche nach 48 Stunden empfohlen, wobei aktuelle Untersuchungen zeigen, dass die Pneumonierate nicht ansteigt, wenn die Beatmungsschläuche und Kaskadenbefeuchter erst nach 7 Tagen gewechselt werden. Zur passiven Atemgasanfeuchtung stehen Wärme- und Feuchtigkeitstauscher, so genannte HME (= Heat-and-moisture-exchanger), besser bekannt als künstliche Nasen, zur Verfügung. Sie funktionieren ähnlich wie die menschliche Nase: Sie nehmen die Feuchtigkeit und Wärme bei der Ausatmung auf und geben sie bei der folgenden Inspiration wieder an die Atemwege ab. Eine aktive Atemgasbefeuchtung ist nicht mehr erforderlich und das Beatmungssystem bleibt trocken. Manche HME sind zusätzlich mit bakteriendichten Filtern ausgestattet. Das Wechselintervall der Beatmungsschläuche wird bei Verwendung der HME-Filter mit 7 Tagen angegeben. Beatmungsschläuche können bei 75 °C über 10 Minuten thermisch desinfiziert und somit wieder verwendet werden.

Beatmungsbeutel dürfen nie für mehrere Patienten gleichzeitig benutzt werden. Da sie durch respiratorisches Sekret der Patienten im Inneren und durch die Hände des Personals äußerlich kontaminiert werden, sollten sie täglich im Desinfektionsautomaten aufbereitet werden.

CDC-Richtlinie zur Prävention nosokomialer Pneumonien bei beatmeten Patienten der Kategorie 1A

Die CDC-Richtlinie zur Prävention nosokomialer Pneumonien bei beatmeten Patienten der Kategorie 1A ist nachdrücklich empfohlen für alle Kliniken und basiert auf aussagefähigen experimentellen oder epidemiologischen Studien. Ihr Inhalt ist nachfolgend in Auszügen stichpunktartig wiedergegeben:

- Schulung des Personals hinsichtlich nosokomialer bakterieller Pneumonien und der Infektionskontrollmaßnahmen zu deren Verhütung.
- Erfassung bakterieller Pneumonien bei Intensivpatienten mit hohem Risiko für nosokomiale Pneumonien (z. B. beatmete Patienten)
- keine routinemäßigen Umgebungsuntersuchungen bei Patienten, Personal, Gegenständen und Oberflächen
- keine Sterilisation oder Desinfektion von Beatmungs- und Narkosegerät im Inneren der Maschine
- Beatmungsschlauch- und Kaskadenwechsel frühestens nach 48 Stunden beim selben Patienten
- zum Vernebeln nur sterile Flüssigkeiten verwenden
- Beatmungsbeutel einmal täglich bzw. zwischen Patienten sterilisieren oder thermisch desinfizieren
- Händewaschen nach Kontakt mit Schleimhäuten, respiratorischem Sekret oder Gegen-

ständen, die mit respiratorischem Sekret kontaminiert sind, unabhängig davon, ob Handschuhe getragen werden oder nicht, außerdem vor und nach Kontakt mit Patienten mit Endotrachealtubus oder Tracheostoma sowie vor und nach Kontakt mit Gegenständen des Beatmungszubehörs

- Gebrauch von Einmalhandschuhen bei Umgang mit respiratorischem Sekret oder Gegenständen, die mit respiratorischem Sekret eines Patienten kontaminiert sind
- Wechsel der Handschuhe und anschließendes Händewaschen zwischen Patienten, nach Umgang mit respiratorischem Sekret oder Gegenständen, die mit respiratorischem Sekret kontaminiert sind, bevor Kontakt mit einem anderen Patienten, einem Gegenstand oder einer Oberfläche stattfindet sowie zwischen Kontakten mit einer kontaminierten Körperstelle und dem Respirationstrakt bzw. dem Beatmungszubehör desselben Patienten
- keine systemische Antibiotikaprophylaxe zur Verhütung von Pneumonien
- Pneumokokkenimpfung für gefährdete Patienten

(Anmerkung: Die Händedesinfektion stellt im Gegensatz zur Händewaschung die effektivste Maßnahme zur Verhütung nosokomialer Infektionen dar. Die in der CDC-Richtlinie genannte Händewaschung sollte durch die hygienische Händedesinfektion ersetzt werden.)

Hygienemaßnahmen im Umgang mit Ultraschallverneblern und Sauerstoffbefeuchtern

Ultraschallvernebler

Ultraschallvernebler erzeugen einen dichten, sehr feinen Nebel mit kleinsten Aerosolpartikeln (Partikelgröße 1–6 Mikron), der alveolargängig ist und die feinsten Verästelungen der Lunge erreicht. Durch die Befeuchtung der Atemluft kann einer Austrocknung der Schleimhäute entgegengewirkt werden, gleichzeitig wird verhindert, dass sich zäher Schleim bildet, der einen idealen Nährboden für Keime darstellen würde.

Erfordernisse aus hygienischer Sicht:

- Zur Inhalationsbehandlung dürfen ausschließlich sterile Flüssigkeiten zur Anwendung kommen.

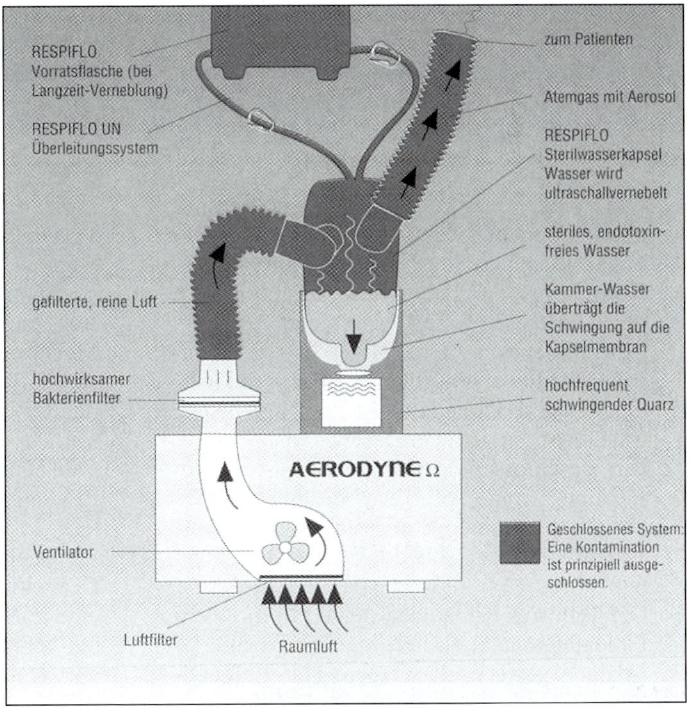

Abb. 18.5 Aufbau eines Ultraschallverneblers am Beispiel Aerodyne (mit freundlicher Genehmigung der Fa. Tyco Healthcare, Neustadt/Donau)

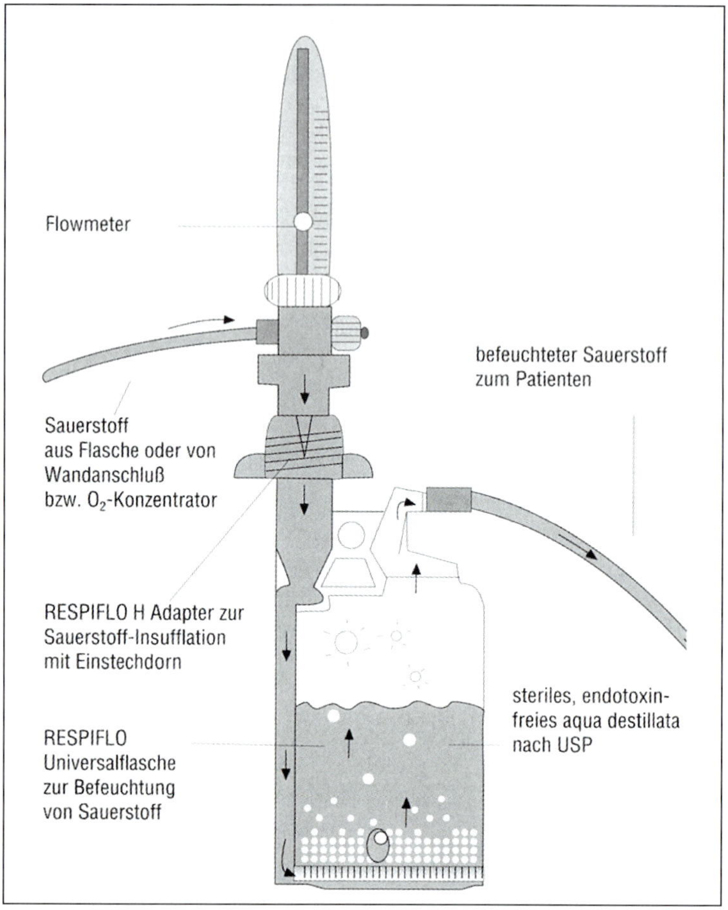

Abb. 18.6 Sauerstoffbefeuchtung mit Respiflo H (mit freundlicher Genehmigung der Fa. Tyco Healthcare, Neustadt/Donau).
USP = United States Pharmacopaia

- Ultraschallvernebler (Abb. 18.5) sollten mit geschlossenen Sterilwassersystemen betrieben werden. Das Sterilwasser kommt nicht in Kontakt mit möglicherweise verunreinigten mechanischen Teilen, es bleibt in dem geschlossenen System, bis es in den Atemtrakt des Patienten gelangt. Neben der vereinfachten Handhabung ist die hygienische Sicherheit deutlich verbessert.
- Ein geschlossenes Sterilwassersystem beinhaltet eine Sterilwasservorratsflasche (1500 ml), eine Sterilwasserkapsel (ca. 150 ml) und ein steriles Überleistungssystem.
- Die Teile des Schlauchsystems mit direktem Patientenkontakt sollten mindestens alle 24 Stunden gewechselt werden. Der Befeuchtungswasserbehälter und der Zuluftfilter sind nach maximal 4 Wochen zu wechseln. Die Verbindungsschläuche werden spätestens beim Wechsel der Befeuchtungseinheit ausgetauscht. Bei den Schläuchen handelt es sich um Einweg- oder autoklavierbares Mehrwegmaterial.
- Außenflächen des Geräts müssen einmal täglich wischdesinfiziert werden.
- Vor der Geräteaufrüstung ist eine hygienische Händedesinfektion durchzuführen.
- Bei Patienten mit einer erhöhten Infektanfälligkeit ist die Verwendung sterilisierter Schlauchsysteme empfehlenswert.
- Der patientenzuführende Schlauch sollte in eine konvex gebogene Position zum Patienten gebracht werden, so dass der Rückfluss von Kondenswasser ausgeschlossen ist. Er sollte täglich gewechselt werden.

Sauerstoffbefeuchter

Sauerstoff muss angefeuchtet verabreicht werden, da ansonsten eine Austrocknung der Schleimhäute die Folge wäre. Dazu wird der Sauerstoff durch einen mit sterilem Aqua dest. gefüllten Sprudlertopf oder einen gebrauchsfertigen Sterilwasserbehälter geleitet. Eine Sauerstoffinsufflation (Einblasung) kann unter anderem indiziert sein bei Schock, Asthmaanfall, zur Vermeidung von Hypoxämie und Hypoxie.

Erfordernisse aus hygienischer Sicht:

- Bei Verwendung von **Sprudlertöpfen** sind diese erst unmittelbar vor Benutzung mit sterilem Aqua dest. zu befüllen. Es ist ein täglicher Wechsel der gesamten Befeuchtungseinrichtung erforderlich.
- Nach Gebrauch abschrauben, zerlegen und wieder aufbereiten.
- Die Verwendung von **Sterilwassersystemen** (geschlossenes System, Abb. 18.6) bietet demgegenüber deutlich verbesserte hygienische Sicherheit. Der Flaschenwechsel entfällt, Handhabungsfehler sind minimiert.
- Für beide Systeme gilt der tägliche Wechsel der zuführenden Sauerstoffsonden, -katheter, -masken.

18.2.5 Probengewinnung zur mikrobiologischen Diagnostik

Die Gewinnung von Sputum oder Bronchialsekret ist unter anderem erforderlich bei Verdacht auf eine Pneumonie oder Tuberkulose.

Als Probengefäß zur Sputumuntersuchung dient ein Einweggefäß mit fest verschließbarem Deckel.

Der Patient ist entsprechend zu informieren, denn Speichel ist für die mikrobiologische Untersuchung unbrauchbar. Das Sputum sollte vor dem Frühstück gewonnen werden, der Mund sollte vorher gründlich mit Wasser ausgespült werden. Durch vorherige Inhalation von Kochsalzaerosol oder Wasserdampf ist eine Sputumprovokation möglich. Das gewonnene Sputum ist in einem gut verschlossenen Gefäß umgehend in das Labor zu bringen. Falls dies nicht unverzüglich möglich ist, kann eine Zwischenlagerung im Kühlschrank bei 4–6 °C erfolgen.

Die Gewinnung von Bronchialsekret kann durch eine Bronchoskopie oder die endotracheale Absaugung erfolgen. Hier ist ein steriles Transportröhrchen zu verwenden. Bei Verdacht auf eine bakterielle Pneumonie sollte vor Beginn der Antibiotikatherapie Brochialsekret für die mikrobiologische Untersuchung gewonnen werden.

18.3 Postoperative Infektionen im Wundgebiet

Mit Einführung der Asepsis und Antisepsis in die operative Medizin konnten zwar die Wundinfektionen (aktuelle Bezeichnung: postoperative Infektionen im Wundgebiet) drastisch reduziert werden, aber auch noch heute ist ein chirurgischer Eingriff mit einem Infektionsrisiko verbunden. Postoperative Infektionen im Wundgebiet stellen mit **15,8 %** die dritthäufigsten nosokomialen Infektionen dar.

> Die **Wundinfektion** wird durch Mikroorganismen verursacht, die in die Wunde eindringen, sich dort vermehren und dabei schädigende Giftstoffe erzeugen. Das Infektionsgeschehen ist meist örtlich begrenzt und führt durch Gewebszerstörungen zu unterschiedlich schweren Wundheilungsstörungen. Es liegen die klassischen **Entzündungszeichen** – Rötung, Schwellung, Überwärmung, Schmerzen, gestörte Funktion – vor. Aus einer Wundinfektion kann sich eine lebensbedrohliche Sepsis entwickeln.

18.3.1 Risikofaktoren

Das Entstehen einer postoperativen Infektion im Wundgebiet ist von vielfältigen Faktoren abhängig:

- Allgemeinzustand des Patienten
- Alter des Patienten
- Operationsart
- Operationsdauer
- Operationstechnik
- Länge der präoperativen Verweildauer

Neben diesen Risikofaktoren sollte berücksichtigt werden, dass Stresssituationen (z.B. Polytrauma, lang dauernde Narkosen, diagnostische Maßnahmen) während oder nach einem chirurgischen Eingriff ebenfalls die Infektanfälligkeit steigern. Stress schwächt vorübergehend die Immunantwort und verzögert die Wundheilung.

Allgemeinzustand

Zur Beschreibung des präoperativen Allgemeinzustands eines Patienten gewinnt die Risikoklassifikation der American Society of Anesthesiologists (**ASA-Score**) immer größere Bedeutung. Sie beschreibt und bewertet in einem Stufenmodell das Risiko ausgehend von einem organisch, physiologisch und psychiatrisch nicht beeinträchtigten bis zum durch systemische Erkrankungen, z. B. durch schwere Herzkrankheit oder Nierenversagen, hochgradig gefährdeten Patienten.

Alter des Patienten

Je älter ein Patient ist, desto wahrscheinlicher ist das Vorliegen von Begleiterkrankungen, die die Infektionsrate negativ beeinflussen können.

Operationsart

Abhängig vom Kontaminationsgrad der Wunde können chirurgische Eingriffe klassifiziert werden.
Die Richtlinie des Robert-Koch-Institutes unterteilt Operationen in:

- **Gruppe A**: aseptische und diesen gleichzusetzende Operationen (z. B. Schilddrüsen-, Herz-, Gelenk-, Knochenoperationen)
- **Gruppe B**: Operationen an Organen und Geweben, die mikrobiell oder potentiell mikrobiell besiedelt sind (abdominalchirurgische, lungenchirurgische, transurethrale, transvaginale Operationen)
- **Gruppe C**: Operationen an infizierten Organen und Geweben (operative Maßnahmen bei Abszessen, Phlegmonen, Panaritien, Fisteln, Empyemen)

Operationsdauer

Eine längere Operationsdauer ist mit mehr Kontaminationsmöglichkeiten verbunden, so dass daraus eine größere Zahl postoperativer Infektionen des Wundgebiets resultieren kann. So wurde bislang eine Operationsdauer von > 2 Stunden als Risikofaktor für eine postoperative Wundinfektion eingestuft. Die Operationsdauer variiert in Abhängigkeit von der Art des Eingriffs jedoch stark (vergleiche z. B. Appendektomie und Herzklappenersatz). Daher ist zur besseren Risikoeinschätzung die durchschnittliche Operationsdauer (= T) für die verschiedenen operativen Eingriffe festgelegt worden. Bei Überschreitung (> T) ergibt sich ein entsprechend größeres Risiko.

Operationstechnik

Je atraumatischer die Operationstechnik ist, desto geringer ist die peri- und postoperative Infektionsgefahr. So ist z. B. bei starker intraoperativer Fettgewebetraumatisierung eine erhöhte Gefahr von postoperativen Infektionen zu verzeichnen. Der Grund liegt in der im Vergleich zu anderen Körpergeweben reduzierten Durchblutung des Fettgewebes, daraus ergibt sich sowohl eine zeitverlängerte Wundheilung, als auch eine Reduktion der physiologischen Infektabwehr.

Länge der präoperativen Verweildauer

Die Wundinfektionsrate ist um so höher, je länger ein Patient vor dem chirurgischen Eingriff hospitalisiert war. Insbesondere bei längerem präoperativem Aufenthalt kann es zur Besiedelung des Patienten mit potentiell pathogenen Bakterien kommen, z. B. des Nasen-Rachen-Raums oder der Haut. Die mikrobielle Besiedelung erfolgt präoperativ, die Infektion entsteht während des operativen Eingriffs aus der endogenen Flora des Patienten. Daraus resultiert die Empfehlung, einen möglichst kurzen präoperativen Aufenthalt für den Patienten anzustreben.

18.3.2 Erregerspektrum und Erregerreservoire

Die meisten Erreger postoperativer Wundinfektionen sind Bakterien, seltener auch Pilze, wie Candida albicans. Häufigste Erreger sind:

- Staphylococcus aureus
- koagulasenegative Staphylokokken

- Enterococcus sp.
- Escherichia coli
- Pseudomonas aeruginosa
- Enterobacter species
- Candida albicans
- Klebsiella pneumoniae
- Proteus mirabilis

Da fast alle postoperativen Infektionen im Operationsgebiet während des Eingriffs erworben werden, kommt zunächst der Patient selbst als Erregerreservoir in Frage, im weiteren Personal, Geräte, Instrumente, Materialien und Luft. Die patienteneigene Flora und Erreger aus dem Nasen-Rachen-Raum des Operationsteams sind die wesentlichen Erregerreservoire.

18.3.3 Prävention postoperativer Infektionen im Wundgebiet

Präoperative hygienerelevante Maßnahmen

Bei geplanten operativen Eingriffen sollte die präoperative Verweildauer so kurz wie möglich sein. Eventuelle bakterielle Begleitinfektionen, wie z. B. eine Harnwegsinfektion, sind zunächst zu therapieren.
Im Rahmen der Patientenvorbereitung sind aus hygienischer Sicht erforderlich:

- Körperreinigung: Die präoperative Körperreinigung erfolgt als Dusch- oder Wannenbad, wobei das Duschbad aus hygienischer Sicht zu bevorzugen ist. Sie hat zum Ziel, Hautkeime zu reduzieren. So es organisatorisch möglich ist, sollte die Körperreinigung am Morgen des Operationstages erfolgen. Beachtet werden soll eine gründliche Reinigung bestimmter Körperregionen, wie Bauchnabel, Finger- und Fußnägel und Ohrmuscheln. Nagellack ist zu entfernen, da ansonsten die intraoperative Kontrolle der Durchblutung beeinträchtigt wäre.
- **Vorbereitung des Operationsfeldes:** Haare gelten als Keimträger und müssen vor einer Operation im Bereich des Operationsfeldes großzügig entfernt bzw. gekürzt werden. „Enthaarte“ Haut ist besser zu desinfizieren, Operationsfolien und Klebeverbände lassen sich leichter aufbringen und ebenso wieder entfernen. Die Haarentfernung kann auf verschiedene Arten erfolgen. Bei der **Nassrasur** ist die Verletzungsgefahr relativ groß, und dabei entstandene Mikroläsionen stellen Eintrittspforten für Keime dar. Die **Trockenrasur** ist zur Operationsvorbereitung nicht geeignet, da das Verletzungsrisiko noch größer ist, als bei der Nassrasur. Die Haarentfernung mittels Enthaarungscremes ist zwar für viele Körperbereiche geeignet, führt aber gelegentlich zu Hautreizungen oder Allergien. Daher muss an einer vom Operationsgebiet entfernten Hautstelle eine Austestung erfolgen. Die Methode mit dem geringsten Wundinfektionsrisiko ist die **Elektrorasur**. Das Kürzen der Haare mit einer Schere kann sogar in vielen Fällen schon ausreichend sein. Die Haarentfernung oder -kürzung soll möglichst unmittelbar (1 Stunde) vor der Operation und bevorzugt mit einem speziellen Elektrorasierer erfolgen.
- **Bekleidung:** Vor dem Transport in den Operationssaal ist der Patient lediglich mit einem frischen Operationshemd bekleidet, persönliche Gegenstände, wie Schmuck, Hörgerät, Zahnprothesen, sind abzulegen. Vorhandene Verbände sollten erneuert werden.
- **Transport und Einschleusen in den Operationssaal:** Der Transport des Patienten in den Operationssaal erfolgt mit dem Krankenbett. Es ist nicht erforderlich, das Bett routinemäßig frisch zu beziehen, lediglich verschmutzte Bettwäsche ist zu wechseln. Mit Hilfe des Stations- und Operationspersonals wird der Patient in der Schleuse vom Bett auf den Operationstisch umgelagert. Vielfach stehen mechanische Umbetteinrichtungen zur Verfügung, sie stellen eine wesentliche Arbeitserleichterung für das Personal dar. Jeder Patient trägt einen Haarschutz. Patienten, bei denen der operative Eingriff in Lokal- oder Regionalanästhesie vorgenommen wird, tragen eine Gesichtsmaske, da sie häufig wach sind und sich mit dem Personal unterhalten können. Die Gesichtsmaske verhindert die Freisetzung von Aerosoltröpfchen und damit möglicher Keime aus dem Nasen-Rachen-Raum.
Der Narkoseeinleitungsraum grenzt an den Operationssaal an.

Perioperative hygienerelevante Maßnahmen

Operationsbereich

Der Operationbereich gehört zu den Bereichen, in denen Patienten in besonderem Maße vor Infektionen geschützt werden müssen. Die Operationsabteilung ist gegenüber dem übrigen Krankenhaus abgegrenzt und der Zugang ist nur über Schleusen möglich.

Da bei Operationen Eintrittsmöglichkeiten für Krankheitserreger geschaffen, andererseits auch Krankheitserreger freigesetzt und weiterverbreitet werden können, sind die hygienischen Anforderungen in Operationsbereichen besonders hoch.

Die Operationsgruppen A, B, C sollten einzelnen Operationseinheiten zugeordnet werden. Steht nur eine Operationseinheit zur Verfügung, muss der Operationsplan so gestaltet sein, dass die Operationen in der Reihenfolge A-B-C erfolgen.

Hygienemaßnahmen

- Der Operationstrakt wird von den Mitarbeitern über die Personalschleuse betreten. Hier erfolgt der Austausch der Privatkleidung gegen die **Operationsbereichskleidung** mit Haarschutz und Schuhen. Das Verlassen des Operationsbereichs in Bereichskleidung ist nicht gestattet.
- Für alle im Operationsbereich Tätigen gilt: Schmuck an Fingern und Unterarmen muss abgelegt werden, Nagellack soll nicht getragen werden.
- Vor Betreten des Operationsbereiches muss eine hygienische Händedesinfektion erfolgen, ebenso vor und nach Patientenkontakt.
- Der Mund-Nasen-Schutz (Gesichtsmaske) wird im Operationssaal während der Operation von allen Anwesenden getragen, Mund und Nase sollen vollständig bedeckt sein. Bei Vollbartträgern ist ein Kopfbartschutz erforderlich. Die Übertragung freigesetzter Keime aus dem Nasen-Rachen-Raum des Personals in das Operationsgebiet wird durch den Mund-Nasen-Schutz reduziert, aber effektiver ist die Reduzierung des Sprechens während der Operation auf das notwendige Maß. Der Wechsel der Maske erfolgt im allgemeinen nach dem Eingriff bzw. bei Durchfeuchtung. Als Hygieneverstöße gelten: nach Gebrauch herunterhängende Gesichtsmasken, die erneute Verwendung dieser Maske und der Griff mit den Händen zur benutzten Maske.
- Personal mit einer entzündlichen Wunde an den Händen oder starker Erkältung soll nicht an einem Eingriff teilnehmen und keinen direkten Patientenkontakt haben. Die Erreger dieser bestehenden Infektionen, meist Staphylococcus aureus oder betahämolysierende Streptokokken, werden der so genannten Infektionsflora zugerechnet. Die Keime der Infektionsflora sind weder durch Waschen noch durch eine Händedesinfektion zu entfernen.
- Die chirurgische Händedesinfektion erfolgt für das Operationsteam im Waschraum, der unmittelbar an den Operationssaal angrenzt. (Durchführung s. S. 154). Im Anschluss erfolgt das Anziehen des sterilen Operationskittels und der sterilen Handschuhe durch das Instrumentierpersonal. Operationskittel sollten an den Stellen, die häufig durchnässt werden, möglichst feuchtigkeitsundurchlässig sein.
- Ein Handschuhwechsel erfolgt nach Perforation und nach dem septischen Teil einer Operation.
- Im Anschluss an die Lagerung des Patienten wird die Hautdesinfektion des Operationsgebietes vorgenommen. Dazu wird das Hautdesinfektionsmittel (PVP-Iod, Alkohol) großflächig mit sterilen Stieltupfern von der voraussichtlichen Schnittführungsstelle nach außen aufgetragen. Der Vorgang erfolgt 2mal, die Einwirkzeit beträgt jeweils 2,5 Minuten. Anschließend ist darauf zu achten, dass der Patient nicht auf einer Desinfektionsmittelpfütze liegt, um Verbrennungen während der Operation zu vermeiden. Erfolgt die Hautdesinfektion durch das ärztliche Personal, soll sie vor Anlegen des sterilen Kittels und der sterilen Handschuhe vorgenommen werden, um eine versehentliche Kontamination des Operationskittels zu vermeiden.
- Das Abdecken des Patienten mit sterilen Tüchern erfolgt durch zwei „steril“ angezogene Personen. Nur das Operationsfeld und die für die Anästhesie erforderlichen Regionen bleiben unbedeckt. Die Patientenabde-

ckung soll verhindern, dass Keime von der Haut in die Operationswunde gelangen. Sie sollte saugfähig, flüssigkeitsdicht und strapazierfähig sein.

- Die Türen des Operationssaals sollen während der Operation geschlossen gehalten werden. Ebenso sollten hastige Bewegungen vermieden werden, um Luftturbulenzen zu vermeiden.
- Die raumlufttechnischen Anlagen sollen für die Belüftung des Operationssaals mindestens einen 20fachen Luftwechsel pro Stunde gewährleisten. Die gesamte Luft sollte vor Eintritt in den Operationssaal gefiltert werden.
- Die Zahl der Mitarbeiter im Operationssaal sollte auf das Notwendige beschränkt sein.
- Die Instrumentiertische sollen erst unmittelbar vor dem Operationsbeginn gerichtet werden.
- Nach Beendigung des Eingriffs werden Operationskittel und Handschuhe im Operationssaal entsprechend entsorgt.
- Die instrumentierende Pflegeperson ist für die Vollständigkeit und die sachgerechte Entsorgung des Instrumentariums zuständig.
- Schmutzige Operationswäsche und Müll werden in entsprechenden Säcken entsorgt.
- Zwischen den Operationen sollte eine Wischdesinfektion aller patientennaher Flächen, der Operationslampe und der benutzten Geräte erfolgen.
- Falls eine Drainage erforderlich ist, sollten geschlossene Drainagesysteme verwendet werden. Die Drainage wird neben der eigentlichen Operationswunde durch eine Stichwunde geführt, um die primäre Wundheilung nicht zu behindern.
- Die **perioperative Antibiotikaprophylaxe** wird für Operationen mit hohem Infektionsrisiko durchgeführt. Dazu erfolgt die parenterale Antibiotikaverabreichung erst kurz vor der Operation und sollte nach der Operation beendet werden. Es sollte kein weiteres Antibiotikum nach dem Wundverschluss aus prophylaktischen Gründen verabreicht werden.

Postoperative hygienerelevante Maßnahmen

Die postoperative Überwachung des operierten Patienten beinhaltet neben der zunächst engmaschigen Kontrolle der Vitalzeichen, des Bewusstseins und der Ausscheidungen die Beobachtung des Verbands, des Wundgebiets und der Sonden und Drainagen. Hygienische Anforderungen an den Verbandwechsel, die Durchführung und der Umgang mit Sonden und Drainagen werden im Folgenden beschrieben.

Die postoperative hygienisch-pflegerische **Zielsetzung** bezogen auf die Wunde ist:

- die Wunde vor Keimbefall zu schützen, eine Keimverschleppung zu vermeiden und/oder die Beseitigung eines vorhandenen Keimbefalls
- eine schnellstmögliche komplikationslose Heilung des verletzten Gewebes zu erreichen

Der Verband bzw. die sterile Abdeckung der Wunde muss so konzipiert sein, dass die Wunde vor Einwirkungen von außen, insbesondere vor mikrobieller Kontamination, geschützt ist. Eventuell vorhandenes Sekret soll aufgesaugt werden. Der Verband muss luftdurchlässig sein, und ein Verkleben mit der Wunde soll verhindert werden.

Hygienische Anforderungen an den Verbandwechsel

Nach dem Bundesgesundheitsblatt 28 (1985) sind aus krankenhaushygienischer Sicht bei Wundverband und Verbandwechsel zu unterscheiden:

„**Aseptische** und diesen gleichzusetzende Wunden sind solche, die

- nach aseptischen Eingriffen durch Naht verschlossen wurden und keine Zeichen von Wundheilungsstörungen aufweisen,
- nach bedingt aseptischen Eingriffen durch Naht verschlossen wurden und ohne Wundheilungsstörungen verheilen,
- nach Verletzung durch Wundausschneidung und Naht versorgt wurden und ohne Wundheilungsstörung verheilen.

Kontaminierte und potentiell kontaminierte Wunden sind alle offen behandelten Wunden, solange keine Zeichen einer Infektion vorliegen. Im einzelnen kann es sich dabei handeln um:

- offen behandelte Verletzungswunden
- eröffnete Wundhämatome oder Wundserome
- Verbrennungswunden
- Drainageaustrittsstellen

- Anus-praeter-Austrittsstellen
- Tracheostoma

Infizierte Wunden können sein:
- eröffnete Eiterherde (z.B. Abszess, Phlegmone, Panaritium)
- Wunden, die zunächst mit Naht verschlossen waren, bei Auftreten von Infektionszeichen
- kontaminierte oder bedingt kontaminierte Wunden nach Auftreten von Zeichen einer Infektion."

Allgemeine hygienische Grundregeln für den Verbandwechsel

- Eine aseptische Vorgehensweise ist sicherzustellen, d.h. alle Materialien, die mit der Wunde direkt in Kontakt kommen, sind steril. Die **No-Touch-Technik**, d.h. keine direkte Berührung der Wunde, Wundumgebung oder des Verbands mit bloßen Händen, ist beim Verbandwechsel immer anzuwenden. Der Verbandwechsel erfolgt unter Verwendung von sterilen Instrumenten und/oder sterilen Handschuhen.
- Das durchführende Personal sollte vor und nach dem Verbandwechsel eine hygienische Händedesinfektion durchführen.
- Um Keimverwirbelungen zu vermeiden, sollte während des Verbandwechsels das Patientenzimmer nicht von anderen Personen betreten werden, ebenso sollte Zugluft ausgeschlossen sein.
- Verbandwechsel sollten nicht zu häufig durchgeführt werden, da sie die Wundruhe stören und damit den Heilungsverlauf negativ beeinflussen können. Es genügt die tägliche Überprüfung des Verbands auf einen einwandfreien Zustand. Es kann mit dem Verbandwechsel bis zum 3., spätestens 5. postoperativen Tag abgewartet werden.
- Bei durchnässten oder sichtbar kontaminierten Verbänden oder bei Symptomen, die auf eine Infektion hinweisen können (Fieber, Wundschmerz), sollten unverzüglich ein Verbandwechsel und die Wundinspektion auf Infektionszeichen erfolgen.
- Sprechen, Husten, Niesen auf ein steriles Arbeitsfeld oder bei der Wundversorgung sind zu unterlassen.
- Sekret aus einer infektionsverdächtigen Wunde sollte mikrobiologisch untersucht werden.
- Bezüglich der Arbeitsorganisation sollten aseptische Verbandwechsel grundsätzlich vor septischen durchgeführt werden. Vorzugsweise sollten verschiedene Verbandwagen zur Verfügung stehen oder alternativ Verbandtabletts genutzt werden.
- Die Arbeitsfläche wird so platziert, dass sie sich neben dem Durchführenden befindet, nicht hinter ihm. Unsterile Materialien sollten sich patientennah, sterile Materialien patientenfern befinden. Durch diese Materialanordnung wird ein „Übergreifen" über sterile Materialien vermieden, z.B. beim Abwerfen gebrauchter Verbandstoffe.
- Der Verbandwechsel sollte von qualifizierten Personen und bevorzugt zu zweit durchgeführt werden.
- Der Verbandwechsel bei infizierten Wunden kann in großem Umfang zu einer Keimverbreitung beitragen. Deshalb sind Patienten mit infizierten Wunden getrennt von Patienten mit aseptischen Wunden unterzubringen.
- Gebrauchtes Verbandmaterial ist in einem verschlossenen Behältnis (Müllbeutel) zu entsorgen.
- Benutzte Instrumente sind sofort in einer Entsorgungsbox für Instrumente abzulegen und zügig der Aufbereitung zuzuführen.

Material

Alle Materialien, die in direkten Kontakt mit der Wunde kommen, müssen steril sein. Zur Lagerung des Materials wird der Verbandwagen benutzt, der im weiteren auch dem Transport und der Vorbereitung des Verbandwechsels dient. Aus hygienischer Sicht empfiehlt sich die Zusammenstellung der benötigten Materialien auf einem Tablett, so dass der Verbandwagen vor dem Patientenzimmer verbleibt (Tab. 18.1).

Praktische Durchführung des Verbandwechsels

- **Schutzmaßnahmen des Durchführenden:**
  - Die Durchführung der hygienischen Händedesinfektion erfolgt bereits vor der Materialvorbereitung.

Tab. 18.1 Beispiele für sterile und unsterile Verbandmaterialien

Steriles Material	Unsteriles Material
• anatomische und chirurgische Pinzetten zur Verbandabnahme, Reinigung, Aufbringen der Wundauflage • ggf. Scheren, Skalpelle, Klammerentferner • Knopfkanüle, -sonden zum Sondieren der Wundhöhle und zum Spülen • Spritzen und Spülflüssigkeiten (Ringer-Lösung) • Tupfer zur Wundreinigung • entsprechende Wundauflagen • Handschuhe • ggf. Abdecktücher	• Fixiermaterialien • Verbandscheren • Einmalhandschuhe • Abfallbehälter • Entsorgungsbox für gebrauchte Instrumente • Händedesinfektionsmittel • erweiterte Schutzkleidung, wie Mund-Nasen-Schutz, Einmalschutzschürze

  - Zum Entfernen des Verbands werden Einmalhandschuhe getragen. Ein Mund-Nasen-Schutz ist bei der Versorgung großflächiger Wunden, eine Haarabdeckung bei großflächigen, stark infektionsgefährdeten oder bereits infizierten Wunden erforderlich. Bei einem septischen Verbandwechsel ist eine Einmalschürze zum Schutz der Dienstkleidung zu tragen. Handschuhe, Mund-Nasen-Maske, Schutzkittel und gegebenenfalls ein Augenschutz sind zur Verminderung des Infektionsrisikos für die durchführende Person bei Verbandwechseln bei AIDS-, Hepatitis- und MRSA-Patienten erforderlich.
- **Patientenvorbereitung:**
  - Information des Patienten
  - Bei zu erwartenden Schmerzen bei der Wundversorgung ist etwa 30 Minuten vor dem Verbandwechsel ein Analgetikum auf Arztanordnung zu verabreichen.
  - Die Lagerung sollte so gestaltet sein, dass sie für den Patienten bequem und das Wundgebiet gut zugänglich ist.
  - Falls erforderlich, z. B. bei einer Wundspülung, Einmalunterlagen als Bettschutz einbringen.
- **Praktische Durchführung:** siehe Tabelle 18.2
- **Allgemeine Hinweise zum Umgang mit Drainagesystemen:**
  - Wunddrainagen haben die Aufgabe, Blut, Sekrete und Zell- und Gewebereste abzuleiten. Damit wird der Bildung von Hämatomen und Seromen vorgebeugt, die ideale Vermehrungsorte für Mikroorganismen darstellen.
  - Eine Wunddrainage schafft eine Verbindung zwischen der Wunde und der kontaminierten Umgebung. Dadurch besteht das potentielle Risiko der Wundinfektion.
  - Das Anlegen einer Wunddrainage ist Bestandteil des operativen Eingriffs.
  - Bei den Wunddrainagesystemen sind offene, halb offene und geschlossene Systeme zu unterscheiden. Offene Drainagen leiten das Sekret über ein Drainagerohr direkt in den Verband, dadurch besteht ein hohes zusätzliches Infektionsrisiko für den Patienten. Bei der halb offenen Drainage ist das Drainagerohr mit einem Auffangbeutel gekoppelt. Bei einem geschlossenen Wunddrainagesystem sind Drainagerohr und Sekretsammelsystem untrennbar miteinander verbunden.
  - Geschlossene Wunddrainagesysteme sind aus hygienischer Sicht zu bevorzugen.
  - Der Sekretfluss über eine Wunddrainage muss mehrmals täglich kontrolliert werden.
  - Damit Wunddrainagen nicht Ursache einer exogenen Wundinfektion werden, ist hygienische Sorgfalt beim Umgang mit dem benutzten System unbedingt erforderlich.
  - Vor und nach allen Manipulationen am Drainagesystem ist eine hygienische Händedesinfektion durchzuführen.

Tab. 18.2 Durchführung des aseptischen und septischen Verbandwechsels im Vergleich

Aseptischer Verbandwechsel	**Durchführung**	**Septischer Verbandwechsel**
	• **Entfernen des Verbandes** mit unsterilen Einmalhandschuhen • mit steriler Pinzette unterste Wundauflage entfernen • bei verklebter Wundauflage diese mit Ringer-Lösung befeuchten, bis sie sich leicht abnehmen lässt • **Kontrolle der Wundauflage auf Absonderungen** • benutzte Pinzette in Entsorgungsbox ablegen • Handschuhe ausziehen, in Abwurf entsorgen	
z. B. Blutverkrustung durch geringe Nachblutung	• **Wundinspektion**	Beschaffenheit des Exsudats (serös, blutig, eitrig)
• mit steriler Pinzette und sterilen Tupfern oder einem sterilen Watteträger • **Wundreinigung** erfolgt **von innen nach außen**, um eine Keimverschleppung aus der Wundumgebung in die Wunde zu vermeiden • eine Desinfektion der Wundumgebung ist in der Regel nicht erforderlich	• **Reinigung der Wunde und der Wundumgebung**	• Einmalhandschuhe anziehen (neues Paar) • mit steriler Pinzette und mit Ringer-Lösung befeuchteten sterilen Tupfern • **Reinigung** erfolgt **von außen nach innen**, um zu verhindern, dass die Wunde besiedelnde Keime in die Umgebung gelangen; die Anwendung eines gut verträglichen Desinfektionsmittels (wirksam, wenig zelltoxisch, nicht schmerzauslösend) erfolgt nach strenger Indikationsstellung • zur effektiven Wundreinigung Spülungen mit Ringer-Lösung • die Wundbehandlung erfolgt auf ärztliche Anordnung
	• **benutzte Instrumente in Entsorgungsbox ablegen, benutztes Material in entsprechenden Abwurf**	

Aseptischer Verbandwechsel	Durchführung	Septischer Verbandwechsel
• aseptisches Aufbringen eines Wundschnellverbands	• **Aufbringen der neuen Wundauflage(n)** mit steriler Pinzette und **Fixierung**	• Verwendung besonders saugfähiger Wundauflagen • hautschonende Fixierung
Eine aseptische Wunde, die primär verheilt, ist unter optimalen Bedingungen nach 24–48 Stunden oberflächlich verschlossen. Damit besteht wieder eine natürliche Barriere gegen Infektion von außen.		
	• **Lagerung des Patienten**	
	• **Entsorgung der gebrauchten Materialien**	
	• **hygienische Händedesinfektion**	
	• **Dokumentation** (beinhaltet die Beschreibung der Wundsituation, die Art der Wundbehandlung, Verbandwechselhäufigkeit)	

- Im Rahmen des Verbandwechsels ist eine Inspektion der Drainageaustrittstellen und gegebenenfalls eine Reinigung vorzunehmen.
- Wunddrainagen werden im Allgemeinen so lange belassen, bis die tägliche Fördermenge unter 20–30 ml liegt.

18.3.4 Probengewinnung zur mikrobiologischen Diagnostik

Nach Entfernen von Belägen wird mit einem Abstrichtupfer aus der Tiefe der Wunde Material entnommen. Bei Verdacht auf eine Pilzinfektion wird mit dem scharfen Löffel Material von der Haut oder aus den Rändern chronischer Wunden entnommen. Der Abstrichtupfer wird in das Transportmedium gesteckt und fest verschlossen. Die Probe sollte unverzüglich in das Labor gebracht werden, falls nicht sofort möglich, ist eine Zwischenlagerung im Kühlschrank bei 4–6 °C erforderlich.

18.4 Bakteriämie und Sepsis

Die Häufigkeit von Bakteriämien bzw. Sepsis wird nach der NIDEP-Studie (s. S. 133) mit **8,3 %** angegeben. Es handelt sich dabei um ein schweres Krankheitsbild, das neben einer verlängerten Krankenhausverweildauer mit einer erhöhten Letalität einhergeht.
Bakteriämie und Sepsis sind voneinander abzugrenzen:

Bakteriämie:
- mikrobiologischer Befund, d. h. Nachweis von Erregern (Bakterien, Pilze) in der Blutkultur
- kann asymptomatisch oder mit typischen Sepsissymptomen verbunden sein

Sepsis (Blutvergiftung):
- klinischer Befund mit Symptomen wie Fieber ≥ 38 °C, systolischer Blutdruckabfall ≤ 90 mmHg und Oligurie ≤ 20 ml/Stunde
- Erregernachweis durch Blutkultur nicht

immer positiv, da Zellwandbestandteile von Bakterien, so genannte Endotoxine, die Symptome auslösen können

Vereinfachend wird nachfolgend nur der Begriff Bakteriämie verwendet.
Bakteriämien können in primäre und sekundäre eingeteilt werden. Bei einer **primären Bakteriämie** werden Erreger in der Blutkultur nachgewiesen, *ohne* dass eine Infektion mit demselben Erreger an einer anderen Körperstelle vorliegt. Venenkatheter und arterielle Katheter sind die häufigsten Ursachen für eine primäre nosokomiale Bakteriämie.
Bei der **sekundären Bakteriämie** werden in der Blutkultur Erreger nachgewiesen und gleichzeitig besteht eine Infektion mit demselben Erreger an einer anderen Körperstelle. Vorwiegend entsteht sie durch Streuen von Mikroorganismen, ausgehend von infizierten Wunden, Infektionen des Urogenitalsystems oder pneumonischen Infiltraten. Sie stellt damit eine Komplikation bei bestehender Infektion dar.

Invasive Maßnahmen durchbrechen natürliche Körperbarrieren. Damit besteht eine Verbindung zwischen normalerweise keimfreien Körperhöhlen und der physiologischerweise besiedelten Körperoberfläche und Umgebung. Das Infektionsrisiko ist proportional zur Liegedauer der „künstlichen" Verbindung.

18.4.1 Risikofaktoren

Exogene Risikofaktoren sind:
- Anlage eines zentralvenösen Katheters
- weitere invasive Maßnahmen wie Intubation, Blasenverweilkatheter, Operationen
- defizitäre Hygiene bei Pflegemaßnahmen

Endogene Risikofaktoren sind:
- niedriges (< 1) oder hohes Lebensalter (> 60 Jahre)
- immunsuppressive Therapie
- nicht intakte Haut, z. B. bei Verbrennungen
- schwere Grundkrankheiten

18.4.2 Erregerspektrum

Häufige Erreger primärer und sekundärer Bakteriämien sind:
- koagulasenegative Staphylokokken
- Staphylococcus aureus
- Enterokokken
- Candida albicans

18.4.3 Prävention primärer Bakteriämien

Nachfolgend werden Möglichkeiten der Prävention am Beispiel der primären Bakteriämie dargestellt. Da ein Drittel aller primären Bakteriämien auf intravasale Katheter zurückzuführen ist, wird schwerpunktmäßig diese Problematik dargestellt.
Ein kurz- oder längerfristiger Zugang zum venösen Gefäßsystem ist bei der Hälfte der Krankenhauspatienten aus therapeutischen oder diagnostischen Gründen erforderlich. Der behandelnde Arzt entscheidet über die Art des Venenzugangs. Folgende **Venenzugänge** sind zu unterscheiden:
- periphere Venenverweilkanüle
- zentraler Venenkatheter
- implantierbare Kathetersysteme (Port-System)

Unabhängig von der Art des Venenzugangs ist die **hygienische und pflegerische Zielsetzung**:
- Infektionsverhütung im Punktionsgebiet
- Vermeidung einer Keimverschleppung über den Venenzugang in den Körper
- Verhütung thrombotischer und embolischer Komplikationen

Periphere Venenverweilkanüle

- **Indikation:**
  - kurzzeitige Behandlung mit Infusionslösungen, z. B. postoperativ oder zur Flüssigkeitssubstitution
  - mehrmals täglich Behandlung mit Antibiotika über Kurzinfusion oder intravenöse Medikamentenapplikation
- **Punktionsorte:**
  bevorzugt Venen der Handrücken und Unterarme

- **Infektionsprophylaktische Maßnahmen:**
  - Eventuell ist eine hautschonende Haarentfernung mittels Elektrorasierer an der gewünschten Punktionsstelle erforderlich.
  - Vor Legen der Verweilkanüle ist eine hygienische Händedesinfektion durchzuführen (Arzt und assistierende Pflegeperson).
  - Durchführung der Hautdesinfektion unter Berücksichtigung der Einwirkzeit, danach sollte die erneute Palpation der voraussichtlichen Punktionsstelle mit den Händen möglichst unterbleiben.
  - Die aseptische Vorgehensweise beim Legen ist sicherzustellen.
  - Die Fixierung der Verweilkanüle erfolgt mit einem sterilen Fertigverband.
  - Bei Fehlpunktion ist ein Wechsel der Verweilkanüle für den erneuten Punktionsversuch zwingend erforderlich.
  - Blutreste am Konnektor, ein durchgebluteter oder durchfeuchteter Verband sollten unverzüglich entfernt bzw. gewechselt werden, da Blut ein optimales Nährmedium für Keime darstellt.
  - Notfallmäßig gelegte periphere Verweilkanülen sollten innerhalb von 24 Stunden gewechselt werden, da davon auszugehen ist, dass hygienische Aspekte nicht ausreichend berücksichtigt wurden.
  - Die empfohlene Liegedauer für periphere Verweilkanülen liegt bei 72 Stunden. Nach aktuellen Erkenntnissen kann die Indikation für einen Kanülenwechsel an klinischen Kriterien festgemacht werden. So sollte bei Rötung der Einstichstelle und Induration ein Wechsel vorgenommen werden. Somit kann gegebenenfalls bei reizfreiem Zustand die Liegedauer von 72 Stunden überschritten werden.
  - Ein Wechsel des sterilen Fixierungsverbandes ist alle 24 bis 48 Stunden anzustreben, damit einhergehend erfolgt die Inspektion der Punktionsstelle auf Entzündungszeichen oder andere Veränderungen.
  - Vor jeder Manipulation an der Verweilkanüle oder der Punktionsstelle ist eine hygienische Händedesinfektion erforderlich.
  - Unnötige Manipulationen sind zu vermeiden. Nach erforderlicher Diskonnektion ist vor erneuter Konnektion eine Sprühdesinfektion des Konnektors erforderlich.
  - Bei Unterbrechung der Infusionszufuhr ist die Venenverweilkanüle mit einem passenden sterilen Mandrin sicher zu verschließen. Die Pflegeperson sollte zum Eigenschutz dabei Handschuhe tragen.
  - Das Wechselintervall für das Infusionssystem und aller Ansatzstücke wird mit 24 bis 72 Stunden angegeben.
  - Der Patient ist über entsprechende Verhaltensregeln zu informieren.

Zentraler Venenkatheter (ZVK)

Der zentralvenöse Katheter (ZVK) liegt, unabhängig vom Punktionsort, mit der Katheterspitze in der oberen Hohlvene vor dem rechten Vorhof des Herzens.

- **Indikation:**
  - parenterale Ernährung
  - kontinuierliche Infusion konzentrierter Pharmaka
  - schnell erforderliche Volumensubstitution
  - Messung des zentralen Venendrucks
  - wenn andere Zugangswege zum venösen System nicht möglich sind, z.B. durch Schock, Verbrennungen, multiple Extremitätenfrakturen
- **Häufige Zugangswege:**
  - peripher: Vena basilica, Vena cephalica
  - zentral: Vena jugularis externa und interna, Vena subclavia
- **Katheterarten:**
  Venenkatheter stehen in unterschiedlichen Längen und als ein- und mehrlumige Katheter zur Auswahl. Mehrlumige Venenkatheter ermöglichen gleichzeitig kontinuierliche Infusion und ZVD-Messung, ebenso können Substanzen, die sich gegenseitig inaktivieren, getrennt angeschlossen werden.
- **Eintrittspforten für Mikroorganismen:**
  Eine Kolonisierung der Katheterspitze durch potentiell pathogene Erreger (Abb. 18.7) ist möglich:
  - extraluminal durch Kolonisierung der Einstichstelle
  - intraluminal durch Kontamination des Katheteransatzstücks (engl.: hub) oder durch eine kontaminierte Infusionslösung

- hämatogen durch Streuung aus einem Infektionsherd in die Blutbahn
- **Infektionsprophylaktische Maßnahmen:** Infektionsprophylaktische Maßnahmen erstrecken sich auf das Legen des ZVK, Umgang bei liegendem ZVK, Verbandtechniken und die hygienischen Anforderungen an die Infusionstherapie.
  Das **Legen eines ZVK** kommt einem chirurgischen Eingriff gleich und sollte unter operationsähnlichen Bedingungen erfolgen. Aus hygienischer Sicht bedeutet das:
  - Bei erforderlicher Haarentfernung sollte dies bevorzugt mit einer elektrischen Haarschneidemaschine erfolgen. Bei der mit Einmalrasierern vorgenommenen Haarrasur besteht die Gefahr, Mikroläsionen zu setzen, woraus sich eine Kolonisation der Punktionsstelle ergeben kann.
  - hygienische, gegebenenfalls chirurgische Händedesinfektion
  - sterile Einmalhandschuhe, steriler Kittel, gegebenenfalls sogar Haarschutz und Mund-Nasen-Schutz
  - Richten der benötigten Materialien auf einer sterilen Arbeitsfläche
  - Sorgfältige Hautdesinfektion, in der Regel mit einem alkoholischen Hautdesinfektionsmittel mittels sterilem Tupfer, dabei beträgt die Mindesteinwirkzeit 1 Minute. Fachleute empfehlen eine verlängerte Einwirkzeit von 5 Minuten.
  - Abdecken der Punktionsstelle mit einem sterilen Lochtuch
  - Das Legen des Venenkatheters muss unter streng aseptischen Bedingungen und zu zweit erfolgen. Die Durchführung obliegt grundsätzlich dem ärztlichen Personal.

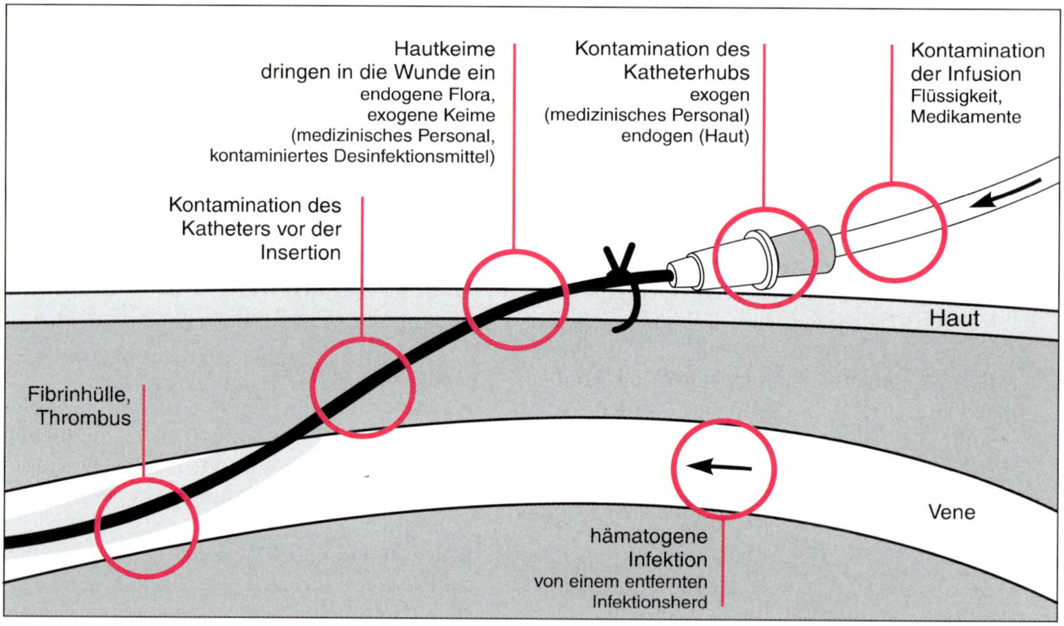

Abb. 18.7 Zugangswege für Mikroorganismen bei einem Venenkatheter (mit freundlicher Genehmigung aus: Daschner F. Praktische Krankenhaushygiene und Umweltschutz. 2. Aufl. Heidelberg: Springer 1997)

- Eine Fehlpunktion macht den Wechsel des Punktionsbesteckes erforderlich.
- Die sichere Fixierung des äußeren Katheteranteils erfolgt entweder durch einen Pflastersteg oder eine Hautnaht. Bei der Fixierung durch Hautnaht ist zu bedenken, dass mit der Durchstichstelle zusätzlich eine Eintrittspforte für Keime geschaffen wird.
- Eventuelle Blutverschmutzungen müssen vor Aufbringen des Verbands entfernt werden.

Im **Umgang mit einem liegenden ZVK** sind folgende Aspekte zu beachten:

- Vor jeder Manipulation ist eine hygienische Händedesinfektion durchzuführen.
- Blutentnahmen aus dem ZVK sollten dem Notfall vorbehalten sein. Falls zwingend erforderlich, trägt die durchführende Person Handschuhe zum Selbstschutz und desinfiziert die Verbindungsstelle vor der Konnektion. Um Untersuchungsergebnisse nicht zu verfälschen, z. B. durch Reste der Infusionslösung, müssen zunächst 10 ml Blut entnommen und verworfen werden. Blutreste an den Konnektionsstellen müssen entfernt werden. Die Durchgängigkeit des Katheters ist anschließend wieder sicherzustellen.
- Die Infusionszufuhr über den ZVK sollte wegen der Gefahr der Thrombosierung nicht unterbrochen werden. Das jedoch häufig praktizierte „Abstöpseln" des ZVK muss hinsichtlich der noch bestehenden Indikation für den ZVK kritisch hinterfragt werden.
- Die Diskonnektion von ZVK und Infusionssystem sollte nur in Ausnahmefällen erfolgen. Falls erforderlich, ist der ZVK vor Diskonnektion abzuklemmen und der Patient flach zu lagern, um eine Luftembolie bei bestehender Hypovolämie zu vermeiden. Zudem ist die für mikrobielle Besiedelung meist gefährdete Stelle eines Infusionssystems die Konnektion zwischen Katheter bzw. Verweilkanüle und dem Infusionsbesteck. Daher sollte sie nicht unnötig geöffnet werden. Vor erneuter Konnektion sind die Ansatzstücke mit einem alkoholischen Desinfektionsmittel zu desinfizieren.
- Bei Vorliegen eines Durchflusshindernisses oder einer Durchflussminderung ist ein Aspirationsversuch nur mit einer kleinlumigen Spritze vorzunehmen. Ein manuelles Durchspülen des Katheters darf nicht vorgenommen werden.
- Der Umgang mit dem ZVK ist nur geschulten, entsprechend qualifizierten Pflegemitarbeitern vorbehalten.
- Der Patient muss über Verhaltenssregeln und mögliche Komplikationen informiert werden.
- Lokale Antibiotika in Form von Salben oder Puder zum Schutz der Kathetereintrittsstelle sollen wegen der Selektion antibiotikaresistenter Keime nicht zur Anwendung kommen.
- Die Liegedauer für einen ZVK wird mit maximal 30 Tagen angegeben, bei Risikopatienten mit 5–7 Tagen. Ein routinemäßiger Wechsel sollte jedoch nicht erfolgen, lediglich bei Verdacht auf eine Venenkathetersepsis und eine Tunnelinfektion. Die Indikation für die Erfordernis eines zentralen Venenkatheters sollte kontinuierlich überprüft werden, denn mit der Liegedauer nimmt das Risiko für eine Venenkathetersepsis zu.
- Die Verwendung von Venenkathetern mit Silber-, Antibiotika- oder Desinfektionsmittelimprägnierung sollte nur dann erfolgen, wenn bei Einhaltung aller Infektionskontrollmaßnahmen die Kathetersepsis immer noch überdurchschnittlich hoch ist.
- Die Kathetereintrittsstelle sollte täglich inspiziert und auf Entzündungszeichen hin beobachtet werden.
- Bei Vorliegen lokaler Entzündungszeichen, wie Rötung, Sekretaustritt aus der Punktionsstelle, bei Verdacht auf eine katheterbedingte Bakteriämie, bei ungeklärter Temperaturerhöhung oder bei Vorliegen eines Durchflusshindernisses ist der ZVK sofort zu entfernen.
- Nach Desinfektion der Eintrittsstelle wird der ZVK durch den Arzt entfernt. Nur bei Verdacht auf eine katheterbedingte Sepsis wird zur mikrobiologischen Untersuchung die Katheterspitze steril gewonnen. Bei Verdacht auf Kontaminiation der Infusionslösung oder des Infusionsbesteckes werden auch diese einer mikrobiologischen Untersuchung zugeführt.

Es stehen verschiedene **ZVK-Verbandtechniken** zur Verfügung:

- Verband mit sterilen Kompressen und Klebevlies (z. B. Fixomull): Aufgrund der Nachblutungstendenz ist die Anwendung dieser Variante in den ersten 24 Stunden nach Legen des ZVK sinnvoll. Bei gegebenenfalls unkooperativen Patienten ist bei dieser Verbandtechnik eine sichere Fixierung des Venenkatheters zu gewährleisten. Das empfohlene Verbandwechselintervall variiert zwischen 24 und 72 Stunden. Bei reizfreiem Zustand ist die Palpation der Punktionsstelle durch den intakten Verband zur Beurteilung als ausreichend anzusehen. Tastbare Schwellung und Druckschmerzhaftigkeit machen eine Sichtkontrolle erforderlich. Bei Verschmutzung, z. B. durch Blut, oder Durchfeuchtung muss der Verbandwechsel unverzüglich erfolgen.
- Transparenter Folienverband, (z. B. Cutifilm): Alternativ stehen atmungsaktive, transparente Folienverbände zur Verfügung, die mehrere Tage auf der Einstichstelle verbleiben können (72 Stunden) und eine Beurteilung der Punktionsstelle jederzeit ermöglichen. Hinzuweisen ist auf das falten- und blasenfreie Anmodellieren der Folie, gegebenenfalls unter Verwendung einer Applikationshilfe. Vor Aufbringen der Folie muss nach erfolgter Reinigung und Hautdesinfektion der Hautbereich völlig trocken sein, da ansonsten die Klebefähigkeit reduziert ist. Bei stark schwitzenden Patienten kann sich eine feuchte Kammer bilden, dies macht gegebenenfalls eine andere Verbandtechnik erforderlich.

Unabhängig von der Verbandtechnik gelten folgende **allgemeine Regeln hinsichtlich des Verbands**:

- aseptische Vorgehensweise
- Inspektion und Beurteilung des Punktionsgebietes, entsprechende Dokumentation
- bei Rötung, Schwellung, Sekretaustritt unverzüglich Arzt informieren
- entsprechende Lagerung des Patienten
- gegebenenfalls Infusionssystem, Ansatzstücke, 3-Wege-Hähne in Verbindung mit Verbandwechsel erneuern

Hygienische Anforderungen an die Infusionstherapie sind:

- Sichtkontrolle der Infusionsflasche vor Zubereitung der Infusion, z. B. auf Haarrisse, Trübung oder ähnliche Veränderungen.
- Kontrolle des Verfalldatums
- Eine saubere, ausreichend Platz bietende Arbeitsfläche ist Voraussetzung.
- Die Zumischung von Medikamenten erfolgt unter aseptischen Bedingungen. Vor Durchstechen des Gummistopfens ist dieser mit einem alkoholischen Desinfektionsmittel zu desinfizieren.
- Die Infusion ist unmittelbar bis maximal 1 Stunde vor der Applikation vorzubereiten, da sich selbst in nährstoffarmen Infusionslösungen fakultativ pathogene Erreger vermehren können.
- Vor Infusionszubereitung und allen Manipulationen am Infusionssystem ist eine hygienische Händedesinfektion durchzuführen.
- Das Tragen von Einmalhandschuhen zum Selbstschutz des Personals ist bei allen Manipulationen am Infusionssystem erforderlich, wenn ein Blutkontakt nicht auszuschließen ist.
- Blutverkrustungen an Konnektionsstellen müssen entfernt werden, da sie ein gutes Nährmedium für Keime darstellen.
- Wenn keine Erfordernis mehr besteht, sollten Konnektionsstellen, wie 3-Wege-Hähne, Hahnenbänke und Mehrfachkonnektoren, auf das notwendige Maß reduziert werden. Ungenutzte Konnektionsstellen sind flüssigkeitsgefüllte „Toträume“, in denen eine Erregervermehrung möglich ist.
- Die Empfehlungen zum Wechselintervall von Infusionssystemen variieren zwischen 24 und 72 Stunden. Kontaminierte Infusionssysteme sind unverzüglich auszuwechseln.
- Parenterale Ernährungslösungen, insbesondere Lipidlösungen, sollten innerhalb von 12 Stunden einlaufen, andere Infusionslösungen innerhalb von 24 Stunden, da Infusionslösungen optimale Wachstumbedingungen für Keime darstellen.
- Bei allen Desinfektionsmaßnahmen ist die empfohlene Einwirkzeit einzuhalten.

Implantierbare Kathetersysteme

Mit einem implantierbaren Kathetersystem, auch „Port-System“ genannt, wird ein dauerhafter Zugang zum venösen oder arteriellen Gefäßsystem sowie zum Spinalraum geschaffen. Es findet Anwendung bei langfristiger Zytostatika-, Infusions- oder Schmerztherapie. In einem kleinen operativen Eingriff wird das Kathetersystem, bestehend aus einer unter der Haut fixierten Injektionskammer (Port) und einer selbstschließenden Silikonmembran sowie einem Katheter, eingesetzt. Damit erhält man einen dauerhaften, z. B. venösen Zugang, der unsichtbar unter der Haut liegt und bei sachgerechtem Umgang eine relativ geringe Infektions- und Komplikationsgefahr bietet.

- **Infektionsprophylaktische Maßnahmen:**
  - Die Implantation erfolgt unter aseptischen Operationsbedingungen.
  - Für die Punktion der Membran dürfen ausschließlich Non-coring-Spezialkanülen (Huber-Nadel oder Pencil-point) verwendet werden, die sich durch einen besonderen Schliff und Winkel der Nadelspitze auszeichnen. Dadurch wird vermieden, dass bei der Membranpunktion ein Stichkanal oder ein Silikonpartikel ausgestanzt wird. Die Silikonmembran kann bis zu 3 000mal punktiert werden.
  - Der Punktion des Ports geht eine gründliche Hautdesinfektion voraus.
  - Zur Punktion ist das Tragen steriler Handschuhe erforderlich, die Durchführung ist im allgemeinen dem ärztlichen Personal vorbehalten. Zuvor erfolgt eine hygienische Händedesinfektion.
  - Nach jeder Benutzung muss das System gespült werden, das Herausziehen der Injektionsnadel erfolgt unter leicht positivem Druck. Bei Nichtbenutzung des Systems ist bei venöser Implantation alle 3 Wochen eine Spülung mit 200 IE Heparin in 10 ml NaCl 0,9 % gelöst, empfehlenswert.

18.4.4 Probengewinnung zur mikrobiologischen Diagnostik

Für den Nachweis einer Bakteriämie kommen verschiedene Blutkultursysteme zum Einsatz. Unabhängig vom verwendeten System sollte grundsätzlich beachtet werden:

- sorgfältige Desinfektion der Punktionsstelle, um eine Kontamination des Blutkulturmediums durch Hautkeime auszuschließen
- Blutabnahme nicht aus intravasalen Kathetern, da diese häufig mikrobiell besiedelt sind
- Desinfektion des Durchstichstopfens der Blutkulturflasche
- Blut sofort in beschriftete Blutkulturflasche spritzen
- unverzüglicher Transport zum Labor, bei Außerhaustransport ist ein Thermobehälter zu verwenden
- Bei Verdacht auf eine Venenkathetersepsis sollte ein Isolatorröhrchen mit Blut aus einer peripheren Vene, ein weiteres mit Blut aus dem Venenkatheter gefüllt werden. Aus der Differenz der Keimzahl bei der mikrobiologischen Untersuchung ergibt sich entweder eine Kolonisierung oder Infektion des Venenkatheters.

18.5 Ausblick

Die Bearbeitung des Themas „Epidemiologie und Prävention der häufigsten nosokomialen Infektionen“ macht deutlich, dass Krankenpflege und Krankenhaushygiene untrennbar verbunden sind. Krankenhaushygienische Maßnahmen müssen als integrierter Bestandteil der täglichen Arbeit bewertet und entsprechend praktisch umgesetzt werden. Das erfordert Kenntnisse aller im Krankenhaus und am Patienten Tätigen hinsichtlich der Zielsetzung und der Durchführung der einzelnen Hygienemaßnahmen. Hygiene und Krankenhaushygiene sind keine statischen Wissenschaften, neue Erkenntnisse erfordern stetige Anpassung und Verbesserung der bisherigen Methoden und Vorgehensweisen. Dies bedarf einer kontinuierlichen, kritischen und konstruktiven Auseinandersetzung mit dem

Thema, die durch Aus- und Fortbildung der Mitarbeiter gestützt wird. Daneben sind Hygieneberatung durch die Hygienefachkraft bei aktuellen Fragestellungen, die Erarbeitung, Überprüfung und Umsetzung von Hygienerichtlinien **gemeinsam** mit den Pflegekräften wichtige Etappen auf dem Weg zu sicherem Hygieneverhalten.

„Die Kunst zu heilen kann viele Leiden lindern, doch schöner ist die Kunst, die es versteht, die Krankheit am Entstehen schon zu hindern."
Max von Pettenkofer (1818–1901)

19 Einführung und Definitionen zur Sozialhygiene

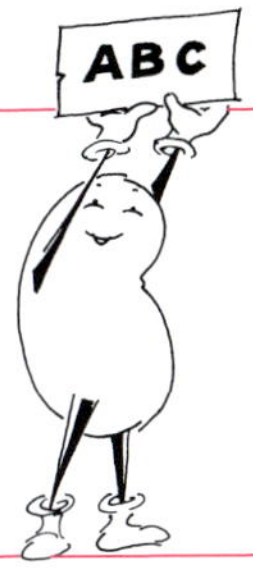

Ursula Kaiser

Sozialhygiene ist ein Teilbereich der Sozialmedizin. Sie beschäftigt sich mit Fragen der gemeinschaftsbezogenen Gesunderhaltung der Bevölkerung.

Die Lebensweise jedes Menschen wird entscheidend beeinflusst durch mitmenschliche Beziehungen und damit verbundenem sozialen Lernen. So muss es ein **Anliegen der Sozialhygiene** sein, positives Gesundheitsverhalten zu stärken.

19.1 Geschichte der Sozialhygiene

19.1.1 Altertum und Mittelalter

Im **Altertum** bestimmten Religionsstifter und Herrscher auch im sozialhygienischen Bereich das Verhalten von Einzelpersonen, ausgedehnt auf die Familie, den Broterwerb und das gemeinschaftliche Leben. Durch die Zunahme städti-

scher Siedlungsformen nahmen auch die sozialhygienischen Probleme zu.
Die Etablierung der Medizin zur akademischen Wissenschaft im **Hochmittelalter** fiel zeitlich zusammen mit der Ausbreitung von Seuchen in Europa. So war das öffentliche Interesse an der Gesundheit der Bevölkerung in früheren Jahrhunderten weitestgehend eingegrenzt auf die Isolierung von infektiösen Menschen und die Überwachung der damit befassten Personen.

Vom Mittelalter bis zum 18. Jahrhundert stand nicht die Sorge um die Erkrankten, sondern der Schutz der Gesunden im Vordergrund.

19.1.2 Das Zeitalter der Aufklärung

Im Zeichen der **Aufklärung (18. Jahrhundert)** wandelte sich diese Zielsetzung. Gesetze und Verordnungen lieferten die Grundlage für die Arbeit von staatlich ernannten Bezirks- und Kreisärzten, die auch erzieherisch auf das Gesundheitsverhalten der Bevölkerung Einfluss nehmen sollten.

Im Zeitalter der Aufklärung wurde der Staat in die Verantwortung für das gesundheitliche Wohlergehen der Staatsbürger gestellt.

In diese Zeit (1819) fiel die Veröffentlichung von **Johann Peter Frank** (1745–1821) über das System einer vollständigen medizinischen Polizei. Das von ihm vertretene Prinzip bestand in der Aufklärung der Bevölkerung über präventive Maßnahmen und die Verhängung von Strafen bei Nichtbeachtung. Sowohl das private als auch öffentliche Leben sollte nach gesundheitlichen Erfordernissen geregelt werden.

19.1.3 Das 19. Jahrhundert

Max von Pettenkofer (1818–1901), ein bedeutender deutscher Hygieniker, führte den **Begriff „Sozialhygiene“** ein. Er machte sich stark für eine Hygiene als „Wirtschaftslehre von der Gesundheit“. Als führender Vertreter der **Miasma-Theorie** stellte er die Grundwasser-Boden-Hypothese zur z. B. Choleraentstehung auf, wonach der im Boden vorhandene ungesunde Keim durch einen Anstieg des Grundwasserspiegels zur Vermehrung angeregt würde. In der Folge entstünden verseuchte Dünste (= Miasmen), die zur Erkrankung führten. Zahlreiche seiner Veröffentlichungen beschäftigten sich folglich mit den Einwirkungen der Umwelt auf die Gesundheit des Menschen. Zur Steigerung der körpereigenen Abwehrkräfte forderte er individualhygienische Vorbeugungsmaßnahmen im physischen, aber auch im moralischen Sinne.
Die **Misere** der **städtischen Arbeiterbevölkerung** war ihm ein Anliegen: In Folge der Industrialisierung waren Fabrikstädte entstanden, in denen die Arbeiterbevölkerung – nicht nur am Arbeitsplatz – unter extrem schlechten Lebensbedingungen vegetierten. Seuchen wie Typhus und Cholera fanden hier optimalen Nährboden. Tuberkulose als Folgeerkrankung der schlechten Lebensbedingungen breitete sich aus. Mütter- und Säuglingssterblichkeit waren sehr hoch.
Auf Initiative Pettenkofers entstand 1865 der **erste Lehrstuhl für Hygiene** an der Universität München.
Mit der Gründung des **Deutschen Reiches** kam es zu einer verbesserten Koordinierung des Gesundheitswesens. 1883 wurde die Hygiene in die Prüfungsordnung für Ärzte aufgenommen.
Die Sichtweise der Miasmatiker um Pettenkofer verlor an Bedeutung durch die Arbeit **Robert Kochs** (1843–1910). Nach der Entdeckung des Choleraerregers wurde er Mitglied des preußischen Staatsrats, 1885 Direktor des Berliner Instituts für Hygiene und Infektionskrankheiten. Aufgrund seiner Forschungsergebnisse wurden die Kommunen veranlasst, Abwässer zu reinigen und das Leitungswasser zu desinfizieren. Die Arbeiten Kochs zur Infektionslehre führten 1899 in Preußen zu einer **Kreismedizinalreform**, die ausführenden Organe sollten über Schulungen in die Lage versetzt werden, neueste Kenntnisse wirkungsvoll anwenden zu können. Leider stan-

den die praktischen Umsetzungen innerhalb des Gesundheitswesens nicht im Gleichgewicht mit den fortschreitenden wissenschaftlichen Erkenntnissen.
Der Berliner Pathologe **Rudolf Virchow** (1821–1902) lieferte wichtige Impulse für die Entstehung des **modernen Gesundheitswesens**. In seiner Zeitschrift „Die medizinische Reform" vertrat er die Ansicht, dass die eigentliche Aufgabe der Ärzte die öffentliche Gesundheitspflege sei.
Aufbauend auf der Arbeit Rudolf Virchows wurde Mitte des 19. Jahrhunderts in Berlin durch die „**Generalversammlung der Ärzte**" ein Maßnahmenkatalog als Forderung für die Umsetzung öffentlicher Gesundheitsfürsorge erstellt.
Um die Jahrhundertwende spaltete sich die Sozialhygiene von der allgemeinen Hygiene. Sie wurde 1920 zu einer akademischen Disziplin. **Alfred Grotjahn** (1869–1931), zum geistigen Haupt der Sozialhygiene benannt, war **erster Ordinarius für soziale Hygiene** der Humboldt-Universität in Berlin. In seinem Buch „Soziale Pathologie" bewies er enge Zusammenhänge zwischen Ursachen und Auswirkungen von Erkrankungen, geknüpft an Berufstätigkeit, Einkommenslage, Wohn- und Ernährungsverhältnisse.

19.1.4 Das 20. Jahrhundert

Zu Beginn des **20. Jahrhunderts** kam es zunächst vorrangig in den Städten zur Bildung von **Gesundheitsämtern**. Aufgabenbereiche und Zielsetzung ihrer Arbeit waren:
- Gesundheitserziehung
- Gesundheitsschutz
- Gesundheitsfürsorge

Der „Gesundheitsapparat" wurde immer vielfältiger. Mit dem Ziel einer Koordination entstand 1934 das **Gesetz zur Vereinheitlichung des Gesundheitswesens**, woraufhin die Gesundheitsämter verstaatlicht wurden.
Dieses Gesetz, ergänzt bzw. abgewandelt durch aktuelle Bedürfnisse, bildet auch heute noch die Arbeitsgrundlage für die Gesundheitsämter mit folgenden Schwerpunkten:
- **Amtsärztliche Abteilung** für Gesundheitsaufsicht und Begutachtung
- **Jugendärztlicher Dienst** für Präventivmaßnahmen in Kindergärten und Schulen
- **Gesundheitshilfe** mit überwiegend fürsorglichen Aufgaben
- **Gesundheitsschutz** für Infektionsprophylaxe und Umwelthygiene

19.2 Das öffentliche Gesundheitswesen

Zur Erreichung vielfältigster Einzelziele benötigte und benötigt die Gesellschaft/der Staat verschiedene Instrumente. Der wichtigste Teilbereich für die Realisierung dieser Ziele ist der öffentliche Gesundheitsdienst. Er umfasst staatliche und kommunale Einrichtungen, die dem gesundheitlichen Schutz der Einzelperson und der Gemeinschaft dienen.

> Unter dem **öffentlichen Gesundheitswesen** versteht man die Gesamtheit von Einrichtungen, Personen und Berufsgruppen, deren Aufgabe es ist, mit Hilfe gezielter Maßnahmen die Gesundheit der Bevölkerung nicht nur zu erhalten, sondern auch zu fördern und wieder herzustellen.

Darüber hinaus ist das öffentliche Gesundheitswesen ohne das Engagement der **Laienhilfe** (z.B. private Krankenpflege, Selbsthilfegruppen) nicht mehr denkbar.

19.2.1 Organisation des öffentlichen Gesundheitswesens

Das öffentliche Gesundheitswesen lässt sich in die im Folgenden beschriebenen Institutionen unterteilen (Abb. 19.1).

Obere Verwaltungsebene auf Bundesebene

Auf einer Ebene anzuordnen sind:
- Gesundheitsausschuss des Bundestages (beratendes Gremium)

Obere Verwaltungsebene

• im Bund

beratendes Gremium: Gesundheitsausschuß des Bundestages

Bundesgesundheitsministerium

beratendes Gremium: Bundesgesundheitsrat

Bundesoberbehörden

Von anderen Ministerien und Ämtern wahrgenommene Aufgaben des Gesundheitswesens: Arbeitsschutz, Strahlenschutz, Wasserwirtschaft, Jugendpflege und Leibesübungen, Tierseuchenbekämpfung, Kontrolle der Nahrungsmittel, San.-Dienste der Bundeswehr und im zivilen Bevölkerungsschutz, Bevölkerungs- und Gesundheitsstatistik, Sozialversicherung, Sozialhilfe.

• in den Ländern

beratendes Gremium: Gesundheitsausschuß des Landtages

Gesundheitsministerien bzw. Gesundh.-Abteilungen der Länder

beratendes Gremium: Landesgesundheitsbeirat

Von anderen Ministerien und Ämtern wahrgenommene Aufgaben des Gesundheitswesens: wie oben

Mittlere Verwaltungsebene

(Regierungsbezirke)

(Gesundheitsbehörden in den Regierungsbezirken sind in Abhängigkeit vom Verwaltungsaufbau in einem Teil der Bundesländer nicht vorhanden. Die betr. Aufgaben werden in diesen Fällen von den Landesgesundheitsministerien (bzw.) -ämtern mit wahrgenommen.)

- Lebensmittelchem. und Veterinär-Untersuchungsämter
- Medizinalabteilungen bei den Regierungspräsidenten
- Landeskrankenhäuser und Heime
- Medizinal-Untersuchungsämter
- Landesgewerbeärzte
- Landes- oder Bezirks-Jugendämter
- Landes- oder Bezirks-Sozialämter
- Wasserwirtschafts-Behörden
- Gewerbeaufsichtsämter

Untere Verwaltungsebene

(Gesundheitsbehörden in den Stadt- und Landkreisen)

Gesundheitsämter

- Sozialämter
- Heime
- Kommunale Krankenanstalten
- Jugend- und Sportämter

Abb. 19.1 Die Organisation des öffentlichen Gesundheitswesens

- Bundesgesundheitsministerium (BMJFG = Bundesministerium für Jugend, Familie, Frauen und Gesundheit)
- Bundesgesundheitsrat (beratendes Gremium)
- Bundesoberbehörden
- Für den Bürger im Sinne der Öffentlichkeitsarbeit sind auf Bundesebene tätig:
  - Bundeszentrale für gesundheitliche Aufklärung
  - Deutsches Institut für medizinische Dokumentation und Information (DIMDI)

Bundesgesundheitsministerium (BMJFG)

Das Bundesgesundheitsministerium dient als oberste Gesundheitsbehörde der Vorbereitung von Gesetzen und Verordnungen durch die Bundesregierung. Der Aufgabenbereich ist vielfältig und umfasst Bestimmungen bezüglich der Berufe im Gesundheitswesen, Themen der Umwelthygiene, Umgang mit Arzneimitteln im weitesten Sinne bis hin zur wirtschaftlichen Sicherung von Krankenhäusern und Verbindungen zu Einrichtungen des internationalen Gesundheitswesens.

Bundesgesundheitsrat

Hierbei handelt es sich um ein Expertengremium aus verschiedensten Bereichen, aufgeteilt in 10 Ausschüsse. Sie dienen der fachlichen und gesundheitspolitischen Beratung der Bundesregierung und umfassen folgende Bereiche:

- Gesundheitsvorsorge und -fürsorge
- Heilberufe und Gesundheitswesen
- Seuchenbekämpfung und Hygiene
- Arzneimittel- und Apothekenwesen
- Strahlenschutz und Strahlenbelastung
- Gesundheitsstatistik
- Lebensmittelwesen
- Veterinärmedizin
- Wasser und Abwasser
- Reinhaltung der Luft und Lärmbekämpfung

Bundesoberbehörden (Nachfolgeinstitute des BGA)

Mit dem BGA-Nachfolgegesetz wurde 1994 das Bundesgesundheitsamt in vier voneinander unabhängige Bereiche überführt. Jedes dieser vier Institute nimmt Teilaufgaben des früheren BGA wahr. Im Geschäftsbereich des Bundesministeriums für Gesundheit liegen drei selbständige Bundesoberbehörden:

- **Robert-Koch-Institut** – Bundesinstitut für Infektionskrankheiten und nicht übertragbare Krankheiten
  Aufgaben sind unter anderem:
  - Erkennung, Verhütung und Bekämpfung von übertragbaren und nicht übertragbaren Krankheiten, AIDS-Zentrum
  - Epidemiologische Untersuchungen von Krankheiten sowie Dokumentation und Information
  - Risikoerfassung und -bewertung bei gentechnisch veränderten Organismen und Produkten, Durchführung des Gentechnikgesetzes, Humangenetik

  Leiter ist Dr. Joachim Welz, Nordufer 20, 13353 Berlin.
- **Bundesinstitut für gesundheitlichen Verbraucherschutz und Veterinärmedizin**
  Aufgaben sind unter anderem:
  - Sicherung des Gesundheitsschutzes im Hinblick auf Lebensmittel, Tabakerzeugnisse, kosmetische Mittel und sonstige Bedarfsgegenstände, Pflanzenschutz- und Schädlingsbekämpfungsmittel sowie Chemikalien
  - Dokumentation und Information zum Vergiftungsgeschehen sowie Schutz des Menschen vor Krankheiten, die von Tieren übertragen werden können
  - Zulassung von Tierarzneimitteln sowie Ersatz- und Ergänzungsmethoden zu Tierversuchen, Tierschutz

  Leiter sind Prof. Dr. Dr. h.c. Arpad Somogyi und Prof. Dr. Klaus Gerigk, Thielallee 88–92, 14195 Berlin.
- **Bundesinstitut für Arzneimittel und Medizinprodukte**
  Aufgaben sind unter anderem:
  - Bewertung und Zulassung von Arzneimitteln auf der Grundlage analytischer, pharmakologischer und klinischer Prüfungen
  - Überwachung des Verkehrs mit Betäubungsmitteln
  - Zentrale Risikoerfassung sowie Durchführung von Maßnahmen zur Risikoabwehr bei Medizinprodukten

  Leiter ist Prof. Dr. Alfred Hildebrandt, Seestraße 10–11, 13353 Berlin.

- **Bundesinstitut für Wasser-, Boden- und Lufthygiene**
  Es ist ein Teil des Umweltbundesamtes in Berlin geworden und gehört somit zum Geschäftsbereich des Bundesministeriums für Umwelt, Naturschutz und Reaktorsicherheit.
- **Bundeszentrale für gesundheitliche Aufklärung**
  Die Bundeszentrale für gesundheitliche Aufklärung (Adresse: Ostmerheimer Str. 220, 51109 Köln, Tel.: 02 21 / 89 92–0) dient der Vermittlung gesundheitsfördernder, aber auch gesundheitsgefährdender Erkenntnisse an die Bevölkerung. Dies geschieht einmal mittels spezifischer Kampagnen oder über detaillierte Informationen an Berufsgruppen, die an der Gesundheitserziehung und/oder Aufklärung beteiligt sind.
- **Deutsches Institut für medizinische Dokumentation und Information (DIMDI)**
  Diese Bundeseinrichtung (Adresse: Weißhausstr. 27, 50930 Köln, Tel.: 02 21 / 4 11 42–0) erfasst die gesamte in- und ausländische Literatur und Veröffentlichungen im Bereich der Medizin und angrenzender Fachdisziplinen. Nach Speicherung und Auswertung sind diese Informationen der fachlich interessierten Öffentlichkeit zugängig.

Andere beteiligte Bundesinstitutionen

Das Gesundheitswesen nimmt auf viele Lebensbereiche des Bürgers Einfluss, viele der genannten Ziele sind ohne Kommunikation und Unterstützung durch andere Ministerien nicht umsetzbar. So sind z. B. beteiligt:

- Ministerium für Arbeit- und Sozialordnung
- Bundesumweltministerium
- Bundesbauministerium
- Bundesbildungsministerium
- Bundesministerium des Innern
- Bundesjustizministerium
- Bundeswirtschaftsministerium
- Bundesministerium für Ernährung, Landwirtschaft, Forsten und Verbraucherschutz

Ausgehend von unterschiedlichen Ansätzen geht es immer wieder um die Lebensbedingungen der Bevölkerung und damit wiederum um die Gesundheit des Einzelnen.

Obere Verwaltungsebene auf Länderebene

Zu dieser Verwaltungsebene gehören:

- Gesundheitsministerium bzw. Gesundheitsabteilungen der Länder
- Gesundheitsausschuss des Landtages (beratendes Gremium)
- Landesgesundheitsbeirat (beratendes Gremium)

Mittlere Verwaltungsebene: die Regierungsbezirke

Je nach Struktur des Verwaltungsaufbaus sind in einem Teil der Bundesländer keine Gesundheitsbehörden vorhanden. Die entsprechenden Aufgaben werden dort jeweils von den Landesgesundheitsministerien/-ämtern wahrgenommen:

- Medizinalabteilungen bei den Regierungspräsidenten
- Lebensmittelchemische und Veterinär-Untersuchungsämter
- Landeskrankenhäuser und Heime
- Medizinal-Untersuchungsämter
- Landesgewerbeärzte
- Landes- oder Bezirks-Jugendämter
- Landes- oder Bezirks-Sozialämter
- Wasserwirtschafts-Behörden
- Gewerbeaufsichtsämter

Untere Verwaltungsebene: die Gesundheitsbehörden

Zu den Gesundheitsbehörden in den Stadt- und Landkreisen zählen:

- Gesundheitsämter
- Sozialämter
- Heime
- Kommunale Krankenanstalten
- Jugend- und Sportämter

19.3 Internationale Gesundheitsinstitutionen

19.3.1 Die WHO (World Health Organization = Weltgesundheitsorganisation)

Am 19. Juni 1946 wurde in New York die **Weltgesundheitskonferenz** eröffnet. 51 Mitgliedstaaten der Vereinten Nationen (UNO) und 13 Beobachter von Nichtmitgliedstaaten nahmen teil. Deutschland war über die Alliierte Kontrollkommission vertreten. Am 22. Juli 1946 nahm die Konferenz die erarbeitete Verfassung an und stellte ihre Deklaration vor:

> Die WHO definiert **Gesundheit** als „... den Zustand des uneingeschränkten körperlichen, geistigen und sozialen Wohlbefindens und nicht nur als das Freisein von Krankheiten und Gebrechen".

Am 7. April 1948 trat die Satzung nach Ratifizierung durch 26 Mitgliedstaaten in Kraft. Der 7. April wurde zum **Weltgesundheitstag** erklärt.
Die WHO ist zwar ein Teil der Vereinten Nationen (UNO), sie ist ihr allerdings nicht unterstellt. Die Mitglieder der WHO müssen nicht zwingend Mitglieder der UNO sein. Die WHO hat ihre eigenen Vorstandsorgane bis hin zum eigenen Etat.

> Die 30. Weltgesundheitsversammlung im Mai 1977 verabschiedete als **Ziel**: „... dass alle Menschen der Welt bis zum Jahr 2000 ein Gesundheitsniveau erreichen, das es ihnen erlaubt, ein sozial und wirtschaftlich produktives Leben zu führen".

Die Vertreter der europäischen Mitglieder der WHO verabschiedeten 1980 in Anlehnung an diese Zielsetzung ein gesundheitspolitisches Konzept: „Gesundheit für alle bis zum Jahr 2000". Diese regionale Strategie stellt vier Bereiche in den Vordergrund:

- Lebensweise und Gesundheit
- Risikofaktoren für die Gesundheit und die Umwelt
- Neuausrichtung des Gesundheitsversorgungssystems
- Unterstützungsmaßnahmen zur Erzielung der drei erstgenannten Bereiche

Die Umsetzung der Ziele der WHO erfolgt zu einem großen Teil mit anderen Einrichtungen der UNO, aber auch auf zwischenstaatlicher Ebene und mit nichtstaatlichen Organisationen wie der Liga der Rot-Kreuz-Gesellschaften.
Einen besonderen Stellenwert nimmt die Arbeit mit dem **Kinderhilfswerk der Vereinten Nationen** (United Nations International Children's Emergency Fund = **UNICEF**, 1946 gegründet) ein. Über einen gemischten Ausschuss der WHO und UNICEF werden Pläne und Ausführungen zur Bewältigung gesundheitlicher Probleme zum Schutze von Kindern und Jugendlichen gemeinsam angegangen.

19.3.2 Strukturen des Roten Kreuzes

Zum Internationalen Roten Kreuz gehören alle unten aufgeführten Bereiche. Die **Internationale Rot-Kreuz-Konferenz** (ca. alle 4 Jahre tagend) fasst Beschlüsse für die Arbeit der einzelnen Tätigkeitsfelder, erteilt Aufträge an das Internationale Komitee vom Roten Kreuz (IKRK) und die Liga und arbeitet an der Weiterentwicklung der Genfer Abkommen.
Zahlreiche mohammedanische Länder führen anstelle des roten Kreuzes den roten Halbmond, der Iran den roten Löwen mit roter Sonne.

Internationales Komitee vom Roten Kreuz (IKRK)

Mitglieder des Internationalen Komitee vom Roten Kreuz (IKRK) können höchstens 25 Bürger der Schweiz sein.
An **Aufgaben** des IKRK sind zu nennen:

- Fortentwicklung des humanitären Völkerrechtes
- zentraler Suchdienst

- Überprüfung der Einhaltung der Genfer Rot-Kreuz-Abkommen
- Sicherstellung der Hilfeleistungen in Kriegszeiten
- Anerkennung neuer Rot-Kreuz-Gesellschaften

Liga der Rot-Kreuz-Gesellschaften

Als die WHO sich 1946 konstituierte, war die Liga der Rot-Kreuz-Gesellschaften als Beobachter vertreten. Frühe Kontakte, in der Folge auch mit der UNICEF, führten schnell zur Durchführung gemeinsamer Projekte. Die Liga beschränkt sich bei ihrer vielfältigen Arbeit jedoch nicht nur auf diese Projekte, sondern sie unterhält auch eine Vertretung bei der UNO in New York und der UNESCO (United Nations International Educational, Scientic and Cultural Organization = Organisation der Vereinten Nationen für Erziehung, Wissenschaft und Kultur, gegründet 1945).
Mitglieder sind die nationalen Rot-Kreuz-Gesellschaften.
Zu den **Aufgaben** der Liga der Rot-Kreuz-Gesellschaften gehören:

- Vorbereitung, Koordinierung und Durchführung von Hilfeleistungen in Notsituationen und bei Katastrophen
- Hilfestellung beim Aufbau neuer Rot-Kreuz-Gesellschaften
- Gesundheitserziehung
- Wohlfahrtsarbeit
- Katastrophenschutz
- Jugend-Rot-Kreuz
- Verbreitung der humanitären Grundsätze des Roten Kreuzes
- Verbreitung der Genfer Konventionen

Nationale Rot-Kreuz-Gesellschaften

Die **Aufgaben** der nationalen Rot-Kreuz-Gesellschaften sind:

- Sicherstellung von Aufgaben des Roten Kreuzes in Krieg- und Friedenszeiten
- Ausbildung von Rot-Kreuz-Helfern
- Mitarbeit im Katastrophenschutz
- Blutspendedienst
- Zentraler Suchdienst
- Mitwirkung in der Sozialarbeit
- Förderung der Arbeit des Jugend-Rot-Kreuzes
- Ausbildung der Bevölkerung
- Verbreitung der Genfer Abkommen

19.4 Nationale Gesundheitsinstitutionen: freie Wohlfahrtspflege

Die freie Wohlfahrtspflege umfasst alle sozialen Hilfen, die in organisierter Form als freigemeinnützige Einrichtungen bzw. Organisationen in Deutschland tätig sind. Ihre vielfältigen Dienste sind in Deutschland nicht mehr wegzudenken und ein wesentlicher Bestandteil im Sozialgefüge unseres Staates.

19.4.1 Spitzenverbände der freien Wohlfahrtspflege

Die Arbeit der Verbände der freien Wohlfahrtspflege ist sehr vielfältig, übergeordnete Schwerpunkte sind vor allem:

- Hilfe bei sozialen Notlagen und Unterstützung in bestimmten Lebenslagen
- Erkennen und Beseitigen der Ursachen individueller Not
- Öffentlichkeitsarbeit zwecks Förderung des Bewusstseins für soziale Notlagen mit dem Ziel des verstärkten sozialen Engagements
- Aus- und Fortbildung

Die gemeinsamen Interessen gegenüber Staat und Öffentlichkeit vertreten die sechs unten beschriebenen Spitzenverbände der Wohlfahrtspflege auf Bundesebene über den Zusammenschluss als „**Bundesarbeitsgemeinschaft der freien Wohlfahrtspflege**". Ähnlich strukturierte Arbeitsgemeinschaften existieren auf Landes- und Ortsebene.

Adresse BAG der freien Wohlfahrtspflege, Franz-Lohe-Str. 17–19, 53129 Bonn, Tel.: 02 28/2 26–1

Arbeiterwohlfahrt (AWO)

Geschichte Die AWO ist aus der deutschen Arbeiterbewegung hervorgegangen, gegründet 1919 von Maria Juchacz. Die Arbeit der AWO umfasste immer die praktische Arbeit und das Bestreben um eine verbesserte Wohlfahrts- und Sozialpolitik. Vor diesem Hintergrund ist wohl das Verbot des Verbandes in der NS-Zeit zu verstehen. 1946 kam es zur Neugründung des „Hauptausschusses der Arbeiterwohlfahrt" in Hannover. In der ehemaligen DDR bestand weiterhin ein Verbot des Verbandes. 1990 wurde die AWO in den neuen Bundesländern erneut gegründet.

Aufgaben Die Arbeit der AWO umfasst alle Gebiete der Sozialarbeit. In Anpassung an die veränderte Bevölkerungsstruktur setzt die AWO einen besonderen Schwerpunkt auf die Altenarbeit.

Adresse Bundesverband: Oppelner Str. 130, 53119 Bonn, Tel.: 02 28 / 66 85–0

Deutscher Caritasverband e.V. (DCV)

Geschichte Der Deutsche Caritasverband wurde 1897 von deutschen katholischen Bischöfen gegründet. In der Zeit des NS-Regimes kam es zur Gratwanderung zwischen den Zwängen der politischen Machthaber und der Fortführung caritativer Ziele auf der Basis der christlichen Nächstenliebe.

Aufgaben Der DCV arbeitet heute in allen Bereichen der Sozialarbeit nicht nur im In-, sondern auch im Ausland. Neben diesen zahlreichen Aufgaben hat die Deutsche Bischofskonferenz der Caritas die Verantwortung für die internationale Not- und Katastrophenhilfe übertragen.

Adresse Karlstr. 30, 79104 Freiburg, Tel.: 07 61/2 00–0

Deutscher Paritätischer Wohlfahrtsverband (DPWV)

Geschichte Er wurde 1924 gegründet und löste sich 1934 zur Zeit des NS-Regimes selbst auf. Zwischen 1945 und 1949 nahm der DPWV seine Arbeit wieder auf, er ist nach wie vor konfessionslos.

Aufgaben Die Inhalte der vielfältigen Aufgaben setzt sich der Verband aus christlicher bzw. humanitärer Verantwortung.

Adresse Heinrich-Hoffmann-Str. 3, 60528 Frankfurt, Tel.: 0 69/67 06–0

Deutsches Rotes Kreuz

Geschichte 1863 wurde die erste Rot-Kreuz-Gesellschaft in Deutschland gegründet. 1921 erfolgte ein Zusammenschluss aller Landesvereine zum Deutschen Roten Kreuz. In den 30er Jahren übernahmen zunehmend Nationalsozialisten Führungspositionen im DRK. Verbandsteile, die sich einer politischen Gleichschaltung widersetzten, wurden aufgelöst. 1945 wurde die DRK-Tätigkeit für etwa ein Jahr verboten, 1950 erfolgte die Wiedergründung.

Aufgaben Die Arbeit des DRK umfasst alle Bereiche sozialer Arbeit, Rettungswesen- und Blutspendedienst, Ausbildung sowie weltweite Hilfen in Kriegs- und Notzeiten.

Adresse Präsidium, Friedrich-Ebert-Allee 71, 53113 Bonn, Tel.: 02 28/5 41–0

Diakonisches Werk (DW)

Geschichte Das Diakonische Werk entstand aus dem 1957 erfolgten Zusammenschluss des Hilfswerks der Evangelischen Kirche Deutschlands und der Inneren Mission.

Aufgaben Neben den zahlreichen Aufgaben in der Sozialarbeit ist das Diakonische Werk bekannt durch seine Aktion „Brot für die Welt".

Adresse Diakonisches Werk der EKO, Dienststelle Berlin, Referat: Informations- und Kommunikations-Management, Altensteinstr. 51, 14195 Berlin, Tel.: 0 30/8 30 01–0

Zentralwohlfahrtsstelle der Juden in Deutschland (ZWStdJ)

Geschichte Die ZWStdJ wurde 1917 gegründet. Sie war als kleinster Verband der freien Wohlfahrtspflege tätig. Zunächst sah der Verband seine Aufgabe in der organisatorischen Betreuung der sozialen Initiativen in den jüdischen Gemeinden des Deutschen Reiches. Unter politischem Zwang kam es 1933 zur Auflösung des Verbandes. In der Nachkriegszeit (1952) wurde die Arbeit wieder aufgenommen.

Aufgaben Zunächst ging es bei der Arbeit des Verbandes vorrangig um die Betreuung und Integration von jüdischen NS-Opfern und deren Familien.

Neben verschiedenen sozialen Aktivitäten sieht der ZWStdJ eine der vordringlichsten Aufgaben in der Eingliederung von Flüchtlingen und Emigranten aus Osteuropa. Zu Beginn der 90er Jahre waren es allein aus der ehemaligen Sowjetunion 12.000 Juden.

Adresse Hebelstr. 6, 60318 Frankfurt, Tel.: 0 69/94 43 71–0

19.5 Definitionen von Gesundheit

Das große Glück, noch klein zu sein,
sieht mancher Mensch als Kind nicht ein
und möchte, dass er ungefähr
so 16 oder 17 wär.

Doch mit 18 denkt er: Halt!
Was über 20 ist, ist alt!
Kaum ist die 20 knapp geschafft,
erscheint die 30 greisenhaft.

Und dann die 40, welche Wende!
Die 50 gilt beinah als Ende.
Doch dann, nach 50 – peu à peu –
schraubt man das Ende in die Höh'.

Die 60 scheint noch ganz passabel,
und erst die 70 miserabel.
Ab 70 aber hofft man still:
Ich werde 80, so Gott will.

Und wer die 80 überlebt,
zielsicher auf die 90 geht.
Dort angelangt, zählt man geschwind,
die Leute, die noch älter sind.

Wilhelm Busch

19.5.1 Gesundheit als individuelles Geschehen

Gesundheit ist laut WHO objektiv definierbar, subjektiv wird sie allerdings absolut unterschiedlich erlebt.
Der Wunsch nach einem **gesunden Neugeborenen** wird unterstützt durch Vorsorgeuntersuchungen und angepasste Lebensweise während der Schwangerschaft. Die nachfolgenden Angebote des Gesundheitswesens in Form von Präventivmaßnahmen vermitteln Sicherheit. Private Initiativen bieten Austausch für „Gleichbetroffene". Die vorbildliche Entwicklung des eigenen Kindes findet man bestätigt in Mutter-Kind-Treffs. Für Sorgenkinder ist hierbei vielfach kein Platz. Gesundheit wird wichtig in und für die auf Erfolg orientierte Schulbildung. Ausbildung und Berufstätigkeit sind ebenfalls auf Funktionstüchtigkeit ausgerichtet und an Gesundheit im weitesten Sinne gebunden.
Die wissenschaftlich orientierte Medizin ist nach Meinung vieler Bürger in der Lage, alles und jedes zu „reparieren", Krankheit passt nicht ins Klischee. **„Forever young"** suggerieren die Medien, und wer möchte dem nicht gerne folgen. Dennoch, unter Gleichaltrigen gesteht man sich vielleicht zunehmend notwendige Erholungsphasen zu, kleine „Zipperlein" werden akzeptiert. Die eigene Gesundheit wird möglicherweise definiert über den Vergleich mit Erkrankungen anderer: „Was geht es mir doch gut!" Mit zunehmendem Alter gewinnt der Vergleich innerhalb der Familie an Bedeutung, das Vertrauen in die „Erbmasse" wird positiv eingesetzt, selbst schwere, überstandene Erkrankungen sprechen für diese These.

Und wenn diese vergröbert dargestellte Sichtweise von Gesundheit nicht möglich ist? Wenn man sich selbst als defizitär erlebt in dieser auf Erfolg ausgerichteten Gesellschaft?

> Die oben aufgeführte Version soll verdeutlichen, wie wenig zutreffend sich der persönlich erlebte Gesundheitszustand des Einzelnen (auch bei absoluter Erkenntnis von diversen Erkrankungen) objektivieren lässt.

19.5.2 Gesundheit in der Arbeitswelt

Arbeit und Gesundheit sind in multifaktorieller Weise miteinander verknüpft.
1839 gab es in Preußen die erste gesetzliche Regelung unter diesem Aspekt, es ging um die staatliche **Begrenzung** der **Kinderarbeit**.
Später (1853) wurde eine staatliche **Aufsichtsbehörde** geschaffen, aus der die heutige staatliche Gewerbeaufsicht hervorging. Damals ging es vorrangig um die Verhütung von Arbeitsunfällen. Der bestehende Anspruch auf Schadensersatz gegen den Arbeitgeber war eine individualrechtliche Regelung und in der Regel absolut unzureichend.
Im Rahmen der von Bismarck begründeten Sozialgesetzgebung brachte die gesetzliche **Unfallversicherung** (1884) große Fortschritte für den Arbeitnehmer. Über die Berufsgenossenschaften wurden die Ziele und Maßnahmen des Arbeitsschutzes bestimmt.
Seit 1951 sind die **Berufsgenossenschaften** paritätisch verwaltete Einrichtungen: Die Entscheidungen werden von Arbeitgeber- und Arbeitnehmervertretern getroffen. Der moderne Arbeitsschutz beschäftigt sich heute mit verschiedensten körperlichen Störungen bzw. Erkrankungen, aber auch in zunehmendem Maße mit psychovegetativen Erkrankungen. Durch die Europäische Union (EU) ist die Vereinheitlichung von Vorschriften zu einem weiteren Arbeitsfeld geworden.
Arbeitsschutz soll heute nicht nur der Verhütung von Berufskrankheiten und Arbeitsunfällen, sondern einem umfassenden, vorbeugenden Gesundheitsschutz am Arbeitsplatz dienen.

Faktoren, die **Gesundheit/Krankheit** während der beruflichen Tätigkeit **beeinflussen**, sind z.B.:
- zu hohes Arbeitstempo
- Zeit- und Termindruck
- schlechtes Betriebsklima
- Über- und Unterforderung
- Informationsmangel
- mangelnde Akzeptanz bei Kollegen und Vorgesetzten
- Angst vor Verlust des Arbeitsplatzes
- Mobbing
- Enttäuschung, fehlende Anerkennung (Frust)
- Konflikte mit Vorgesetzten
- gesundheitsgefährdende Einflüsse am Arbeitsplatz wie extreme körperliche Belastungen, Zwangshaltungen, Staub- und Lärmemissionen, Gefahrenstoffe, unzureichende Berücksichtigung von Arbeitsschutzbestimmungen
- Dauer der Arbeitszeit, Wechselschichten, Mehrarbeit, Überstunden

> Diese Aufzählung macht bereits deutlich, dass sowohl physische wie auch psychische Kriterien für das Wohlbefinden am Arbeitsplatz und damit auch wieder für die Gesundheit des Berufstätigen von Bedeutung sind.

Erschwerend bzw. begünstigend für Erkrankungen kommen Konflikte im Privatleben und Mehrfachbelastungen hinzu.
Dieser Aufzählung gegenüber steht die Sichtweise vieler Bundesbürger, gesundheitliche Schäden aufgrund beruflicher Belastungen als natürlichen Verschleiß zu akzeptieren.
Das **öffentliche Gesundheitssystem** hat zwangsläufig zusammen mit den verschiedenen Kostenträgern ein Interesse
- zuallererst an der Erhaltung der Erwerbsfähigkeit (= Gesundheit?!) von Berufstätigen (Gesundheits- und Unfallschutz),
- die Erwerbstätigkeit wieder herzustellen (medizinische Rehabilitation) oder
- bei Erwerbsunfähigkeit finanziell einen Ausgleich zu schaffen.

Inwieweit ökonomische Interessen mit einer Humanisierung des Arbeitsplatzes parallel einhergehen können, bleibt zu diskutieren.

19.5.3 Alter und Gesundheit

Die WHO definiert **Alter** wie folgt:

- alternde Menschen: 50–60 Jahre
- ältere Menschen: 61–75 Jahre
- alte Menschen: 76–90 Jahre
- sehr alte Menschen: 91–100 Jahre
- langlebige Menschen: über 100 Jahre

Während in der Übersetzung der WHO-Definition die grammatikalische Reihenfolge „alt – älter" eingehalten wird, bietet unser umgangssprachlicher Gebrauch mit diesem heiklen Adjektiv eine besondere Variante, vielleicht ein Ausdruck unseres gebrochenen Verhältnisses zum Alter?

„Ich bin zwar schon älter, aber keineswegs alt!"
„Alt sind die diejenigen, die ein paar Jahre älter sind als ich!"

Die deutsche Bevölkerung wird älter (Abb. 19.2):

- 1950 lag die Zahl der über 60-Jährigen bei 13,5 %.
- 1998 betrug sie bereits 21,8 %.
- 2040 werden es voraussichtlich 37 % sein.
- um 2030 wird Deutschland nach Italien die zweitälteste Bevölkerung weltweit haben.

Die **durchschnittliche Lebenserwartung** lag 1998 in Deutschland für Frauen bei 79,8 bzw. 78,1 Jahren (alte bzw. neue Bundesländer). Bei den Männern betrug der Unterschied nahezu 3 Jahre, nämlich 73,5 bzw. 70,7 Jahren.
Insgesamt wird für das Jahr 2010 mit einer Lebenserwartung bei den Frauen von 81 Jahren, bei den Männern mit durchschnittlich 75 Jahren gerechnet.

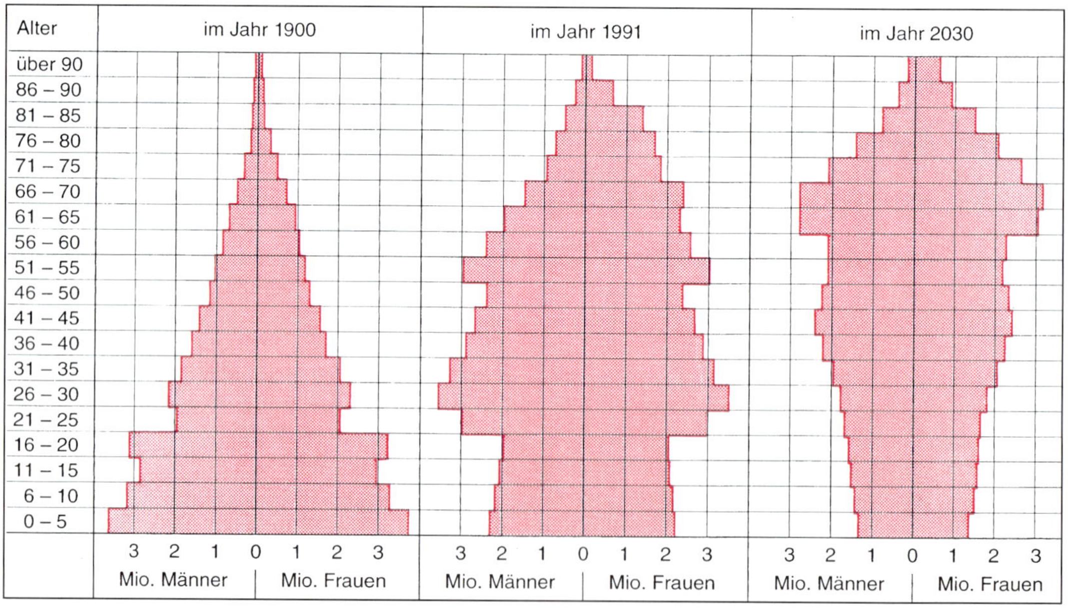

Abb. 19.2 Bevölkerungsaufbau in Deutschland

Die höhere Lebenserwartung ist eng gekoppelt an die **Zunahme altersspezifischer Erkrankungen** und **Probleme**. Zur Verdeutlichung:

- Während 1992 ca. 17% der **Krankenversicherungsbeiträge** von Rentnern erbracht wurden, benötigten sie umgekehrt 41% der Gesamtausgaben für ihre medizinische Betreuung.
- In Deutschland benötigten 1,6 Millionen Menschen 1993 **ständige Pflege**, 48% dieser Bürger waren über 65 Jahre. Nicht erfasst sind in diesen Zahlen die zahlreichen Senioren, die ohne zusätzliche Beanspruchung von helfenden Institutionen von ihren Partnern, den Kindern, anderen Familienangehörigen oder sogar von Freunden versorgt werden.
- Alte Menschen, die in **Alten**- oder **Pflegeheimen** versorgt werden, sind in überwiegendem Maße (zu zwei Drittel) auf Sozialhilfe angewiesen, die Unkosten sind selbst bei hohem Altersruhegeld nicht selbst zu tragen.
- 1990 lebten 9,8 Millionen Bewohner der alten Bundesländer in **1-Personen-Haushalten**. 4,5 Millionen davon waren 60 Jahre und älter, der Anteil an Frauen lag bei 84%.
- Ein zunehmendes Phänomen ist die **Altersarmut**. Die Reduzierung der Rente nach dem Tode des Ehemannes (bei meist gleich bleibenden Festkosten) ist z. B. bei allein stehenden Frauen ein besonders häufiges Problem.

Ohne auf spezifische Alterserkrankungen einzugehen, lässt sich bereits bei diesem eingegrenzten Überblick von Daten ableiten, dass **psychosoziale Defizite** für die Lebensqualität und damit auch wieder für die Gesundheit des alten Menschen mitbestimmend sind.

Altenhilfe wird organisiert über das Bundessozialhilfegesetz, ausführende Organe sind die Sozial- und Gesundheitsämter. Dazu kommen die Einrichtungen und Angebote der freien Wohlfahrtsverbände. Die 'Alten' sind aber nicht untätig geblieben, sie haben sich organisiert. Als bekannteste Organisation treten die „**Grauen Panther**“ mit ihrer Vorsitzenden Trude Unruh auch im politischen Sinne für ihre Interessen ein.

20 Gesunde Lebensweise

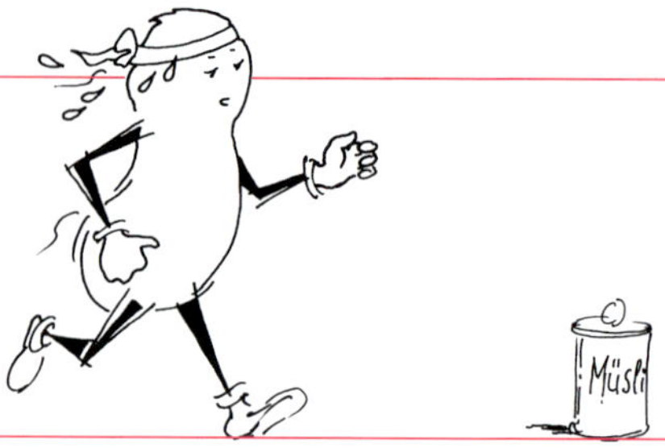

Ursula Kaiser

Ist eine **gesunde Lebensweise** in dieser Welt **möglich**? Kann man nicht nur immer *relativ* gesund leben, eingebettet in die individuellen Möglichkeiten, die bestimmt werden durch unterschiedliche Ernährungsformen, persönliche finanzielle Abhängigkeit oder auch Unabhängigkeit?
Was nützen umgekehrt persönlich optimale Möglichkeiten, wenn z. B. **Belastungen** durch die **Umwelt** gesunde Lebensweise gar nicht zulassen?
Das **Verständnis** von **gesunder Lebensweise** ist ganz unterschiedlich. Gibt es streng wissenschaftlich „die gesunde Lebensweise", auf die sich jeder einlassen kann, wonach er leben sollte, um gesund zu bleiben oder Gesundheit zu erlangen?

> Nicht umsonst wird **Gesundheit** vielfach unter dem Gesichtspunkt der Anpassung definiert: Anpassung an die Gegebenheiten der Umwelt im positiven Sinne, ohne dass es zu seelischen oder körperlichen Störungen kommt.

In Abhängigkeit davon sind die verschiedenen Bestrebungen und **Programme** für die **Gesunderhaltung** und -förderung in einzelnen Ländern ganz unterschiedlich. Als Beispiel das Thema Ernährung:
Während in unseren Regionen die Überernährung (teilweise auch Mangelernährung) das Hauptproblem darstellt, wird in Entwicklungsländern gegen die Ursachen und Folgen von Mangel- und Unterernährung gekämpft.

20.1 Prävention – Prophylaxe

> **Prävention** stammt aus dem Lateinischen und bedeutet Zuvorkommen.
> **Prophylaxe** stammt aus dem Griechischen und bedeutet Vorsorge.

Sämtliche Maßnahmen der Prävention lassen sich in mehrere große Bereiche unterteilen:

- **Primärprävention** umfasst Maßnahmen zum Schutze des gesunden Menschen, z. B. Bekämpfung und Verhütung von Infektionskrankheiten (s. Kap. 8 „Infektionsschutz durch Impfungen"), Forschung, Lebensmittelüberwachung und anderes mehr. Es gilt, Krankheiten zu verhindern und die Gesundheit zu bewahren.
- **Sekundärprävention** stützt sich auf die Krankheitsfrüherkennung und deren rechtzeitige Behandlung, sie beinhaltet alle Maßnahmen der Vorsorgeuntersuchungen.
- **Tertiärprävention** widmet sich den Menschen mit bestehenden Erkrankungen; sie will das Fortschreiten der Krankheit oder gegebenenfalls Rezidive verhindern. In diesen Bereich fällt das große Gebiet der Rehabilitation.

Wie bereits bei der Beschreibung des öffentlichen Gesundheitswesens deutlich wurde, ist die Verwirklichung der oben genannten Ziele nur über verschiedenste Bereiche, sprich Personengruppen und Professionen möglich. Kenntnisse und Vermittlung allein genügen nicht, der Staat muss z. B. über gesetzliche Bestimmungen und Verordnungen die Umsetzung erforderlicher Maßnahmen möglich machen.

20.2 Zielgruppen der Präventivmedizin

Zu den Zielgruppen der Präventivmedizin gehört im Grunde jeder von uns:

- Schwangere
- Säuglinge, Kleinkinder, Schulkinder, Heranwachsende
- Berufstätige
- Senioren
- Behinderte, chronisch Kranke, Suchtkranke
- sozial Unterprivilegierte

20.3 Früherkennung von Erkrankungen

20.3.1 Schwangerenvorsorge

In der Schwangerschaft gibt es ein dichtes Untersuchungsprogramm, um Mutter und Kind vor Komplikationen zu bewahren. Für die berufstätige Schwangere hat der Gesetzesgeber zusätzlich Schutzbestimmungen geschaffen, die eine Gefährdung von Mutter und Kind ausschließen sollen.

20.3.2 Vorsorgeuntersuchungen im Kindes- und Jugendalter

Von der Geburt bis zur Vollendung des 6. Lebensjahres besteht das Angebot über neun Vorsorgeuntersuchungen (U1 bis U9). Besonders engmaschig ist diese Präventivmaßnahme im ersten Lebensjahr – hier werden sechs der neun Untersuchungen durchgeführt. Nach Vollendung des 10. Lebensjahres wird die U10 durchgeführt.

- **U1:** Neugeborenen-Erstuntersuchung
- **U2:** 3. bis 10. Lebenstag
- **U3:** 4. bis 6. Lebenswoche
- **U4:** 3. bis 4. Lebensmonat
- **U5:** 6. bis 7. Lebensmonat
- **U6:** 10. bis 12. Lebensmonat
- **U7:** 21. bis 24. Lebensmonat
- **U8:** 43. bis 48. Lebensmonat
- **U9:** 60. bis 64. Lebensmonat
- **U10:** nach Vollendung des 10. Lebensjahres

> Das Vorsorgeprogramm dient der Überprüfung der Entwicklung des Kindes mit altersentsprechenden Schwerpunkten und dem Aufbau des Impfschutzes.

Während diese Untersuchungen vom Kinderarzt (mit Ausnahme der U1) durchgeführt werden, erfolgt die **Überprüfung** der **Schulreife** von Seiten des örtlichen Gesundheitsamtes.
Zwischen dem vollendeten 13. und dem vollendeten 14. Lebensjahr haben die Jugendlichen Anspruch auf eine **Jugendgesundheitsuntersuchung**.
Die umfassenden Untersuchungen und Ergebnisse werden mit dem Jugendlichen besprochen. Mögliche Auswirkungen im Hinblick auf die weitere Lebensführung sollen diskutiert werden. Der Arzt nutzt den Termin auch, um auf gesundheitsschädigende Verhaltensweisen hinzuweisen und den Impfschutz zu überprüfen.
Maßnahmen zur Verhütung von **Zahnerkrankungen** umfassen:

- **Gruppenprophylaxe**
  - Durchführung in Kindergärten, Behinderteneinrichtungen, Schulen
  - für Kinder, die das 12. Lebensjahr noch nicht vollendet haben
  - für Jugendliche bis zum 16. Lebensjahr, wenn das durchschnittliche Kariesrisiko überproportional hoch ist
  - die zahnärztliche Maßnahme beinhaltet Ernährungsberatung und Mundhygiene
- **Individualprophylaxe**
  - halbjährliche Untersuchung für Kinder/

Jugendliche, die das 6., aber noch nicht das 18. Lebensjahr vollendet haben
- Anspruch auf Fissurversiegelung der Molaren
- Tipps für die Mundhygiene, Hinweis auf Maßnahmen zur Schmelzhärtung der Zähne

20.3.3 Krebsvorsorge

In Abhängigkeit vom Alter und Geschlecht des Menschen gibt es eine Häufung spezifischer Formen von Krebserkrankungen. Daran orientieren sich auch die gesetzlichen Leistungen zur Früherkennung von Krebserkrankungen (Tab. 20.1).

Bei Vorliegen einer Krankheit oder Verdachtsmomenten Einleitung weitergehender, gezielter Diagnostik (z. B. Mammographie) und gegebenenfalls Therapie!

Die Deutsche Krebshilfe schlägt Alarm (1999): Die Möglichkeit der Krebsvorsorge wird nicht zufriedenstellend genutzt,
- nur 16 % der Männer und
- nur 35 % der Frauen

gehen regelmäßig zur Vorsorge.

Beispiel: 60 % der Männer mit Prostatakarzinom können nicht erfolgreich behandelt werden, da die Diagnose zu spät gestellt wird.

Tab. 20.1 Gesetzliche Leistungen zur Früherkennung von Krebserkrankungen

		Vorsorgemaßnahme
Frauen	**ab dem 20. Lebensjahr**	• gezielte Anamnese • Untersuchung des äußeren und inneren Genitales • Entnahme von Untersuchungsmaterial (Portiooberfläche und Zervikalkanal) und zytologische Untersuchung
	ab dem 30. Lebensjahr	• Inspektion und palpatorische Untersuchung der Mammae und der benachbarten Lymphknoten • Anleitung zur Selbstuntersuchung der Brust • Anamnese zu Hautveränderungen
	ab Beginn des 45. Lebensjahres	zusätzlich: • digitale Austastung des Rektums • Test auf okkultes Blut im Stuhl
Männer	**ab dem 45. Lebensjahr**	• gezielte Anamnese • Inspektion und Palpation des äußeren Genitale • digitale Austastung des Rektums und Abtasten der Prostata vom After aus • Test auf okkultes Blut im Stuhl • Palpation regionaler Lymphknoten

21 Sexualerziehung und Familienplanung

Ursula Kaiser

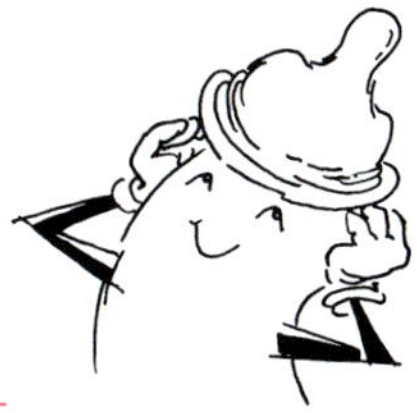

21.1 Sexualerziehung

Im Zusammenhang mit der Ausbildung in der Krankenpflege muss Sexualerziehung nicht besprochen werden. Fächer wie Anatomie/Physiologie und verschiedene Bereiche der Krankheitslehre bringen die fachlichen Inhalte.

> Wichtig wird der Punkt Sexualerziehung jedoch in Bezug auf das Patientenklientel. Verschiedene Generationen, mit unterschiedlichen Formen von Körperbewusstsein aufgewachsen, vertrauen sich uns an oder fühlen sich unserer Pflege ausgesetzt.

Was für die Pflegenden eine Selbstverständlichkeit ist, bedeutet für den Kranken eine Ausnahmesituation.

Sexualerziehung in der **Familie** findet auch dann statt, wenn sie nicht verbalisiert wird. Viele Eltern vertrauen auf die **Schule** als aufklärender Instanz. Bei Durchsicht von Lehrbüchern der dritten und vierten Grundschulklasse lassen sich extreme Unterschiede finden:

- Mit der Eheschließung stellt sich auch irgendwann der Nachwuchs ein – wie auch immer.
- Ein anderes Buch lässt zwar das Kind im Mutterleib heranreifen – der Vater wird aber in dieses Geschehen nicht einbezogen.
- Wieder andere verbinden die liebevolle Darstellung von partnerschaftlicher Beziehung mit sachlicher Aufklärung.

> Eine **einfühlsame Pflege** sowohl bei Erwachsenen wie bei Kindern muss die Antwort auf so unterschiedliche Sozialisationen im Bereich der Sexualität sein. In erhöhtem Maße ist dies erforderlich, wenn wir Patienten pflegen, deren Sozialisation uns aufgrund ihrer Nationalität und Religion fremd ist.

21.2 Familienplanung

> **Familienplanung** ist vom Verständnis vieler Menschen her in der heutigen Zeit in erster Linie gleichzusetzen mit Empfängnisverhütung (Kontrazeption). Sie dient der Geburtenregelung und ermöglicht die zeitliche Bestimmung von Schwangerschaften in Abstimmung mit den jeweiligen Lebensumständen.

Familienplanung ist ein Thema, das viele Lebensbereiche berührt. Zu Beginn wollen wir uns einen kleinen Überblick über diese Bereiche schaffen.

Die **Geschichte** der Menschen zeigt, dass Familienplanung keineswegs ein neues Anliegen ist. Aus der Zeit der archaischen Hochkulturen sind uns diesbezüglich Überlieferungen erhalten, teilweise eingebettet in religiöse Lebensregeln.

Familienplanung war und ist auch von **politischem Interesse**. Während in den meisten europäischen Ländern der Geburtenrückgang (Überalterung) mit Besorgnis registriert wird, versuchen andere Länder (z. B. China) über gesetzliche Reglementierungen der Bevölkerungsexplosion entgegenzuwirken.

Nationale und erst recht globale Interessen haben aber wohl kaum Einfluss auf die ganz **persönliche Familienplanung**. Konflikte mögen durch religiöse Einbindungen existieren, die westliche Welt hat sich aber weitestgehend davon distanziert.

Auf Deutschland eingegrenzt ist die Zahl der **Geburten** in den **alten Bundesländern** ausgehend von 1985 (586.155 Geburten) bis 1990 (727.199 Geburten) angestiegen. Obwohl es danach zu einer Abwärtsentwicklung kam, überstieg 1992 die Zahl der Geburten erstmals seit über 20 Jahren die Zahl der Sterbefälle. Als Hauptgrund dafür wurde nicht der Anstieg von Mehrkindfamilien, sondern die geburtenstarken Jahrgänge der 60er Jahre genannt, die nun selbst Kinder zur Welt bringen.

In den **neuen Bundesländern** dagegen gab es seit 1985 einen kontinuierlichen Geburtenrückgang. Besonders drastisch war dies nach der „Wende". Waren es 1989 noch 198.922 Geburten, so sank die Geburtenrate 1992 auf 87.030. Als Hauptursachen wurden die schlechte wirtschaftliche Lage und die Abwanderung junger Menschen genannt.

Im Jahre **1998** zeichnete sich eine andere Entwicklung ab: Während in den alten Bundesländern im Vergleich zum Vorjahr 4,2 % weniger Kinder zur Welt kamen, stieg die Geburtenrate in den neuen Bundesländern um 1,8 %. Die Gesamtzahl der Geburten betrug 782.251.

Empfängnisverhütung, hier zwar im Zusammenhang mit Familienplanung aufgeführt, ist genauso oder erst recht ein Anliegen **unverheirateter Paare**. Allerdings ist dabei die „Last" der Verhütung oftmals noch ungleichgewichtiger verteilt, sie wird den Frauen vielfach stillschweigend überantwortet. Umgekehrt ist das Vertrauen in den männlichen Partner diesbezüglich gegenwärtig noch sehr gering.

21.2.1 Pearl-Index

Die **Zuverlässigkeit einer Verhütungsmethode** wird nach ihrer Versagerquote (= Pearl-Index) beurteilt.

Die Berechnungen dazu wurden von dem Statistiker Raimund Pearl erhoben. 100 Paare benutzen ein Jahr lang eine bestimmte Verhütungsmethode. Ein Frauenjahr setzt sich aus 12 Zyklen zusammen, also liegen der Berechnung 1200 Anwendungsmonate (= 100 Frauenjahre) zugrunde.

Pearl-Index =

$$\frac{\text{Anzahl der Schwangerschaften} \times 1200}{\text{Anzahl der Anwendungsmonate}}$$

Beispiel: Wenn 100 Paare ein Jahr lang eine Portiokappe zur Empfängnisverhütung benutzen und in dieser Zeit sieben Schwangerschaften eintreten, so ergibt dies einen Pearl-Index von 7.

Die Sicherheit der einzelnen Methode steht und fällt allerdings mit der Zuverlässigkeit der Anwendungsart bzw. umgekehrt mit der Häufigkeit von Anwendungsfehlern.

Eine Übersicht mit Angaben zur **Sicherheit von empfängnisverhütenden Maßnahmen** findet sich in Tabelle 21.1.

Für den Anwender ist die Entscheidung für oder gegen eine Methode bestimmt nicht nur von der Zuverlässigkeit abhängig. Die **Akzeptanz** der Methode (mechanische, chemische oder hormonelle Kontrazeption) ist ebenfalls von entscheidender Bedeutung.

Tab. 21.1 Sicherheit von empfängnisverhütenden Maßnahmen

Pearl-Index	Zuverlässigkeit	Verhütungsmethode
< 1	sichere Methode	• Sterilisation • hormonale Verhütung (Ovulationshemmer „Pille", Dreimonatspritze, Implantat)
1–5	relativ sichere Methode	• Intrauterinpessare (Gebärmutterspirale) • Minipille • Basaltemperaturmethode • symptothermale Methode (Rötzer-Methode) • Kondom (gegebenfalls bei erkennbarem Versagen die „Pille danach" einsetzen) • Scheidendiaphragma mit spermizider Creme • Spermizide als Schaumovulum
5–10	mittlere Zuverlässigkeit	• Portiokappe mit spermizider Creme • Spermizide (Schaumspray)
10–30	unzuverlässige Methode	• Knaus-Ogino (periodische Enthaltsamkeit) • Billings-Methode (Schleimstruktur) • Spermizide (Scheidentablette, Vaginaltablette, Vaginalcreme, Vaginalgel) • Coitus interruptus

Die Wahl einer **natürlichen Form** (NFP = Natural Family Planning) der **Kontrazeption** kann wegen religiöser Vorbehalte gegen andere Methoden getroffen werden, aber auch als Entscheidung gegen körperfremdes Eingreifen. Periodische Enthaltsamkeit bzw. Abstinenz ist im Gegensatz zu allen anderen Methoden ungleich mehr auf partnerschaftliches Verhalten ausgerichtet. Außerdem dienen die natürlichen Formen als einzige der Familienplanung *und* der Verhütung einer Schwangerschaft. Denn während die bisher aufgeführten Formen der Familienplanung ausschließlich auf die Verhinderung einer Schwangerschaft ausgerichtet sind, dienen die natürlichen Methoden auch der Verwirklichung bei bestehendem Kinderwunsch.

21.2.2 Methoden der Empfängnisverhütung

Umfassendes Verständnis für die Wirkungsweise der verschiedenen Methoden der Kontrazeption ist zumindest teilweise gekoppelt an Kenntnisse über anatomische und physiologische Gegebenheiten des weiblichen und männlichen Organismus. Da die Beschreibung der Anatomie und Physiologie jedoch den Rahmen dieses Buches sprengen würde, verweisen wir auf entsprechende Lehrbücher.

Die **Wahl** einer bestimmten Methode von **Empfängnisverhütung** ist von vielen Gründen abhängig:

- gewünschte Kinderlosigkeit
- gesundheitliche Gründe
- Alter der Sexualpartner
- Stabilität der Beziehung
- geplante Familiengröße ist erreicht
- wirtschaftliche Aspekte

Im anschließenden Abschnitt erfolgt eine kurze Besprechung der gebräuchlichsten Formen der Verhütung. Differenzierte Angaben zur jeweiligen Wirkungsweise, Vor- und Nachteile inklusive Kontraindikationen unter medizinischen Aspekten werden hierbei nicht berücksichtigt, dies ist ein komplexes Thema im Rahmen der Geburtshilfe.

Hormonale Empfängnisverhütung

Geschichte Bereits 1921 waren die theoretischen Kenntnisse zur hormonalen Ovulationshemmung bekannt, 1960 kam das erste Präparat auf den Markt.

Prinzip und Anwendung Das Prinzip der hormonalen Verhütung beruht auf der Unterdrückung des monatlichen Eisprungs, Veränderung der Gebärmutterschleimhaut und Beeinflussung des Zervixschleims. Nach der hormonellen Zusammensetzung der „**Pille**“ unterscheidet man:

- 1-Phasen-Präparate
- 2-Phasen-Präparate
- 3-Phasen-Präparate

Neben der täglichen oralen Einnahme der „Pille“ gibt es **Depot-Kontrazeptiva**, die nach intramuskulärer Injektion eine Wirkungsdauer von 3 Monaten haben.
Als Sonderform der hormonalen Empfängnisverhütung gibt es noch die **Minipille**. Die kontrazeptive Wirkung erfolgt ohne Ovulationshemmung, die zyklusabhängige Veränderung der Viskosität des Schleimpfropfes im Gebärmutterhalskanal bleibt aus, das Eindringen der Spermien wird stark behindert bzw. ganz unmöglich gemacht. Die Zahl der Anwenderinnen ist aus verschiedensten Gründen verglichen mit den anderen Präparaten verschwindend gering.

Zuverlässigkeit Bei Einhaltung der Anwendungsregeln kann mit einer 100%igen Zuverlässigkeit gerechnet werden.

Verbreitung Die gute Verträglichkeit, der geringe Aufwand und die hohe Zuverlässigkeit haben die „Pille“ in Deutschland zur verbreitetsten Methode (über 30 %) der Verhütung werden lassen.

Implanon (Pille unter der Haut)

Geschichte Seit Frühjahr 2000 besteht mit Implanon („Pille unter der Haut“) eine weitere Möglichkeit der hormonalen Langzeitkontrazeption (3 Jahre).

Prinzip und Anwendung Implantierung eines gestagenhaltigen Hormonstäbchens unter die Haut des nicht belasteten Oberarms (Innenseite). So klein wie ein Streichholz ist das Implantat 4 cm lang mit einem Durchmesser von 2 mm. Da der Wirkstoff kontinuierlich in die Blutbahn abgegeben wird, kann die tägliche Hormondosis noch niedriger sein als bei der Pille, sie pendelt sich nach 5 bis 6 Wochen auf 40 µg pro Tag ein.

Zuverlässigkeit Der Empfängnisschutz besteht gleich vom ersten Tag an. Da keine Unsicherheit bezüglich der Anwendungsregeln besteht, ist der Pearl-Index niedriger als bei der Pille. Bei übergewichtigen Frauen kann im dritten Jahr die kontrazeptive Wirkung nicht mehr ausreichend sein.

Verbreitung Als relativ neue Methode noch keine Anhaltszahlen zur Häufigkeit der Anwendung. Manche Frauen reagieren mit Akne, andere mit Abweichungen der Menstruation. Von daher empfehlen Gynäkologen, den gleichen Wirkstoff zunächst für einige Monate oral zuzuführen. Treten keine Abweichungen auf, sind auch nach der Implantation keine Probleme zu erwarten.

Intrauterinpessare (IUP)

Geschichte Das Einbringen von Gegenständen in die Gebärmutter zur Verhinderung einer Schwangerschaft, ist schon sehr alt. Bereits Hippokrates beschrieb diese Form der Verhütung beim Menschen. Auf diese alte Methode geht der Name zurück:

> **intrauterin** = innerhalb der Gebärmutter
> **pessar** (von griech. „pessos“) = Spielstein

Der oft benutzte Begriff „**Spirale**“ geht auf erste Versuche zu Beginn des 20. Jahrhunderts zurück. Damals wurden Silberspiralringe eingelegt, sie bewährten sich allerdings nicht. Seitdem gibt es in der Weiterentwicklung bereits Intrauterinpesssare der dritten und vierten Generation, die keine Ähnlichkeit mit Spiralen mehr haben.

Prinzip und Anwendung Die Wirkungsweise ist letztendlich nicht geklärt, wahrscheinlich wird die Einnistung (Nidation) des befruchteten Eies in die Gebärmutterschleimhaut behindert. Ein anderer Gesichtspunkt ist die Behinderung der Verschmelzung von Ei- und Samenzelle. Bei hormonhaltigen IUP kommt der Minipilleneffekt hinzu.
Die Einführung unter sterilen Bedingungen erfolgt durch den Gynäkologen, die ungestörte Verweildauer wird mit 2 bis 5 Jahren angegeben.

Zuverlässigkeit Untersuchungen über die Versagerquote nach dem Pearl-Index ergaben in Abhängigkeit des verschiedenen IUP-Typs Werte zwischen 0,7 und 2,6.

Verbreitung Die Anwendung von IUP zur Kontrazeption wird in Deutschland mit über 10 % angegeben. Weltweit liegt der Verbreitungsgrad über dem der „Pille".

Kondome (Präservative)

Geschichte Das Kondom als mechanische Methode der Kontrazeption ist ebenfalls bereits sehr alt:

- Aus den archaischen Kulturen ist z. B. der Gebrauch von Fischblasen als Kondom zur Verhütung überliefert.
- Aus dem Mittelalter gibt es Angaben über den Einsatz von Kondomen vorrangig gegen die Verbreitung von Geschlechtskrankheiten.

Verschiedenste Materialien sind im Laufe der Zeit zum Einsatz gekommen, das moderne Kondom besteht aus hauchdünnem Latex.
Die Bandbreite der angebotenen Kondome hat sich im Rahmen der „safer-sex"-Kampagnen enorm erweitert, sozusagen für jeden das richtige Kondom, allerdings nicht in Bezug auf die Größe. Hierbei gibt es nach der Deutschen Industrie-Norm (DIN) eine Standardgröße, die nicht alle Bedürfnisse abdeckt, Übergrößen sind in Apotheke und Drogerien nicht immer erhältlich.

Zuverlässigkeit Die Zuverlässigkeit des Kondoms in der Kontrazeption wird durch die Kombination mit spermiziden Befeuchtungsmitteln erhöht.

Verbreitung Während 1985 rund 6 % aller Paare Kondome zur Kontrazeption einsetzten, führte die Angst vor Infektion mit HIV (AIDS) zu einem beträchtlichen Anstieg. Dieser Gesichtspunkt hat leider bei vielen Menschen inzwischen wieder an Bedeutung verloren.

Scheidendiaphragma

Geschichte Das Scheidendiaphragma (griech. = Scheidewand, Umzäunung) oder auch Scheidenpessar genannt, wurde 1882 von dem deutschen Arzt C. Hasse unter seinem Pseudonym Mensinga beschrieben. In England und den USA wurde es unter dem Namen „Dutch-cap" zur meist empfohlenen und praktizierten Verhütungsmethode.

Prinzip und Anwendung Das Scheidendiaphragma besteht aus einer weichen Gummimembran, die kuppelartig eine runde, elastische Drahtspirale überzieht. Im Gegensatz zur Portiokappe reicht das Diaphragma vom hinteren Scheidengewölbe bis vorn in die Nische hinter dem Schambein und bedeckt dabei den Muttermund. In Anpassung an unterschiedliche anatomische Gegebenheiten gibt es verschiedene Größen. Die sichere Handhabung erfolgt über die Einweisung durch den Gynäkologen. Die zeitlich begrenzte Verweildauer von maximal 12 Stunden macht eine selbständige Handhabung erforderlich. Durch Auftragung eines spermiziden Gels auf die dem Muttermund zugewandte Seite erhöht sich die Verlässlichkeit dieser Methode.

Zuverlässigkeit Die Versagerquote nach Pearl liegt zwischen 2 bis 4.

Verbreitung Erst mit Entwicklung und Verbreitung der Pille in den 60er Jahren geriet das Diaphragma nahezu in Vergessenheit. Inzwischen nimmt die Zahl der Frauen, die ein Diaphragma benutzen, wieder zu: 1985 lag der Anteil bei 2,1 %, die Tendenz ist steigend.

Portiokappe

Geschichte Die Portiokappe wurde 1838 erstmals von dem deutschen Gynäkologen Friedrich Wilde beschrieben. Zunächst aus Kautschuk bestehend, später aus unterschiedlichen Metallen hergestellt, benutzt man heute Portiokappen aus Plastikmaterial oder Zelluloid.

Prinzip und Anwendung Der Einsatz der den Muttermund verschließenden Portiokappe zur Kontrazeption ist nicht ganz unproblematisch. Frauen, die die Technik nicht beherrschen, müssen zyklusabhängig jeweils den Gynäkologen zur Anpassung der Kappe aufsuchen. Andere Empfehlungen geben aus Gründen der Infektionsgefahr eine maximale Liegezeit von 2 bis 3 Tagen an. Zur größeren Absicherung ist die Einbringung spermizider Cremes in die Portiokappe sinnvoll. Der zusätzliche Gebrauch von Kondomen empfiehlt sich in der „Einübungsphase".

Zuverlässigkeit Der Pearl-Index liegt zwischen 5 und 10.

Verbreitung Der Aufwand, mögliche Unsicherheit in der Anwendung und damit Zweifel an der Zuverlässigkeit schließen bisher eine weite Verbreitung der Portiokappe aus.

Natürliche Familienplanung

Prinzip Die Methoden der natürlichen Familienplanung (NFP = Natural Family Planning) basieren auf der Beobachtung bzw. Berücksichtigung der natürlichen Vorgänge im Organismus der Frau. Zyklusabhängige Veränderungen (Körpertemperatur, Veränderungen des Zervikalschleims) geben Anhaltspunkte über fruchtbare und unfruchtbare Tage.
Folgende NFP-Methoden gibt es:

- Basaltemperaturmethode
- Schleimstrukturmethode nach Billings
- symptothermale Methode nach Rötzer
- Kalendermethode nach Knaus und Ogino
- Coitus interruptus: Abbruch der Kohabitation vor dem Samenerguss
- Bestimmung der fruchtbaren Tage mittels Urintests (Bestimmung des Hormonspiegels)

Zuverlässigkeit Neben hoher Motivation und einem gewissen Maß von Selbstdisziplin ist eine geregelte Alltagssituation von entscheidender Bedeutung. Bei all diesen Methoden ist das Einverständnis beider Partner sehr wichtig.

Ohne auf sämtliche aufgeführten Methoden näher einzugehen (s. dazu Lehrbücher der Geburtshilfe) sind die Temperaturmethode und die symptothermale Methode als besonders zuverlässig hervorzuheben (immer unter der Voraussetzung der korrekten Durchführung). Der Pearl-Index wird hierbei nur noch durch die hormonale Kontrazeption übertroffen.

Temperaturmethode

Die täglich bestimmten Werte der Morgentemperatur (**Basaltemperatur**) ergeben einen typischen Kurvenverlauf, der die zeitliche Bestimmung des Eisprungs erlaubt. Bei einer typisch verlaufenden Kurve steigt die Temperatur in der Mitte des Zyklus und hält durchschnittlich 12 Tage an (**hypertherme Phase**). Als sicher unfruchtbar gilt der Zeitraum ab dem 3. Tag nach Beginn der hyperthermen Phase.

Symptothermale Methode („double-check-method")

Hierbei wird zusammen mit der Bestimmung der Basaltemperatur die **Konsistenz** des **Zervixschleims** zur Beurteilung herangezogen. Die sicher unfruchtbare Phase ist erreicht, wenn nach dem Verschwinden des flüssigen Zervixschleims 3 Tage mit höheren Temperaturwerten ermittelt worden sind.

Frauenkondom (Femidom)

Seit Mitte der 80er Jahre gibt es ein so genanntes Frauenkondom (Femidom). Anwendung kann dieses Femidon immer dann finden, wenn andere Methoden ausfallen und die Frau sich vor ungewollter Schwangerschaft, aber auch vor Infektionen schützen will.

Prinzip und Anwendung Es handelt sich um einen kondomartigen Schlauch, der in Deutschland allerdings bisher nur in einer Standardgröße vorliegt. Von daher ist eine vorausgehende Anpassung durch den Gynäkologen nicht erforderlich. Die Einführung ist mit der Handhabung eines Tampons vergleichbar, die Stabilität wird durch einen elastischen Innenring gewährleistet. Ein zweiter, wesentlich weiterer Außenring verhindert das Hineinrutschen des Kondoms in die Vagina.

Zuverlässigkeit Die Sicherheit bezüglich der Kontrazeption wird mit der des Kondoms gleichgesetzt.

Sterilisation

Wenn die Sterilisation (operative Durchtrennung der Eileiter bzw. der Samenleiter) als Methode der Kontrazeption auch einen hohen Sicherheitsgrad (99,5 %) besitzt, so ist sie am Schluss aufzuführen, weil die Endgültigkeit dieser Maßnahme besonderer Überlegungen bedarf. Präzise, umfassende Aufklärung nimmt hierbei einen besonders hohen Stellenwert ein.

> Im Bewusstsein, mit einer Sterilisation eine endgültige Entscheidung getroffen zu haben, darf neben praktischen Erwägungen (abgeschlossene Familienplanung) der emotionale Bereich sowohl für den Betroffenen und den Partner nicht vernachlässigt werden.

Prinzip Teilweise Unkenntnis, aber auch gefühlsmäßige Widerstände führen bei uns dazu, dass in Relation wesentlich mehr Frauen als Männer diesen Eingriff durchführen lassen, obwohl der Eingriff beim Mann (Vasektomie) unkomplizierter ist als bei der Frau. Bei beiden Geschlechtern wird sozusagen die „Transportschiene" für Ei- bzw. Samenzellen operativ unterbrochen. Der Eingriff bleibt ohne Auswirkungen auf die Hormonproduktion, Hoden und Eierstöcke sind von ihrer Funktion her unbeeinträchtigt.

Die **Wiederherstellung** der **Fruchtbarkeit** (Refertilisierung) ist technisch zwar möglich, der Erfolg der Maßnahme ist allerdings nicht prinzipiell gewährleistet, er ist von verschiedenen Faktoren abhängig.

Verbreitung In anderen europäischen Ländern und den USA ist die Sterilisation eine Methode der Kontrazeption, die im Vergleich zu Deutschland häufiger und mit größerer Selbstverständlichkeit durchgeführt wird.

22 Drogen

Ursula Kaiser

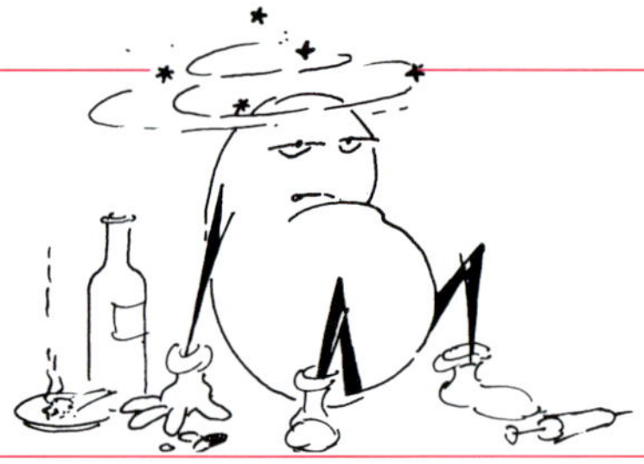

22.1 Geschichte

Fast jede Gesellschaft kennt den Gebrauch von Drogen. Vielfach wurden die meist aus Pflanzen gewonnenen Drogen in sozial integrierte Verhaltensweisen einbezogen, teilweise bei der Durchführung kultischer, religiöser Rituale, aber auch zur Bewältigung körperlicher Erkrankungen und Belastungen eingesetzt.

Kaffee, Tee und **Tabak**, von dem einen als Genussmittel gewertet, von anderen als Droge verschrieen, waren bei der Einführung in Europa heftig umstritten. Die Kaffeehäuser des 17. Jahrhunderts wurden mit Skepsis beobachtet, man sah in ihnen den Ausgangspunkt für oppositionelle Bewegungen.

Alkohol dagegen war damals schon lange gesellschaftlich anerkannt, die bekannten Auswirkungen von Alkoholabusus sind z. B. in der Malerei immer wieder zu entdecken.

Die heutige Gesellschaft kennt zahlreiche Drogen aus unterschiedlichen Kulturkreisen. Die technische Entwicklung hat die Möglichkeit hoch konzentrierter Aufbereitungen geschaffen, dazu kommen halb- und rein synthetische Drogen, die teilweise aus legalen Chemikalien hergestellt werden können.

22.2 Definitionen der Wirkung von Drogen

Drogen sind Substanzen, die auf das ZNS einwirken und Befindlichkeit, Bewusstsein und Stimmungen beeinflussen.

Drogenabhängigkeit (drug dependence) ist laut WHO ein Sammelbegriff für Zustände der psychischen („drug habituation") und physischen („drug addiction") Abhängigkeit von einem auf das ZNS wirkenden Stoff.

- Die **physische Abhängigkeit** liegt vor, wenn nach wiederholtem Konsum der

Droge eine Toleranzentwicklung stattgefunden hat. Zur Erzielung des gleichen Effekts muss die Dosis erhöht werden, das Absetzen der Droge führt zu körperlichen Entzugssymptomen. Je nach Droge kann diese Entwicklung unterschiedlich schnell erfolgen.
- Die **psychische Abhängigkeit** ist gekennzeichnet durch ein maßloses, kaum beherrschbares Verlangen, über die Droge das gewünschte Wohlgefühl zu erzielen. Psychische Abhängigkeit ist ungeheuer schwer zu bewältigen. Entzugssymptome können Unruhe, Konzentrationsschwäche, Angstzustände, Gereiztheit und Depression sein.

22.3 Suchtmittel und Betäubungsmittelgesetz

Zu den **Suchtmitteln** zählen
- Morphin und dessen synthetische Derivate (Abkömmlinge), z. B. Heroin
- Barbiturate (Schlaf- und Beruhigungsmittel)
- Psychotonika (Amphetamine)
- Cannabis (Haschisch, Marihuana)
- LSD
- Crack u. v. m.

Als Drogen sind im oben definierten Sinne auch Genussmittel wie Alkohol, Zigaretten, Kaffee oder Tee zu nennen.
Seit 1982 gibt es in Deutschland ein neues **Betäubungsmittelgesetz** (BtMG). In den Anlagen zum Gesetz sind etwa 150 verschiedene Stoffe definiert. Außerdem regelt es die Verschreibungsmodalitäten bestimmter Betäubungsmittel und ihre Überwachung. Das Gesetz geht auch auf den illegalen Umgang mit Betäubungsmitteln ein bzw. die daraus resultierende Straffälligkeit.
Für die **Bekämpfung** von **Drogenabhängigkeit** hat das neue Gesetz eine wichtige Möglichkeit geschaffen: Ein straffälliger Abhängiger, der eine Therapie beginnen will oder sich bereits in einer Therapie befindet, kann auf eine Zurückstellung der Strafvollstreckung oder sogar auf eine Einstellung des Verfahrens hoffen. So unkompliziert wie sich dies zunächst anhören mag, ist es in der Umsetzung allerdings nicht.

22.4 Häufig missbrauchte Drogen

22.4.1 Alkohol

Alkohol ist in unserem Kulturkreis eine tolerierte Droge. Die Gesellschaft vermittelt Regeln (z. B. Alter) bzw. Gelegenheiten (geselliges Beisammensein, besondere Ereignisse usw.) für den Umgang mit diesem Stoff, die Trinkmenge wird hierbei weniger berücksichtigt.

> Der leichte Zugang und die Akzeptanz von Alkohol in der Gesellschaft (Zugehörigkeit, Erwachsensein, Richtig-etwas-vertragen-können) macht Alkoholismus nach Nikotinabusus zur zweithäufigsten Suchterkrankung in Deutschland.

Rund 2 Millionen Suchtkranke befanden sich 1999 wegen eines Alkoholsyndroms in Therapie. Bei mehr als 9 Millionen Bürgern wird der Genuss von Alkohol als riskant eingestuft.
Der Beginn der Alkoholabhängigkeit ist schwer zu bestimmen, die Toleranz im sozialen Umfeld ist ebenfalls unterschiedlich.
Über viele Jahre lag der **Pro-Kopf-Verbrauch** von reinem Alkohol bei 11,8 l. 1993 lag erstmals eine Statistik unter Berücksichtigung der neuen Bundesländer vor: Der Gesamtverbrauch pro Kopf war auf 12,2 l angestiegen.
Der Beginn des Alkoholmissbrauchs (**Einstiegsalter**) hat sich bei Jugendlichen vom 14. Lebensjahr (1980) auf das 12. Lebensjahr (1992) vorverlagert. Die Ursachen sind vielschichtig, sie werden unter anderem zurückgeführt auf
- psychosoziale Stressfaktoren („broken home", sexuelle Unsicherheit)
- zunehmenden Leistungs- und Konsumdruck

- Jugendarbeitslosigkeit
- Zugehörigkeit zu unterpriviligierten Sozialschichten oder ethnischen Minderheiten in unserer Gesellschaft

> 10 % der jährlich behandelten Vergiftungen von Kindern sind mittlerweile alkoholbedingt.
> Bis zu 50 % aller tödlichen Autounfälle sind alkoholbedingt, die Altersgruppe von 15- bis 25-Jährigen ist dabei häufiger betroffen als alle anderen Altersgruppen zusammen.

Selbst der **Arbeitsplatz** ist für etwa jeden 10. Arbeitnehmer keine Tabuzone für regelmäßigen Alkoholkonsum. Volkswirtschaftlich bleibt das natürlich nicht ohne Folgen. Die Zahl großer Betriebe, die an ihre betriebsärztliche Versorgung eine Suchtberatung angegliedert haben, hat zugenommen.
Als Besonderheit sind die so genannten „**Alkoholberufe**" hervorzuheben. Gemeint sind Berufsbilder, die mit der Herstellung und/oder dem Vertrieb von Alkohol befasst sind. Der damit nahezu immer erhöhte Alkoholkonsum birgt zwangsläufig eine stärkere Suchtgefährdung. Außerdem gibt es eine Vielzahl anderer Berufe (z. B. in Baubetrieben), in denen Alkoholkonsum nicht nur billigend akzeptiert wird, sondern sogar in den Arbeitsprozess (Geschäftsabschlüsse, Kontaktaufnahme usw.) einbezogen wird.
Die **psychischen Schäden** durch Alkoholmissbrauch sind in vielen Untersuchungen nachgewiesen worden. Ebenso werden nahezu alle menschlichen **Organe** durch Alkohol **geschädigt**. Eine Vielzahl von Erkrankungen ist direkt an die Sucht gekoppelt, andere werden durch Alkohol in ihrer Entstehung begünstigt (s. Lehrbücher der Krankheitslehre).
Eine besondere Form der Schädigung durch Alkohol ist die **Alkoholembryopathie**: Das ungeborene Kind wird durch den Alkoholkonsum der Mutter in gravierender Weise geschädigt. Gifte, die in der Embryonalzeit auf das Kind einwirken, führen zu massiven Schädigungen.

> Angeborene Fehl- bzw. Missbildungen sowie Hirnschädigungen werden jährlich bei Tausenden von Neugeborenen festgestellt. Etwa 2500 davon werden auf Alkoholmissbrauch der Mutter zurückgeführt.

Weitaus größer ist die Zahl der Kinder, bei denen die Erkrankung in schwächerer Form (sog. **Alkoholeffekte**) auftritt und deshalb oft erst im Vorschul- oder Schulalter sichtbar wird.
Einzelheiten zum Syndrom der Alkoholembryopathie finden Sie in Lehrbüchern der Krankheitslehre.

Prävention und Therapie

Durch die große Verbreitung der legalen Droge Alkohol haben für Kinder und Jugendliche vorbeugende Maßnahmen einen besonderen Stellenwert. **Vorbilder** wie Eltern, Lehrer, geliebte Stars und bewunderte Sportler tragen diesbezüglich eine große Verantwortung. „Sein wie ..." kann eine sehr starke Motivation bedeuten, beinhaltet natürlich auch Gefahren.
Für die **Prävention** notwendige **Maßnahmen** sind:

- jugendgesetzliche Bestimmungen
- Preissenkung alkoholfreier Getränke (Das Bier darf nicht billiger sein!)
- keine alkoholischen Getränke auf Klassenfahrten, am Arbeitsplatz usw.

> Einsicht statt Verbot als pädagogisches Ziel muss auch bei der Kontrolle des Alkoholkonsums Einzug halten.

Negative gesellschaftliche Rahmenbedingungen, die es zu ändern gilt, sind ein weites Feld, auf die hier nicht näher eingegangen werden kann.
Bei Alkoholkranken beginnt die Chance einer **Therapie** mit der Einsicht in die Hilfsbedürftigkeit. In Deutschland ist die Therapie ausgerichtet auf stationären Aufenthalt. Ambulante Betreu-

ungsmöglichkeiten existieren nur in geringem Umfang.
Eine große Unterstützung sind für den „trockenen“ Alkoholiker in der Folgezeit **Abstinenzverbände** wie das Blaue Kreuz, der Guttempler-Orden und Selbsthilfegruppen wie Anonyme Alkoholiker oder der Kreuzbund. Nachsorge kann je nach Situation auch bedeuten, dass eine Umschulungsmaßnahme durchgeführt oder eine neue Form des Wohnens gewählt wird.

Der Abschluss der Therapie bedeutet keinesfalls das Ende der Auseinandersetzung mit der Droge Alkohol.

22.4.2 Amphetamine

Zur Arzneimittelgruppe der Psychotonika zählen vor allem die Amphetamine (Psychostimulanzien, Weckamine, Speed).

Rausch Amphetamine bewirken vorübergehend:
- Leistungssteigerung
- Zunahme des Selbstwertgefühls
- Beseitigung von Schlafbedürfnis, Hunger und Ermüdung

Abhängigkeit Zur Erzielung der gewünschten Euphorie (**psychische Abhängigkeit**) benötigt der Süchtige eine immer höhere Dosierung, erholsamer Schlaf ist dabei kaum noch möglich. **Physische Folgen** sind Appetitlosigkeit, Tachykardien, Schlaflosigkeit, Tremor.

Achtung: **Appetitzügler** können in abgeschwächter Form Wirkungen wie Amphetamine verursachen.

22.4.3 Barbiturate

Die meisten der verschriebenen Schlafmittel sind barbiturathaltig, sie beinhalten deshalb ein gewisses Suchtpotential. Die Gefahr der Gewöhnung an Schlafmittel ist sehr groß.

Rausch Der Missbrauch von Schlafmitteln läuft vielfach in Verbindung mit Alkohol ab, eine Kombination, die stimulierend, aber auch entspannend wirkt.

Barbiturathaltige Medikamente (Hypnotika, Schlaf- und Beruhigungsmittel) werden von Drogenabhängigen oft als Ersatzstoff benutzt.

22.4.4 Crack

Crack (sog. Designerdroge, Derivat des Kokains) ist ein Beispiel für die zunehmende Flut verschiedenster Designerdrogen.

Herkunft Die synthetischen Drogen haben einen besonderen Stellenwert in der Drogenkriminalität eingenommen. Ehemalige Einfuhrländer von Drogen wurden zu Produzenten.

Herstellung Durch Änderung der Molekülstruktur wird Crack z. B. aus Arzneimitteln wie Analgetika hergestellt. Diese Präparate sind weitaus billiger als herkömmliche, natürliche Drogen.

Rausch Die Rauschwirkung von Crack ist unberechenbar und wirksamer als Heroin.

Schädigende Wirkung Crack ist massiv gesundheitsschädigend für ZNS, Lunge und Herz.
„**Crack-babys**“ sind schwerstgeschädigte Säuglinge abhängiger Mütter. Am häufigsten treten Chromosomendefekte, Fehlbildungen des Genitale, Fehlfunktionen des Hirns und allgemeine Schwäche des Immunsystems auf.

22.4.5 Cannabis (Haschisch, Marihuana)

Zu den ältesten Kulturpflanzen der Menschen zählt die Hanfpflanze, sie wurde z. B. in China bereits vor Beginn der neuen Zeitrechnung als Droge gegen verschiedenste Erkrankungen eingesetzt. 190 nach Beginn der neuen Zeitrechnung gab es einen Chirurgen, der zur Betäubung

Haschisch oder Stramonium einsetzte. Cannabis wurde zur Stärkung von Milz, Magen und Gedärm eingesetzt. Neben seiner eingesetzten Wirkung als Sedativum wurde es zur Verhütung einer Darmatonie nach schweren Erkrankungen benutzt.

Herkunft Anbaugebiete sind z. B. in Mexiko, Guatemala, Kolumbien, Iran, Pakistan, Afghanistan und Thailand.

Herstellung Haschisch und Marihuana werden heute aus verschiedenen Bestandteilen der indischen Hanfpflanze gewonnen.

Rausch In der Wirkung ist reines Haschisch erheblich stärker als Marihuana. Die Wirkung ist von der Persönlichkeitsstruktur und der individuellen Stimmungslage des Konsumenten abhängig. Unter Drogeneinfluss verändern sich **Sinneswahrnehmungen**, es treten z. B. Licht- und Farbenvisionen auf, Raum- und Zeitsinn gehen verloren. Die erwünschte **angst**- und **spannungslösende** Wirkung kann bereits bei einmaligem Gebrauch in **Furcht**- und **Panikzustände** umschlagen.

Schädigende Wirkung Die krebserzeugende Wirkung von Cannabisrauch ist höher als die des Tabakrauchs. Beeinträchtigung des Immunsystems und der Sexualorgane sind nachgewiesen.

Abhängigkeit Der regelmäßige Cannabiskonsum führt zu psychischer Abstumpfung und Apathie.

22.4.6 Heroin

Während z. B. Haschisch zu den „weichen" Drogen zählt, wird Heroin den „harten" Drogen zugeordnet.

Herkunft Anbauländer sind Mexiko, Guatemala, Iran, Pakistan, Afghanistan, Birma, China, Laos und Thailand.

Herstellung Heroin entsteht durch eine chemische Reaktion von Morphin und Essigsäure. Das Morphin wird aus dem eingetrockneten Milchsaft der unreifen Fruchtkapsel des Schlafmohns (Rohopium) gewonnen.

Rausch In der **Medizin** sind synthetisch zugängliche Derivate des Morphins zur Bekämpfung schwerer Schmerzzustände von großer Bedeutung.
Für den **Suchtkranken** sind die gewünschten Wirkungen der Heroininjektion:
- Blockierung von Schmerz- und Angstgefühlen
- subjektives Wohlbefinden
- Herabsetzung oder Verschwinden von Hunger und Müdigkeit

Schädigende Wirkung Neben den direkten gesundheitlichen Schäden durch das Heroin ist der Drogenabhängige zusätzlich einer Vielzahl gesundheitlicher Gefährdungen ausgesetzt durch schlechten Ernährungszustand, gegebenenfalls Obdachlosigkeit, Infektion über unsauberes Spritzenbesteck, verunreinigtes, gestrecktes Heroin, Prostitution. Ein großer Teil der HIV-positiven Menschen kommt aus der Drogenszene.
Im Jahre 1999 starben in Deutschland 1812 Menschen an den Folgen von Heroin, Kokain und anderen harten Rauschmitteln. Verglichen mit 1998 waren dies 138 Tote mehr.

Abhängigkeit Die psychische und physische Abhängigkeit ist gekennzeichnet durch eine **Toleranzentwicklung**: Größere Mengen der Droge müssen zur Erzielung der gewünschten Wirkung beschafft werden, was wegen der hohen Kosten der Droge zur **Beschaffungskriminalität** führt.

22.4.7 Kaffee, Tee, Tabak

Kaffee, Tee und Tabak werden als Genussmittel bezeichnet. Die **körperlichen Schädigungen** exzessiven Konsums wie Schlaflosigkeit, Nervosität, Magenbeschwerden und erhöhte Disposition für Herzinfarkte werden dadurch verharmlost. Die Gefahren des Nikotinmissbrauchs sind längst erwiesen (s. S. 260).

22.4.8 Kokain

Kokain (Koks, Schnee usw.) zählt ebenfalls zu den harten Drogen.

Herkunft Die Hauptanbauländer sind Kolumbien, Peru und Bolivien. Dort werden die Kokablätter von der armen Bevölkerung größtenteils zur Betäubung des Hungergefühls gekaut.

Herstellung Aus den Blättern des Kokastrauches wird in Verbindung mit Wasser und Kalk Kokain hergestellt. Als Kokainhydrochlorid war es das erste bedeutende Lokalanästhetikum (1862) und wurde in der Augen- und Zahnmedizin eingesetzt.

Rausch Kokain hat eine stark aufputschende, schmerzbetäubende, leistungssteigernde Wirkung. Die Hochgefühle weichen einer abgespannten, negativen Stimmung.

Abhängigkeit Außer starker psychischer Abhängigkeit führt langfristiger Konsum von Kokain zu Halluzinationen, besonders Verfolgungswahn, tiefen Depressionen, Schlaflosigkeit und körperlichem Verfall.

22.4.9 LSD

LSD (Abkürzung für Lysergsäurediethylamid, Trips) zählt ebenfalls zu den harten Drogen.
Die halluzinogene Wirkung wurde in den 40er Jahren entdeckt. LSD kam früher als Therapeutikum (z. B. in der Psychotherapie) zum Einsatz. Mitte der 60er Jahre fand LSD in der „Hippie-Kultur" großen Anklang. 1966 wurde es vom Markt genommen, seitdem wird es illegal produziert.

Herkunft LSD ist ein Mutterkornbestandteil (Mutterkorn ist die Frucht eines Schlauchpilzes) und wird halbsynthetisch hergestellt.

Rausch Die Wirkungen (**Halluzinationen**) sind sehr vielfältig und unterschiedlich. Ausgehend von der Befindlichkeit des Konsumenten wirkt LSD eher anregend oder depressiv. Der so genannte **Echorausch** (Echoeffekt, Flash-back) kann kurze oder längere Zeit nach dem Konsum von LSD auftreten. Er ist verbunden mit Angstzuständen, Wahnvorstellungen, Schmerzen und Psychosen. Der gefürchtete Horror-Trip kann nach Drogeneinnahme für kurze Zeit auftreten, aber auch Tage bis Wochen dauern (ewiger Trip). Tödliche Unfälle oder Suizide sind in diesem Zusammenhang nicht selten.

Schädigende Wirkung Häufiger LSD-Konsum kann zu Persönlichkeitsveränderungen führen, die intellektuelle Leistungsfähigkeit sinkt. Geistige Verwirrtheitszustände sind beobachtet worden.

Abhängigkeit Der lang anhaltende Konsum von LSD führt zu **psychischer** Abhängigkeit.

22.4.10 Schnüffelstoffe (chemische Lösungsmittel, Sniffing)

Herkunft Leicht flüchtige Kohlenwasserstoffe kommen als Lösungsmittel in vielen kommerziellen Produkten vor: Klebstoff, Nagellack, Farben usw. Diese Wirkstoffe sind in nahezu allen Haushalten vorhanden, sie sind im Handel frei verkäuflich, und – als weiteres Kriterium für ihre Gefährlichkeit – sie sind im Vergleich zu illegalen Drogen preiswert.

Rausch Die Inhalation dieser Stoffe führt zu einem schnellen Rausch. Gesteigerte Sinneswahrnehmungen und Bewusstseintrübung liegen dicht beieinander.

Schädigende Wirkung Bei kontinuierlichem Missbrauch kommt es zu Schädigungen des ZNS, der Leber und der Niere. Todesfälle treten auf als Folge einer Atemlähmung oder eines akuten Herz-Kreislauf-Versagens.

Abhängigkeit Der Konsum von Lösungsmitteln bewirkt **psychische** Abhängigkeit. Entzugssymptome nach Absetzen der Droge fehlen oft.

22.4.11 Tabak

Rauchen ist nicht mehr „in": „Smokers are looser!" Viele Kampagnen im In- und Ausland bemühen sich mit Hilfe verschiedenster Ansätze um die Abstinenz vom **Tabakkonsum**. Selbst die Unterhaltungsbranche verzichtet z. B. in Filmen auf den „coolen" rauchenden Helden. Dennoch erreichte der Zigarettenkonsum in Deutschland erneut einen Höchststand. Mit 138,4 Milliarden Zigaretten wurden 0,5 % mehr geraucht als 1997. Das Rauchen von Zigarillos und Zigarren erhielt durch prominente Vorbilder (z. B. Bill Clinton) neue Attraktivität, der Konsum erhöhte sich um 25,5 %. Das Einstiegsalter ist mittlerweile auf 12,5 Jahre abgesunken. In der Altersgruppe zwischen 19 und 24 Jahren raucht knapp die Hälfte der Bevölkerung (49 % der Männer, 44 % der Frauen). Das Robert-Koch-Institut rechnet mit 14 Millionen abhängigen Rauchern.

Schädigende Wirkung Die Gefahren durch das Rauchen sind jedem bewusst, werden aber verdrängt.

> Das British Medical Journal schreibt: Das Leben eines Rauchers verkürzt sich mit jeder Zigarette um 11 Minuten.

Die vielen Milliarden (1998: 26,6 Milliarden DM) an Steuereinnahmen durch Tabakkonsum reichen nach Meinung von Experten für die Folgeschäden nicht aus:

- 24,5 Milliarden Kosten durch erhöhten Krankenstand und Arbeitsausfall,
- 9,3 Milliarden für die Heilung tabakrauchbedingter Erkrankungen,

das sind 5 % der gesamten Aufwendungen der gesetzlichen Krankenkassen.

100.000 Todesfälle durch Rauchen – Rauchen tötet in Deutschland mehr Menschen als Verkehrsunfälle, Aids, Alkohol, illegale Drogen, Morde und Selbstmorde zusammen.
Ende 1999 beschloss die EU-Kommission eine Absenkung der Schadstoffe in Zigaretten ab 2004:

- der Teergehalt soll von 12 auf 10 mg reduziert werden
- der Nikotingehalt soll 1 mg nicht mehr übersteigen

Auf die gesundheitlichen Gefahren soll noch deutlicher hingewiesen werden:

- die Bezeichnungen „leicht" und „mild" sollen als Irreführung des Verbrauchers verboten werden
- „Rauchen tötet" soll als Hinweis auf der am besten sichtbaren Fläche der Packung stehen

Deutschland stimmte gegen den Vorschlag der EU-Kommission.

Abhängigkeit Der Raucher wird einen Vergleich mit einem Fixer weit von sich weisen. Dennoch entstehen auch bei ihm vielfach z. B. Nervosität, Missstimmung oder Aggressivität, wenn eine gewisse Zeit lang nicht geraucht worden ist oder die nächste Zigarette nicht in erreichbarer Nähe ist.

22.4.12 Tranquilizer

Tranquilizer gehören zu den am häufigsten verschriebenen Medikamenten und stehen stellvertretend für die Sichtweise, über Medikamente Störungen der somatischen und psychischen Befindlichkeit zu beherrschen bzw. zu unterdrücken.

Rausch Von ihrer Wirkung her sind die Tranquilizer (Sedativa) den Barbituraten sehr ähnlich, allerdings ist ihre narkotisierende Wirkung nicht so ausgeprägt. Darin liegt auch ihre besondere Suchtgefahr: Sie ermöglichen ein „Funktionieren" im Alltag. Tranquilizer wirken angst- und spannungslösend, allerdings auch reduzierend auf Konzentration und Reaktion.

Abhängigkeit Bei Dauergebrauch entwickelt sich psychische und physische Abhängigkeit.

22.4.13 Psychische Abhängigkeiten

Abschließend soll nicht unerwähnt bleiben, dass es nicht nur stoffgebundene Suchtformen gibt, sondern auch rein psychische Abhängigkeiten. Dies sind z. B.:

- Spielsucht
- Ess-/Brechsucht

- Magersucht
- Fitnesssucht (tritt auch in Koppelung mit Magersucht auf)
- Arbeitssucht (workaholic)
- Internet-Sucht

22.5 Drogenhilfen (Drogenberatung und Drogentherapie)

Ausstieg ist das Zauberwort, ein Ziel, das nur wenige ohne professionelle Hilfe erreichen können. Die vorhandenen Kapazitäten stehen allerdings nach Meinung von Experten, Betroffenen und Angehörigen nicht in Relation zum tatsächlichen Bedarf: Der Ausstieg bleibt schwierig.
Die Suchtarbeit unterteilt Sucht in verschiedene Bereiche. Zusammen bilden sie eine **therapeutische Kette**. Im Einzelnen gehören dazu:

- **Kontaktarbeit**: Streetworker, Teestuben
- **Beratungsarbeit**: Hier können Betroffene und Angehörige Informationen und Hilfestellung finden. Das Angebot ist anonym und kostenlos. In Gesprächen wird versucht, die Ursachen der Schwierigkeiten herauszufinden und einen für den Betroffenen umsetzbaren Lösungsansatz zu finden.
- **Entgiftungsarbeit**: Vor der eigentlichen Therapie muss der Entzug stattfinden. Wie bereits beim Alkoholismus beschrieben, erfolgt dies üblicherweise im Rahmen eines stationären Aufenthalts. Bisher gibt es nur wenige so genannte „ambulante Kompakttherapieplätze“, die dem Suchtkranken das Verbleiben in gewohnter Umgebung ermöglichen. Je nach „Suchtkarriere“ ist der Patient mehr oder weniger entwurzelt, so dass diese Möglichkeit gar nicht besteht.
- **Rehabilitationsarbeit**: Nach dem körperlichen Entzug erfolgt die Phase der Rehabilitation. Wartezeiten unterschiedlicher Länge zwischen Entgiftung und Rehabilitationsarbeit bewirken oftmals einen erneuten Rückfall. Je nach therapeutischem Konzept wird diese Wartezeit auch als Überprüfung der Ernsthaftigkeit des angestrebten Ausstiegs angesehen. Die nun intensive Behandlung wird in Gruppen- oder Einzeltherapie durchgeführt. Die Behandlungsdauer ist unterschiedlich: Bedarfsorientiert gibt es Kurzzeitprojekte (ca. ein halbes Jahr), andere Suchtkranke benötigen eine langfristige Rehabilitation nach erster erfolgter Neuorientierung.

Eine besondere Form der Drogentherapie für Heroinabhängige ist die **Substitution**: die Verabreichung des umstrittenen Ersatzstoffes **Methadon** (im Handel als Methaddict®) unter ärztlicher Kontrolle. Die Suchtkranken stehen nicht mehr unter dem permanenten Druck, sich Drogen beschaffen zu müssen. Die Abhängigen, die auf diese Weise therapiert werden sollen, werden nach bestimmten Kriterien ausgewählt: Alter, festem Wohnsitz, Grad und Dauer der Abhängigkeit.

Ziel des **Methadonprogramms** ist die Resozialisierung bzw. Entkriminalisierung und Einschränkung der gesundheitlichen Risiken für die Suchtkranken.

Methadon macht zwar auch körperlich abhängig, es ist aber weder bewusstseinsverändernd noch euphorisierend und stoppt den körperlichen Verfall. Dieser „Freiheitsgrad“ hat einem Teil der mit Methadon versorgten Abhängigen möglich gemacht, wieder einem Beruf nachzugehen. Um dieses Ergebnis einschätzen zu können, sollten wir uns nochmals verdeutlichen, was es heißt, süchtig zu sein:

Sucht wird bestimmt durch ein unkontrollierbares Verlangen nach einem bestimmten Erlebniszustand, der Verstand unterliegt diesem Verlangen. Die freie Entfaltung der Persönlichkeit wird durch die Sucht beeinträchtigt, die Einbindung in soziale Beziehungen wird gefährdet oder zerstört, das Morgen (Zukunftsperspektive) wird dem Heute (Suchtbefriedigung) geopfert.

Seit Anfang 1999 gibt es in den Ländern Hessen, Niedersachsen, Nordrhein-Westfalen sowie neun Städten ein Modellprojekt zu **kontrollierter, kostenloser Heroinabgabe**.
1000 bis 2000 Schwerstabhängige werden in einem auf 3 Jahre angelegten Projekt gesundheitlich und psychosozial betreut. Ziele sind wie beim Methadonprogramm zunächst die Abnahme von Beschaffungskriminalität und Prostitution. Nach erfolgter gesundheitlicher und sozialer Stabilisierung hofft man, die Abhängigen für den Entzug motivieren zu können.
Seit Februar 2000 besteht bundesweit die Möglichkeit, **Fixerstuben** einzurichten. Hier haben Drogenabhängige die Möglichkeit, sich unter hygienischen Bedingungen den nächsten „Schuss" zu setzen. Die Gefahr von Zusatzerkrankungen durch mehrfach benutztes „Besteck" wird hierdurch ausgeschlossen. Die Städte Hamburg und Frankfurt verzeichnen bereits einen deutlichen Rückgang der Drogentoten.
Die Bundesländer Bayern und Sachsen wollen allerdings keine Einrichtungen dieser Art zulassen.

22.6 Anschriften

Al – Anon Familiengruppen,
Gruppen für Angehörige und Jugendliche
Emilienstr. 4
45128 Essen
Tel.: 02 01/77 30 07

Anonyme Alkoholiker (AA)
Postfach 46 02 27
80335 München
Tel.: 0 89/55 56 85

Sächsische Landesstelle gegen Suchtgefahren und Suchterkrankungen e. V.
Schönbrunnstr. 5
010197 Dresden
Tel.: 03 51/8 04 55 06 oder 03 51/8 03 20 31

Blaues Kreuz
Freiligrathstr. 27
42289 Wuppertal
Tel.: 02 02/62 00 30

Deutsche Hauptstelle gegen die Suchtgefahren e.V.
Westring 2
59065 Hamm
Tel: 0 23 81/9 01 50

Deutscher Guttempler-Orden (IOGT) e.V.
Böckmannstr. 3
20099 Hamburg
Tel.: 0 40/24 58 80

Gesamtverband für Suchtkrankenhilfe im Diakonischen Werk der EKD
Kurt-Schumacher-Str. 2
34117 Kassel
Tel.: 05 61/10 95 70

Kreuzbund e.V. – Selbsthilfe- und Helfergemeinschaft für Suchtkranke
Münsterstr. 23
59065 Hamm
Tel.: 0 23 81/67 27 20

Verband ambulanter Beratungsstellen für Suchtkranke/Drogenabhängige e.V.
Sulzburger Str. 4
79114 Freiburg im B.
Tel.: 07 61/45 57 70

Paritätischer Wohlfahrtsverband, Referat Gefährdetenhilfe
Sonnemannstr. 5
60314 Frankfurt
Tel.: 0 69/49 04 44

Bundesverband für stationäre Suchtkrankenhilfe e.V.
Kurt-Schumacher-Str. 2
34117 Kassel
Tel.: 05 61/77 93 51

23 Umwelthygiene – eine Einstimmung

Ursula Kaiser

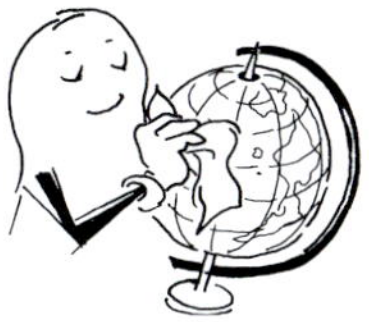

> „Wir sind heute zusammengekommen, um unsere gemeinsame Verantwortung für die Umweltprobleme einer Erde zu bestätigen, deren Verwundbarkeit wir alle teilen. Diese Zusammenkunft dient nicht nur uns selber, sondern auch künftigen Generationen. Denn wir treffen uns als Treuhänder für alles Leben auf dieser Erde und für das Leben in der Zukunft …"

Diese Eröffnungsrede hielt der Kanadier Morris Strong, Generalsekretär der UNO-Konferenz, auf der ersten weltweiten **Umweltkonferenz** in **Stockholm** am 5. 6. 1972.

„**Nur die eine Erde**" – so lautete das Thema der Konferenz, an der 113 Staaten mit 1200 Delegierten beteiligt waren. Schweden hatte 1968 mit Unterstützung der USA die Initiative für diese Konferenz ergriffen. Im Dezember 1968 hatte die UNO beschlossen, die erste Umweltkonferenz 1972 in Stockholm durchzuführen. Der 5. Juni gilt seither international als Umwelttag.

Nach 11 Tagen zähen Ringens kam es am 16. Juni 1972 zur Verabschiedung einer **Grundsatzdeklaration zum Umweltschutz**, zusammen mit einem ersten globalen Aktionsprogramm. Der Beginn der Stockholmer Deklaration lautete:

> „Der Mensch hat ein Grundrecht auf Freiheit, Gleichheit und angemessene Lebensbedingungen in einer Umwelt, die so beschaffen ist, dass sie ein Leben in Würde und Wohlergehen ermöglicht, und hat die Pflicht, die Umwelt für gegenwärtige und künftige Generationen zu schützen und zu verbessern …"

25 weitere Artikel forderten auf, Luft, Wasser, Boden, Pflanzen- und die Tierwelt zu schützen. Der **Aktionsplan** enthielt mehr als 100 Empfehlungen zu drei großen Bereichen:

- **Datensammlung** über Umweltprobleme durch verbesserte Beobachtungs- und Forschungstätigkeit
- **Umweltmanagement**, das heißt die Formulierung von Zielen, Kriterien und Standards
- **unterstützende Maßnahmen** durch Umwelterziehung, Öffentlichkeitsarbeit und Finanzierung

In Deutschland gab es zu diesem Zeitpunkt noch kein Umweltministerium (Bayern richtete als erstes Bundesland ein Umweltministerium ein). Etwaige Belange waren dem Innenministerium unterstellt, ein Problembewusstsein für die Umwelt gab es weitestgehend noch nicht. Nach Stockholm wurden in vielen Staaten **Umweltministerien** eingerichtet.

1973 wurde das **Washingtoner Artenschutzabkommen** verabschiedet.

1982 verabschiedete die UN-Vollversammlung die weiterentwickelte **Weltcharta für die Natur**.

Der Erde geht es aber nicht besser, im Gegenteil: Jede Sekunde werden 2000 Quadratmeter Wald gerodet, jede Minute wird eine Tier- oder Pflanzenart vernichtet. Problemstellungen wie Vernichtung des Ozonschildes und Klimaveränderungen waren 1972 noch nicht existent, sie wurden noch nicht einmal erahnt.

Indira Gandhi (damalige Regierungschefin in Indien) sagte 1972 in Stockholm:

> „Wir wollen die Umwelt keineswegs weiter verschlechtern, doch wir können nicht für einen Augenblick die grausame Armut einer großen Zahl von Menschen vergessen. Sind nicht Armut und Not die größten Umweltverschmutzer? Solange wir nicht in der Lage sind, Beschäftigung und Kaufkraft für die Menschen zur Verfügung zu stellen, können wir sie nicht davon abhalten, den Wald nach Nahrungsmitteln zu durchkämmen, die Vegetation zu zertrampeln und zu zerstören. Wenn sie sich selber bedroht fühlen, wie können wir sie dann drängen, die Tiere zu schützen. Das Leben ist eins und wir haben nur diese eine Erde, alles ist miteinander verknüpft, Bevölkerungsexplosion, Armut Unwissenheit, Krankheit, Umweltverschmutzung. Die Ansammlung von nuklearen, biologischen und chemischen Waffen – ein Teufelskreis, jedes Thema ist wichtig. Aber es wäre vergebliche Mühe, jedes einzeln zu behandeln."

Inzwischen hat es eine Vielzahl von Gipfeltreffen gegeben, überwiegend zum Thema "Klima". Immer wieder wurden weiterführende Beschlüsse gefasst, die vor allem die CO_2-Emission reduzieren sollen.
Allerdings wurden auch Sonderregelungen für einzelne Staaten getroffen, die sich damit nicht an die strengen Vorgaben halten mussten. Andere Verursacher unterschrieben einzelne Abkommen gar nicht, so dass die gewünschte Wirkung nur bedingt eintreten konnte. Die Häufigkeit der „Gipfeltreffen" hat außerdem das Interesse der Menschen erlahmen lassen.
Auf der anderen Seite wird jedes Jahr erneut zum Rekordjahr der Naturkatastrophen erklärt. Verglichen mit den sechziger Jahren des 20. Jahrhunderts hat sich die Zahl der Katastrophen (1999) verdreifacht:

- 80 % durch Stürme
- 10 % durch Erdbeben
- 6 % durch Überschwemmungen

Neben der Klimaveränderung spielen auch der Anstieg der Weltbevölkerung und die zunehmende Verstädterung eine Rolle.

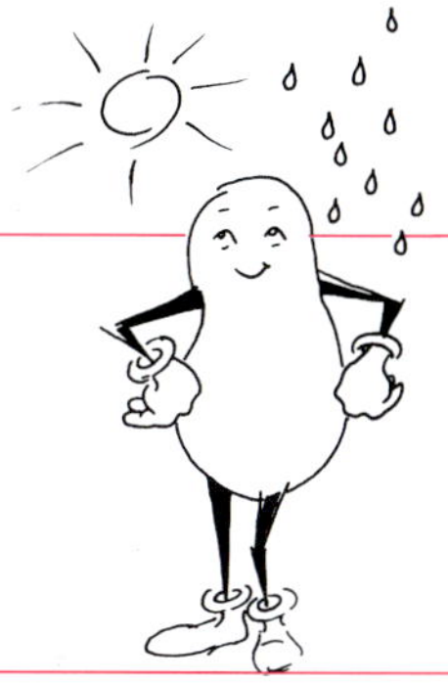

24 Klima

Ursula Kaiser

Unter **Klima** versteht man den langfristigen Mittelwert des Wettergeschehens einer Region. Dabei sind neben den Mittelwerten auch Größe und Häufigkeit von Extremwerten sowie Bodenformation und Bodenbewuchs für die Aussage über ein Klima entscheidend.

Bestimmend für ein Klima sind so genannte **Klimaelemente** wie:

- Luftfeuchtigkeit
- Niederschläge
- Bewölkung
- Luftdruck
- Windrichtung und -stärke
- Sonnenscheindauer

24.1 Klimazonen

Die Unterscheidung der Klimazonen wird aufgrund der **mittleren Jahrestemperatur** getroffen:

- Polarzonen (Arktis, Antarktis)
- gemäßigte Zonen
- subtropische Zone
- tropische Zonen

Dies ist eine mögliche Form der Klimaeinteilung. Die **Land**- bzw. **Meeresverteilung** ergibt allerdings noch weitere Unterteilungen, z. B.:

- Kontinentalklima (Landklima, Binnenlandklima)
- Seeklima (Küstenklima)
- Höhenklima (Gebirgsklima)

24.2 Natürlicher Treibhauseffekt

Die lebensfreundliche Durchschnittstemperatur auf der Erde resultiert aus dem Vorhandensein von CO_2 und anderen Spurengasen (**Treibhausgase**). Sie sind in der Erdatmosphäre vergleichbar mit den Glasscheiben eines Gewächshauses. Während die Treibhausgase das Sonnenlicht fast ungehindert zur Erdoberfläche durchlassen, bilden sie umgekehrt eine Barriere für die von der Erde reflektierenden Strahlen. Ohne dieses Phänomen lägen die Temperaturen auf der Erde bei –15 °C.

Mit wachsender Erdbevölkerung, steigender Energiegewinnung und Landwirtschaft erhöht sich auch die Konzentration der Treibhausgase. Der primär notwendige Effekt wird heute zum Problem.

24.3 Klimabeeinflussung durch Luftverunreinigungen

Inzwischen wird am Zusammenhang von **CO_2-Gehalt** (verstärkt durch treibhauswirksame Spurengase) und **Temperaturveränderungen** kaum noch gezweifelt. Der weitere Anstieg des CO_2-Gehalts zusammen mit anderen klimawirksamen Spurengasen wird die zukünftige Entwicklung des Klimas entscheidend beeinflussen. Eng gekoppelt ist diese Problematik an die gegenwärtige (zukünftige!?) weltweite Energiepolitik und die Nutzung der fossilen Brennstoffe.

24.3.1 Spurengase (Treibhauseffekt)

Der **Treibhauseffekt** wird auf die oben beschriebenen Ursachen zurückgeführt. In Abhängigkeit vom Umfang der Treibhausgase steigt die Temperatur auf der Erdoberfläche. Als Folge der **Temperaturerhöhung** erwartet man:

- ein Ansteigen des Meeresspiegels durch abschmelzendes Eis
- eine Verschiebung der derzeit bestehenden Vegetationszonen
- eine Ausbreitung von Wüstenregionen

Messungen haben ergeben, dass sich die Weltmitteltemperatur seit 1860 (Beginn der industriellen Entwicklung) etwa um 0,7 °C auf 15,4 °C erhöht hat. Bis 2010 wird eine weitere Steigerung um 1,1 bis 3,3 °C erwartet. Konsequenz: Ein Drittel aller Gletscher schmilzt, der Meeresspiegel steigt um 15 cm bis zu 1 m.

Als Indiz für die Erwärmung werden die auch bei uns häufiger auftretenden Stürme gewertet, ebenso veränderte Niederschlagsmengen in bestimmten Regionen.

Die erwarteten Folgen durch den Treibhauseffekt wurden 1990 auf der **Weltklimakonferenz** in Genf bestätigt. Rund 140 Staaten verabschiedeten eine Schlusserklärung, die auf die gemeinsame Verantwortung aller Länder für die Klimaveränderungen und die Notwendigkeit der Vorsorge hinwies. Beim dritten Klimagipfel (1997 in Kyoto, Japan) wurden erstmals verbindliche Reduktionsziele beschlossen. Auf nachfolgenden internationalen Konferenzen (1998, 2000) konnten die erforderlichen Maßnahmen nicht einvernehmlich geklärt werden. Strittige Fragen wurden vertagt.

Beim Klimaschutz liegt die Bundesrepublik weltweit an der Spitze (Bundesumweltbericht 2001).

Die Auswirkungen der nachfolgend besprochenen Schadstoffe sind nicht nur nach gegenwärtigen Gesichtspunkten zu beurteilen. Durch ihre teilweise **erhebliche Verweildauer** in der Atmosphäre kommt es selbst dann noch zu einer Steigerung der klimawirksamen Spurengase, wenn ihre Emissionen auf der Erdoberfläche tatsächlich reduziert würden.

Wasserdampf (H_2O)

Wasserdampf ist mit einem Anteil von 65 % das wichtigste klimabeeinflussende Spurengas in der Atmosphäre.

Entstehung Der Umfang des verdunstenden Wassers (hauptsächlich Oberflächenwasser der Ozeane) ist abhängig von:

- der Wassertemperatur
- der Windgeschwindigkeit
- der Luftfeuchtigkeit

Über die Verdunstung des Wassers wird Wärme gebunden, die bei Kondensation des Wasserdampfs zu Wassertröpfchen wieder freigesetzt wird. Durch die allgemeine Erwärmung der Erdoberfläche hat die Verdunstung, besonders über den tropischen Ozeanen, zugenommen.

Die Zunahme der Verdunstungsrate ist eine natürliche Folge des Anstiegs der übrigen Spurengase und verstärkt so den vom Menschen ausgelösten Treibhauseffekt. Der eine Prozess wird durch den anderen begünstigt: Es entsteht eine **positive Rückkoppelung**.

Kohlendioxid (CO_2)

Wie die anderen Spurengase beeinflusst Kohlendioxid den Strahlungshaushalt der Erde. Einzelheiten über Eigenschaften und Emission dieses Gases finden Sie in Kapitel 25 „Luft" (S. 277).

Methan (CH_4)

Entstehung Methan, auch Sumpfgas genannt, entsteht bei natürlichen **Fäulnis**- und **Gärungsprozessen**. Der jährliche Anstieg der Methankonzentration von 1 bis 2 % geht jedoch im wesentlichen auf **menschliche Aktivitäten** zurück, er steht in engem Zusammenhang mit der Zunahme der Weltbevölkerung. Ursachen für die Entstehung von Methangas sind z. B.

- der Reisanbau
- Mülldeponien
- intensive Landwirtschaft und Tierhaltung
- Brandrodung (jährlich ca. 200.000 km^2)
- die Gewinnung von Brennstoffen wie Kohle oder Erdgas

Der Anstieg von Methangas in der Atmosphäre in den letzten vier Jahrzehnten wird mit 40 % angegeben.
An zwei Beispielen soll der durch menschliche Aktivitäten bedingte Anstieg der Methanemission verdeutlicht werden:

- **Massentierhaltung:** Die Methanproduktion stammt zum größten Teil aus dem anaeroben Abbau von Zellulose in Wiederkäuermägen von Rindern. 60 bis 100 Millionen Tonnen Methan werden allein in den entwickelten Ländern aus der Tierhaltung emittiert. Seit 1950 hat sich die Fleischproduktion auf der Erde vervierfacht, die Erdbevölkerung dagegen „nur" verdoppelt.
  Der **Rinderboom** stellt auch aus anderen Gründen eine enorme Umweltbelastung dar. Etwa ein Drittel der Weltproduktion an Getreide landet in Kuhmägen. Bezogen auf ein halbes Kilo gewonnene Nahrungsmittel benötigen Rinder verglichen mit anderen fleischliefernden Tieren das meiste Trinkwasser und das meiste Futter. Ernährungswert und Herstellungskosten stehen in keinem Verhältnis.
  Ob die BSE-Katastrophe mit den nachfolgenden Massenschlachtungen eine Konsumänderung bewirkt, bleibt abzuwarten. Ende 2000 war der Rindfleischverzehr in Deutschland auf 40 % zurückgegangen.
- **Reisanbau:** So genannter Nassreisanbau wird überwiegend (zu 90 %) in den tropisch und subtropisch gelegenen Ländern Asiens, der kleinere Anteil in Lateinamerika, Afrika und Australien durchgeführt. Wegen der überfluteten Böden der Reisfelder wird die organische Masse unter anaeroben Bedingungen durch spezielle Bakteriengruppen abgebaut. Als Stoffwechselprodukt entsteht Methan in einem Umfang von 20 bis 100 Millionen Tonnen pro Jahr. Der Bedarf an Reis wird wegen des Bevölkerungszuwachses ansteigen, intensivierter Anbau führt wiederum zur Erhöhung der Methanemission.

Wirkung Methan wirkt nicht nur als Treibgas (40mal schädlicher als CO_2), es trägt zudem zur Bildung von Ozon und Kohlendioxid bei.

Distickstoffoxid (Lachgas, N_2O)

Entstehung Lachgas wird von Kleinstlebewesen in Böden gebildet, unterstützt durch übermäßige Stickstoffdüngerzufuhr von Seiten der Landwirtschaft.

Wirkung Besonders in den unteren Luftschichten verstärkt Lachgas den Treibhauseffekt. Bei allmählichem Aufstieg in höhere Luftschichten ist es neben FCKW der wichtigste Ozonzerstörer.

Fluorchlorkohlenwasserstoffe (FCKW)

Entstehung Die halogenierten Kohlenwasserstoffe lassen sich in vollhalogenierte (**FCKW**) und teilhalogenierte Kohlenwasserstoffe (**H-FCKW**) unterteilen. Sie sind ausschließlich industrieller Herkunft.

Wirkung Kohlenwasserstoffe sind sowohl am Treibhauseffekt als auch an der zunehmend schnelleren Zerstörung der stratosphärischen Ozonschicht beteiligt (s. auch Kap. 25 „Luft", S. 278).

Halone

Entstehung Halone sind bromierte Fluorkohlenwasserstoffe, die vorwiegend als Feuerlöschmittel eingesetzt werden.

Wirkung Kleine Mengen sind für den Menschen nicht schädlich. Bei der Zerstörung der Ozonschicht sind die Halone jedoch noch aggressiver als FCKW, allerdings ist die Gesamtemission der Halone geringer als die von FCKW.

24.4 Das Ozonloch

In Höhen von 10 bis 50 km von der Erdoberfläche entfernt befindet sich die **Ozonschicht**. Sie hält die für uns gefährlichen UV-B-Strahlen (Wellenlängenbereich 290–320 nm) der Sonne zurück.

Seit den 70er Jahren wird eine **Abnahme** des **Ozonschildes** beobachtet. 1987 hatte das Ozonloch über dem Südpol eine Ausdehnung von 2,8 Millionen km^2. 1998, nur 11 Jahre später, hat es sich fast verzehnfacht auf 27 Millionen km^2 (zweieinhalbmal so groß wie Europa). Es wird auch weiterhin mit einer Vergrößerung des Ozonloches gerechnet. Frühestens ab 2010 erwarten die Wissenschaftler erste positive Auswirkungen durch die Reduzierung der Treibhausgase.
Die **Intensität** der **UV-B-Strahlung** in den mittleren Breiten beider Hemisphären hat durch die Abnahme des Ozonschildes in der Zeit von 1979 bis 1989 um 4 bis 12 % zugenommen. In der Antarktis ist sogar eine mittlere Zunahme von 50 % beobachtet worden.
Zur **Entstehung** des **Ozonlochs** gibt es zahlreiche, teilweise widersprüchliche Hypothesen:

- Als gesicherte Ursache werden die langlebigen **FCKWs** und **Halone** genannt. Sie steigen in die Ozonschicht auf, wo die UV-Strahlung das darin enthaltene Chlor freisetzt. Dieses wandelt die Ozonmoleküle in Sauerstoffmoleküle um, die die UV-Strahlung ungehindert zur Erde durchdringen lassen.
- **Wetterverhältnisse** (Häufung von Hochdruckwetterlagen)
- **geringere Temperaturen** an den Polen
- der **Ausbruch** des **Vulkans Pinatobu** 1991 auf den Philippinen: Zirka 20 Millionen Tonnen SO_2 wurden dabei emittiert.

24.4.1 Auswirkungen des Ozonlochs

Obwohl die **UV-B-Strahlen** nicht einmal 1 % der Strahlungsenergie der die Erde erreichenden Sonnenenergie ausmachen, üben sie eine große biologische Wirkung aus.
Wenn durch die Reduzierung des Ozonschutzschildes die UV-B-Strahlen ungehindert auf die Erdoberfläche auftreffen können, werden deshalb verschiedenste **Auswirkungen** befürchtet:

- Anstieg von Hautkrebserkrankungen (Melanome)
- Veränderung des Erbmaterials
- Schwächung des Immunsystems
- Ernteeinbußen durch Störung der Photosynthese im Blattgrün und der Stickstoffversorgung (abweichende Untersuchungsergebnisse)
- Rückgang der Kleinstlebewesen (Plankton) in den Meeren, dadurch empfindliche Störung der marinen Nahrungskette, eine Katastrophe für Küstenländer, die überwiegend vom Fischfang leben. Plankton bindet außerdem Milliarden Tonnen von Kohlendioxid.

Hautkrebserkrankungen

Aus **Australien** erreichten uns in den 80er Jahren die ersten alamierenden Meldungen über den Anstieg von Hautkrebserkrankungen. Betroffen von den Ausläufern des antarktischen Ozonlochs kam es dort zu einem Anstieg von Hautkrebs um 30 bis 40 %.

Der Zusammenhang zwischen Abnahme des Ozonschilds, Anstieg der UV-B-Strahlen und häufigerem Auftreten von Hautkrebs konnten inzwischen in verschiedensten Untersuchungen weltweit nachgewiesen werden.

In **Deutschland** erkranken gegenwärtig jedes Jahr über 100.000 Menschen an Hautkrebs. Je nach Krebstyp in unterschiedlichem Umfang sollen im Durchschnitt rund 70 % auf die Wirkung des UV-Lichtes zurückgeführt werden können. Bräune der Haut wird mit Gesundheit und Vitalität gleichgesetzt. Die „knackige“ Urlaubsbräune reicht vielen nicht aus, Solarien schaffen den Permanenteffekt.

Bleibt die Vorstellung von „gesunder“ knackigbrauner Haut erhalten, und vergrößert sich das Ozonloch weiter, wird mit einem zunehmenden Anstieg der Hautkrebserkrankungen gerechnet.

Aufklärung, Gegenmaßnahmen

- Erstmals wurden 1999 an deutschen Flughäfen Info-Broschüren zum Thema „Sonne“ verteilt. Der Urlauber fand seinen Hauttyp angegeben, die zulässige Sonnenbaddauer in der jeweiligen Region und den für ihn notwendigen Lichtschutzfaktor (LSF).
  Adresse: Arbeitsgemeinschaft Dermatologische Prävention e.V. (ADP), Postfach 10 07 45, 20005 Hamburg
- Textilien mit eingesponnenem Lichtschutzfaktor: mit einem LSF von 50 wird der derzeit höchstmögliche Schutz erreicht, er soll 98 % der schädlichen UV-Strahlen blocken.
- Eingearbeitete UV-Meter im Stoff, die über eine Farbskala anzeigen, wie stark die UV-Strahlenbelastung ist.

25 Luft

Ursula Kaiser

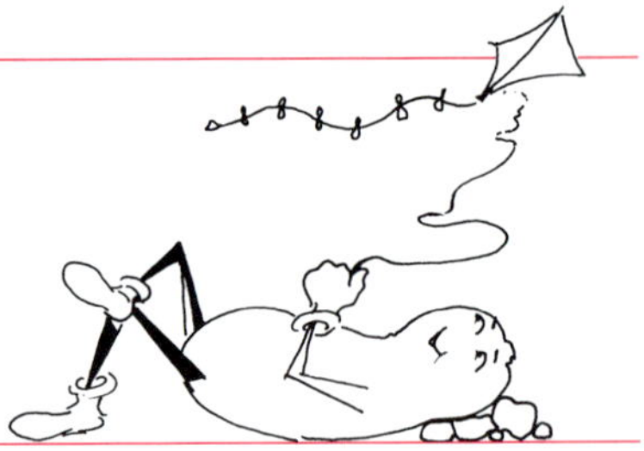

25.1 Geschichte

Zusammen mit Feuer, Wasser und Erde wurde die Luft in der **Antike** als eines der vier Grundelemente bezeichnet.
Bis zum Ende des **18. Jahrhunderts** hielt die Wissenschaft die Luft für ein einheitliches Element. Über Experimente fand man dann heraus, das dies nicht der Fall ist, ohne allerdings zunächst sämtliche Bestandteile benennen zu können.

25.2 Die Atmosphäre

Als **Atmosphäre** wird die Gashülle eines Planeten bezeichnet. Die Erdatmosphäre wird durch die Erdanziehung zusammengehalten.

Die Erdatmosphäre (Abb. 25.1) wird **unterteilt** nach:
- ihren chemischen und elektrischen Eigenschaften
- der Temperaturverteilung
- ihrer Zusammensetzung

25.2.1 Die Temperaturverteilung

Die **Troposphäre** ist der Teil der Erdatmosphäre, in der sich das Wetter abspielt. Eingebettet in die Troposphäre ist die **Bio-/Ökosphäre**. Hier befindet sich der Lebensraum für Menschen, Tiere und Pflanzen.
Pro Kilometer Höhe nimmt die Temperatur um 6 °C ab.
Die Obergrenze der Troposphäre wird **Tropopause** genannt. Sie liegt über dem Äquator bei etwa 16 bis 17 km, über den Polen in etwa 8 km Höhe.

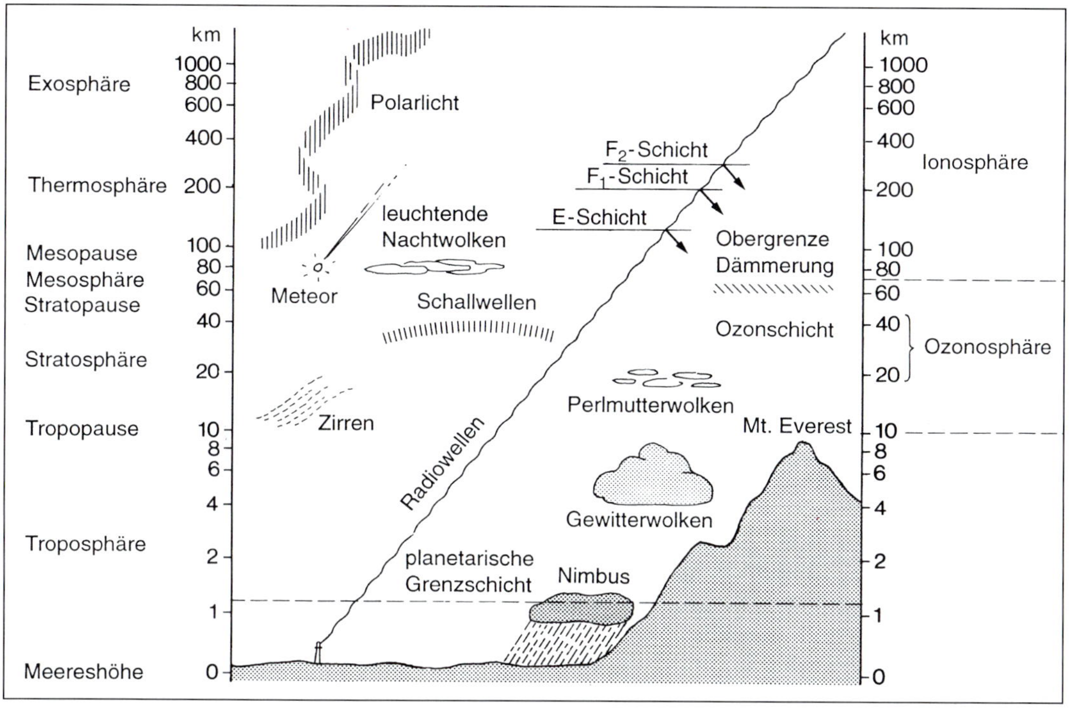

Abb. 25.1 Aufbau der Erdatmosphäre

Die **Stratosphäre** schließt an die Troposphäre an. In der so genannten **unteren Stratosphäre** (etwa 10–20 km Höhe) bleiben die Temperaturen nahezu stabil (–50 bis –60 °C = Isothermie), nur in den Polarregionen gibt es jahreszeitliche Schwankungen zwischen –40 bis –80 °C.

In der **oberen Stratosphäre** (bei 50 km Höhe) steigen die Temperaturen wegen der Absorption (= aufsaugen, aufzehren) der UV-Sonnenstrahlung durch Ozon wieder bis zu einem Maximum von +10 °C an. Die **Stratopause** stellt die Grenze zwischen oberer Stratosphäre und der darüber folgenden Mesosphäre dar.

In der **Mesosphäre** (bis 80 km Höhe) sinken die Temperaturen wieder rasch bis –90 °C. Die **Ozonschicht** (s. Kap. 24 „Klima“, S. 268) reicht von der oberen Stratosphäre bis zur mittleren Mesosphäre. An die Grenze der Mesosphäre (= **Mesopause**) schließt die so genannte Thermosphäre an.

In der **Thermosphäre** – eine Obergrenze für die Thermosphäre existiert nicht – bestehen bei 500 km Höhe Temperaturen um +1200 °C. Bei der **Einteilung** der Atmosphäre nach ihrer **Zusammensetzung** beginnt der oberste, nicht mehr begrenzte Teil, **Exosphäre** genannt, ab 400 km Höhe.

25.3 Zusammensetzung der Luft

Vollkommen reine, trockene Luft hat in Meereshöhe die in Tabelle 25.1 aufgeführten Bestandteile. Bei einigen dieser Bestandteile, wie z. B. Kohlendioxid und Methan, ist ein Mengenanstieg zu beobachten.

Luft enthält außerdem in wechselnder Konzentration:

- Wasser in allen drei Aggregatzuständen
- Stickstoff- und Schwefeldioxid
- gewerbliche Abgase
- Staub und Schwebstoffe
- pflanzliche und tierische Mikroorganismen

- Ozon
- organische Halogenverbindungen u. a.

25.4 Luftdruck

Die uns umgebende Atmosphäre übt einen erheblichen Druck aus. Dieser **Luftdruck** wird mit dem Barometer gemessen und in mbar angegeben. In Meereshöhe (NN) beträgt der Luftdruck im Mittel 1010 mbar (1 mbar = 100 Pascal). Er schwankt je nach Wettervorgängen und nimmt mit zunehmender Höhe ab.

Für den Menschen ist der schwankende Luftdruck von Bedeutung, weil die Lunge bei abnehmendem Luftdruck immer weniger Luft und damit weniger Sauerstoff aufnehmen kann. Wird der menschliche Organismus kurzfristig einer solchen **Luftdruckminderung** ausgesetzt, kommt es zur so genannten **Höhenkrankheit**. Dagegen erfolgt bei Menschen, die dauerhaft in großen Höhen leben, eine Akklimatisation. Die Zahl der Erythrozyten nimmt zu, die Vitalkapazität ist erhöht. Im Leistungssport macht man sich dieses Prinzip manchmal zunutze: Die Trainingsphase erfolgt in größerer Höhe, der Wettkampf z. B. in Meereshöhe, so dass die Kondition der Sportler noch besser ist.

Auch wenn wir nicht alle 1000er-Berge erklimmen, so haben viele **im Flugzeug** bereits erste Symptome von Luftdruckminderung, insbesondere während der Steig- und Landungsphase, erfahren. Schluck- und Kaubewegungen schaffen hierbei den erforderlichen Druckausgleich. Bei einer Flughöhe von 10 000 m liegt der Luftdruck in der Kabine etwa bei 780 mbar, das entspricht einer Höhe von 2000 m.

Bei zu **hohem Luftdruck** bzw. zu schneller Druckentlastung (Dekompression) reagiert der menschliche Organismus ebenfalls. Nach ihrem Vorkommen wird die Reaktion auch **Taucherkrankheit** (Pressluftkrankheit, Caissonkrankheit) genannt. Bei erhöhtem Luftdruck wird zunächst Stickstoff in den Geweben gebunden. Bei zu raschem Aufstieg aus großen Tauchtiefen perlt der Stickstoff aus, erscheint als Gasbläschen in Geweben, Gelenken und Blut, wodurch es zu Embolien, Lähmungen und Gewebsrissen kommen kann. Folgende Schädigungen können auftreten:

- Die häufigsten Verletzungen betreffen das Mittelohr. Anhaltender Schwindel, Hörverlust und laute Ohrgeräusche sind ein Hinweis auf Beteiligung des Innenohrs.
- Am zweithäufigsten sind die Nasennebenhöhlen von Druckverletzungen betroffen.

Tab. 25.1 Zusammensetzung der Luft

		Anteil in Vol.-%
Hauptbestandteile	Stickstoff (N_2)	78,08
	Sauerstoff (O_2)	20,95
Hauptspurenelemente	Argon (Ar)	0,93
	Kohlendioxid (CO_2)	0,034
	Neon (Ne)	0,0018
	Helium (He)	0,0005
	Methan (CH_4)	0,00016
	Krypton (Kr)	0,00011
	Wasserstoff (H_2)	0,00005
	Distickstoffoxid (N_2O)	0,00003
	Kohlenmonoxid (CO)	0,00002
	Xenon (Xe)	0,000009

Meist kommt es zu starken Schmerzen sowie Nasenbluten.
- An dritter Stelle stehen Risse des Lungengewebes.

Während diese Erkrankung, wie der Name sagt, früher nur bei Tauchern beobachtet wurde, kennt man sie heute auch in der modernen Luftfahrt. Bei zu schnellem Aufstieg zum Höhenflug ohne Druckausgleich in der Kabine treten die gleichen Symptome auf.

25.5 Luftfeuchtigkeit

In Abhängigkeit von der Temperatur kann die Luft unterschiedlich viel Wasserdampf aufnehmen:

> Je höher die Temperatur, desto größer die **Wasserdampfmenge**, die die Luft aufnehmen kann.

Man unterscheidet:
- **absolute Luftfeuchtigkeit**: Sie entspricht der tatsächlich in der Luft vorhandenen Wasserdampfmenge (g/m^3)
- **maximale Luftfeuchtigkeit**: Darunter versteht man die in Relation zur Temperatur höchstmöglich aufnehmbare Wasserdampfmenge.
- **relative Luftfeuchtigkeit**: Hierbei wird die absolute Luftfeuchtigkeit in Relation zur maximalen Feuchtigkeit gesetzt. Die für den Menschen angenehme Luftfeuchtigkeit liegt z.B. zwischen 40 und 60% (der maximalen Feuchtigkeit).

Niedrige Luftfeuchtigkeit (oftmals in klimatisierten Räumen) wird als unangenehm trocken empfunden, insbesondere an den Schleimhäuten.
Hohe Luftfeuchtigkeit lässt selbst in unseren Regionen Wärme belastend werden. Sie wird als Schwüle empfunden. Im Extremfall kommt es zur Störung der körpereigenen Thermoregulation bis hin zum so genannten Hitzschlag.

25.6 Luftbewegung

Temperatur- und Luftdruckunterschiede führen zur Entstehung von Winden. Die Luftströmungen bewegen sich aus Hochdruckgebieten in Richtung auf Regionen mit niedrigerem Luftdruck. Aus den Wetterberichten kennen wir die Angabe der **Windgeschwindigkeit** in so genannten **Windstärken** bzw. Kilometerangaben. Die Einteilung der Windstärken nach Beaufort reicht von 0 bis 12. Während mit Stärke 0 die Windstille gemeint ist (0–0,2 m/s), beginnt die Orkanstärke 12 bei 32,6 m/s (= 117 km/h und mehr).
Neben See- und Landwinden, Berg- und Talwinden gibt es im Süden Deutschlands eine besondere Form, den **Fallwind** oder **Föhn**. Viele Menschen reagieren auf diesen trockenen, warmen und böigen Wind mit psychovegetativen Symptomen wie Kopfschmerz bis zur Migräne, Reizbarkeit, Schlafstörungen, Unlustgefühlen. Untersuchungen wiesen einen Anstieg von Unfällen und Suiziden bei Föhnwetterlage nach.

25.7 Luftverunreinigungen

> Zu den **Luftverunreinigungen** zählt man alle Schadstoffe, die umwelt- und gesundheitsgefährdend sind (z.B. Stickoxide, Schwefeldioxide, Kohlendioxid).
> Auf Luftverschmutzung führt man die Klimaveränderungen, den Treibhauseffekt, das Waldsterben, den Smog, Boden- und Wasserverschmutzung zurück.

Nicht alle Formen der Luftverschmutzung sind auf den Menschen zurückzuführen:
- Verwesungs- und Verwitterungsprozesse setzen verschiedenste luftbelastende Stoffe frei.
- Vulkanausbrüche schleudern Asche, Schwefelgase und Staub in die Luft.
- Bei Waldbränden werden organische Stoffe in die Luft abgegeben.

Diese immer wieder auftretenden Störungen brachten die Ökosysteme allerdings nie langfristig ins Ungleichgewicht. Radikaler wirkte und wirkt das **menschliche Leben** auf die Natur ein.

Waren in früheren Zeiten die Auswirkungen nur von lokaler Bedeutung, brachten die Zunahme der Weltbevölkerung und die industrielle Entwicklung nicht nur landesweite, sondern sogar kontinentale Auswirkungen der Luftverschmutzung.

25.7.1 Definitionen

Die Luftverunreinigung bzw. Anreicherung der Luft mit Dämpfen, Gasen, flüssigen und festen Stoffen (Aerosole), die z. B. aus einem Schornstein, aus dem Auspuff eines Kfz oder aus natürlichen Quellen in die Atmosphäre gelangen, werden **Emissionen** genannt (lat. *emittere* = aussenden; ebenfalls eingesetzt für die Abgabe von Geräuschen, Strahlen, Wärme und Erschütterungen).
Die Einwirkung von Luftverschmutzungen (Geräuschen, Erschütterungen, Strahlen und Wärme) auf Menschen, Tiere, Pflanzen und Materialien wird **Immission** (lat. *immittere* = hineinsenden) genannt.
Transmission ist die Stufe zwischen Emission und Immission: die Verteilung von emittierten Stoffen. Lage und Verteilung der Luftschadstoffe verändern sich unter Einfluss chemischer, physikalischer und meteorologischer Einflüsse.
Die **maximale Emissionskonzentration** (**MEK**) meint den Gehalt der luftverunreinigenden Stoffe im Abgas- oder Abluftvolumen eines der oben genannten Emittenten. Die Messung erfolgt in mg/m^3 oder ppm (parts per million). Festgelegte MEK-Werte regeln technische Erfordernisse und deren Überwachung.
Die **maximale Immissionskonzentration** (**MIK**) bestimmt die Konzentration von Luftschadstoffen in der freien Atmosphäre. Die Festlegung der jeweiligen Grenzwerte orientiert sich an derzeitigen Kenntnissen über die Schädlichkeit der einzelnen Stoffe auf den Menschen, Tiere und Pflanzen. Sie sind ausgerichtet auf eine lebenslange Belastung und umschließen alle Altersgruppen sowie Risikogruppen.
Die **maximale Arbeitsplatzkonzentration** (**MAK**) bestimmt die zugelassene Konzentration von luftverunreinigenden Stoffen am Arbeitsplatz. Die erlaubten Höchstwerte orientieren sich an einer achtstündigen täglichen Arbeitszeit, ausgeübt über einen längeren Zeitraum. Allerdings gilt die angenommene Belastbarkeit nur für gesunde Menschen. Verglichen mit den MIK-Werten sind diese Werte sehr viel höher.

25.7.2 Emissionen

Als **Emissionsquellen** lassen sich drei große Gruppen auflisten:

- Emissionen, die unbeeinflusst durch den Menschen ablaufen, z. B. Vulkanausbrüche, Gewitter
- Emissionen, die durch Eingriffe des Menschen in die Natur verursacht werden, z. B. Landbau, Tierhaltung, Brandrodung
- Emissionen, die durch den Menschen direkt verursacht werden, wie viele industrielle Entwicklungen, Benutzung fossiler Brennstoffe zur Energiegewinnung, im Verkehr und im privaten Bereich zu Heizzwecken.

Nicht nur der einzelne Schadstoff für sich ist mehr oder weniger gefährlich, sondern auch der Umfang der Emission und die Dauer der Einwirkung. Dazu kommen das Zusammenwirken mit anderen Stoffen und chemische Umwandlungsprozesse.

Im Laufe eines Tages atmet ein erwachsener Mensch etwa 28.000mal ein und aus. Allein daraus lässt sich erkennen, wie bedeutungsvoll Luftverschmutzungen und deren Bekämpfung sind. Schäden an der die Erde umhüllenden Atmosphäre sind eine Gefahr für alle Lebewesen und Pflanzen, aber auch für die unbelebte Materie (s. auch S. 270).

Im folgenden stellen wir Ihnen einige luftverunreinigende Stoffe vor. Da in unserem Ökosystem alles mit allem zusammenhängt, wurden einzelne Gase schon im Kapitel 24 „Klima" (S. 265 ff.) besprochen.

Schwefeldioxid (SO_2)

Entstehung Schwefeldioxid entsteht bei der **Nutzung fossiler Brennstoffe**, hauptsächlich in Kraftwerken, in der Industrie und beim Hausbrand. Anteilig sind die Kraftwerke die größten SO_2-Emittenten, allerdings haben gerade in diesem Bereich Staubfilter, Entschwefelungs- und Entstickungsanlagen und die Nutzung anderer Energieträger wie Wasserkraft und Kernkraft große Fortschritte im Sinne der Luftreinhaltung erbracht.

Emissionsmengen 1984 wurde die Schwefelemission mit 2,7 Millionen Tonnen angegeben, 1988 waren es rund 1,3 Millionen Tonnen, 1990 war eine weitere Reduzierung um fast 200.000 Tonnen erreicht. In den neuen Bundesländern lag Anfang der 90er Jahre wegen der vorrangigen Nutzung schwefelhaltiger Braunkohle die SO_2-Emission mit 4,75 Millionen Tonnen um ein Vielfaches höher als in den alten Ländern. Die technische Nachrüstung der Kraftwerke muss noch erfolgen. Schwefeldioxid dient als Indikator für Luftverunreinigung (s. „Smog", unten).

Wirkungen Schwefeldioxid wirkt **beim Menschen** auf die Atemwege, reizt Haut und Schleimhäute, schädigt das Flimmerepithel und führt in höheren Konzentrationen zu Atembeschwerden. Wetterbedingte Anreicherungen von Schwefeldioxid bewiesen die extreme Gefährlichkeit für chronisch Kranke.
In der **Atmosphäre** oxidiert Schwefeldioxid teilweise zu Schwefelsäure.

- Dadurch werden die Niederschläge angesäuert.
- Dies lässt den Waldboden versauern,
- tötet Mikroorganismen ab und
- beeinträchtigt die Nährstoffversorgung der Bäume.
- Endergebnis ist das **Waldsterben**.

Wegen der vorherrschenden Windrichtung wurde dieses Phänomen zunächst in den Skandinavischen Ländern in großem Ausmaße registriert. Seit 1984 wird auch in Deutschland jährlich eine Schadensbilanz ermittelt. Für das Jahr 1998 ermittelte der Waldschadensbericht folgende Zahlen:

- 21 % deutlich geschädigte Bäume
- 41 % schwach geschädigte Bäume

Diese Angaben gelten allerdings nicht für alle Baumarten. Während bei den Eichen eine Besserung eintrat, nahm die Schädigung der Fichten im Vergleich zum Vorjahr um ca. 8 % zu.

> Der europäische Waldschadensbericht von 1997 stellte fest, dass jeder fünfte Baum deutlich geschädigt ist.

Die umfangreichsten Schäden wiesen Wälder in Großbritannien, Polen, der Slowakei und Tschechei auf.
Schädigung von **Sachgütern** wird ebenfalls durch Schwefeldioxid hervorgerufen. Am auffälligsten sind Schäden an Bauwerken und Skulpturen aus kalkhaltigem Naturstein. Die Schädigung kann so weit gehen, dass Fassaden oder andere Bauteile ganz zerstört werden und für immer verloren gehen. Die Schädigung durch Schwefeldioxid begrenzt sich allerdings nicht auf Steine, Metalle korrodieren, Anstriche verfärben sich und weichen auf, Gummi verliert an Festigkeit, Farben bleichen aus, bei Glas und Keramik kommt es zur Oberflächenzersetzung.
Schwefeldioxid verursacht die **Bildung** von **Smog** (Smog: ein Kunstwort aus smoke = Rauch und fog = Nebel). 1952 trat die erste Smog-Katastrophe in London auf. Damals starben dort mehrere tausend Menschen, weil sich der SO_2-Gehalt der Luft auf das Doppelte seines Normalwerts gesteigert hatte. Smog kann bei bestimmten winterlichen Hochdruckwetterlagen auftreten und hat folgende **Ursachen** (Abb. 25.2): Normalerweise nimmt die Lufttemperatur von unten nach oben ab. Bodennahe, wärmere und deshalb leichtere Luft steigt nach oben, mit ihr die darin enthaltenen Verunreinigungen. Bei einer Temperaturumkehr werden bodennahe kalte, dichte Luftschichten von warmen Luftmassen überlagert (**Inversionswetterlage**). Der vertikale Auftrieb der Luft ist so nicht möglich, es kommt zur Ansammlung von Schadstoffen in Bodennähe.
In Smog-Perioden durchgeführte Untersuchungen ergaben folgende **Auswirkungen** auf den **menschlichen Organismus**:

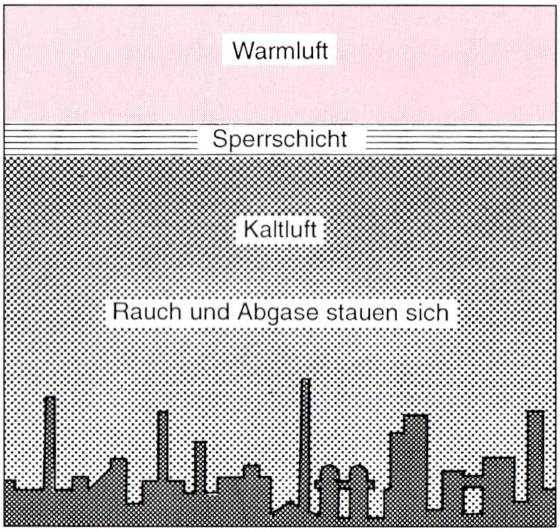

Abb. 25.2 Die Entstehung von Smog

- Anstieg der Krankheitshäufigkeit
- erhöhte Sterblichkeit, insbesondere bei Säuglingen (**Pseudo-Krupp**) und älteren Menschen
- Erkrankungen der Atemorgane, des Herzens und des Kreislaufs

Stickoxide (NO_X, angegeben als NO_2)

Stickoxid (NO_X) ist ein Sammelbegriff für neun chemische Verbindungen von Stickstoff mit Sauerstoff. Im allgemeinen Sprachgebrauch sind Stickoxide eine zusammenfassende Bezeichnung für Stickstoffmonoxid (NO) und Stickstoffdioxid (NO_2).

Entstehung Stickoxide entstehen fast ausschließlich bei **Verbrennungsvorgängen** in Kraftwerken und Industrie (31,6 %), Hausbrand und Kfz-Motoren (53,9 %), wobei sich der Stickstoff des Brennmaterials und der Verbrennungsluft zu Stickstoffoxiden umwandelt.

Wirkungen Atemwegserkrankungen wie Bronchitis und Asthma können sich verschlimmern, Infektionen der Atmungsorgane treten häufiger auf und breiten sich stärker aus.
Stickoxide tragen zur Bildung des **sauren Regens** bei.

Durch photochemische Prozesse begünstigen Stickoxide zusammen mit Kohlenwasserstoffen, Wärme und Sonneneinstrahlung die **Entwicklung** von **Ozon** (O_3) in den unteren Luftschichten = **Sommersmog**.

Sommersmog

Ozon dient in den hohen Luftschichten (Stratosphäre) als lebensnotwendiges Schutzschild gegen UV-Strahlen.
In sehr geringer Konzentration ist O_3 auch ein natürlicher Bestandteil der Troposphäre, hohe O_3-Konzentrationen führen dort jedoch zu schädlichen Auswirkungen auf Menschen, Tiere und Pflanzen.

Der Sommersmog hat nichts mit dem Ozonloch (s. Kap. 24 „Klima“, S. 268) zu tun, Entstehung und Auswirkungen sind unterschiedlich, allerdings sind beide Probleme durch Menschen verursacht.

Entstehung In Jahreszeiten mit intensiver Sonneneinstrahlung wird aus den Stickoxiden ein Sauerstoffatom aktiviert, das sich zusammen mit dem Luftsauerstoff zu Ozon verbindet.

Emissionsmengen Wichtige Werte in Bezug auf die Emissionen sind:

- **MAK-Wert** (ausgehend von einer 40-Stunden-Woche): 200 $\mu g/m^3$
- **WHO-Wert** (bei einer einstündigen Belastung): 150 bis 200 $\mu g/m^3$
- **Warngrenze** für die Außenluft in **Deutschland** und **EU**: 180 $\mu g/m^3$

Bei Ozon-Konzentrationen über 360 $\mu g/m^3$ wird von einem Aufenthalt im Freien abgeraten.

In Amerika, vornehmlich in Los Angeles, ist der Sommersmog seit den 70er Jahren ein bekanntes Phänomen, seit Ende der 80er Jahre leider auch in Deutschland. Die Wettervorhersagen bei anhaltendem Sommerwetter sind vielfach gekoppelt mit der Angabe der Ozonwerte (Warnschwel-

le ab 180 µg/m^3 Luft). Der durchschnittliche O_3-Gehalt liegt zwischen 30 und 60 µg/m^3.
Die in den letzten Jahren zunehmenden Veröffentlichungen von Ozonmessergebnissen haben viele Menschen beunruhigt. Dennoch ist dieses Problem auch in Deutschland nicht als neu zu bezeichnen. Von 1975 bis 1983 sind z. B. im Raum Köln-Bonn in vielen Jahren Höchstwerte über 300 µg/m^3) gemessen worden, teilweise sogar Spitzenwerte von 350 und über 400 µg/m^3. 1995 wurde der Warngrenzwert mehr als 1500mal überschritten.
Durch das große Verkehrsaufkommen in den Ballungsgebieten beginnt die Erhöhung der Ozonkonzentration in den Morgenstunden, erreicht ihren Höhepunkt in den frühen Nachmittagsstunden und sinkt mit nachlassender Sonneneinstrahlung ab. Paradoxerweise wird das Ozon während der Nachtstunden in den Ballungsgebieten durch Reaktionen mit anderen Luftschadstoffen weiter abgebaut. In weniger schadstoffbelasteten Regionen können dagegen längere Zeit hohe Ozonwerte erhalten bleiben, weil hier dieser Abbauprozess fehlt.

Wirkungen Individuell unterschiedliche Auswirkungen auf den menschlichen Organismus können in Abhängigkeit der Werte, Dauer der Exposition und Art der körperlichen Belastung sein:

- Reizungen der Konjunktiven
- Kopfschmerzen
- Schwindel
- Übelkeit
- Reduzierung der Vitalkapazität
- Zunahme der Häufigkeit von Asthmaanfällen
- Abnahme der Leistungsfähigkeit u. a. m.

> Seit Ende 1999 ist das Sommersmog-Gesetz (Juli 1995) außer Kraft. Bis zu einer erwarteten schärferen Gesetzgebung gelten die bisherigen Bestimmungen als Richtlinien. Aktuelle Informationen durch das Umweltbundesamt sind bei folgender Adresse erhältlich: Umweltbundesamt, Postfach 33 00 22, 14191 Berlin, Fax: 0 30 / 89 03 27 98; Internet: http://www.umweltbundesamt.de

Kohlenmonoxid (CO)

Entstehung Kohlenmonoxid entsteht vor allem bei **unvollständiger Verbrennung** unter Sauerstoffmangel, besonders in der Warmlaufphase von Verbrennungsmotoren.

Emissionsmengen Den größten Teil produziert der Verkehr, gefolgt vom Kleinverbraucher, gemeint sind Heizungsanlagen, die „schlecht ziehen“. Die Industrie liegt hier unter den Verschmutzern an dritter Stelle. Durch motortechnische Verbesserungen im Kfz-Bereich wird im Vergleich zu den 70er Jahren 75 % weniger Kohlenmonoxid emittiert.

Wirkungen Für den Menschen ist dieses geruchlose Gas toxisch, weil es zum Hämoglobin der Erythrozyten eine größere Affinität als der Sauerstoff hat. Der durch Kohlenmonoxid beeinträchtigte Sauerstofftransport kann zu Erstickungssymptomen führen.

Kohlendioxid (CO_2)

Entstehung Kohlendioxid ist ein unbrennbares, unsichtbares und nicht riechendes Gas. Auf natürliche Art und Weise entsteht es z. B. bei Vulkanausbrüchen, bei Verwesung und der Atmung. Darüber hinaus entsteht Kohlendioxid heute vor allem bei Verbrennung fossiler Energieträger wie Öl und Kohle. Ein weiterer, mittlerweile nicht zu unterschätzender CO_2-Emittent bildet die Brandrodung in den tropischen Regenwäldern.

Emissionsmengen Weltweit wurden die **energiebedingten** CO_2-Emissionen 1989 mit 21,6 Milliarden Tonnen angegeben, in Deutschland waren es 1990 rund 1 Milliarde Tonnen, immerhin etwa 32 % der EU-Emission. Die energiebedingten CO_2-Emissionen erreichten in Deutschland ihren Höhepunkt in den 70er Jahren, von 1987 bis 1992 sind sie um 14 % zurückgegangen. Während in den **alten Bundesländern** die Emission 1993 um 2,1 % anstieg, fiel in den **neuen Ländern** die Emission um 47 % (Gesamtemission 910 Millionen Tonnen). Dies wird auf die umweltfreundliche Nachrüstung der Betriebe, aber auch als Folge des wirtschaftlichen Zusammenbruchs gesehen. Der Anstieg in

den alten Ländern wird auf die **Bevölkerungszunahme** um 4 Millionen und die zunehmende Zahl von **Klein**- und **Singlehaushalten** zurückgeführt. Im Zeitraum zwischen 1968 und 1991 stieg die Zahl der Ein-Personen-Haushalte um 120 %. Gemessen an der Gesamtbevölkerung betrug der Singleanteil 1994 in Westdeutschland 15,6 %, die Tendenz ist weiterhin steigend.
Dazu kommt der Wunsch nach individuell größerem **Komfort**. Die Zahl der Elekrogeräte, insbesondere im Medienbereich, pro Haushalt wächst ständig.

Die Bundesregierung hat sich zum Ziel gesetzt, innerhalb des Zeitraums von 1987 bis 2005 eine Reduzierung der CO_2-Emissionen um 25 bis 30 % zu erreichen. Bis 2001 wurde erst eine Reduzierung um 15 % erreicht.

Wirkungen Zusammen mit anderen gasförmigen Luftverunreinigungen (sog. Treibgasen), wie Fluorchlorkohlenwasserstoffen (FCKW), Methan, Ozon und Distickstoffoxid, beeinflusst Kohlendioxid den Strahlungshaushalt der Erde. Ihre zunehmende Konzentration führt zur weltweiten Erwärmung und trägt damit zum **Treibhauseffekt** bei (s. auch Kap. 24 „Klima", S. 268).

Fluorchlorkohlenwasserstoffe (FCKW)

Entstehung Fluorchlorkohlenwasserstoffe sind organische Verbindungen, die weltweit unter anderem als Kältemittel, Treibgase für Sprays, bei Kunststoffverschäumung und als Lösemittel, z. B. in Reinigungen zur Anwendung kommen.

Emissionsmengen 1976 wurden in Deutschland 457 Millionen Spraydosen mit FCKW gefüllt, sie wurden vorrangig im Privathaushalt genutzt. 1987 wurden in Deutschland noch 10 % der Weltjahresproduktion von FCKW hergestellt, in den folgenden Jahren kam es stufenweise zur Reduzierung (s. auch Abschnitt „Gesetzliche Bestimmungen", unten).
Entgegen den Forderungen der EU und der Umweltschutzverbände wurde auf der Weltklimakonferenz 1992 in Rio de Janeiro lediglich beschlossen, den Ausstoß der Treibhausgase und damit von FCKW auf den Wert von 1990 zurückzuschrauben.
Seit 1995 wird der Austieg aus der FCKW-Produktion in Europa realisiert, in den USA seit 1996. Einige Länder, unter anderem China und Indien, dürfen aus Kostengründen bis zum Jahr 2010 FCKW für den Verbrauch im Land herstellen.
Für die Applikation spezieller Medikamente (z. B. Asthmasprays) gibt es Sondergenehmigungen, da eine gleichwertige Alternative derzeit nicht vorhanden ist.

Wirkungen Wegen ihrer chemischen Stabilität (Lebensdauer bis zu 50.000 Jahre) sind FCKWs in der Lage, die atmosphärische Ozonschicht anzugreifen (s. auch Kap. 24 „Klima", S. 268).

25.8 Gesetzliche Bestimmungen zur Luftreinhaltung

Die Sorge um eine saubere Luft ist schon seit vielen Jahrhunderten nicht nur ein privates Anliegen, sondern fand in verschiedenen gesetzlichen Bestimmungen ihre Beachtung. Im Zuge der Industrialisierung wurde deutlich, dass durch verschiedenste Industriebereiche Gefahren für die Allgemeinheit entstehen können, unter anderem auch durch schadstoffbelastete Luft. Zunächst waren es polizeirechtliche Vorschriften und die Gewerbeordnung, die in Verbindung mit einer „**Technischen Anleitung** (**TA**)" ein geordnetes Handeln bei Genehmigungsverfahren ermöglichen sollten. Die „Technische Anleitung", zunächst nur ausgerichtet auf Bekämpfung von Staubimmissionen, wurde erst 1974, nach etwa 70 Jahren Gültigkeit, durch die **TA Luft** abgelöst. Als besonders stark industrialisiertes Bundesland verabschiedete Nordrhein-Westfalen 1962 das erste **Immissionsschutzgesetz** und zwei Jahre später die erste **Smog-Verordnung**. Mit einer Anfügung an den Artikel 74 Nr. 24 des Grundgesetzes wurde die Möglichkeit einer ein-

heitlichen Regelung auf Bundesebene geschaffen. 1974 trat das Gesetz in Kraft.
Als weitere Bundesgesetze mit spezifischem Immissionsschutz zum Bereich Luft sind in diesem Zusammenhang noch das **Benzinbleigesetz** (**BzBlG**, s. auch S. 280) und die **FCKW-Halon-Verbotsverordnung** (s. auch S. 280) zu erwähnen.

25.8.1 Bundesimmissionsschutzgesetz (BImSchG)

Das Bundesimmissionsschutzgesetz, Gesetz zum Schutz vor schädlichen Umwelteinwirkungen durch Luftverunreinigungen, Geräusche, Erschütterungen und ähnliche Vorgänge formuliert im § 1 seinen **Zweck**:

- Menschen sowie Tiere, Pflanzen und andere Sachen sollen vor schädlichen Umwelteinwirkungen geschützt werden.
- Dem Entstehen schädlicher Umwelteinwirkungen soll vorgebeugt werden.

Diese **Ziele** werden durch anlagen-, gebiets-, verkehrs- und produktbezogene Regelungen **umgesetzt**:

- **Anlagebezogener Immissionsschutz:** Er beschäftigt sich mit genehmigungsbedürftigen Betrieben, die bestimmten Anforderungen des Umweltschutzes Rechnung tragen müssen (z. B. Kraftwerke, chemische Fabriken, Hühnerzuchtbetriebe, automatische Autowaschanlagen u. a.m).
- **Gebietsbezogener Immissionsschutz:** Er umfasst die Pflichten der Behörden mit dem Ziel einer wirksamen Reduzierung von Luftverunreinigungen in benannten Belastungsgebieten. Dazu gehören kontinuierliche Messungen, ihre Auswertung und die Erstellung von Luftreinhalteplänen, die verbessernde Maßnahmen enthalten müssen.
- **Verkehrsbezogener Immissionsschutz:** Er unterscheidet aktive und passive Maßnahmen. Während der **aktive** Schutz z. B. über technische Auflagen der Verkehrsmittel jeglicher Art und Verhalten der Verkehrsteilnehmer (z. B. Geschwindigkeitsbegrenzung) die Ursachen der Umweltbelastung bekämpft, reduziert sich der **passive** Schutz auf Schadensbegrenzung in einzelnen Bereichen (z. B. Entlastung der Bürger in verkehrsreichen Regionen durch Umleitung von Straßenverkehr).
  Zum verkehrsbezogenen Immissionsschutz gehört die Ermächtigung der Landesregierungen, spezifische Maßnahmen zur **Bekämpfung** von **Smog-Situationen** zu treffen. § 40 und 49 des BImSchG ermächtigen die Landesregierungen, durch Rechtsverordnung Smog-Gebiete festzulegen. Dort müssen bei Smog-Wetter Maßnahmen getroffen werden, die ein weiteres Ansteigen schädlicher Luftverunreinigungen vermindern oder vermeiden sollen.
  Seit 1992 haben alle Länder einheitliche **Grenzwerte** für die Beurteilung von **Smog** übernommen (Tab. 25.2). Die Maßnahmen werden als Ländersache allerdings unterschiedlich gehandhabt.
  Die Grenzwerte sind drei verschiedenen Warnstufen zugeordnet, die folgendermaßen definiert sind:
  - In der **Vorwarnstufe** wird an die Bevölkerung appelliert, jede vermeidbare Schadstoffbelastung der Luft zu unterlassen.
  - Bei **Alarmstufe I** können die Behörden Fahrverbote aussprechen und z. B. den Einsatz schwefelarmer Brennstoffe vorschreiben.
  - Bei **Alarmstufe II** ist ein allgemeines Fahrverbot vorgesehen sowie die völlige oder zeitweise Stilllegung von Industrie- und Feuerungsanlagen.
- **Produktbezogener Immissionsschutz:** Er enthält Regelungen, die Anforderungen an die Produktion so genannter Massengüter umfassen (z. B. Brenn- und Treibstoffe, Maschinen).

Veränderten Bedürfnissen und Erkenntnissen Rechnung tragend, wurde das BImSchG mehrfach novelliert, zuletzt 1986 ebenso die TA Luft.

25.8.2 Technische Anleitung zur Reinhaltung der Luft (TA Luft)

Die TA Luft, eine allgemeine Verwaltungsvorschrift zum BImSchG, konkretisiert Begriffe, die im BImSchG relativ unbestimmt aufgeführt werden müssen. Sie enthält **Emissions-** und **Immissionwerte** vornehmlich für genehmigungspflichtige Anlagen. Seit der Novellierung 1986 sind **Sanierungskonzepte** für Altanlagen hinzugekommen, mit deren Vorgaben für die Nachrüstung alte Anlagen auf den für Neuanlagen geltenden Stand der Technik gebracht werden sollen. Je nach Gefährlichkeit und Menge der emittierten Schadstoffe sind unterschiedliche Fristen für die Sanierung festgelegt.

25.8.3 Benzinbleigesetz (BzBIG)

Das Benzinbleigesetz, das Gesetz zur Verminderung von Luftverunreinigungen durch Bleiverbindungen in Ottokraftstoffen für Kraftfahrzeugmotoren, wurde 1971 verabschiedet und zuletzt 1987 geändert. Laut Europäischem Parlament soll es ab 2005 kein bleihaltiges Benzin mehr geben. Neu produzierte Kraftfahrzeuge müssen seit 1988 mit einem Katalysator ausgestattet sein, bleihaltiges Benzin benötigen somit nur noch vorher produzierte Fahrzeuge. Seit 1997 werden solche Autos mit einer weitaus höheren Steuer belegt.

Der Anteil der Wagen ohne „Kat“ lag Mitte 2000 nur noch bei ca. 8,5 %. Die Schadstoffemissionen bezogen auf die Gesamtzahl der Autos waren allerdings sehr hoch:

- ca. die Hälfte der Kohlenwasserstoffe
- etwa ein Viertel der Stickoxide
- fast ein Drittel des Benzols

25.8.4 FCKW-Halon-Verbotsverordnung

Diese Verordnung ist 1991 in Kraft getreten mit dem Ziel einer stufenweisen **Einschränkung** von **FCKW** und **Halon**. Ab 1995 soll die Anwendung dieser Gase gänzlich verboten sein, bei den anderen Industrienationen erst ab dem Jahr 2000. Die Entwicklungsländer haben eine Frist bis zum Jahr 2010 akzeptiert. Der Bundesumweltminister geht davon aus, dass der FCKW-Verbrauch von 1986 ausgehend (60.000 Tonnen) bis 1993 auf 5000 Tonnen gesunken ist. Bis Mitte 1993 war allerdings noch keine Alternativsubstanz bekannt, die alle bisherigen Einsatzbereiche des FCKW abdeckt.

Ein großer Erfolg war jedoch der 1993 auf den Markt gekommene „**Öko-Kühlschrank**“. Das verwendete Gasgemisch (Propan, Butan, Isobutan) ersetzt erfolgreich FCKW und ist damit umweltfreundlicher. Außerdem ist dieser Kühlschrank in der Herstellung preiswerter, er soll haltbarer als bisher übliche Geräte sein und zudem im Energieverbrauch sparsamer.

25.8.5 Smog-Markt

Während in Deutschland die Probleme der Luftverschmutzung über den Verordnungsweg angegangen werden, gibt es in Kalifornien seit 1993 den ersten Smog-Markt (Regional Clean Air Incentives Market – **Reclaim**) der Welt. Innerhalb festgesetzter Grenzen der Luftverschmutzung können Betriebe Lizenzen pro Pfund Stickoxid und Schwefeldioxid kaufen. Dies soll einen Impuls zur Schadstoffreduzierung geben, da jede Firma nicht genutzte Verschmutzungsrechte im Rahmen von Versteigerungen an andere Firmen verkaufen kann.

Tab. 25.2 Grenzwerte für die Beurteilung von Smog-Wetterlagen

Schadstoff	Schadstoffgehalt (mg/m^3)		
	Vorwarnstufe	Alarmstufe I	Alarmstufe II
Kohlenmonoxid (CO)	30	45	60
Schwefeldioxid (SO_2)	0,6	1,2	1,8
Stickstoffdioxid (NO_2)	0,6	1,0	1,4

25.9 Energie sparen – der Umwelt und uns zuliebe

Alle in diesem Kapitel aufgeführten Luftverunreinigungen sind vorrangig Produkte aus der Verbrennung fossiler Energieträger. Während in Nordamerika und den westeuropäischen Ländern der **Energieverbrauch pro Kopf** stagniert bzw. geringfügig abnimmt, nimmt der Energieverbrauch weltweit langsam aber stetig zu. Würde dabei der derzeitige deutsche Energieverbrauch erreicht, käme es zu einer Verdreifachung des Gesamtverbrauchs. In Anlehnung an die bisherigen Auswirkungen und bei Fortführung der gewohnten Energienutzung wären die Auswirkungen katastrophal.

Ein Vergleich dazu: Indien hat mit 976 Millionen Menschen mehr als zehnmal so viele Einwohner wie Deutschland. Demgegenüber bläst es nur etwa die Hälfte der CO_2-Menge in die Atmosphäre wie wir. Die industrielle Weiterentwicklung eines Landes geht jedoch automatisch mit einer Erhöhung des Energieverbrauchs einher. Und jedes Land hat ein Recht auf die Erhöhung seines Wohlstands. Unsere Forderung muss deshalb sein, den europäischen **Pro-Kopf-Energieverbrauch** zu **senken**. Dazu gibt es auch **im privaten Bereich** Möglichkeiten. Beipiele im häuslichen Bereich sind:

- **Thermostatventile** an den Heizungen gehören zu jeder Neuanlage, aber auch die Nachrüstung alter Anlagen ist mittlerweile gesetzlich vorgeschrieben. Die Unkosten sind schnell über geringere Heizkosten ausgeglichen. Die Raumtemperatur kann über solche Ventile individuell eingestellt werden.
- Abgedeckte oder sogar zugestellte Heizkörper lassen die Wärme nicht in den Raum. Unnötigerweise wird deshalb oft das Thermostat höher gestellt. Halten Sie also Ihre **Heizkörper frei**.
- Große Fensterflächen geben mehr Wärme ab, **Roll**- oder **Fensterläden** verhindern, bei Dunkelheit geschlossen, einen wesentlichen Teil des Energieverlustes.
- Permanentes **Lüften** ist nicht erforderlich, zudem Verschwendung, **gezielt** und zeitlich befristet ist sinnvoller.
- Beim **Kochen** kann die Auswahl der **Geräte** bereits energiesparend sein. Energiesparend sind:

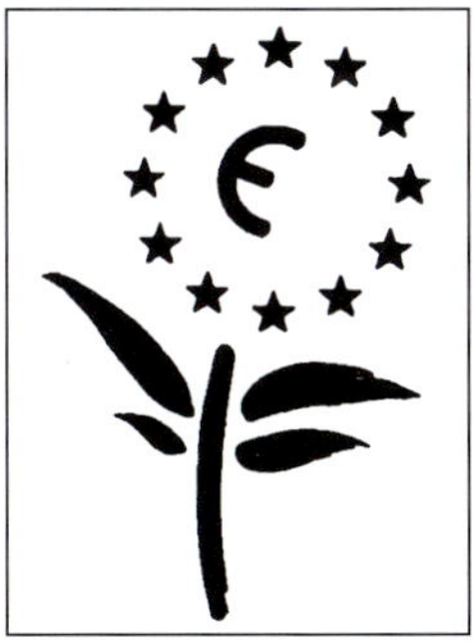

Abb. 25.3
Das EU-Ökosiegel. Diese Siegel wird an Produkte vergeben, die weniger umweltschädlich sind.

  - der Topf mit plangeschliffenem Boden
  - der Schnellkochtopf
  - Töpfe mit Einsätzen zur gleichzeitigen Garung verschiedener Essensbestandteile

  Der geschlossene Deckel sollte selbstverständlich sein.
- Neue **Haushaltsgeräte** (Waschmaschine, Trockner, Geschirrspülmaschine) sollten gleichberechtigt neben Funktionalität grundsätzlich nach **energiesparenden** und damit umweltschonenden Gesichtspunkten ausgewählt werden. Die Verbraucherberatung und das 1993 eingeführte **EU-Ökosiegel** (Abb. 25.3) können dabei eine Orientierungshilfe sein.
- Der **Kühlschrank** soll zur Vermeidung eines Wärmestaus nie direkt an der Wand stehen (5–10 cm Abstand). Unter gleichem Aspekt soll er auch nicht neben dem Herd platziert werden. Regelmäßiges Abtauen (sofern nicht selbst abtauend) spart ebenfalls Energie.
- **Stand-by-Geräte** (Fernseher, Computer) verbrauchen unnötig viel Strom. Von den rund 27 Millionen Fernsehgeräten (Zahl von 1992) in Deutschland haben etwa die Hälfte eine Stand-by-Einrichtung. Der Stromverbrauch dafür liegt bei 1,9 Milliarden Kilowattstunden. Insgesamt werden für die Unterhaltungselektronik auf diese Art und Weise 4 bis 5 Milliarden Kilowattstunden pro Jahr verschwendet. Interessant ist die Umrechnung in entstandene Unkosten und überflüssige Emissionen.

  Trotz Stand-by-Einrichtung sind solche Geräte immer noch auszuschalten!
- **Leuchtstoffröhren** benötigen nur etwa 15 % des Verbrauchs einer normalen Glühbirne und zeichnen sich durch 6- bis 10fache

Lebensdauer aus. **Sparlampen** kosten mehr als gewöhnliche Birnen, haben aber eine Brenndauer, die rund 75% über der herkömmlichen Glühbirne liegt. Sie sind nur bedingt einsetzbar, da häufiges An- und Ausschalten die Lebensdauer verkürzt.
Halogenglühlampen liegen nur etwa 10% unter dem Energieverbrauch einer normalen Glühbirne.
Insgesamt ist vielleicht nicht immer eine „Festbeleuchtung“ notwendig!

- **Müllvermeidung** ist gleichzusetzen mit Energieersparnis (s. Kap. 29 „Müll“, S. 313ff.).
- Als **Hausbesitzer** hat man noch weitaus mehr Möglichkeiten, angefangen über **Wärmedämmung** der Außenwände eines Hauses, Doppelverglasung der Fenster, den Erfordernissen angepasstes Heizungssystem, Auswahl der **Energiequelle** und vieles mehr. Verordnungen einerseits (z.B. Wärmeschutzverordnung, Verordnung für Kleinfeuerungsanlagen) geben detaillierte Vorgaben, zum anderen gibt es seit 1973 Förderungsprogramme und steuerliche Förderung zum Thema Energiesparen. Bereits die Auswahl der genutzten Primärenergie ist ein Beitrag zur Umweltschonung.

Was vielen Bürgern nicht bekannt ist: Der Hauskamin darf laut Kleinfeuerungsanlagen-Verordnung wöchentlich nur stundenweise angezündet werden.

- Ist man auf den eigenen **PKW** angewiesen, so kann bei der Auswahl eines Fahrzeugtyps bereits Energie eingespart werden. Die **Fahrweise** bestimmt ebenfalls den Verbrauch, eine regelmäßige **Wartung** genauso. **Fahrgemeinschaften** sind ein nächster Schritt, Benutzung **öffentlicher Verkehrsmittel** (so weit realisierbar) würde noch mehr Energie einsparen. Vielleicht reicht ja auch das **Fahrrad** als Verkehrsmittel!

Welche Möglichkeiten des Energiesparens kennen Sie außerdem?

26 Wasser

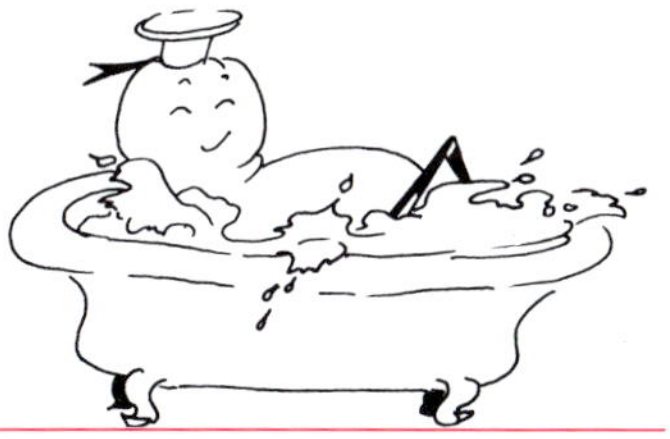

Ursula Kaiser

26.1 Wasser – Quelle des Lebens

Die Verbindung von zwei Atomen Wasserstoff und einem Atom Sauerstoff bildet die unentbehrliche Lebensgrundlage für Mensch, Tier und Pflanze: H_2O = **Wasser**.

Der Organismus eines Erwachsenen besteht zu ca. 70 % aus Wasser. Die verschiedenen Gewebe enthalten Wasser in unterschiedlich großem Maße, z. B.:

- Blut ca. 80 % Wasser
- Knochen ca. 30 % Wasser

Tab. 26.1 Verteilung des Wassers auf der Erde

Wasserquelle	Anteil an der Gesamtwassermenge	Absolute Wassermenge
Ozeane	97,2 %	1 321 890 000 km^3
Polar- und Gletschereis	2,15 %	29 190 000 km^3
Grundwasser	0,632 %	8 595 000 km^3
Oberflächenwasser	0,017 %	230 000 km^3

Wasser dient dem menschlichen Organismus als Transport- und Lösungsmittel. Der Zellstoffwechsel wäre ohne Wasser nicht möglich.

Massiver Wasserverlust (z. B. als Folge einer Diarrhö; s. Kap. 2 „Bakterien“, S. 35) kann zur lebensbedrohlichen Situation werden, vollständiger Wasserentzug führt in wenigen Tagen zum Tode.

Hohe Umgebungstemperaturen beschleunigen den Tod durch Wasserentzug. Hungerzustände dagegen kann der menschliche Organismus über mehrere Wochen verkraften.

26.2 Wasserverteilung auf der Erde

Photos, die im Weltraum gemacht werden, zeigen die Erde als **blauen Planeten**, als eine Wasserkugel.
Tatsächlich sind rund zwei Drittel der Erdoberfläche von Wasser bedeckt, das feste Land beträgt nur etwa ein Drittel.
Dennoch wird Wasser als das „kostbare Nass“ bezeichnet, denn der Anteil des **genießbaren Süßwassers** liegt bei nur knapp 3 %.

Nach Abzug des gebundenen Süßwassers an den Polen und des Gletschereises in den Hochgebirgen verbleiben nur ganze 0,6 % der Wassergesamtmenge zur Nutzung für den Menschen.

Im Einzelnen verteilt sich das Wasser auf der Erde wie in Tabelle 26.1 dargestellt.

26.3 Wasserkreislauf

Die **Wassermenge** auf der Erde ist konstant, das heißt, sie ist nicht vermehrbar, sie ist begrenzt.

Diese konstante Wassermenge befindet sich in einem stetigen **Kreislauf** (Abb. 26.1):

- Aus Ozeanen, Flüssen und Seen **verdunsten** pro Minute rund eine Milliarde Kubikmeter Wasser zu Wasserdampf. Dabei wird das Wasser entmineralisiert.
- Der Wasserdampf steigt hoch und verdichtet sich (**Kondensation**) infolge Abkühlung zu Wolken.
- Ein Teil der Wolken wird mit dem Wind über Land getrieben, sie entleeren sich je nach Jahreszeit in Form von **Regen**, **Schnee** oder **Hagel**.
- Die **Niederschläge** nehmen verschiedene **Wege**:
  - oberirdisch über Flüsse und Bäche zum Meer zurück
  - Versickerung im Boden, Umwandlung zu Grundwasser
  - Auffüllung von Grundwasserdepots
  - unterirdischer Abfluss in Flüsse bzw. Meer
  - oberirdischer Abfluss über eine Quelle
- Der **Mensch nutzt** das Grund- und Oberflächenwasser für:
  - Haushalt
  - Industrie

– öffentliche Einrichtungen
- **Nach** der **Nutzung** wird das Wasser gereinigt und über die Flüsse zum Meer und damit in den großen Kreislauf zurückgeführt.

26.4 Zustandsformen des Wassers

Aus dem Wasserkreislauf sind uns auch die verschiedenen Zustandsformen des Wassers vertraut:
- flüssige Form
- Eis, Schnee und Hagel
- Wasserdampf

Damit nimmt Wasser eine Sonderstellung ein: Kein anderer Stoff kommt auf der Erde (unter natürlichen Bedingungen) gleichzeitig in drei Aggregatzuständen vor.

Wasser dehnt sich im **gefrorenen Zustand** um 9 % aus, das spezifische Gewicht verringert sich dadurch. Für alle Lebewesen im Wasser ist dies von existentieller Bedeutung. Wenn die Wasseroberfläche gefriert, sinkt das spezifisch schwerere Wasser nach unten und sichert so die Möglichkeit zum Überleben im flüssigen Milieu. Andere Stoffe ziehen sich beim Übergang von flüssigem zu festem Zustand zusammen und werden dabei schwerer. Versuchen Sie, sich eine Welt auszumalen, in der das Eis schwerer als Wasser ist.
Gerade die Ausdehnung des Wassers als Eis hat für unsere technisierte Umwelt jedoch auch nachteilige Konsequenzen:
- Ohne Frostschutzmittel gefriert das Motorkühlwasser. Der Kühler kann durch das sich bildende Eis platzen.
- Unzureichend isolierte Wasserleitungen platzen.
- Die vergessene Wasserflasche im Tiefkühlfach platzt.

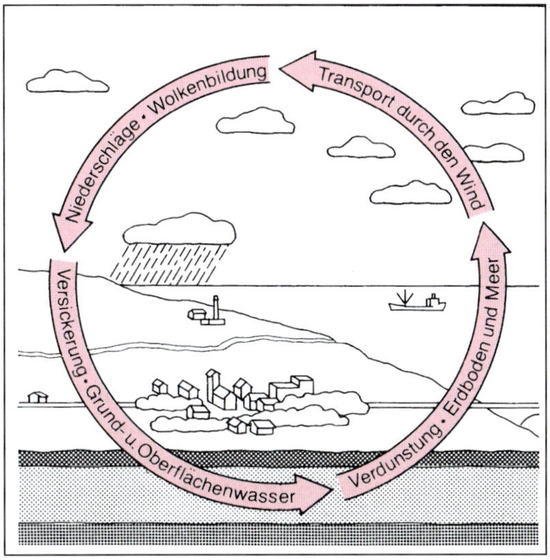

Abb. 26.1 Der Kreislauf des Wassers auf der Erde

26.5 Wasservorkommen in Deutschland

Deutschland gehört zu den wasserreichen Ländern mit einer recht hohen jährlichen Niederschlagsrate. Auf 250.000 km² (alte Bundesländer) kommen ca. 200 Milliarden m³ Regenwasser nieder, das entspricht rund 830 mm Niederschlag jährlich.
Von dieser Wassermenge kehren in den Wasserkreislauf zurück:
- 81 Milliarden m³ durch Verdunstung der Pflanzen
- 25 Milliarden m³ durch Boden- und Oberflächenverdunstung
- 2,6 Milliarden m³ über Verdunstung aus Seen und Flüssen

Insgesamt sind dies 108,6 Milliarden m³ Wasser. Von der verbleibenden Wassermenge (91,4 Milliarden m³) fließt der größte Teil oberirdisch ab, etwa 28 Milliarden m³ unterirdisch.
Die Zahlen dieser Aufstellung sind nur Durchschnittswerte für Deutschland. Zu- und Abfluss von Wasser über Flüsse aus und in benachbarte Länder sind nicht berücksichtigt.

26.6 Trinkwasser

„… **Wasser für den menschlichen Gebrauch** muss so beschaffen sein, dass durch seinen Genuss oder Gebrauch eine Schädigung der menschlichen Gesundheit, insbesondere durch Krankheitserreger, nicht zu besorgen ist.“
(Infektionsschutzgesetz, § 37, Absatz 1)

Selbst im hoch technisierten Deutschland entspricht die **Trinkwasserqualität** nicht überall den seit 1991 gültigen EU-Normen (weitere gesetzliche Bestimmungen s. S. 291). In Ostdeutschland tranken 1991 noch rund 60 % der Bürger Trinkwasser mit zu hohem Schadstoffgehalt, aber auch in den alten Bundesländern entsprachen zahlreiche Proben nicht den erlaubten EU-Normen (Richtlinie über die Qualität von Wasser für den menschlichen Gebrauch).

Nach einem Bericht der WHO sind Trinkwasserverunreinigungen weltweit die Hauptursache für Erkrankungen und Todesfälle.

Auch gegenwärtig sind die EU-Normen noch nicht in nationales Recht umgesetzt. Bis 2003 wird aber mit einer neuen Trinkwasseraufbereitungsverordnung gerechnet.
Trinkwasser kann theoretisch aus den folgenden **Quellen** gewonnen werden:
- Regenwasser
- Oberflächenwasser
- Grundwasser
- Quellwasser
- Meerwasser

Inwieweit diese Quellen tatsächlich genutzt werden können, soll nun besprochen werden.

26.6.1 Regenwasser

Regenwasser ist in vielfältigster Weise verunreinigt. Es kann verschiedene **pathogene Keime** und Partikel von **Vogelkot** enthalten.

In Regenwasser enthaltene **Luftschadstoffe** sind z. B. (s. auch Kap. 25 „Luft“, S. 270 ff.):
- Schwefeldioxid
- Stickoxid
- Stäube

Besonders die Schwefeldioxidemissionen sind uns unter dem Schlagwort **„saurer Regen“** bekannt.

Die genannten und viele andere Verunreinigungen des Regenwassers machen es für den Menschen als Trinkwasser unbrauchbar.

26.6.2 Oberflächenwasser

Oberflächenwasser wird unterteilt in:
- **natürliche Gewässer**
  - Ströme
  - Flüsse
  - Bäche
  - Seen
- **künstlich angelegte Gewässer**
  - Wasserstraßen
  - Talsperren
- **Abwasserkanäle**

Die **Qualität** der **Oberflächengewässer** ergibt sich einmal aus der Zusammensetzung des Regenwassers, das in sie fließt, zum anderen führt die Nutzung durch den Menschen zu einer weiteren Qualitätsverschlechterung (s. auch S. 288), z. B. durch:
- Schiffsverkehr
- Abwasssereinleitungen aus Privathaushalten, Industrie und Landwirtschaft
- intensive Landwirtschaft an Gewässerrändern (s. S. 293)
- unsachgemäße Ablagerung von Abfallstoffen an Gewässern
- Kühlwasser aus Wärmekraftwerken
- Umweltvergehen (1992 wurden 9168 Verfahren wegen Gewässerverschmutzung eingeleitet.)

Gewässergütekarte

Die Beurteilung der Gewässerbeschaffenheit wird von der Länderarbeitsgemeinschaft Wasser (LAWA) in regelmäßigen Zeitabständen durchgeführt.
Die erste gesamtdeutsche **Gewässergütekarte** wurde im August 1993 vorgestellt (Tab. 26.2).
In Ergänzung zur Gewässergüteklasse werden auch **physikalische** und **chemische Daten** ermittelt, z. B.:

- Temperatur
- pH-Wert
- biochemischer O_2-Bedarf
- O_2-Gehalt
- Nickel-(Ni-)Gehalt
- Gesamtphosphor-(P-)Gehalt
- Nitrat-(N-)Gehalt
- Cadmium-(Cd-)Gehalt
- Blei-(Pb-)Gehalt
- Chrom-(Cr-)Gehalt

Während viele Fließgewässer in den letzten Jahren einer höheren Güteklasse zugeordnet werden konnten (alte BRD), mussten einige Gewässer aus den neuen Bundesländern zu Beginn der 90er Jahre der Güteklasse IV zugeordnet werden. Der erste **gesamtdeutsche Zustandsbericht** der **LAWA** im August 1993 bestätigte diese Tendenzen, allerdings mit inhaltlich anderer Gewichtung:
Danach ist von den großen Flusssystemen die **Donau** mit ihren Nebenflüssen am saubersten, die **Elbe** dagegen insbesondere mit ihren Zuflüssen im Raum Leibzig/Halle am schmutzigsten.

Durch die steigende Anzahl funktionierender Kläranlagen (z. B. hatte Dresden bis 1987 keine Kläranlage) ist die Belastung mit organischen Stoffen gesunken, die Konzentration giftiger Stickstoffverbindungen ist allerdings immer noch zu hoch.
Herausragend ist in der **Weser** der hohe Anteil an Salzen, verursacht durch die Einleitungen der Kali-Industrie in Thüringen. Der Weser-Zufluss **Werra** weist mit Spitzenwerten von 15 bis 21 g Salz pro Liter höhere Salzwerte als die Ostsee auf.

Schadstoffe – Verursacher – mögliche Folgen

Die möglichen Schadstoffe, die zur Verunreinigung von Oberflächengewässern beitragen, lassen sich in sechs Gruppen unterteilen:

I. Gruppe

Schadstoff Fäkalien, Essensreste

Verursacher Privathaushalte

Mögliche Folge Die Überdüngung führt zur Sauerstoffzehrung. Der dadurch entstehende Sauerstoffmangel kann zum Fischsterben führen.

II. Gruppe

Schadstoff Schwer abbaubare Stoffe wie organische Chlorverbindungen, Pflanzenschutzmittel u. a.

Tab. 26.2 Skala zur Beurteilung so genannter Fließgewässer

Güteklasse I	unbelastet bis sehr gering belastet, kaum verschmutzt, ideales Laichgewässer für Edelfische
Güteklasse I bis II	gering belastet, gesunde und gesicherte Artenvielfalt
Güteklasse II	mäßig belastet, ertragreiches Fischgewässer
Güteklasse II bis III	kritisch belastet, Fischsterben infolge Sauerstoffmangels möglich
Güteklasse III	stark verschmutzt, periodisches Fischsterben
Güteklasse III bis IV	sehr stark verschmutzt, Fischvorkommen kaum noch möglich
Güteklasse IV	übermäßig verschmutzt, biologisch totes Gewässer

Verursacher Verschiedene Verursacher kommen in Frage.

Mögliche Folgen siehe S. 294

III. Gruppe

Schadstoff Salze und Streusalze

Verursacher Salze aus Bergbau, chemischer Industrie, Landwirtschaft (Düngesalze), Streusalze aus Gemeinden, Kommunen usw. Die Salzbelastung in den Flüssen überschreitet in Einzelfällen die schmeckbare Grenze. Spitzenreiter im Gesamtdeutschen Wasserbericht 1993 war die Werra mit Höchstwerten von 15 bis 21 g Salz/l. Die niedrigsten Salzwerte in der Ostsee betragen 5 g/l.

Mögliche Folgen Salze werden im Wasser nicht abgebaut, höhere Salzkonzentrationen zerstören die Lebensgemeinschaft im Wasser.

IV. Gruppe

Schadstoff Schwermetalle wie Eisen (Fe), Mangan (Mn), Quecksilber (Hg), Zink (Zn), Chrom (Cr), Kupfer (Cu), Blei (Pb) u.a.m. finden sich in gelöster oder an Feststoffe gebundener Form im Wasser.

Verursacher Verursacher sind z.B. Metallhütten, chemische Industriebetriebe und Beizereibetriebe.

Mögliche Folgen Während einige der Schwermetalle als Spurenelemente für Mensch, Tier und Pflanze lebensnotwendig sind, wirken sie in höheren Konzentrationen toxisch. Folgewirkungen können Wachstums- und Stoffwechselstörungen sein.

V. Gruppe

Schadstoff Phosphate und Nitrate

Verursacher Sie werden von Privathaushalten (Waschmittel) und aus der Landwirtschaft (Düngemittel) in die Gewässer geleitet.

Mögliche Folgen Wenn sie auch primär als Nährstoffe für das Pflanzenwachstum in den Gewässern dienen, führen sie in großen Mengen zur Überdüngung und damit zur Wucherung von Wasserpflanzen. Der anschließende Fäulnisprozess führt wiederum zu Sauerstoffzehrung. Fischsterben wäre auch hier wieder ein Indiz für unzureichende Sauerstoffwerte.

VI. Gruppe

Schadstoff Erwärmung der Flüsse über Kühlwasser

Verursacher Kraftwerke

Mögliche Folgen Zusammen mit den bereits aufgeführten Belastungen (z.B. Nährstoffe) fördert die erhöhte Wassertemperatur Algen- und Pflanzenwachstum. Die Sauerstoffzehrung führt schließlich zum Absterben vieler Organismen, das ökologische Gleichgewicht ist zerstört.

Seen

Für die deutschen Seen gibt es bisher keine vergleichbare Gewässergütekarte. Viele deutsche Seen sind durch Zufluss sauerstoffzehrender Stoffe stark verschmutzt. Ihre Sanierung ist weitaus schwieriger, da die Verweildauer der Schadstoffe in den Seen länger als in den Fließgewässern ist. So können sie z.B. ihre düngende und damit sauerstoffzehrende Wirkung voll entfalten. Moderne Methoden der Gewässersanierung leiten allmählich eine Genesung verschiedener Seen ein. Die Nutzung als Trinkwasserquelle ist somit von See zu See sehr verschieden.

Talsperren und Stauseen

Mit der Industrialisierung und den damit entstandenen Ballungsgebieten im letzten Jahrhundert wuchs der Energie- und Wasserbedarf in bestimmten Regionen. Parallel dazu wuchs die Notwendigkeit ganzjährig beschiffbarer Wasserstraßen in Unabhängigkeit von unterschiedlichen Niederschlagsmengen. Zu Beginn des 20. Jahrhunderts entstanden in Deutschland deshalb zahlreiche Flussstauseen. Ihre **Aufgaben** bestanden in:

- Trink- und Brauchwasserversorgung
- Speisung von Kanälen, Anreicherung von Flüssen bei Niedrigwasser
- Elektrizitätserzeugung
- Erholung und Freizeitgestaltung (im 19. Jahrhundert sekundär)

> Wird aus einer Stauanlage unmittelbar Trinkwasser entnommen, so spricht man von einer **Trinkwassertalsperre**.

Zahlreiche Schutzbestimmungen sorgen für die Erhaltung bestmöglicher Wasserqualität. Die Platzierung solcher Trinkwassertalsperren in waldreichen Regionen soll die Wasserqualität günstig beeinflussen, die Schadstoffemission über die Luft ist heutzutage aber erheblich. Der prozentuale Anteil an der Trinkwasserversorgung durch Talsperren ist in den einzelnen Bundesländern unterschiedlich.

26.6.3 Grundwasser

Die **Bildung** von **Grundwasser** erfolgt über Versickerung von Niederschlägen in das Erdreich. Das Wasser sammelt sich dicht unter der Erdoberfläche oder in großer Tiefe in Bodenhohlräumen. Die Erdschichten (Sand und Kies), die auf dem Weg in die Tiefe liegen, wirken als mechanische und absorbierende (aufsaugende) Filter.
Während das Regenwasser primär schon belastet ist, führt der Kontakt mit den oberen Bodenschichten zur weiteren Verunreinigung. Dennoch hat das Wasser durch die **Reinigung** in den **Erdschichten** bereits in einer Tiefe von 6 bis 8 Metern größtenteils Trinkwasserqualität (s. S. 286). Es ist klar, frisch, kühl, rein, appetitlich und weitgehend keimfrei.
Der Weg des Wassers endet auf einer wasserundurchlässigen Schicht (Fels, Ton, Mergel). Es sammelt sich auf der so genannten **Grundwassersohle**. Genau wie bei Oberflächengewässern bildet sich ein Wasserspiegel, der **Grundwasserspiegel**. In Abhängigkeit von den Niederschlägen steigt bzw. fällt der Grundwasserspiegel, allerdings zeitlich verzögert. Bei einer normalen Verteilung der Niederschlagsmengen ist der Grundwassserspiegel im Herbst am niedrigsten, im Frühjahr am höchsten.

Störungen der **Grundwasserbildung** und **-qualität** können vielfältige Ursachen haben:

- **Versiegelung** des **Bodens** durch fortschreitende Bebauung
- **Störung** von **Untergrundströmungen** durch tiefe Baufundamente
- **Flussbegradigungen**: Das Flussbett wird vertieft, die Geschwindigkeit des Oberflächenwassers erhöht sich, die Auffüllung der Grundwasserdepots wird durch die geringere Versickerungsmenge gefährdet, der Grundwasserspiegel fällt.
- **Förderung** von Kohle, Sand und Kies
- **Überdüngung** in der Landwirtschaft überfordert die Filtrationsfähigkeit der Erdschichten. Nitrat gelangt in das Grundwasser, somit letztendlich auch in unser Trinkwasser.
- **Mülldeponien** als gegenwärtige aber auch zukünftige Gefährdung. Niederschlagswasser löst schädliche Stoffe. In der Vergangenheit nicht sachgerechte Abdichtungen von Deponien, oder auch „wilde“ Deponien können zur Verunreinigung des Grundwassers führen.
- **Unfälle** bei der **Lagerung** wassergefährdender Stoffe. Am häufigsten gelangen leichtes Heizöl und Dieselkraftstoff, andere Mineralölprodukte (z. B. geplatzte Pipelines) und Altöl durch Unglücke in das Grundwasser.

26.6.4 Quellwasser

> Wenn Grundwasser an der Erdoberfläche austritt, spricht man von **Quellwasser**

Quellwasser bildet sich vor allem an Schnittpunkten des Grundwasserspiegels mit der Erdoberfläche. Nach der Bewegungsrichtung unterscheidet man:

- absteigende oder Auslaufquellen
- Schichtquellen
- Überlaufquellen
- aufsteigende Quellen

Bei der **aufsteigenden Quelle** steht das Wasser unter Druck und tritt nach oben aus. Das bekannteste Beispiel sind die **artesischen Quellen**. Bei ihnen sammelt sich das Wasser zwischen mulden-

förmig nach unten gebogenen, wasserundurchlässigen Bodenschichten. Mittels Bohrungen wird das Wasser durch seitlichen Druck hochgetrieben und kommt als Springquelle an die Oberfläche. Dieses technische Verfahren wurde bereits im 12. Jahrhundert in der französischen Landschaft Artois angewendet, daher auch der Name „artesischer Brunnen“.
Die Wasserabgabe von Quellen nennt man **Schüttung**. Man unterscheidet:

- ständig fließende Quellen
- periodische oder intermittierende Quellen

Zu der letzteren Form gehören, die als Naturereignisse bewunderten **Geysire**.
Weitere Beurteilungskriterien von Quellwasser sind Wassertemperatur (z. B. **Thermalquellen**) und chemische Inhaltsstoffe (**Mineralquellen**).

> Der Anteil des Quellwassers an der Trinkwasserversorgung beträgt etwa 9 %.

26.6.5 Meerwasser

Nordsee

Die Nordsee ist ein flaches Randmeer des Atlantischen Ozeans. Zahlreiche Anliegerstaaten wie Deutschland, Belgien, Niederlande, Frankreich und die Skandinavischen Länder machen die Nordsee in vielerlei Hinsicht zu einem **stark genutzten** und beanspruchten **Gewässer** durch:

- Schifffahrtswege/Transportweg
- Förderung von Öl, Gas und Kies
- Ansiedlung verschiedenster Industrieanlagen in Küstenregionen
- Tourismus

Benutzung bedeutet leider auch **Belastung**. Verstärkend kommen all die Schadstoffe hinzu, die über die Fließgewässer in die Nordsee gelangen. Somit sind auch Nichtanrainerstaaten an der Verschmutzung der Nordsee beteiligt. In erheblichem Maße trägt außerdem der Schadstofftransport über die Atmosphäre zur Verschmutzung der Nordsee bei.
Internationale Nordseekonferenzen (INK) hatten sich bereits in den 80er Jahren die Lösung der bekannten Probleme zur Aufgabe gestellt. Hier einige **Schwerpunkte**:

- Bis 1995 soll die **Gesamteinleitung toxischer**, nicht abbaubarer **Stoffe** gegenüber 1985 um 50 % verringert werden. Gleiches gilt für Nährstoffe wie Nitrat und Phosphor, die für das explosionsartige Algenwachstum verantwortlich sind.
- Beendigung der **Abfallverbrennung** auf See stufenweise bis 1994
- Die **Einleitung** von **Industrieabfällen**, insbesondere die Dünnsäureverklappung, wurde Ende 1989 eingestellt. Lediglich Großbritannien, Frankreich und Spanien durften mangels anderer Möglichkeiten bis 1992 Dünnsäure einleiten. (**Dünnsäure** ist schwach konzentrierte Schwefelsäure. Sie fällt als Abfallprodukt bei der Herstellung von Farben, Lacken, Kleiderstoffen, aber auch von Arzneimitteln an.)
- Verstärkung der **Luftüberwachung**
- Verbesserung der **Entsorgung** der **Schiffsabfälle** in den Häfen
- Verstärkter Schutz der **Wattenmeergebiete**

1990 fand bereits die dritte INK-Konferenz statt. Sie diente vorwiegend der Überprüfung der bislang umgesetzten Forderungen und der Vereinbarung zusätzlicher Beschlüsse.
Im September 1992 einigten sich die europäischen Umweltminister auf ein weiteres Abkommen zum Schutze der Nordsee. Grundsätzlich sah das Abkommen ein Verbot der Abfallbeseitigung in der Nordsee vor. Allerdings wurde den Ländern Frankreich und Großbritannien nach einer Latenzzeit von 15 Jahren die Wiedereinleitung von schwach- und mittelradioaktivem Abfall in die Nordsee erlaubt.
Anhand dieses Kompromisses zeigt sich einmal mehr die Schwierigkeit multinationaler Vereinbarungen. Individuelle Problemstellungen bezüglich anderer Alternativen müssen berücksichtigt werden, so werden aber auch höher gesteckte Ziele nur bedingt erreichbar.

Ostsee

Die Anrainerstaaten der Ostsee beschlossen auf einer Ministerkonferenz 1988 in Helsinki, die Schadstoff- und Nährstoffbelastungen der Ostsee bis 1995 um die Hälfte zu verringern.

Durch die geographische Lage der Ostsee erfolgt der Wasseraustausch mit dem Atlantischen Ozean noch sehr viel langsamer als bei der Nordsee, so dass die Wirksamkeit verschiedenster Schadstoffe wesentlich effektiver ist und damit die Bedrohung für das ökologische Gleichgewicht noch größer.

Für Nord- und Ostsee gilt die Aussage:
Meeresschutz beginnt im Binnenland. Hier liegt zusammen mit der Luftüberwachung die große Verantwortung der Anrainer.

Für die **Trinkwassergewinnung** spielen Nord- und Ostsee direkt keine Rolle. Die bereits aufgeführten Wasservorkommen sichern eine ausreichende Versorgung. Die Bemühungen um eine Verbesserung der Wasserqualität sind im gesamtökologischen Kontext zu sehen.
Prinzipiell ist die Trinkwassergewinnung aus Salzwasser mittels Entsalzungsanlagen möglich.

26.7 Gesetzliche Bestimmungen zum Wasser

Eine Vielzahl von **Richtlinien** der **EU** schränken auf dem Gebiet des Wasserrechts die nationale Gesetzgebungskompetenz der EU-Mitgliedstaaten ein. Sie beeinflussen die Ausführung der wasserrechtlichen Vorschriften bis hin zum Inhalt von Verordnungen und Verwaltungsvorschriften.

- Das **Wasserhaushaltsgesetz** (WHG) als Bundesgesetz: Es schafft die Rahmenbedingungen für die Umsetzung in Landeswassergesetze
- **Landeswassergesetze:** Sie legen z. B. Wasserschutzgebiete fest oder schaffen auch Erlaubnis- und Bewilliungsverfahren für Gewässerbenutzungen.
- **Abwasserabgabengesetz** (AbwAG): Hiermit wurden wirtschaftliche Anreize zur Abwasserreduzierung für Betriebe geschaffen. Primär finanzielle Aspekte (Kostenreduzierung) führen so gegebenenfalls zum Einsatz umweltschonender Technologien.
- **Wasch- und Reinigungsmittelgesetz** (WRMG): Die Besonderheit dieses Gesetzes besteht darin, dass bereits auf die Produktion von Wasch- und Reinigungsmitteln eingewirkt wird und nicht nur auf deren Gewässereinleitungen. Es nimmt Einfluss auf die Zusammensetzung der Mittel, fordert sachliche Herstellerinformationen für die Verbraucher und beschränkt bzw. verbietet bestimmte Inhaltsstoffe.

Außerhalb der wasserwirtschaftlichen Bundesgesetze und der jeweiligen Landeswassergesetze gibt es eine Vielzahl gesetzlicher Regelungen, die sich mittelbar oder unmittelbar mit der Wasserqualität beschäftigen beziehungsweise sich auf die Wasserqualität auswirken:

- Lebensmittel- und Bedarfsgegenständegesetz
- Infektionsschutzgesetz
- Verordnung über Trinkwasser und über Wasser für Lebensmittelbetriebe
- Trinkwasseraufbereitungsverordnung (TrinkwAufbV). Die Trinkwasseraufbereitungsverordnung regelt die Qualitätsanforderungen an Trinkwasser. Sie enthält auch Grenzwerte für Inhaltsstoffe. Dazu gehören:
  - Bestimmungen zur bakteriologischen Überwachung (Trinkwasser muss frei von Krankheitserregern sein)
  - sensorische und chemisch-physikalische Nenngrößen
  - Grenzwerte für organische und anorganische Substanzen. Selbst nicht ausdrücklich aufgeführte Inhaltsstoffe dürfen laut Trinkwasseraufbereitungsverordnung nur in nicht gesundheitsschädlichen Konzentrationen enthalten sein.

Daneben gibt es eine Vielzahl weiterer gesetzlicher Regelungen, die nicht ausschließlich unter wasserökologischen Gesichtspunkten verfasst wurden:

- Bundesimmissionsschutzgesetz
- Bundesbaugesetz
- Landesplanungsgesetze
- Pflanzenschutzgesetz
- Pflanzenschutzmittelanwendungsverordnung

Diese Auflistung von gesetzlichen Bestimmungen hat keinen Anspruch auf Vollständigkeit, sie soll aber zeigen in welch vielfältiger Weise der Gewässerschutz berücksichtigt werden muss. Die persönliche Betroffenheit und Haftung eines jeden Bürgers macht das **Wasserhaushaltsgesetz** deutlich:

> „Jeder, der ein Gewässer verschmutzt, ist zum Ersatz des Schadens verpflichtet, der einem anderen daraus entsteht, etwa durch Vernichtung seiner Fischzucht oder Verseuchung seines Brunnens. Bei einigen besonders umweltgefährdenden Tätigkeiten wird hierfür nicht einmal Verschulden verlangt" (§ 22 WHG).

Der „Brunnenvergifter" wurde früher dem Mörder gleichgesetzt, die Ahndung war entsprechend.
Für die **Einhaltung** der **gesetzlichen Bestimmungen** ist der Betreiber des jeweiligen Wasserwerkes verantwortlich. Die staatliche Kontrolle ist an die zuständigen Gesundheitsämter delegiert. Die **Häufigkeit** der **Untersuchungen** steht in Abhängigkeit zur geförderten Wassermenge, z.B.: Alle 30.000 m^3 erfolgt die Kontrolle auf bakterielle Verunreinigungen. Aus persönlichem Interesse übersteigen die betriebseigenen Kontrollen oft die gesetzlichen Bestimmungen. Die labortechnischen Möglichkeiten der Wasserwerke sind oft größer als die der jeweiligen Gesundheitsämter. Die kontinuierliche Qualitätsüberwachung wird so erleichtert. Es erfolgen

- mikrobiologische,
- physikalische und
- chemische Untersuchungen.

26.8 Chemische Verunreinigungen von Wasser

> Jahrhundertelang waren in Europa die Bemühungen um sauberes Trinkwasser gleichzusetzen mit dem Kampf gegen Krankheitserreger. Das Problem der modernen Wasserwerke sind nicht mehr Bakterien, sondern chemische Verbindungen.

26.8.1 Asbest

Quelle Asbest kann als natürlich vorkommende Mineralfaser im Gestein durch Auswaschung auch in das Trinkwasser gelangen. In Deutschland sind in der Vergangenheit Asbestzementrohre als Wasserleitungen verlegt worden. Bei bestimmten chemischen Reaktionen, die durch Inhaltsstoffe des Wassers ausgelöst werden, können Asbestfasern freigesetzt werden.

Wirkungen Die Krebs erzeugende Wirkung bei Inhalation von Asbest gilt mittlerweile als wissenschaftlich erwiesen. Da die so aufgenommenen Asbestfasern nicht in der Lunge verbleiben, sondern den Körper durchwandern, wird eine kanzerogene Wirkung auch von oral aufgenommenen Asbestfasern angenommen.

Gegenmaßnahmen Vor diesem Hintergrund ist es 1993 zu einem Herstellungsverbot von Asbestzementrohren gekommen, seit Ende 1994 dürfen diese Rohre nicht mehr eingebaut werden.

26.8.2 Blei

Quelle Früher wurden Wasserrohre teilweise aus Blei hergestellt.

Wirkungen Langzeitstudien in Boston und Edinburgh hatten alarmierende Ergebnisse erbracht: Kinder, deren Blut überhöhte Bleiwerte aufwiesen, erzielten in vergleichenden Intelligenztests deutlich schlechtere Ergebnisse als

Kinder ohne diese Belastung. Kontrolluntersuchungen 15 Jahre später zeigten bei der ersten Gruppe immer noch Intelligenzdefizite. Die Gefährdung zeigte sich dort als besonders wesentlich, wo weiches Wasser durch die Leitungen floss: Weiches Wasser löst überdurchschnittlich große Mengen des giftigen Schwermetalls aus Bleileitungen heraus.

Gegenmaßnahmen Bei einer Sitzung der WHO (Genf 1992) forderten die Trinkwasserspezialisten eine Herabsetzung des Bleigehaltes im Trinkwasser von 50 auf 10 µg/l Trinkwasser.
In Deutschland (alte Bundesländer) begannen bereits 1981 die meisten Wasserversorgungsunternehmen, die Bleirohre gegen Leitungen aus anderen Materialien auszutauschen. Diese Maßnahme gilt als weitestgehend abgeschlossen.

26.8.3 Nitrat

Quelle Für Pflanzen ist Nitrat als Stickstoffverbindung lebensnotwendig. Die Landwirtschaft hat sich diesen Mechanismus zunutze gemacht. Nitrat wird in Form von Gülle oder als Mineraldünger zur Erzielung höherer Erträge eingesetzt. Eine zeitlich falsch eingesetzte oder auch mengenmäßig überzogene Düngung übersteigt die Aufnahmekapazität der Nutzpflanzen. Aber auch die meisten Klein- und Hausgärten sind absolut überdüngt, hier liegt ein Stück Verantwortung bei Millionen von Hobbygärtnern. Das überschüssige Nitrat wird mit dem Regen aus dem Erdreich ausgeschwemmt und gelangt letztendlich in das Grundwasser.

Wirkungen Nitrat an sich ist vergleichsweise ungiftig. Problematisch sind die Stoffe, die daraus im Stoffwechsel des menschlichen Organismus durch Bakterien im Gastrointestinaltrakt entstehen können.

Gegenmaßnahmen Ein vernünftiger, das heißt sparsamer Einsatz von Dünger vermeidet, dass Nitrate ins Grundwasser gelangen.

26.8.4 Nitrit und Nitrosamine

Quelle Nitrite und Nitrosamine können sich aus Nitrat und anderen Nahrungsbestandteilen bilden.

Wirkungen Die toxische Wirkung von **Nitrit** beruht auf seiner Fähigkeit, Hämoglobin zu Methämoglobin zu oxidieren. Das Hämoglobin fällt dadurch für den Sauerstofftransport aus. Für den jungen Säugling kommt erschwerend hinzu, dass das in seinem Blut dominierende Hämoglobin F (HbF) wesentlich empfindlicher auf Nitrit reagiert, als das HbA beim älteren Kind bzw. Erwachsenen. Wird die Flaschennahrung mit stark nitrathaltigem Wasser zubereitet, so kann es im Extremfall zur so genannten **Methämoglobinämie** kommen. In Abhängigkeit vom Grad der Methämoglobinämie zeigen sich Leistungsschwäche, Zyanose, Dyspnoe und Tachykardie.
Einige **Nitrosamine** gelten als Krebs erregend. Auf den menschlichen Organismus übertragen ist die Krebs erregende Eigenschaft wissenschaftlich nicht nachgewiesen.

Gegenmaßnahmen Die Reduktion von Nitrat im Grundwasser bringt gleichzeitig reduzierte Nitrit- und Nitrosaminmengen mit sich. Die seit 1985 in der Trinkwasserverordnung festgeschriebene Höchstmenge von 50 mg Nitrat pro Liter Trinkwasser haben entsprechend die Gefahr einer Methämoglobinämie gebannt. Nachweislich ist seit Jahrzehnten in Deutschland kein Säugling mehr an Methämoglobinämie verstorben.
Wenn auch viele Wasserwerke weit unter den geforderten Höchstwerten bleiben können, so gibt es auch Meldungen über stillgelegte Brunnen, deren Nitratgehalt zu hoch war. Da die Wasserwerke in der Regel so genannte Brunnengalerien (s. S. 295) zur Verfügung haben, kann meist ein Ausgleich über Zumischung nitratarmen Wassers geschaffen werden.

26.8.5 Pflanzenschutzmittel

Quelle Pflanzenschutzmittel, Unkrautvernichtungsmittel (Herbizide), Insektizide und Fungizide wurden über Jahrzehnte vorwiegend

in der Landwirtschaft, zwecks Pflegeleichtigkeit in öffentlichen Anlagen, an Straßenrändern, an Bahngleisen, aber auch im privaten Garten recht kritiklos mit steigender Tendenz angewendet. Für mögliche Folgeschäden gab es in der Breite der Bevölkerung kein Bewusstsein, wissenschaftliche Erkenntnisse über Langzeitfolgen liefen nicht immer parallel zur Effektivität der „Wunderwaffen" gegen Unkraut und Schädlinge oder wurden nicht ausreichend ernst genommen. Zugelassen sind gegenwärtig rund 270 Wirkstoffe, die in 1700 verschiedenen Zusammensetzungen im Handel angeboten werden. Die **Zulassung** von Pflanzenschutzmitteln erteilt die Biologische Bundesanstalt für Land- und Forstwirtschaft (§ 11, Pflanzenschutzgesetz). Hinsichtlich gesundheitlicher Auswirkungen wird die Entscheidung einvernehmlich mit dem Bundesinstitut für Gesundheitlichen Verbraucherschutz und Veterinärmedizin getroffen. Das Umweltbundesamt gibt seine Zustimmung, wenn keine Schäden für die Umwelt zu erwarten sind.
Die Zulassung von Pflanzenschutzmitteln endet zehn Jahre nach Ablauf des Zulassungsjahres.

Wirkungen Pestizide sind im Verdacht, Krebs begünstigend oder Krebs auslösend zu sein. Unter diesem Aspekt ist seit 1991 das Pestizid „Atrazin" verboten worden.
Atrazin führte dosisabhängig im Tierversuch zur Überhäufigkeit von Brustdrüsenadenomen und -karzinomen, andere Versuche erbrachten allerdings auch negative Ergebnisse. Trotzdem wurde Atrazin als für den Menschen möglicherweise Krebs erzeugend eingestuft.

Gegenmaßnahmen Durch das Anwendungsverbot wird die mögliche Grundwasserbelastung mit Atrazin geringer.
Nach der Trinkwasserverordnung gelten seit 1989 neue Grenzwerte:
- für die Einzelsubstanz 0,1 µg/l
- für die Summe aller Pestizide 0,5 µg/l (Ein Mikrogramm ist ein Millionstel Gramm.)

Zum Zeitpunkt der Übernahme dieser EU-Richtlinie in unsere Trinkwasserverordnung waren solche Minimalverunreinigungen noch nicht nachweisbar, man rechnete aber mit einem Übertritt von Pestiziden in das Grundwasser. Durch Verbesserung der Analysetechnik ist der Beweis für die Annahme mittlerweile erbracht. Die neuen EU-Grenzwerte sind überwiegend als Vorsorge-Werte zu betrachten.

26.9 Wasserwirtschaft

Wasserwirtschaft hat eine historische Tradition, z. B. erbauten die **Römer** über viele Kilometer exakt berechnete Abwasser- und Trinkwasserleitungssysteme. Ein Beispiel ist die Versorgung der Stadt Köln über eine über 70 km lange Wasserleitung mit Wasser aus der Hocheifel. Die tägliche Versorgung mit rund 20.000 m³ Quellwasser wurde so gewährleistet. Aber auch andere Kulturen entwickelten bereits in vorchristlicher Zeit hervorragend funktionierende Wasserversorgungssysteme.
Diese Kenntnisse gingen verloren, so dass die zentrale Wasserversorgung als eine Errungenschaft des Industriezeitalters gewertet wird. Noch zu Beginn des **19. Jahrhunderts** versorgte sich die ländliche Bevölkerung entweder über den hauseigenen Brunnen mit Wasser, man schöpfte das Wasser aus Quellen oder aus offenen Gewässern. Die Städte hatten eine Vielzahl von Brunnen, manchmal wurden auch Zisternen genutzt, Gruben, in denen das Niederschlagswasser gesammelt wurde. Die **Einzelversorgung** mit Wasser dominierte.
Mit Aufkommen der **Industrie** entstand in größeren Städten wieder die **zentrale Wasserversorgung**. Um 1885 waren 15 % der Bevölkerung des damaligen Deutschen Reiches an die zentrale Versorgung angeschlossen. Heute versorgen mehr als 6000 Wasserwerke rund 97 % (alte Bundesländer) der Bürger mit qualitativ gutem und gesundheitlich unbedenklichem Trinkwasser.
Regional zwar sehr unterschiedlich, **setzt** sich das **Trinkwasser** insgesamt wie folgt **zusammen**:
- 64 % Grundwasser
- 9 % Quellwasser
- 27 % aus Oberflächenwasser wie Seen, Talsperren, Uferfiltrat von Flüssen

Die **Arbeit** der **Wasserwerke** kann man in vier große Bereiche unterteilen:

- Wassergewinnung
- Wasseraufbereitung
- Wasserspeicherung
- Wasserverteilung

26.9.1 Wassergewinnung

Für die Versorgung mit Trinkwasser fördert die öffentliche Wasserversorgung jährlich etwa 5 Milliarden m^3 Rohwasser (alte Bundesländer).
Die **Form** der **Wassergewinnung** richtet sich nach dem jeweiligen Wasserangebot:

- **Grundwasser** wird aus Brunnen gefördert, je nach Erfordernissen mit Hilfe von Horizontal- oder Vertikalbrunnen (Abb. 26.2).
  Horinzontalbrunnen werden zur Gewinnung nicht zu tief gelegenen Grundwassers genutzt, sie werden oft in Reihen hintereinander in so genannten Brunnengalerien angelegt, verbunden durch Sammelleitungen.
  Vertikalbrunnen dagegen können Grundwasser aus mehreren hundert Meter Tiefe fördern: Von einem breiten Schacht ausgehend verteilen sich horizontal verlegte Filterrohre, wodurch die Förderleistung gesteigert wird. Mittels Elektropumpen wird das Grundwasser gefördert.
- Während viele Regionen ihre Wasserversorgung ausschließlich mit Grundwassser abdecken können, müssen andere Wasserwerke auf **Oberflächenwasser** zurückgreifen.
  Aus Seen und Talsperren entnommenes Wasser bedarf in unterschiedlichem Maße einer **Aufbereitung**, um der Qualität von Grundwasser gleichzukommen und letztendlich als Trinkwasser genutzt werden zu können:
  Unter **Uferfiltrat** versteht man Oberflächenwasser, das durch Sohle und Ufer eines Flusses oder Sees in den Untergrund versickert, sich mit Grundwasser vermischt und nach kurzer Bodenpassage in Ufernähe gefördert wird. Der Weg durch das Erdreich hat wieder einen filternden Effekt, Mikroorganismen bauen im Wasser enthaltene Stoffe ab. So erfolgt eine biologische, natürliche Reinigung.
  Eine andere Methode der Wasserreinigung sowohl für See-, Talsperren- und Flusswasser läuft wie folgt ab: Nach Ableitung des Wassers schließt sich eine grobe mechanische Reinigung mit anschließender Sedimentierung an. Die Weiterführung des Was-

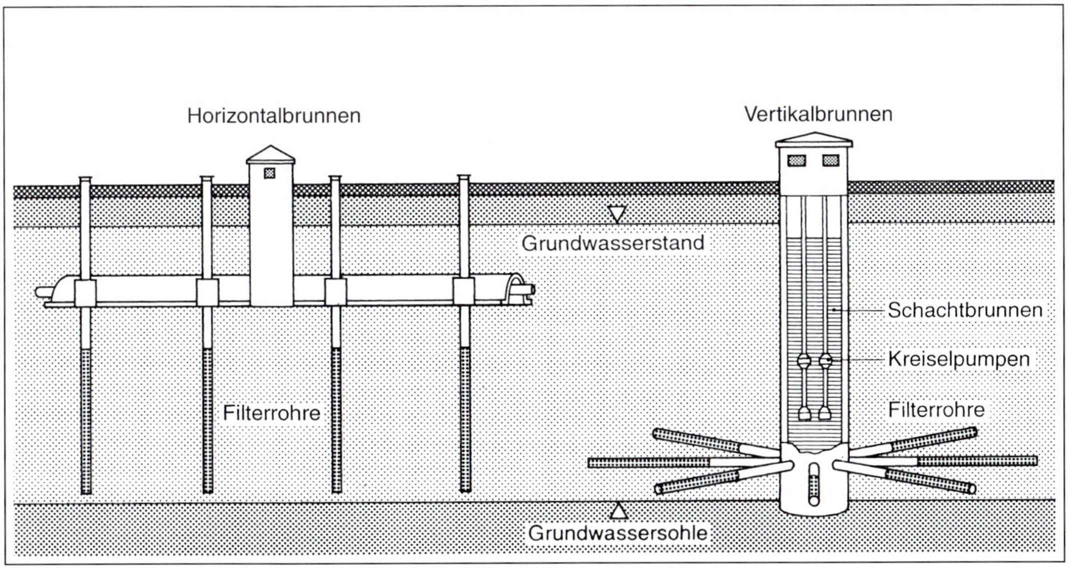

Abb. 26.2 Schemata von Horizontal- und Vertikalbrunnen

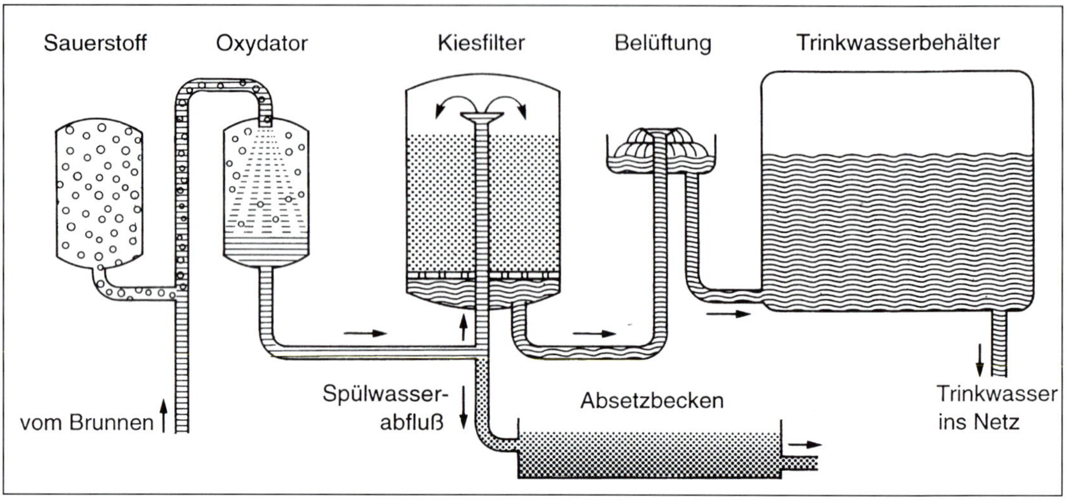

Abb. 26.3 Die Wasseraufbereitung im Wasserwerk

sers erfolgt in ein unter der Erdoberfläche gelegenes Sickerbecken von unterschiedlicher Länge und Breite. Die Auskleidung mit einer Sandschicht hat ebenfalls einen reinigenden Effekt. Das Wasser versickert, durchdringt weitere filternde und absorbierende Erdschichten und vermischt sich mit natürlichem Grundwasser.

- **Quellwasserversorgung** findet man in kleineren Siedlungen, meistens in Gebirgen gelegen.

Für die **Trinkwasserqualität** muss zusätzlich ein Schutz vor Verunreinigungen gewährleistet sein, außerdem ein Ausgleichbecken bestehen, um die Verfügbarkeit und den erforderlichen Druck bei der Abnahme durch den Verbraucher zu garantieren.

26.9.2 Wasseraufbereitung

Das geförderte Wasser wird vom Wasserfachmann als **Rohwasser** bezeichnet.

Vor der Weiterleitung an den Verbraucher muss die natürliche **Reinigung** der Bodenschichten oft durch gezielte Aufbereitung im Wasserwerk ergänzt werden (Abb. 26.3). Dabei handelt es sich bei weitem nicht vorrangig um eigentliche Schadstoffe.

Durch seine Lösungseigenschaft hat das Wasser auf dem Weg durch die Erdschichten Stoffe wie Kalk, Eisen, Mangan, Kohlensäure usw. aufgenommen.

Am häufigsten stellt sich das Problem eines zu hohen Eisen- und Manganänteils. Wenn auch nicht primär gesundheitsgefährdend, würde es auf Dauer zu Ablagerungen im Rohrnetz kommen, was wiederum einer Verkeimung des Trinkwassers Vorschub leisten würde. Außerdem kommt es durch zu hohe Eisen- und Manganwer-

te zu geschmacklichen Beeinträchtigungen, was laut Trinkwasserverordnung nicht zulässig ist.
Zur **Entfernung** von **Eisen** und **Mangan** wird das Rohwasser zunächst durch feine Düsen zerstäubt. Das Eisen oxidiert und flockt aus, ebenso verwandelt sich das Mangan in eine unlösliche Form. Das vorher klare Wasser ist nun milchig bis schmutzig-braun geworden. In geschlossenen Behältern können beide Stoffe problemlos herausgefiltert werden.
Zur **Reinigung** werden bei stärker belastetem Wasser in Wasserwerken auch **Chlor**, **Chlordioxid** oder **Ozon** eingesetzt. Auch mit dieser Methode werden unerwünschte Stoffe so verändert, dass sie mittels Filter entfernt werden können. In vielen Wasserwerken wird z. B. Chlor nach Abschluss der Aufbereitungsphase nur unter prophylaktischen Gesichtspunkten eingesetzt, um die Keimarmut auch im Rohrnetz zu gewährleisten.
Eine weitere wirksame Filterung kann je nach Bedarf mit **Aktivkohle** vorgenommen werden. Sie absorbiert die meisten der im Wasser gelösten organischen Stoffe, unter anderem auch chlorierte Kohlenwasserstoffe.
Es gibt allerdings auch Rohwasser, das nur eine Aufbereitungsstufe braucht: die **Entkarbonisierung** = **Entkalkung**. Beim Durchfließen der verschiedenen Erdschichten nimmt das Wasser neben anderen natürlichen Stoffen auch Kalzium (Kalk) und Magnesium auf. Kalkhaltiges Wasser gilt als gesundheitsfördernd, wird vom Verbraucher aber nicht besonders geschätzt (z. B. verkalkte Armaturen, verkalkte Haushaltsgeräte).
Je nach Rohwasserqualität kommen also die verschiedenen Methoden der Filtration zum Einsatz. Entsprechend kostengünstig oder auch teuer kann es für den Verbraucher werden bzw. ist es bereits: Die **Wassergebühren** schwankten 1993 bundesweit zwischen 1,00 DM bis zu 5,40 DM pro m^3 Wasser, darin enthalten sind auch immer die Abwassergebühren.

26.9.3 Wasserspeicherung

Der Prozess der Wasserförderung und -aufbereitung erfolgt nach Möglichkeit in den Nachtstunden. Das geförderte Wasser wird gespeichert. So wird gewährleistet, dass tagsüber die benötigte Wassermenge zur Verfügung steht, die dem Lebensrhythmus der Benutzer entspricht. Dazu kommen auch betriebswirtschaftliche Überlegungen: Nachtstrom ist preiswerter, davon profitiert der Betreiber und letztendlich auch der Verbraucher.
Eine Wasserspeicherung ist auch deshalb wichtig, da auch am Tage extreme **Schwankungen** des **Wasserverbrauchs** auftreten: Am Werktag ist der Bedarf höher als am Feiertag. Außerdem gibt es jahreszeitlich bedingte Unterschiede im Wasserverbrauch.
Es gibt zwei **Formen** von **Wasserspeichern:**
- Erdbehälter
- Wassertürme

Wassertürme werden seltener gebaut, da sie teurer in der Herstellung sind und ein geringeres Fassungsvermögen haben.

26.9.4 Wasserverteilung

Die Wasserverteilung bis hin zum einzelnen Verbraucher stellt den aufwendigsten und gegenwärtig kostspieligsten Teil der Arbeit der Wasserwerkbetreiber dar. In Zukunft wird allerdings eine Verschiebung erfolgen, da Gewinnung und Aufbereitung wegen der zunehmend schlechteren Rohwasserqualität kostenintensiver werden.
Das **Rohrleitungssystem** übersteigt mittlerweile eine Gesamtkilometerzahl von 300.000, die neuen Bunndesländer sind dabei noch nicht inbegriffen. Alle Leitungen sind frostsicher in einer erschütterungsfreien Tiefe von ca. 1,5 m verlegt. Das ganze System soll eine reibungslose Versorgung der Abnehmer mit Wasser garantieren. Laut Trinkwasserverordnung muss z. B. auch überall ein bestimmter Wasserdruck (bis 6 bar) vorhanden sein. Sackgassen im Leistungssystem dürfen nicht existieren, das Wasser würde dort stillstehen, was zumindest eine geschmackliche Beeinträchtigung nach sich ziehen würde.

Wasserversorgungsnetze beschränken sich in Ballungsgebieten nicht auf eine Stadt, sie sind mit den Nachbarstädten verbunden. Bei Extrembelastungen ist so eine gegenseitige Unterstützung möglich.

Im Straßenbild uns allen vertraut sind die zahlreichen **blauweißen Hinweisschilder**, die die Lage von **Hydranten** kennzeichnen. Bei Bränden kann so schnell effektive Hilfe geleistet werden. Das sind nur Teilaspekte der technischen Erfordernisse zur Wasserverteilung mit dem Versuch, die Gesamtzusammenhänge etwas zu verdeutlichen.

26.10 Wasserverbrauch und -verschmutzung

In der vorindustriellen Zeit wurden pro Tag und Bürger zwischen 10 und 30 l Wasser benutzt. Um 1950 lag der **Wasserverbrauch** schon bei 85 l, 30 Jahre später war der Verbrauch auf 140 l gestiegen. Zahlreiche Faktoren spielten dabei eine Rolle:

- die Verfügbarkeit des Trinkwassers
- die Ausstattung der Privathaushalte mit sanitären Einrichtungen
- das veränderte Verständnis von Körperhygiene
- der zunehmend technisierte Haushalt, also der wachsende Wohlstand der Bundesbürger mit zunehmendem Komfort

In den Jahren nach 1980 gab es allerdings keine wesentliche Steigerung mehr. Der Jahresbericht der Wasserwirtschaft von 1995 meldete einen Wasserverbrauch von 140 l pro Kopf in den alten Bundesländern, im Osten sogar nur 107 l pro Kopf und Tag. In den neuen Bundesländern ist bis zu diesem niedrigen Wert eine ganz rasante Entwicklung abgelaufen: Noch 1990 betrug der Verbrauch 256 l Wasser. Als Begründung für die plötzliche Senkung des Wasserverbrauchs wurde mehr Sparsamkeit nach der Erhöhung der Wasserpreise angegeben.
Für 1998 wurde eine leichte Steigerung verzeichnet: Pro Bundesbürger betrug der Wasserverbrauch 127 l.
Üblicherweise wird der Wasserverbrauch der kommunalen Einrichtungen auf den einzelnen Bürger umgelegt. Daraus ergab sich für Gesamtdeutschland ein **Durchschnittsverbrauch** von 193 l pro Bürger und Tag. In Kubikmeter ausgedrückt sieht die **Verteilung** des **Wasserverbrauchs** wie folgt aus:

- Die öffentliche Wasserversorgung fördert jährlich etwa 5 Milliarden m^3 Rohwasser.
- Davon entfallen ca. 3 Milliarden m^3 auf den privaten Verbraucher.
- 2 Milliarden m^3 gehen an die kommunalen Einrichtungen, Kleingewerbe und Industrie.
- Die Industrie einschließlich Großverbraucher Wärmekraftwerke benötigt insgesamt ca. 37 Milliarden m^3 Wasser pro Jahr. Mehr als 90 % des Bedarfs werden dabei durch Eigengewinnung gedeckt.

Wie verteilen sich nun die 140 oder 107 l Wasser im täglichen Verbrauch?

- 32 % auf Waschen, Duschen und Baden
- 23 % auf Geschirrspülen und Wäschewaschen
- 31 % auf WC-Spülung
- 4 % auf Putzarbeiten
- 3 % auf Trinken und Kochen
- 7 % auf restliche Verwendungen (Gemüse/Obst waschen, Blumen gießen, Garten wässern, Auto waschen)

Eine merkwürdig anmutende Verteilung, wenn wir noch einmal zur Ausgangssituation zurückgehen.

„Wasser als wichtigstes Lebensmittel“: Alle Anstrengungen der Wasserwirtschaft orientieren sich an dieser Vorgabe. Dagegen benutzen wir Wasser bis auf einen kleinen prozentualen Rest für unsere Vorstellungen von Hygiene an uns und unserer nächsten Umgebung.

Die Industrie als Großverbraucher hat schon viele Mechanismen entwickelt, um kostengünstiger und damit **sparsamer mit Wasser umzugehen**. Im Privathaushalt liegt es in unserer Hand, verantwortlicher und umweltbewusster den Wasserverbrauch und die Belastung des Schmutzwassers zu beeinflussen. Einige **Beispiele**:

- **Waschen, Duschen** und **Baden** stellen den größten Anteil am Wasserverbrauch dar. Das Vollbad benötigt je nach Wannengröße zwischen 150 und 300 l Wasser. Begnügt man sich mit einem Duschbad (außerdem hygienischer), kommt man mit 40 bis 80 l Wasser aus. Während des Einseifens könnte außerdem der Hahn zugedreht werden oder, falls vorhanden, das Druckstopventil betätigt werden. Besonders wirtschaftlich für sämtliche Wasserentnahmestellen sind gut schließende, wassersparende Armaturen, z. B. so genannte Ein-Hebel-Armaturen mit Thermostat, die Heiß- und Kaltwasser regulieren, wodurch lange Vorlaufzeiten wegfallen.

- Laufen muss das Wasser auch nicht, wenn man sich die **Zähne putzt**. Der gefüllte Zahnbecher reicht aus, das Becken kann im Anschluss mit weitaus weniger Wasser gereinigt werden.
- Mit dem **tropfenden Wasserhahn** verschwinden pro Monat etwa 150 l hochwertiges Trinkwasser in die Kanalisation.
- Bei der **Toilettenspülung** rauschen pro Spülgang bis zu 14 l Wasser durch die Leitung. Das ist aber nur in wenigen Fällen erforderlich, moderne Spüleinrichtungen und entsprechende Becken kommen mit ca. 6 l aus. Nur bedingt ist durch das Anbringen eines Sparhebels eine Nachrüstung möglich. Der Ziegelstein im Spülkasten zwecks Reduzierung der Spülmenge kann allerdings zu einer teuren Angelegenheit werden: Alte Toilettenbecken benötigen größere Spülmengen, bei geringerer Spülmenge kann es zur Rohrverstopfung kommen.
- **Spülmaschinen** sollen nur angestellt werden, wenn sie wirklich voll sind. Bei Neukäufen soll wasser- und energiesparenden Modellen der Vorzug gegeben werden. Ein höherer Anschaffungspreis zahlt sich durch den langjährigen Kosten sparenderen Betrieb aus. Vielfach wird auch normal verschmutztes Geschirr vorgespült, damit unterschätzen die Verbraucher die Leistung ihrer Spülmaschine. Falls Vorspülen erforderlich sein sollte, bitte nicht unter laufendem Wasser. Nicht zuletzt bieten Spülmaschinen bedürfnisorientiert unterschiedliche Programme an, wodurch ebenfalls Wasser und Energie gespart werden kann.
- Für **Waschmaschinen** gilt ebenfalls: Sie sollen nur angestellt werden, wenn sie voll sind. Bei wenig verschmutzter Wäsche kann auf die Vorwäsche verzichtet werden. Wassersparende Programme sind vorzuziehen. Neben der absoluten Wassermenge spielt die Menge des verwendeten **Waschpulvers** für die Wasserbelastung eine wesentliche Rolle. Für die Dosierung von Waschpulver ist der Härtegrad (= Kalkgehalt) des Wassers von Bedeutung.

Ein **deutscher Härtegrad** (dH) entspricht dem Gehalt von 10 g Kalk in 1000 l Wasser. Nach neueren Bestimmungen gilt für die Wasserhärte die internationale Einheit **millimol pro Liter** (mmol/l): Ein deutscher Härtegrad entspricht 0,179 mmol/l.

Den Härtegrad kann man zum einen beim Wasserwerk erfragen, üblicherweise wird er auch einmal pro Jahr veröffentlicht. Die Härtetabelle reicht von 1 bis 4: von sehr weichem Wasser, über weiches bis hin zu mittelhartem und zuletzt sehr hartem Wasser. Je höher der Härtegrad, desto mehr Waschmittel wird benötigt. Leider führt das in der Regel zu einer höheren Dosierung sämtlicher Inhaltsstoffe, wobei es ja ausschließlich um einen Enthärter (Weichmacher) geht. **Waschmittel im Baukastensystem** könnten dieses Problem differenzierter handhaben, sind aber in der Einübungsphase etwas zeitintensiver. Hierbei sind sämtliche Wirkstoffe gezielt einzusetzen, bei richtiger Handhabung eine ganz wesentliche Entlastung für die Wasseraufbereitung.

Bei der Auflistung der Schadstoffe wurden auch die **Phosphate** erwähnt, sie dienen als Enthärter im Waschvorgang. Wegen der starken Gewässerbelastung durch Phosphate haben die Hersteller sie weitgehend gegen weniger belastende Wirkstoffe ausgetauscht. Ähnliches wird aktuell im Bereich der waschaktiven Substanzen (**Tenside**) forschungsmäßig vorangetrieben. Anfang 1993 wurde das erste **Waschmittel mit Palmöl** als Tensid angekündigt. Die Vorzüge gegenüber den bisherigen Tensiden aus Erdöl wurden wie folgt begründet:

- keine Sauerstoffzehrung beim Abbau
- Palmöl zersetzt sich auch in Sickergruben oder in Faultürmen.

- in Gewässern doppelt so schneller Abbau wie konventionelle Tenside
- Palmöl als dauerhafter Tensidspender, Erdöl nur in begrenzten Mengen vorhanden

Mittlerweile melden sich Gegenstimmen, da Anlagen riesiger Palmenmonokulturen befürchtet werden, was aus ökologischen Gesichtspunkten nicht zu befürworten sei.

- Das **Sprengen** des **Gartens** sollte, wenn irgend möglich, mit Regenwasser erfolgen. Trinkwasser sollte nur im äußersten Notfall und dann auch gezielt verwendet werden.

Die Möglichkeiten der **Wasserverschmutzung** sind ebenfalls vielfältig. Im Folgenden wollen wir Sie auf einige Probleme und ihre Vermeidung hinweisen.

26.10.1 Reinigungs- und Putzmittel

Unser Hygienebewusstsein drückt sich in einem nicht unerheblichen Maße im Gebrauch von Putzmitteln aus. Eine Vielzahl verschiedener Präparate verspricht individuelle Höchstleistung bei der Reinigung der verschiedenen Problemzonen im Haushalt. Vielfach wurde und wird nach dem Prinzip „**mehr leistet mehr**" verfahren. Allerdings hat in den letzten Jahren eine Veränderung im Bewusstsein vieler Verbraucher stattgefunden.
Die Einschränkung auf möglichst wenige Putzmittel liegt im Trend. Dazu kommt die Forderung nach schadlosem **Abbau** ohne bleibende Rückstände. In viele Haushaltungen haben spezielle Putztücher Einzug gehalten, die ohne weitere Zusätze hygienische Sauberkeit versprechen. Alte, bewährte Methoden (Essigzusatz im Putzwasser) machen auch ein gutes Gewissen, sind preiswerter, umweltfreundlicher und ebenfalls effektiv.
Für alle, die noch auf dem Weg sind, ein Hinweis auf ein besonders **aggressives Reinigungsmittel**: **Rohrreinigungsmittel** bestehen hauptsächlich aus Ätznatron, Natriumnitrit und Natriumhypochlorid. Diese Mittel können die Hausinstallation und die Kanalisation schädigen, außerdem sind diese Verbindungen wasserschädlich. Mechanischen Methoden ist also ohne Einschränkung der Vorzug zu geben.

26.10.2 Öle und Fette

Öle und Fette gehören nicht in den Abfluss. Sie verkleben die Leitungen, können zu Verstopfungen führen und machen die Abwasserreinigung problematischer. Umweltfreundlicher ist das Ausreiben der Pfanne mit einem Haushaltstuch und anschließender Entsorgung mit dem Hausmüll. Größere Fettmengen (z. B. nach Frittieren oder Fondue) sind in geschlossenen Behältnissen bei der Sammlung von Sondermüll abzugeben.
Altöl aus dem **Kraftfahrzeugbereich** darf ebenfalls nicht in das Abwasser gelangen.

> 1 Liter Öl kann 1 Million Liter Wasser verschmutzen.

Hierzu hat der Gesetzgeber aber eine gesonderte Regelung getroffen: Seit 1987 sind die Verkaufsstellen von Mineralölen zur Rücknahme von Altöl verpflichtet.

26.10.3 Autowäsche

Falls die Autowäsche mit dem Schlauch durchgeführt wird, braucht man etwa 200 bis 300 l Wasser, mit dem Putzeimer dagegen nur 20 bis 30 l. Aber auch diese vergleichsweise geringe Wassermenge darf anschließend nicht in Hof- oder Straßengullys geschüttet werden. Falls ein getrenntes Ableitungssystem vorliegt, kann es sein, dass das Schmutzwasser über die Zuleitung in die Regenwasserkanäle und unter Umgehung der Klärwerke direkt in die Gewässer gelangt. Umweltfreundlicher sind Autowaschplätze, deren Technik entsprechend ausgerüstet ist, z. B. über Ölabscheider verfügen.

26.10.4 Medikamente

Dass Medikamente nicht in die Toilette gegeben werden dürfen, ist für die meisten Bürger zum Selbstverständnis geworden. Sowohl in der Apotheke als auch zu Sondermüllterminen können Medikamente abgegeben werden. Je nach regionalem Müllentsorgungsplan werden die Medikamente der Müllverbrennungsanlage zugeführt oder auf einer Hausmülldeponie abgelagert. Wichtig ist bei der zweiten Möglichkeit, dass jeglicher Medikamentenmissbrauch auszuschließen ist.

26.10.5 Farbreste und Lösungsmittel

Farbreste und Lösungsmittel sind auch Sonderabfälle und müssen als solche gesammelt werden.

26.10.6 Feste Abfälle

Aus Bequemlichkeit und Gedankenlosigkeit wandern verschiedenste Abfälle vorzugsweise in die Toilette:

- Lebensmittelreste
- Kaffeesatz
- Zigarrenreste
- Zigarettenreste
- Einmalwindeln
- Tampons
- Binden
- Slipeinlagen
- Watte
- Wattestäbchen
- Kleintierstreu
- kleinere Schachteln
- Verpackungen

Diese Aufzählung ließe sich bestimmt noch erweitern, die Unachtsamkeit von Verbrauchern ist hier unerschöpflich.
Feste Abfälle im Abwasser erfordern einen gesonderten Arbeitsgang: Mit Hilfe eines rotierenden Rechens werden sie aus dem Wasser „herausgekämmt".

26.10.7 Streusalz

Streusalz wird auch im kommunalen Bereich nur noch bedingt eingesetzt. Im privaten Bereich ist der Einsatz von Schaufel und Sand eine vollkommen ausreichende und zugleich umweltschonende Methode.

26.10.8 Regenwasser-Nutzanlagen

Zum Schluss sei noch auf eine alternative Versorgungsmöglichkeit mit Wasser hingewiesen, die Regenwasser-Nutzanlagen. Über das Fallrohr der Regenrinne läuft das Regenwasser in einen Tank. Von dort aus wird es bei Bedarf in einem Rohrsystem elektrisch hochgepumpt. Befindet sich der Tank auf dem Hausdach, erspart man sich das Pumpsystem und damit Energiekosten. **Genutzt** wird das **Regenwasser** z. B. für:

- die Toilettenspülung
- die Waschmaschine
- das Sprengen des Gartens

Die Hamburger Wasserwerke fördern seit 1988 die Installation solcher Anlagen in Einfamilienhäusern, über 600 sind bereits installiert worden. Das Bundesgesundheitsamt äußerte allerdings Bedenken wegen des **hohen Schmutzgehaltes** des Regenwassers.
Der unterschiedlich teure Einbau dieser Nutzanlage (5000 bis 10.000 DM) wird mittlerweile von mehreren Bundesländern **finanziell gefördert**. Auskunft bekommt man über das jeweilige Umweltministerium.

26.10.9 Wasserrecycling im Haushalt

Eine andere Alternative, Wasser zu sparen, besteht darin, das in unterschiedlich starkem Maße verschmutzte Trinkwasser innerhalb eines Hauses erneut zu nutzen. Das Duschwasser kann z. B. ohne weiteres für die Toilettenspülung verwendet werden.

> Dies waren nur einige Beispiele für Defizite einerseits und leicht zu handhabende Möglichkeiten andererseits im Umgang mit unserem wichtigsten Lebensmittel Wasser. Es sind also längst nicht immer nur die anderen, jeder von uns kann in seinem privaten Bereich einiges tun. Die Untätigkeit anderer Mitbürger entlastet uns dabei nicht.

26.11 Abwasserreinigung

In früheren Zeiten reichte die Selbstreinigungskraft von Flüssen und Seen aus, um anfallende Abwässer nicht nur aufzuarbeiten, sondern auch für den eigenen Kreislauf sinnvoll zu nutzen. Bestimmte Arten von Würmern, Bakterien, Pilzen und Algen sind in der Lage, organische Stoffe im Wasser abzubauen und zu mineralisieren. Ein zu großes Angebot, insbesondere an leicht abbaubaren Nährstoffen (z. B. Fäkalien, Essensreste) bedeutet Sauerstoffzehrung in großem Umfang. Anderen Lebewesen wird dadurch die Existenzgrundlage entzogen, es kann unter anderem zum Fischsterben kommen.

Die heutige Abwassertechnik ahmt den natürlichen Reinigungsprozess der Seen und Flüsse auf kleinerer Fläche und in kürzerer Zeit nach.

Bei der Auflistung des Wasserverbrauchs (s. S. 298) wurde die **Industrie** als größter Konsument aufgeführt. Etwa die Hälfte der dort anfallenden Abwässer werden der kommunalen Kläranlage zugeführt (teilweise nach innerbetrieblicher Vorbehandlung). Die andere Hälfte der industriellen Abwässer wird in betriebseigenen Anlagen behandelt und von dort aus direkt in die Gewässer eingeleitet. Vorab gilt es, nicht nur Schadstoffe in unschädliche Verbindungen umzuwandeln, sondern zurückgewonnene Wertstoffe teilweise wieder in den Produktionsprozess einzubinden. Mengenmäßig reduziert sich die Arbeit der kommunalen Klärwerke damit auf den geringeren Teil des Schmutzwassers.
Gegenwärtig, aber auch noch über Jahre hinaus, ist jedoch in den neuen Bundesländern wasserwirtschaftlich viel Arbeit zu erbringen. Während in den alten Bundesländern 91 % aller Haushalte an eine Kläranlage angeschlossen waren, erfolgte in den neuen Bundesländern die Entsorgung von Schmutzwasser noch bei 62 % der Haushalte dezentral, das heißt über die eigene Jauchegrube oder auch in Gewässernähe in Form von Direkteinleitungen.

26.11.1 Die Arbeit der Klärwerke

Bei der **Sammlung** von **Schmutzwasser** gibt es zwei unterschiedliche Systeme:

- Beim **Mischsystem** werden Regenwasser und Schmutzwasser aus Haushaltungen und Industrie gemeinsam dem Klärwerk zugeleitet. Dieses System ist am häufigsten vorzufinden, es ist preiswerter und besser überprüfbar.
- Das **Trennsystem** leitet Schmutzwasser aus Haushalten und Gewerbebetrieben zusammen ab. Dagegen gibt es für das ablaufende Regenwasser von Dächern, Straßen und Plätzen getrennte Kanalisationen. Wie im Zusammenhang mit der Autowäsche bereits erwähnt, wird dieses Wasser direkt den Gewässern zugeführt. Die zum Teil erheblichen Schmutzmengen im Regenwasser (z. B. Mineralölreste, Streusalz) machen dieses Verfahren nicht gerade umweltfreundlich.

Die eigentliche Arbeit im **Klärwerk** umfasst drei **Reinigungsstufen** (Abb. 26.4):

- mechanische Abwasserreinigung (Rechen, Sandfang, Vorklärbecken)
- biologische Abwasserreinigung (Belebungsbecken, Tropfkörper, Nachklärbecken)
- chemische Abwasserreinigung (Flockungsbecken, Nachklärbecken)

Nach der Zuleitung erfolgt im Klärwerk als erste Maßnahme die mechanische Abwasserreinigung.

Mechanische Abwasserreinigung

Hierbei werden größere Schmutzteile mit Hilfe eines **Rechens** zurückgehalten, anschließend mit einem automatischen Abstreifer aus dem Schmutzwasser entfernt.
Im **Sandfang** verbreitert sich der Abflusskanal, folglich verlangsamt sich der Wasserstrom, wodurch sich grobe mineralische Stoffe wie Kies und Sand am Boden absetzen.
Im **Vorklärbecken** wird das Wasser begrenzte Zeit festgehalten, so können sich im Wasser schwebende Stoffe als Rohschlamm am Boden absetzen, von dort abgesaugt, eingedickt und in einen Faulraum weitergeleitet werden. Fette, Mineralöle und leichte Kunststoffe (Leichtstof-

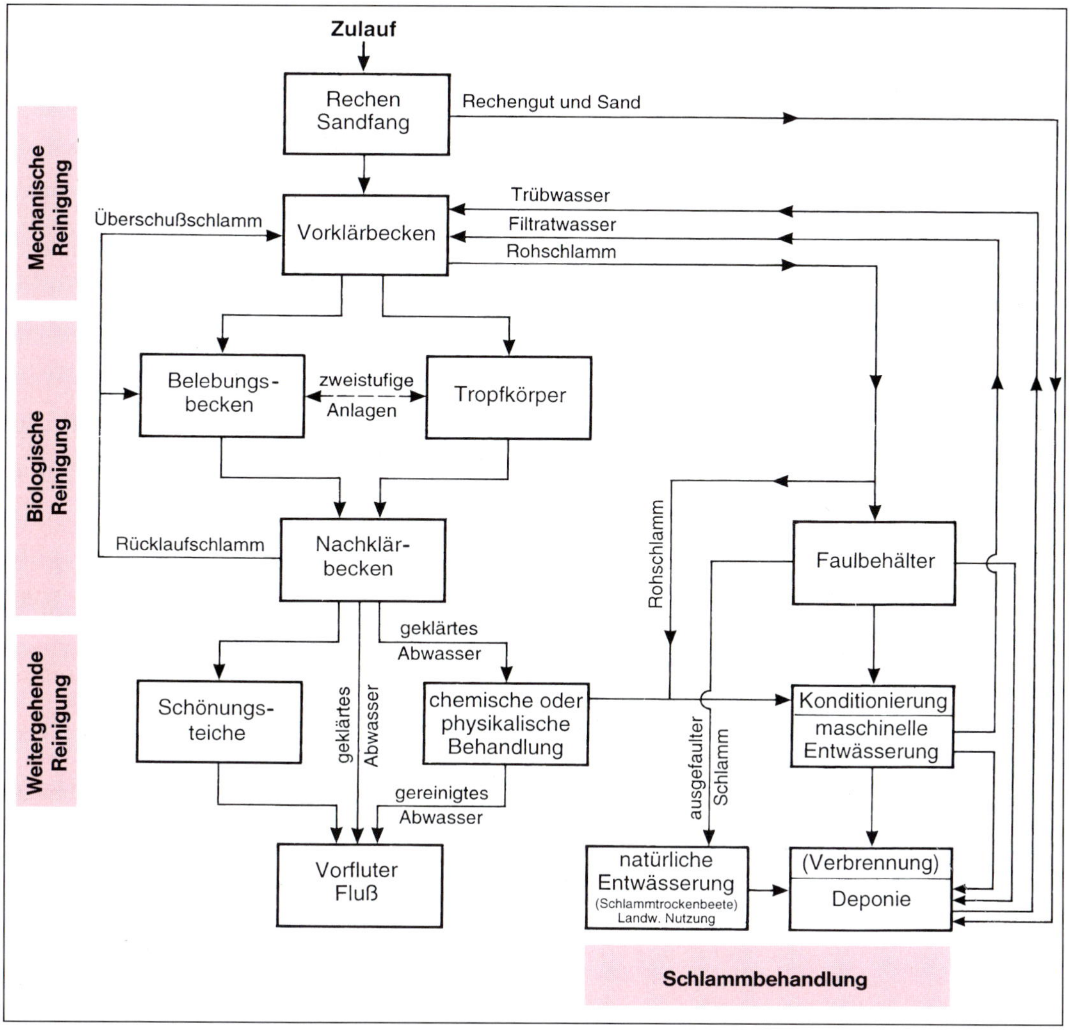

Abb. 26.4 Übersicht über die verschiedenen Reinigungsstufen in einem Klärwerk

fe, sie verbleiben an der Wasseroberfläche) werden in einen gesonderten Behälter abgelassen. Damit ist die mechanische Klärstufe abgeschlossen, etwa 30 % der Schmutzanteile sind hiermit bereits entzogen.

Biologische Abwasserreinigung

Das vorgereinigte Abwasser fließt im Anschluss an die mechanische Reinigung in die biologische Abteilung der Kläranlage. In Nachahmung der Natur werden dort Mikroorganismen eingesetzt, die gelöste organische Stoffe unter Einbeziehung von Sauerstoff in anorganische Verbindungen wie Kohlendioxid, Wasser und Salze umwandeln. Um also den Mikroorganismen bestmögliche „Arbeitsbedingungen" zu schaffen, ist die reichliche Zufuhr von Luft eine wichtige Vorbedingung. Dies geschieht im so genannten **Belebungsbecken**.

Kleinere Kläranlagen benutzen statt dessen oft so genannte **Tropfkörper**. Dies sind runde Betonkessel, die zur Vergrößerung der Oberfläche angefüllt sind mit porösen Gesteinsbrocken.

So können sich Bakterien als „biologischer Rasen“ ansiedeln, die Abwässer werden darüber verregnet und durch die Bakterien gereinigt.
Zusammen mit den Schmutzstoffen bilden die Bakterien regelrechte Flocken, die nun in das **Nachklärbecken** geschwemmt werden.
Wenn man diesen Prozess auf natürliche Gewässer umdenkt, so kann man sich gut vorstellen, dass bei der Einleitung von zu viel Schmutzstoffen das Nahrungsangebot für die Mikroorganismen zwar sehr gut wird, der für den Abbau notwendige Sauerstoff allerdings den anderen Lebewesen verloren geht. Die Lebensgrundlage wird ihnen entzogen, ein Gewässer „kippt um“, ist biologisch tot.

Die mechanische und biologische Abwasserreinigung erbringen zusammen etwa 90 % der Reinigung.

Chemische Abwasserreinigung

Das Ergebnis von mechanischer plus biologischer Abwasserreinigung kann durch die chemische Reinigung verbessert werden. Aus dem Nachklärbecken wird das Wasser zunächst in das so genannte **Flockungsbecken** geleitet. Unter Zusatz von Chemikalien flockt der Restschmutz (z. B. Phosphat) aus. In einem weiteren Nachklärbecken setzen sich diese Partikel ab und können nach Wasserentzug dem Faulturm zugeführt werden. Theoretisch kann das gereinigte Wasser jetzt wieder den natürlichen Gewässern und damit dem Wasserkreislauf zugeleitet werden.
Schwieriger ist allerdings die Entfernung von Stickstoffverbindungen. Zur Erinnerung: Sie entstanden in der biologischen Reinigungsstufe beim Abbau organischer Abfälle. Nur wenige Kläranlagen haben bisher die chemische Reinigungsstufe zur **Denitrifikation**. Zur Entlastung der Nord- und Ostsee wäre dies aber von größter Wichtigkeit.

Schlammbehandlung

Nachdem das gereinigte Wasser abgeleitet worden ist, bleibt der Schlamm aus dem Vorklär- und dem Nachklärbecken zurück. Der Schlamm besteht bis zu 98 % aus Wasser, also gilt es, zur Volumenreduzierung zunächst Wasser zu entziehen. Der eingedickte Schlamm wird in den abgeschlossenen **Faulbehälter** gepumpt, in dem ein Gärprozess stattfindet: Verschiedene anaerobe Bakterien zersetzen die organischen Stoffe weiter, dadurch reduziert sich das Schlammvolumen nochmals. Bei Temperaturen um 35 °C entwickelt sich **Faulgas** (2/3 Methangas, 1/3 Kohlendioxid). Das Gasgemisch wird abgezogen und kann zur Beheizung der Faultürme genutzt werden. Nach etwa drei Wochen ist der Schlamm ausgefault und nahezu geruchlos. Der Wasseranteil ist allerdings immer noch recht hoch: Eine natürliche Entwässerung kann im Anschluss auf **Schlammtrockenbeeten** erfolgen.
Der **getrocknete Schlamm** kann, falls er nicht zu sehr mit Schwermetallen belastet ist, in der Landwirtschaft als **Düngemittel** eingesetzt werden. Klärschlamm enthält wichtige Mineralien und Humus bildende Stoffe. Eine Tonne **Klärschlamm enthält** etwa:

- 72 kg Kalk
- 38 kg Gesamtstickstoff
- 36 kg Phosphat
- 10 kg Magnesium
- 4 kg Kalium

Leider ist Klärschlamm meist derartig mit organischen Schadstoffen und Schwermetallen belastet, dass es 1992 zu einer Novellierung der **Klärschlammverordnung** kommen musste. Sie legte **Grenzwerte** (Tab. 26.3) für Klärschlamm fest, der als Dünger zur Anwendung kommen soll.

Bei Überschreitung der Grenzwerte ist Klärschlamm seit Juli 1992 als Giftmüll einzustufen. Soll der Klärschlamm auf Deponien gelagert werden, so dürfen seit Juni 1993 (TA Siedlungsabfall) nur noch maximal 5 bis 10 % organische Stoffe im Gesamtgewicht enthalten sein.

Anfang der 90er Jahre betrug die **Gesamtmenge** an **Trockenschlamm** in den alten Bundesländern 2,5 Millionen Tonnen, unter Einbeziehung der neuen Bundesländer (nach Ausbau der Abwasserableitung) erwartet man zukünftig

Tab. 26.3 Klärschlamm-Verordnung: Grenzwerte für Schadstoffe im Klärschlamm, der als Dünger verwendet werden soll

Schadstoff	**Grenzwert (mg/kg Trockenmasse Klärschlamm)**	
	1992	**1982**
Zink	2500	3000
Blei	900	1200
Chrom	900	1200
Kupfer	800	1200
Organische Halogenverbindungen	500	–
Nickel	200	200
Cadmium	10	20
Quecksilber	8	25
PCB	0,2	–
Dioxine, Furane	0,0001	–

3,5 Millionen Tonnen. Nur noch ein Viertel des Schlamms konnte 1991 in der Landwirtschaft als Dünger genutzt werden, der größere Anteil wurde deponiert bzw. verbrannt.
Es gibt aber auch andere Lösungsansätze: In Hamburg wurde Anfang 1993 ein Pilotprojekt erfolgreich abgeschlossen. Hierbei ging es um die **Reinigung** der **Schlämme** von **Schwermetallen**. Diese Anlage reinigte im 24-Stunden-Betrieb rund 400 kg Klärschlamm. Die rückgewonnenen Bestandteile konnten wieder verwertet werden.

Die putzmunteren Forellen im Nachklärbecken von Kläranlagen (z. B. bei Unternehmen der Chemischen Industrie zu besichtigen) dürfen aber nach wie vor nicht vom großen Problem der Entsorgung des Klärschlamms ablenken. Der im Fachjargon übliche und umgangssprachlich übernommene Begriff der „Entsorgung“ kann uns nicht „sorgenfrei“ machen.

27 Boden

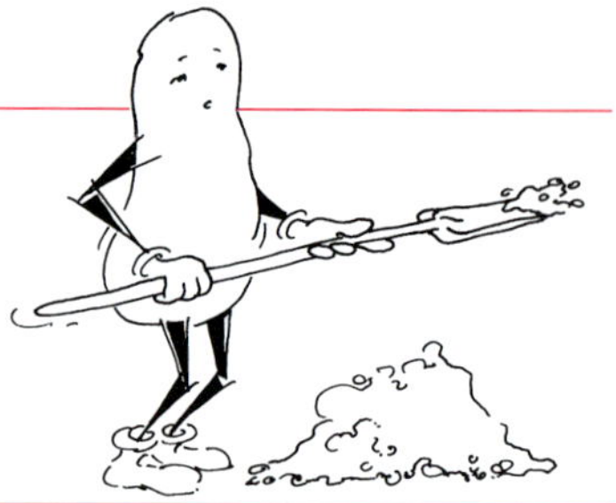

Ursula Kaiser

Für Geologen ist der **Boden** die oberste Verwitterungsschicht der festen Erdrinde.

Als vor 2 bis 3 Milliarden Jahren die erstarrte Erdkruste entstand und sich auf ihr das erste flüssige Wasser niederschlug, begann die immer noch anhaltende Zerstörung/Verwitterung der Gesteine. Je nach Zusammensetzung unterscheidet man verschiedenste Bodentypen. Als Teil des Naturhaushaltes sind sie ein prägendes Element der Natur und Landschaft.

Der Boden ist Träger des gesamten menschlichen, pflanzlichen und tierischen Lebens. Neben Wasser und Luft stellt er die dritte **unersetzbare Lebensgrundlage** dar.

Seine Funktionen sind in gleichem Maße schutzbedürftig. Boden ist ein unvermehrbarer, unbeweglicher Bestandteil unserer Umwelt.

27.1 Bodenfunktionen

Der Boden dient den Menschen in vielfältigster Form. Er ist:

- Anbaufläche für Nahrungsmittel und pflanzliche Rohstoffe für Mensch und Tier
- Siedlungsfläche mit Infrastruktur und Produktionsstätten
- Erholungsraum
- Grundwasserspeicher
- Entsorgungsfläche für Abfälle sowie Filter und Puffer für Schadstoffe, die sonst in Wasser, Luft und Nahrung gelangen würden
- Lagerstätte für Bodenschätze und Energiequellen
- Archiv der Natur- und Kulturgeschichte

Die flächenmäßige Verteilung der Bodennutzung in Deutschland ist in Tabelle 27.1 dargestellt.

Tab. 27.1 Flächenmäßige Verteilung der Bodennutzung in Deutschland

	Westdeutschland	Ostdeutschland
Landwirtschaft	134 881 km²	61 713 km²
Wald	74 005 km²	29 831 km²
Siedlungen	30 452 km²	10 700 km²
Sonstige	4 154 km²	6 084 km²
Insgesamt	243 492 km²	108 328 km²

27.2 Bodenbelastungen

Deutschland ist ein hoch industrialisiertes Land und zusammen mit seiner Bevölkerungsdichte eines der Länder mit der höchsten Umwelt- und Ressourcenbeanspruchung. Dies bleibt auch für den Boden nicht ohne Folgen. Er ist **Auffangbecken** für zahlreiche Substanzen aus der Umwelt, keineswegs nur für Stoffe aus land- oder forstwirtschaftlicher Nutzung. Bodenflora und -fauna werden dabei beeinträchtigt. Besonders offensichtlich bzw. publik werden solche Probleme, wenn die **Belastbarkeit** des Bodens als Filter für das Regenwasser **überschritten** wird, toxische Stoffe in das Grundwasser übertreten können und so eine direkte Gefährdung des Menschen zustande kommt.

27.2.1 Formen der Bodenbelastung

Bodenversiegelung

> **Bodenflächen** werden in Ballungsgebieten wegen des benötigten privaten Wohnraums, durch Industrie, Verkehr und Abfallentsorgung bebaut und dadurch **versiegelt**.

Mit zunehmendem Wohlstand stiegen die Flächenansprüche im Bereich Wohnen, Gewerbe, Freizeit, Erholung und zugehöriger Infrastruktur. Diese Entwicklung geht zu Lasten der so genannten Freiräume: Bereiche, die bisher nicht in oben genannter Form in Anspruch genommen wurden. Der Boden wird so seiner natürlichen Funktionen dauerhaft beraubt: Der Parkplatz vor einem Einkaufszentrum oder einer Sportanlage lässt kein Pflanzenwachstum mehr zu; der Boden unter einer Straße kann kein Regenwasser mehr aufnehmen.

Bodenverdichtung, Erosion und Pestizide

In der Landwirtschaft begünstigt der Anbau so genannter **schlecht deckender Kulturen** wie Mais, Hopfen und Zuckerrüben die **Bodenverdichtung** und in ihrer Folge die **Erosion**: Bei Niederschlägen kann das Wasser nicht schnell genug versickern, es fließt über die Oberfläche unter Mitnahme von Boden ab. Verstärkt wird dieser Mechanismus durch die Anlage riesiger Felder, die wiederum schwere Landmaschinen zur Bewirtschaftung benötigen. In der Forstwirtschaft entstehen durch die Anpflanzung großer Monokulturen ähnliche Probleme, so dass der Wind vielfach verheerend wirksam werden kann.

In **Gebirgsregionen** kommt es durch intensiven **Tourismus** zur Bodenverdichtung. Der gestörte (je nach Region auch unerwünschte) Pflanzenwuchs macht den Boden wiederum anfällig für Abtragungen, so dass es bei entsprechenden Wetterbedingungen zu regelrechten Erdrutschen und Schlammlawinen kommen kann. Als weitere Ursache werden allerdings auch die schadstoffgeschädigten Wälder mit oft zu hohem Schalenwildbestand (Wild mit Hufen wie Rotwild, Rehe, Stein-, Gams und Schwarzwild) aufgeführt.

Gegenmaßnahmen: Kleinschrittig, aber wirkungsvoll sind Aktionen wie „Stopp den Trampelpfaden", die erstmals bei Oberstdorf eingerichtet wurde.

Rund 55 % der Gesamtfläche Deutschlands werden landwirtschaftlich genutzt, etwa 30 % forstwirtschaftlich. Im Rahmen dieser Bodennutzung wird der Boden durch **Überdüngung** und Einsatz von **Pflanzenschutzmitteln** (Pestizide) belastet. Vielfach stimmt das Gleichgewicht zwischen tatsächlichem Nährstoffverbrauch und Düngemitteln nicht. Zu hohe Düngung stellt eine Bodenbelastung dar, Filter- und Stoffabbauvermögen des Bodens sind dem nicht mehr gewachsen. Regional zunehmende Nitratwerte im Grundwasser sind ein Beweis dafür. Pflanzenschutzmittel schützen die Kulturpflanzen vor Schädlingsbefall, sie verhindern außerdem das Wachstum von nicht nutzbringenden Pflanzen. Der Nachweis von Pflanzenschutzmitteln im Grundwasser ist hierbei ein deutliches Signal für die Belastung des Bodens.

Gegenmaßnahmen: Der „**integrierte Pflanzenanbau**" trägt diesen Problemen Rechnung. Hierbei wird nach dem Prinzip verfahren: „So wenig wie möglich, so viel wie nötig." Ökologische und ökonomische Gesichtspunkte werden in Einklang gebracht, alte, bewährte bäuerliche Erfahrungen werden zusammen mit neuen Erkenntnissen Gewinn bringend und umweltfreundlich eingesetzt.

Altlasten

Altlasten sind nach der Bodenschutzkonzeption von 1985:

- verlassene und stillgelegte Ablagerungsplätze mit kommunalen und gewerblichen Abfällen
- wilde Ablagerungen
- Aufhaldungen und Verfüllungen mit umweltgefährdenden Produktionsrückständen
- ehemalige Industriestandorte
- Korrosion von Leitungssystemen
- defekte Abwasserkanäle
- abgelagerte Kampfstoffe
- unsachgemäße Lagerung wassergefährdender Stoffe
- andere Bodenkontaminationen

1993 gab es in Deutschland 200.000 Altlastenverdachtsflächen, davon rund 70.000 in den neuen Bundesländern. Von allen gehen in mehr oder weniger großem Maße Bedrohungen für die menschliche Gesundheit und die Umwelt aus. Die jeweiligen Schadstoffe können zu Luftverschmutzung, Boden- und Grundwasserverunreinigung führen.
Gegenmaßnahmen: Zur Beseitigung giftiger Rückstände aus belasteten Flächen (**Bodensanierung**) stehen verschiedene Verfahren zur Verfügung:

- thermische Methode
- Bodenwäsche
- biologische Methode
- Versiegelung des verseuchten Bodens

Alle Verfahren haben ihre Nachteile wegen verbleibender Reststoffe, die wiederum einer Entsorgung als Giftmüll bedürfen. Die Versiegelung des Bodens beseitigt nichts, verhindert aber nach heutigem Erkenntnisstand eine weiter greifende Kontamination des Erdreichs.

Streusalz

Auftaumittel, die auf Verkehrsflächen zur Anwendung kommen, schädigen die Böden und damit die Lebensgrundlage für Pflanzen und Tiere. Der Übertritt in das Grundwasser gefährdet außerdem das Trinkwasser.
Gegenmaßnahmen: Bodenschonendere und damit umweltfreundlichere Alternativen (Sand, Split) sind seit Jahren vielfach im Einsatz, auch wenn sie die bisherigen Auftaumittel nicht ganz verdrängen konnten.

Schadstoffe aus dem Kfz-Verkehr

Autoabgase führen an Straßenrändern zu erheblichen Schadstoffanreicherungen im Boden. Es handelt sich teilweise um so genannte **persistente** (= nicht oder nur über langen Zeitraum abbaubare) **Schadstoffe**.
Gegenmaßnahmen: Mit dem Ziel einer Schadstoffreduzierung gibt es in Deutschland seit 1985 für alle PKWs, LKWs und Busse mit Benzinmotoren die jährlich durchzuführende **ASU** (= **Abgassonderuntersuchung**). Seit Ende 1993 sind im zweijährigen Rhythmus ebenfalls alle Kfz mit Dieselmotor und Katalysator zu dieser Überprüfung verpflichtet. Die EU-Mitgliedsstaaten beschlossen im September 1998 verbindliche Grenzwerte für den Reinheitsgrad von Benzin und Diesel. Für PKW-Neuwagen wurden strengere Abgaswerte festgelegt. Die Umsetzung der Gesetze muss bis zum 01. 01. 2005 abgeschlossen sein (s. auch Abschnitt „Benzinbleigesetz (BzBlG)“, S. 280).

Saure Niederschläge

Luftverunreinigende Stoffe (s. Kap. 25 „Luft“, S. 273) führen zu einer Ansäuerung der Niederschläge. Der **saure Regen** schädigt nicht nur die Vegetation (**Waldsterben**), sondern auch in starkem Maße den Boden und führt:

- zu einer Verarmung an wichtigen Pflanzennährstoffen wie Kalzium, Kalium und Magnesium
- zu einer Vermehrung toxischer Aluminiumionen mit schädlichen Auswirkungen auf die Vegetation
- zur Abtötung von Mikroorganismen
- zur Veränderung und Reduzierung des Artenspektrums
- zur Beeinträchtigung der Nährstoffversorgung von Pflanzen insgesamt

Besonders augenfällig ist für uns alle die Schädigung der Bäume – das **Waldsterben**.

27.3 Gesetzliche Bestimmungen

Aus der Vielfältigkeit der Bodennutzung durch den Menschen erklären sich auch die Schwierigkeiten für einheitliche, übergreifende Maßnahmen zum Schutze des Bodens.

> 1998 wurden in Deutschland täglich 870.000 m^2 Boden bebaut.

Seit 1992 wurde bereits eine komplexe Bodenschutzgesetzgebung mit der ergänzenden TA Boden gefordert. Nach verschiedenen Gesetzentwürfen trat 1999 endlich das Gesetz in Kraft. Einige Schwerpunkte des Gesetzes sind:

- bundeseinheitliche Grenzwerte für Schadstoffe im Boden
- Vorgaben für die Sanierung von belasteten Böden (Flächenrecycling)
- Vermeidung von Bodenverdichtung und Erosion in der Landwirtschaft über entsprechende Nutzungsmethoden.

Ergänzend zum Bodenschutzgesetz sind weitere Gesetze von Bedeutung:

- Bundesimmissionsschutzgesetz (BImSchG)
- Abfallgesetz (AbfG)
- Wasserhaushaltsgesetz (WHG)
- Bundesnaturschutzgesetz (BNatSchG)
- Baugesetzbuch (BauGtB)
- Flurbereinigungsgesetz (FlurbG)
- Bundesberggesetz (BBergG)
- Chemikaliengesetz (ChemG)
- Pflanzenschutzgesetz (PflSchG)
- Umweltstraf- und -haftungsrecht

Eingegrenzt auf die jeweiligen Bundesländer setzt sich die Gesetzgebung über entsprechende Landesgesetze bis in die Kommunen fort.

Die Auflistung der Bundesgesetze erhebt keinen Anspruch auf Vollständigkeit, soll aber die vielen Interessenkonflikte verdeutlichen, die den Bodenschutz in unserem Lande so schwierig gestalten.

28 Wohnen

Ursula Kaiser

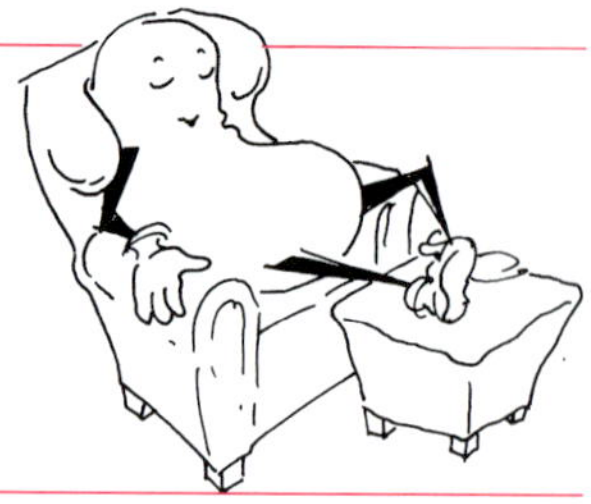

Die Wohnungen, die Siedlungsformen der Menschen, werden unter anderem als Spiegel ihrer Kultur bewertet. **Erste städtische Siedlungen** sind aus den Jahrtausenden vorchristlicher Zeit bekannt. Sie entstanden überwiegend im Zusammenhang mit Ackerbaukulturen. Handwerk und Handel bauten darauf auf. Oft waren diese Städte auch religiöse Zentren. Die **Zahl** der **Bürger** lässt sich heute nicht in absoluten Zahlen angeben, oft wurden nur die freien Bürger gezählt, Gesinde und Sklaven wurden nicht berücksichtigt.

Der **Wandel** der **Besiedlungsstruktur** läuft parallel zur Industrialisierung. In Europa begann Mitte des 19. Jahrhunderts die moderne Stadtentwicklung. Die Urbanisierung (lat. „urbanus" = Städter) wurde zum Kennzeichen der Industrialisierung.

28.1 Bevölkerungsentwicklung

Über Jahrhunderte stieg die Bevölkerungszahl nur sehr langsam. Im Zuge der Industrialisierung und des steigenden Lebensstandards nahm die Bevölkerung dann rapide zu. Ersichtlich ist dies aus den Bevölkerungszahlen der letzten 60 Jahre in Deutschland (Tab. 28.1). Die Tabelle zeigt jedoch auch, dass industrieller Fortschritt zusammen mit den parallel laufenden Veränderungen in der Sozialstruktur einer Gesellschaft ab einem gewissen Punkt wieder zur Stagnation des Bevölkerungswachstums führt.

28.2 Wohnungsdichte

Mit der Zunahme der Bevölkerung nahm auch die Anzahl der Bewohner pro Quadratkilometer zu. In Abhängigkeit vom Arbeitsplatz ist es einerseits zu einer hohen Bevölkerungsdichte in den Städten (**Wohnsilos, Schlafstädte**) und andererseits zur **Landflucht** gekommen. Zunehmender Wohlstand des Einzelnen, verbunden mit Mobilität, hat vielfach zur Trennung zwischen Wohn- und Arbeitsplatz geführt. Die stadtnahen Regionen sind zu bevorzugten Wohngegenden geworden. Die Vorzüge der Stadtnähe gekoppelt mit „gesünderem" Wohnen in ländlichen Regionen ist noch immer das Ideal vieler Bürger.

28.3 Soziale Formen des Wohnens

In Abhängigkeit vom Lebensalter bieten die Stadt und das Wohnen in ländlichen Regionen unterschiediche Vor- und Nachteile. **Städte** müssen für Kinder in vielerlei Hinsicht als „kinderfeindlich" bezeichnet werden, der Jugendliche dagegen genießt neben der Vielzahl an Angeboten die Anonymität und die Freizügigkeit der Stadt. Die Singles haben in städtischen Regionen ebenfalls einen größeren Spielraum für Aktivitäten bzw. Möglichkeiten der Partnerfindung.

Das Wohnen auf dem **Dorf** bietet Geborgenheit, kann aber bei vermeintlich „abweichendem Verhalten" zur Ausgrenzung führen. Man kennt sich, die Kinder haben einen größeren Spielraum für kreatives Spielen, der Jugendliche fühlt sich

möglicherweise eingeengt, „hier ist nichts los“. Die junge Familie schätzt gegebenenfalls die Integration in Sozialstrukturen, die Einzelperson erfährt mehr Beachtung, allerdings sowohl im positiven wie auch im negativen Sinne.
Wenn die Strukturen der Großstadt nur in ihren Randgebieten familienfreundlich sind, bietet sie für die **Großfamilie** nahezu keinen Lebensraum. Für den alternden Menschen ist dies von Bedeutung. Die Chancen bei zunehmender Abhängigkeit, in den Haushalt der Kinder integriert zu werden, sind in ländlichen Regionen bedingt größer. **Altenhilfe** ist keine Selbstverständlichkeit mehr, sondern wird staatlich institutionalisiert, besonders in der Stadt. Die vorhandenen Kapazitäten entsprechen gegenwärtig aber längst nicht den Bedürfnissen.

28.4 Wohnungsnot

Nach der DIN 283 werden unter einer **Wohnung** Räume verstanden, die zur Führung eines Haushalts nötig sind. Die hygienischen Anforderungen an diese Räume werden in Baunormen geregelt.

Mitte der **80er Jahre** wurde die Förderung des sozialen Wohnungsbaus über den Bund eingestellt und den Ländern und Kommunen überlassen. Die **Nachfrage unterschritt** das **Angebot**, die Bauindustrie musste ihre Kapazitäten reduzieren.
Bereits **Ende** der **80er Jahre** zeichnete sich deutlich eine gegenteilige Entwicklung ab:

- Die geburtenstarken Jahrgänge suchten ihre erste eigene Wohnung.
- Viele Aussiedler wanderten zu.
- Der Trend zum Single-Haushalt verstärkte sich.

Diese Faktoren zusammen führten zu Wohnungsknappheit. Die Bauindustrie konnte dem **gestiegenen Wohnraumbedarf** nicht schnell genug Rechnung tragen. Zusammen mit diesem Bedarf stiegen die Mieten in bisher nicht gekannte Höhen. Je nach Ausstattung betrug die Kaltmiete 1997 pro Quadratmeter Wohnraum z. B.:

Tab. 28.1 Bevölkerungswachstum in Deutschland

Jahr	Bevölkerung
1939	43,0 Millionen
1960	56,6 Millionen
1975	62,0 Millionen
1979	61,2 Millionen
1988	61,2 Millionen
1990	79,3 Millionen
1998	82,0 Millionen

- in München 16–28 DM
- in Düsseldorf 13–22 DM
- in Frankfurt 14–19 DM
- in Berlin 8–19 DM
- in Dresden 10–17 DM

Parallel dazu stieg die Nachfrage nach preiswerteren Sozialwohnungen. Bereits zu Beginn der 90er Jahre musste die Bundesregierung dieser Entwicklung gesetzlich Rechnung tragen. Danach darf die Kaltmiete innerhalb von 3 Jahren nicht mehr als um 20 % oder 8 DM pro Quadratmeter erhöht werden. Allerdings gilt diese Regelung nur, solange der Mieter nicht wechselt. Von einem neuen Mieter darf der Eigentümer maximal eine Miete verlangen, die um 20 % über der ortsüblichen Vergleichsmiete liegt.
Als Mitursache für die Wohnungsnot wird die „**Fehlbelegung**“ aufgeführt: Zu viele Menschen bewohnen zu große Wohnungen. Diese Aussage kann aber so nicht stehen bleiben. Die große Anzahl von geschiedenen oder verwitweten Menschen ist oft gar nicht in der Lage, in eine kleinere Wohnung umzuziehen, da diese oftmals teurer ist, von der sozialen Bindung gar nicht zu sprechen.
Es gibt Bestrebungen vom Bund, das **Bauen einfacher** und **billiger** werden zu lassen. Bauvorschriften sollen entrümpelt werden, Genehmigungsverfahren verkürzt werden. So hofft man, den 3 Millionen Wohnungssuchenden schnellstmöglichst helfen zu können.
Unter diesem Gesichtspunkt darf die zunehmende Zahl der **Obdachlosen** jedoch nicht vergessen werden, die vielfach durch die herrschende Rezession ihren Arbeitsplatz verloren haben und in der Folge auch ihre Wohnung. Dieser verhäng-

nisvolle Kreislauf kann sich immer wieder zum Bumerang entwickeln. Lange Arbeitslosigkeit ist vielen Menschen (auch Arbeitgebern) verdächtig. Die „falsche“ Adresse, nämlich das Obdachlosenasyl, ist kein Pluspunkt für einen Bewerber. Umgekehrt wird ein Wohnungsvermieter (mit dem verständlichen Wunsch nach festen Mieteinnahmen) bei der großen Auswahl von Bewerbern um eine Wohnung kaum jemandem ohne Arbeit den Vorzug geben.

29 Müll

Ursula Kaiser

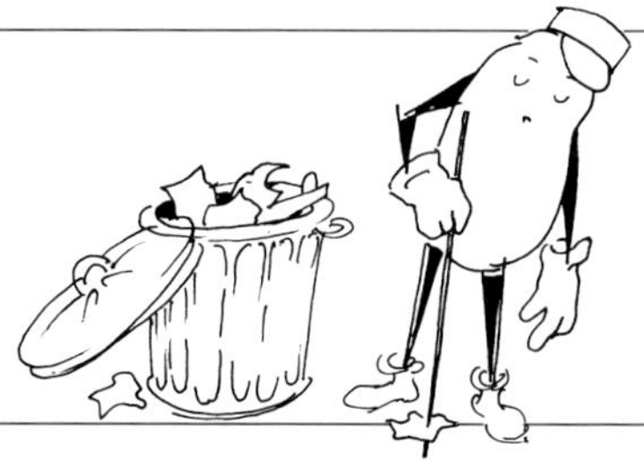

Man schwärmt für bess're Welten sehr,
Was dafür tun will selten wer!

Eugen Roth

„**Ex und hopp**" hieß der Slogan vergangener Jahrzehnte, der gleichbedeutend war für Wohlstandsgesellschaft, für Konsum und Fortschritt. In den 60er Jahren wurde die Plastiktüte geradezu zum Symbol moderner Lebenshaltung. Damals machte sich wohl kaum jemand darüber Gedanken, was aus diesem Kunststoff auf der Mülldeponie würde. Der individuelle Wohlstand wuchs, die Müllberge allerdings auch.

Die Rate der illegalen Müllbeseitigungen liegt gegenwärtig noch höher als die der verbotenen Einleitungen von Schadstoffen in Gewässer.

Die Abfallbeseitigung wurde in den 80er Jahren zur Abfallwirtschaft, die Beseitigung wurde verbal vom Gesetzgeber umgewandelt in Entsorgung. Dies ist aber genauso wenig möglich wie z. B. bei der Abwasserentsorgung.

Müllentsorgung im weitesten Sinne ist zum **Gewinn bringenden Geschäft** geworden. Im Gegensatz zu vielen anderen Industriezweigen ist hier eine Zuwachsrate zu verzeichnen.
Es stinkt uns – Müll stinkt auch, vielleicht unter anderem ein ganz simpler Grund, weshalb die Sensibilität der Bevölkerung für das Müllproblem recht groß ist. Viele Bürger sortieren mit Vehemenz ihren Müll, das Vertrauen in die anschließende Entsorgung oder Wiederaufbereitung war laut einer Umfrage im Jahre 1993 allerdings sehr viel geringer.

29.1 Gesetzliche Bestimmungen

Die Sorge um den Müll und seine Beseitigung ist noch recht jung.
1972 wurde erstmals mit dem **Gesetz über die Beseitigung von Abfällen**" (AbfG) bundesweit versucht, Gefahren für Mensch und Umwelt zu begegnen, die von Abfällen und deren ungeordneter Beseitigung ausgehen können. Mit diesem Gesetz wurde die Beseitigung von **Hausmüll und hausmüllähnlichem Abfall** geregelt.

1976 kam es Novellierung des AbfG: **Abfälle aus Gewerbe und Industrie** und deren Beseitigung werden geregelt.
1986 Gesetz über Vermeidung und Entsorgung von Abfällen": Die Zielsetzung hatte sich notwendigerweise gewandelt, Grundsätze moderner Abfallwirtschaft wurden festgelegt:

- Abfälle sollten möglichst bereits bei der Herstellung von Produkten vermieden werden.
- Nicht vermeidbare Abfälle sollen in möglichst großem Umfang verwertet werden (Recycling).
- Nicht verwertbare Abfälle sollen gegebenenfalls vorbehandelt und schadlos gelagert werden.

1996 wird das **Kreislaufwirtschafts- und Abfallgesetz** verabschiedet. Im § 1 heißt es: „Zweck des Gesetzes ist die Förderung der Kreislaufwirtschaft zur Schonung der natürlichen Ressourcen und die Sicherung der umweltverträglichen Beseitigung von Abfällen."

Die drei Hauptziele des Kreislaufwirtschaftsgesetzes sind:

- Stufe 1: Vermeidung
- Stufe 2: Verwertung
- Stufe 3: Beseitigung

Die wesentliche Abweichung zum Gesetz von 1986 ist die Erweiterung der **Produktverantwortung**: Hierbei geht es um Rücknahme, Verwertung oder Beseitigung von Produkten nach deren Gebrauch (= **Altprodukte)**. Es wurde die Basis geschaffen zum Erlass weiterer Verordnungen bezüglich spezieller Altprodukte wie Altautos, Altbatterien und Altelektrogeräte.
Das Kreislauf- und Abfallgesetz wird durch eine Reihe von Rechtsverordnungen des Bundes konkretisiert, wobei die entsprechenden EU-Richtlinien eine maßgebende Rolle spielen:

- Abfallverbringungsverordnung
- Abfallbestimmungsverordnung
- Verordnung über Betriebsbeauftragte für Abfall (auch in Krankenhäusern erforderlich)
- Klärschlammverordnung
- Altölverordnung
- Verordnung über die Vermeidung von Verpackungsabfällen (VerpackV)
- Verordnung über die Rücknahme und Pfanderhebung von Getränkeverpackungen aus Kunststoffen
- Altautoverordnung
- Elektroaltgeräteverordnung
- Batterieverordnung
- Bioabfallverordnung

In Anlehnung an § 4 Abs. 5 AbfG ist die Bundesregierung ermächtigt, alle Verwaltungsvorschriften über Anforderungen an die Entsorgung von Abfällen, vor allem von Sonderabfällen, nach dem jeweiligen Stand der Technik zu erlassen. Daraus resultiert die **Technische Anleitung (TA) Abfall**. Im Vordergrund stehen dabei Sicherheitsüberlegungen zum langfristigen Verhalten der Stoffe bei Ablagerungen auf Deponien. Eine Konsequenz daraus ist die zunehmende Vorbehandlung von Abfällen, um in verschiedenen Abfällen enthaltene Schadstoffe weitgehend unschädlich zu machen.
Vor In-Kraft-Treten des bundesweit gültigen AbfG gab es bereits kommunale Bestimmungen. Nahezu zeitgleich (1971/72) wurden in einigen Bundesländern **Landesabfallgesetze (LAbfG)** verabschiedet. Die Landesabfallgesetze stellen eine Ergänzung zum AbfG des Bundes dar. Sie regeln bzw. setzen die Vorgaben des AbfG um: Sie bestimmen z.B. die öffentlich-rechtlichen Körperschaften, die zur Abfallentsorgung verpflichtet sind. Außerdem enthalten die Landesabfallgesetze ergänzende Bestimmungen in Einzelfragen, wie die Erstellung kommunaler Abfallentsorgungspläne.

29.2 Konsequenzen für den Bürger

Während die meisten der oben genannten Verordnungen ohne direkte Mitwirkung oder auch Betroffenheit des Bürgers umgesetzt werden, ist die **Verpackungsverordnung** (Tab. 29.1) etwas, was jeden Haushalt betrifft. Deshalb zunächst die einzelnen Stufen dieser Verordnung:

- **Stufe I:** Ab Dezember 1991 war der Handel bzw. der Hersteller verpflichtet, Transportverpackungen (z.B. Kisten, Fässer, Palet-

Tab. 29.1 Wiederverwertung von Verpackungsmüll nach der Verpackungsverordnung

Material	1997 gesammelte Verpackungsmaterialien[1]	1999 vorgeschriebene Verwertungsquote[2]
Papier, Pappe, Karton	93 %	70 %
Glas	89 %	75 %
Aluminium	86 %	60 %
Weißblech	84 %	70 %
Verbundmaterial	78 %	60 %
Kunststoffe	69 %	60 %

[1] Über das DSD gesammeltes Verpackungsmaterial
[2] Festgelegte Wiederverwertung nach der Verpackungsverordnung

ten) zurückzunehmen und wieder zu verwerten.

- **Stufe II:** Die zweite Stufe von April 1992 betraf Umverpackungen (z. B. Folien, Kartonagen), die vom Handel zurückgenommen werden mussten.
- **Stufe III:** Ab Januar 1993 musste der Handel alle gebrauchten Verkaufsverpackungen zurücknehmen (z. B. Kartons, Dosen, Flaschen). Für Getränkeeinwegverpackungen, ebenso für Verpackungen von Wasch- und Reinigungsmitteln sollte ein Pfand eingeführt werden.

Ziel der **Verpackungsverordnung** ist es, Druck auf Produzenten auszuüben, weniger Verpackungen herzustellen. Über diesen Weg soll es zu einer Entlastung der Müllentsorgung kommen und letztendlich zu einer Schonung der Umwelt.

- **Stufe IV:** Seit August 1998 in Kraft. Ziele der Novelle sind: Anpassung an die EU-Verpackungsrichtlinie und Intensivierung der Vermeidungs- und Verwertungserfolge.

Der Handel reagierte bereits 1991 auf die Verpackungsverordnung (VO) mit der Gründung des **Dualen Systems Deutschland (DSD)**. Über die Vergabe von Lizenzen an die Hersteller werden deren Produkte mit dem Grünen Punkt versehen. Der **Grüne Punkt** signalisiert dem Verbraucher, dass es sich um wiederverwertbares Material handelt (Wertstoffe).

Die Kosten der Entsorgung werden über einen Preisaufschlag an den Verbraucher weitergegeben, 1999 zahlte jeder Einwohner auf diesem Wege etwa 44 DM.

Kommunale Träger und Privatunternehmen haben großflächig im Auftrag des DSD den Abtransport der Wertstofftonnen oder gelber Säcke übernommen (1998: 75,8 kg/Einwohner).

Bereits Mitte 1993 **überstieg** jedoch die eingesammelte Müllmenge die **Wiederaufbereitungskapazitäten** (dazu zählen auch die Zwischenlager). Die Bürger hatten wesentlich mehr Verpackungsmüll gesammelt als erwartet. Allerdings zeigten vereinzelte Studien auch, dass der Anteil von Restmüll in den gelben Säcken oder Tonnen bis zu 30 % betrug. In den Städten sortiert der Bürger weniger sorgfältig als auf dem Land. In den Säcken ist weniger Restmüll als in den Tonnen.

Von Seiten der Verbraucher werden häufig folgende Fehler gemacht:

- Papier mit dem Grünen Punkt gehört in die Papiertonne, nicht in den Gelben Sack.
- Verschiedene Verpackungen dürfen nicht ineinander gestapelt werden, eine Trennung unterschiedlicher Wertstoffe wird erschwert.
- Deckel (z. B. von Joghurtbechern) müs-

sen immer abgelöst werden, das Aluminium wird durch Plastikanteile verunreinigt.

Weitere Informationen zum Grünen Punkt:
- **1995:** 16.200 Produzenten verwenden bereits den Grünen Punkt oder sind Antragsteller
- **„Pro Europa“:** Gründung einer europäischen Organisation mit dem Ziel eines einheitlichen Verpackungsrecyclings. Fast die Hälfte der Bevölkerung hält inzwischen den Grünen Punkt für eine gute Sache.Weitere Länder der EU wie Belgien, Frankreich und Österreich nutzen den Grünen Punkt als Lizenzzeichen.
- **1997:** Die DSD GmbH wird zur Aktiengesellschaft, eine Gesamtmenge von 5.446.662 Tonnen Verkaufsverpackungen werden einer Verwertung zugeführt.
- **1998:** Der Vertrag des DSD und der deutschen Entsorgungswirtschaft (Laufzeit bis 2007) wird von der Europäischen Kommission nicht akzeptiert. Die EU-Kommission verlangt eine europaweite Ausschreibung des Verwertungsauftrages des DSD.

Die Marke „Der Grüne Punkt“ ist weder ein Umweltzeichen noch ein Recyclingsymbol, sondern eine reine „Finanzierungs- und Beteiligungsmarke“.

29.3 Müllaufkommen

Nach Angaben des Bundesumweltministeriums setzte sich das Müllaufkommen 1992 in Deutschland wie folgt zusammen:
- 40 Millionen Tonnen Hausmüll
- 40 Millionen Tonnen Gewerbeabfälle
- 200 Millionen Tonnen Bauabfälle
- 50 Millionen Tonnen Klärschlamm

In dieser Gesamtmüllmenge von 330 Millionen Tonnen sind rund 10 Millionen Tonnen Sondermüll (Giftmüll) enthalten.

29.3.1 Hausmüll

Durch jeden Bundesbürger fallen in Deutschland pro Jahr rund 333 kg Müll an. Durch das getrennte Sammeln verzerrt sich das Bild der Müllbestandteile. Die folgende Auflistung gibt ein ungefähres Bild der **Zusammensetzung** von **Hausmüll** in Prozentangaben:
- 30 % organischer Müll
- 16 % Papier, Pappe
- 16 % Mittelmüll (nicht näher identifizierbarer Müll von einer Größe zwischen 8 und 40 mm)
- 10 % Asche, Sand u. a. (gehört zum sog. Feinmüll: Müll mit einer Größe unter 8 mm)
- 9 % Glas
- 5 % Kunststoffe
- 5 % Textilien, Windeln
- 3 % Metall
- 6 % Sonstiges

Insgesamt erwächst daraus Jahr für Jahr ein Berg aus etwa 40 Millionen Tonnen pro Jahr an Hausmüll, Sperrmüll und hausmüllähnlichen Gewerbeabfällen (alte Bundesländer).
Wie oben bereits erwähnt, fallen laut Veröffentlichung des Instituts der deutschen Wirtschaft, März 1993, durch jeden Bundesbürger 333 kg Müll pro Jahr an. Damit ist der Abfallberg der privaten Haushalte jedes Jahr 28 Millionen Tonnen schwer. In Industrie und Gewerbe sind in Deutschland 263 Millionen Tonnen Abfälle entstanden. Knapp 137 Millionen Tonnen fallen in der Produktion an. Rund drei Viertel dieser Abfälle entsorgt die Industrie selbst. Damit stellt der Hausmüll nur die Spitze des Müllberges dar.

Das Müllgesamtaufkommen beträgt etwa 330 Millionen Tonnen pro Jahr.

29.4 Entsorgung

1990 wurde der Hausmüll wie folgt entsorgt:
- 80 % landeten auf Deponien.
- 17 % wurden Verbrennungsanlagen zugeführt.
- 1 % konnte in Kompostierungsanlagen verwertet werden.
- 3 % wurden in sonstiger Form entsorgt.

Die **Entsorgungspflicht** des Hausmülls und hausmüllähnlicher Gewerbeabfälle liegt bei den kommunalen Körperschaften. Da sie sich aber dabei Dritter bedienen dürfen, werden vielfach private Entsorgungsunternehmen damit beauftragt (Fremdentsorger). Die Weitergabe entbindet die Kommunen allerdings nicht von ihrer abfallrechtlichen Verantwortung.
Die **Abfallentsorgung** umfasst folgende **Schritte**:
- Einsammeln
- Befördern
- Lagern
- Behandeln
- Verwerten
- Ablagern (Endlagerung)

29.4.1 Einsammeln

Unter **Einsammeln** versteht man das Abholen und Zusammentragen der vom Besitzer überlassenen Abfälle.

In bewährter Form geschieht dies durch die **Müllabfuhr**. Die Vorsortierung durch den Bürger (siehe kommunalen Müllentsorgungsplan) erleichtert die geplante **Müllverwertung** (Recycling). Hierbei geht es um die Trennung von Wertstoffen und Restmüll. Für die Wertstoffe gibt es wiederum Hol- und Bringsysteme. Während beim **Holsystem** die Wertstoffe (s. auch S. 315) direkt in den Haushalten abgeholt werden (inklusive Sperrmüll), existieren für das **Bringsystem** zentral aufgestellte Behältnisse. Am weitesten verbreitet sind hier die Glas- und Papiersammelbehälter.
Nach dem Prinzip des Bringsystems bieten die Kommunen ebenfalls Sammlungen von **Problemstoffen** (Sonder-/Giftmüll) an. Hierbei werden schadstoffhaltige Abfälle wie Altfarben und Lacke, Holzschutzmittel, Lösungsmittel, Altmedikamente, Batterien, Säuren und Laugen, Altöle, Ölfilter, Leuchtstoffröhren und anderes mehr entgegengenommen.
Grünabfälle werden sowohl im Hol- wie auch Bringsystem entsorgt.

29.4.2 Befördern

Unter **Befördern** ist nicht nur der Transport des Mülls zu sehen, auch zeitweilige Aufenthalte im Verlauf der Beförderung gehören dazu.

Die Abgrenzung zum Lagern und Behandeln ist nicht immer eindeutig, da z. B. manchmal eine Zerkleinerung der Abfälle bereits während des Transportes erfolgt.

29.4.3 Lagern

Das **Lagern** ist als zwischengeschaltete Stufe in der Abfallwirtschaft vorgesehen. Sie dient der Zwischenlagerung mit dem Ziel der späteren Beseitigung (Ablagerung/Endlagerung) oder der Verwertung.

Gerade bei der Verwertung zeigt sich die gegenwärtige Problematik in der Umsetzung der AbfG. Die vorhandenen Kapazitäten entsprechen nicht dem Müllaufkommen, bzw. die Methoden sind noch nicht ausgereift.

29.4.4 Behandeln

Zur Behandlung des Abfalls zählen Methoden mechanischer, thermischer, chemischer und/oder biologischer Art. Sie dienen zur:
- Verkleinerung
- Verdichtung
- Entwässerung
- Entgiftung
- Kompostierung
- Verbrennung

Die Behandlung kann sowohl der Verwertung als auch der Ablagerung (Endlagerung) dienen.

> Hervorzuheben ist, dass auch das Verbrennen von Abfall als Methode der Verwertung gilt, da hierbei Energie entsteht.

29.4.5 Verwerten

Zur Erinnerung sei nochmals auf § 3 Abs. 2 des AbfG hingewiesen: „Die Abfallverwertung hat Vorrang vor der sonstigen Entsorgung, wenn sie technisch möglich ist, die hierbei entstehenden Mehrkosten im Vergleich zu anderen Verfahren der Entsorgung nicht unzumutbar sind und für die gewonnenen Stoffe oder Energie ein Markt vorhanden ist oder insbesondere durch Beauftragung Dritter geschaffen werden kann."
Beispiele für bereits funktionierende Bereiche der Verwertung sind die folgenden.

Altglas

Die **Altglasmenge** in der Behälterproduktion betrug 1990 1,728 Millionen Tonnen. Der in der ersten Stufe **vorgeschriebene Verwertungsanteil** von 42 % Altglas war 1991 mit 60 % und 1992 mit 65 % bereits mehr als erfüllt. Bereits vor den Aktivitäten des DSD bestand auf diesem Gebiet ein gut funktionierendes System.

Altpapier

Der **Papierverbrauch** in verschiedensten Bereichen betrug 1992 pro Bundesbürger 195,3 kg. Das waren insgesamt 15,7 Millionen Tonnen, etwas über ein Prozent weniger als im Vorjahr. Für die Papierindustrie stellte das **Altpapier** schon seit Jahrzehnten einen nicht unerheblichen **Rohstoff** dar. 1992 wurden in Deutschland rund 7,5 Tonnen Altpapier gesammelt.
Der **Altpapieranteil** lag 1993

- in Verpackungspapier bei 93 %
- in Zeitungspapier bei 72 %
- in Hygieneartikeln bei 63 %

Dennoch lag der Gesamtanteil von Altpapier in der Papier- und Pappeproduktion 1990 nur bei etwa 52 %. Die geforderte stufenweise Anhebung der Recyclingquote (1997: 70 %) wurde mittlerweile mit 93 % sogar weit überschritten. Allerdings sagt diese Angabe (DSD) nichts über die tatsächliche stoffliche Wiederverwertung aus. Eine Frage drängt sich dabei immer wieder auf: Woraus resultieren die höheren Preise bei Recyclingprodukten (z. B. Hygieneartikel, Schreibwaren) trotz angegebener Einsparung von Bleichvorgängen und Wasseraufbereitung?

Alttextilien

Der Handel mit Alttextilien hat schon eine lange Tradition. Freie Wohlfahrtsverbände führen nach wie vor **Altkleidersammlungen** durch. Dabei werden Textilien in gutem Zustand einem neuen Verwendungszweck zugeführt. Fragwürdig wird das zunächst vernünftig erscheinende Sammeln von Altkleidern (gegebenenfalls über freie Wohlfahrtsverbände) jedoch durch den **Aufkauf** durch **kommerzielle Betreiber** und anschließenden Vertrieb in Dritte-Welt-Ländern. Die einheimische Textilindustrie kann dem Wettbewerb mit Billigstprodukten nicht standhalten, wertvolle Arbeitsplätze gehen so möglicherweise verloren.
In Deutschland gibt es mittlerweile auf kommerzieller Ebene nahezu überall **Second-Hand-Läden**, die besonders für Kinderbekleidung und bei jungen Erwachsenen Zuspruch gefunden haben. Auch das Weiterreichen von getragener Kleidung im privaten Bereich wird von vielen Bürgern als vernünftig erachtet und hat nicht mehr den Beigeschmack von „sich etwas nicht leisten können". **Nicht mehr tragfähige Textilien** können auch noch weiterverwendet werden: Putzlappen und Flickenteppiche sind eine Möglichkeit. Der letzte Schrei ist Damen- und Herrenoberbekleidung, die ausschließlich aus sortierten Alttextilien hergestellt werden.

Metall

Die Metalle im Hausmüll bestehen größtenteils aus magnetischem Weißblech- und Eisenschrott. Dazu kommt das unmagnetische Aluminium. Zusammen mit dem hausmüllähnlichen Gewerbemüll fallen jährlich etwa 1,3 Millionen Tonnen **Weißblech**- und **Eisenschrott** an. Über Sortierung per Hand (Sperrmüll) und mit Magnet

aus der Schlacke von Müllverbrennungsanlagen wurden 1984 etwa 500.000 Tonnen rückgewonnen. Moderne Hochöfen können mittlerweile nur noch wenig oder sogar keine Schrottanteile verwerten, ihre Einsatzmöglichkeit verlagerte sich ins Stahlwerk.
Das Recycling von **Aluminium** steht noch am Anfang. Die 70.000 Tonnen aus dem Haushaltsmüll fallen in unterschiedlichster Form an (Dose, Folie, Joghurtdeckel, Tube u.Ä.). Problematisch ist auch die Tatsache, dass papier- und kunststoffbeschichtetes Aluminium nicht verwertet werden kann. Dazu kommt, dass das unmagnetische Aluminium per Hand sortiert werden muss. Dennoch ist die Wiederaufbereitung wegen der Energieersparnis sinnvoll und damit umweltschonend.

Kunststoffe

Das Hauptproblem des Kunststoffrecyclings liegt in der **Vielfältigkeit** der im Haushaltsmüll enthaltenen **Kunststoffe**. Die bisherige Verwertung erstreckt sich von daher fast ausschließlich auf **sortenreinen Abfall**. Rund um den Abfall- und den Gartenbereich gibt es allerdings Anwendungsbereiche für gemischte Kunststoffabfälle. Kompostbehältnisse, Gartenbänke, Zaunpfosten, Blumenkübel und Abfallbeutel können mittlerweile daraus hergestellt werden. Kritiker sehen hier allerdings Grenzen, diese Spirale der Wiederverwertung sei eben nicht unendlich fortzusetzen. Dazu kommen die unzureichenden Kapazitäten zur Wiederverwertung (s. auch S. 315).

Müllverbrennung

Als bereits erwähnte Methode der Verwertung ist abschließend die Müllverbrennung zu erläutern. Drei verschiedene Verfahren werden angewendet:
- Verbrennung auf dem Rost
- Schwel-Brenn-Verfahren
- Thermoselect

Verbrennung auf dem Rost

Die Verbrennung auf dem Rost ist bisher in allen 50 Hausmüllverbrennungsanlagen in Deutschland üblich. Unter Zufuhr von Luft wird der Müll bei über 850 °C verbrannt. 1993 wurden so nicht ganz 33 % des Hausmülls entsorgt (auf das Gesamtmüllaufkommen übertragen nimmt die Verbrennung rund 8 % ein). Nach Aussagen des Bundesumweltministers habe die moderne Abfallverbrennung einen sehr hohen **Umweltstandard** erzielt, sie sei damit umweltfreundlicher als die bisher in Deutschland überwiegend praktizierte Ablagerung auf Hausmülldeponien.
In der Schweiz beträgt der Anteil des verbrannten Hausmülls 80 %, in Japan 72 %, in Schweden 55 %.
Für die Methode der **Verbrennung** sprechen die Reduzierung des Abfalls um rund 80 % und die Gewinnung von Strom und Fernwärme. Die Brennbarkeit des Restmülls reicht allerdings nicht immer aus, so dass der Zusatz von Primärenergien wie Öl erforderlich wird.
Bis zum Jahre 2005 wird der zusätzliche Bau von 40 bis 70 Verbrennungsanlagen angestrebt. Gegenwärtig ist der **Widerstand gegen Müllverbrennungsanlagen** in der Bevölkerung jedoch recht hoch. Die vielfache Sorglosigkeit als Müllverursacher einerseits und die Vehemenz gegen die Stationierung einer Verbrennungsanlage in der Nähe sind durchaus gleichberechtigt vorzufinden.
Aus den Augen, aus dem Sinn – das klappt leider nicht immer, beim Müll eben auch nicht. Wir haben Angst vor den Schadstoffen, die bei der Verbrennung entstehen, insbesondere vor dem so genannten **Dioxin** (TCDD = Tetrachlordibenzoparadioxin). Die ab 1996 erlaubten Maximalwerte von 1 ng/m^3 (= 0,000000001 g) Abluft werden von den meisten Anlagen nicht erfüllt. Gegenwärtig liegt der tolerierte Höchstwert bei 10 ng/m^3. Selbst wenn die Filteranlagen nach altem Modus die vorgegebenen Maximalwerte erzielen, so verbleiben hoch belastete Kohlefilter, die zum Sondermüll gehören. Neben Dioxin enthalten die Filter unter anderem Furane (PCDF), Salzsäure, Schwermetalle wie Blei, Cadmium, Quecksilber und Arsen.
1994 wurde in der Dormagener Verbrennungsanlage ein **Katalysator** eingesetzt. Er dient zur **Oxidation** von **Dioxin**: Endprodukte sind Kohlendioxid und Wasser.

Schwel-Brenn-Verfahren

Das Schwel-Brenn-Verfahren ist eine Methode zur **Zersetzung** der **organischen Substanzen**, die sich im Abfall befinden. Vom Namen her abzuleiten, umfasst dieses Verfahren zwei **Phasen** der Müllbehandlung:

- Bei der **Verschwelung**, das heißt Vergasung des organischen Müllanteils, entstehen Brennstoffe wie Schwelgas und Kohlenstoffstaub. Materialien wie Steine, Glas und Metalle werden sortenrein und keimfrei der weiteren Verwertung zugeführt.
- Die angefallenen Brennstoffe werden bei ca. 1300 °C **verbrannt**, organische Stoffe wie Dioxine und Furane werden dabei sicher zerstört.

Als **Restmüll** verbleibt ein **glasartiges**, umweltneutrales **Granulat**, das im Straßenbau verwertet werden kann. Wie bei der konservativen Müllverbrennung kann die **Abwärme** zur Verstromung oder als Fernwärme genutzt werden. Die Rückstände aus der Hochtemperaturverbrennung (2 % des Ausgangsmülls) sind als Sondermüll zu behandeln.
Die in Fürth errichtete Schwel-Brenn-Pilotanlage wurde 1998 stillgelegt. Nach Giftaustritt war es zu Personenschaden gekommen.

Thermoselect

Seit 1992 läuft im italienischen Fondotece (Lago Maggiore) eine Pilotanlage. Mittels Verdichten, Entgasen, Vergasen und Schmelzen bei sehr hohen Temperaturen wird der Hausmüll direkt in ein **mineralisches Granulat** umgewandelt. Als Abnehmer ist die Bauindustrie vorgesehen. Das entstehende **Brenngas** wird vor der Nutzung der Energie, das heißt vor Zugabe der Verbrennungsluft, einer umfangreichen Reinigungstechnik unterzogen. Somit muss abschließend nur eine geringe Gasmenge gereinigt werden. Überschussenergie wird in Strom umgewandelt. Die Ausgangsmenge des Mülls reduziert sich mit dieser Methode auf 10 %. Eine ähnliche Anlage wurde im Jahre 1996 in Karlsruhe in Betrieb genommen.

Kompostierung

Als altbewährtes System dient die Kompostierung zur Behandlung organischer Abfallstoffe mit dem Effekt der Müllreduzierung (um 30 %) und einer anschließenden sinnvollen Verwendung als Bodenverbesserungsmaterial.
1987 wurden 2 % des Hausmülls in 18 Kompostierungsanlagen für Mischmüll und Biomüll im Bundesgebiet aufbereitet. Außerdem gibt es eine Vielzahl von Anlagen zur Kompostierung von Grünabfällen. Die Kompostierung kann als **private Eigenkompostierung** oder über **zentrale Kompostierwerke** in die kommunale Abfallwirtschaft integriert werden. Die technischen Voraussetzungen sind ausgereift und betriebssicher.
Problematisch ist der teilweise hohe Gehalt an **Schwermetallen**. Die mit dem Umweltengel versehenen Bodenverbesserungsmittel stehen für gute Qualität und Überprüfung des Schadstoffgehalts. Bei der privaten Kompostierung ist zwar die Schwermetallbelastung kein Problem, dagegen bestehen vielfach Verunsicherung bezüglich der Durchführung und Ängste wegen Ungeziefer.

29.4.6 Endlagerung

Trotz aller aufgeführten Bestrebungen steht für den größten Teil des Hausmülls (1991 rund 70 %) die Deponierung als Endglied in unserem Abfallwirtschaftskonzept. Denn nahezu alle Verfahren und Maßnahmen der Verwertung erbringen Neben- oder Restprodukte. Außerdem sind Wertstoffe nicht in einem unendlichen Kreislauf wiederverwendbar.
In kommunaler Verantwortung sind folgende Deponien von Bedeutung:

- Hausmülldeponie
- Interstoffdeponie
- Klärschlammdeponie
- Zwischenlager für Sonderabfälle

Hausmülldeponie

Deponieraum ist in Deutschland knapp geworden. 1975 existierten in Westdeutschland noch 4415 Hausmülldeponien, bis 1991 mussten bereits 4100 wegen Erschöpfung ihrer Kapazität geschlossen werden. In den neuen Bundesländern lag die Problematik etwas anders, dort konnten 1992 nur 120 der betriebenen 11.000 Deponien weiter genutzt werden. Alle anderen mussten wegen Umweltgefährdung geschlossen werden.
Forderungen für die **sichere Anlage** einer Deponie (geordnete Deponie) sind (Abb. 29.1):

- Eine Lagerung ist nur als Halde auf der Geländeoberkante zulässig: Hiermit wird der **Kontakt zum Grundwasser** ausgeschlossen. Niederschlagswasser durchläuft zwar den Deponiekörper, kann aber wesentlich unproblematischer als Sickerwasser aufgefangen und gereinigt werden.
- Die **Dichtigkeit** der **Deponiebasis** muss gewährleistet sein. Die Abdichtung wird entweder mit natürlichen mineralischen Schichten vorgenommen oder auch mit künstlichen Dichtungen. Wichtig ist die Absicherung über eine Doppeldichtung.
- **Schlacke** und andere Abfallstoffe werden **getrennt gelagert**: Die gemeinsame Ablagerung ist schädlich, da sich die verschiedenen Stoffe unterschiedlich absetzen, eine spätere Abdichtung deshalb nicht so optimal erfolgen kann.
- Die Deponie ist gereinigt zu **entgasen**, das Gas wird teilweise zur Wäremerzeugung oder Verstromung genutzt.
- Die Halde ist nach Ende der Bewirtschaftung gegen Niederschlag abzudichten, diese **Deckelung** besteht z. B. aus Ton. So ist eine Auswaschung der Deponie nicht möglich, die Überprüfung des Sickerwassers wird somit zur Dichtigkeitskontrolle.

29.5 Kosten der Müllentsorgung

Es gibt keine einheitlichen Müllgebühren. Die Entsorgung einer Tonne Hausmüll betrug 1993 zwischen 85 und 200 DM. Diese Kosten sind beträchtlich gestiegen: Mit rund 600 DM liegt beispielsweise der Kreis Wesel zwar im oberen Drittel, ist aber bundesweit noch nicht Spitzenreiter.

Die Ursachen hierfür sind vielschichtig:

- Umweltbewusstes Verhalten der Bürger führte zu einer Minderung der Müllgesamtmenge.
- Die Müllmenge wurde geringer, aber die Unkosten für die Kommunen, z. B. für neue Müllverbrennungsanlagen, sind gleich geblieben.
- Hohe Festkosten der Anlagen bestehen auch ohne Auslastung der Kapazitäten.
- Die Zufuhr von „Sekundärenergie“ wird erforderlich, da der Brennwert des Restmülls zu gering ist.

Falls die Europäische Kommission einer Vertragsverlängerung mit der Entsorgungsindustrie nicht zustimmt, käme es zwangsläufig zu einer veränderten Wettbewerbslage (s. S. 315). Davon könnten gegebenenfalls Städte, Kreise, Kommunen und hoffentlich auch der Bürger profitieren.

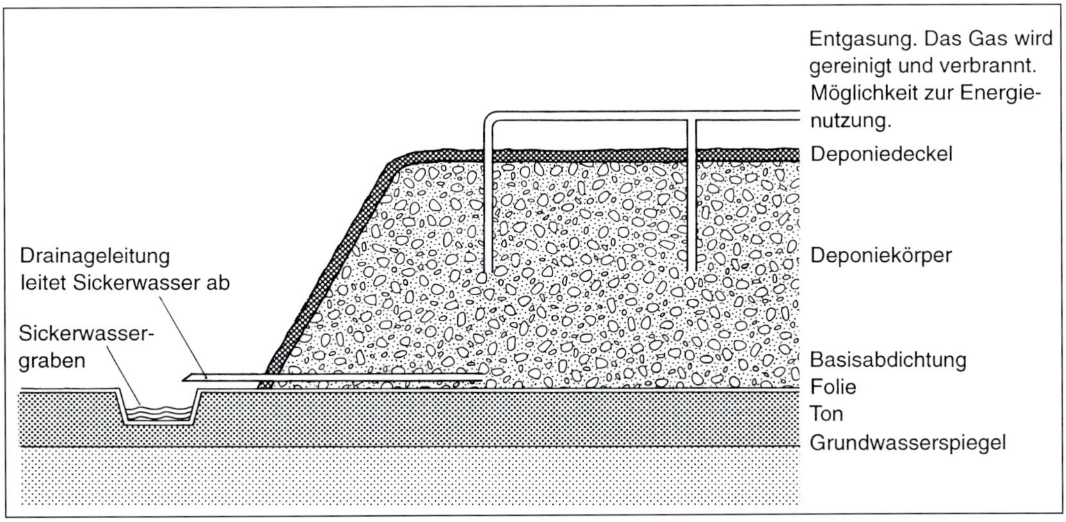

Abb. 29.1 Aufbau einer sicher angelegten Mülldeponie

30 Lärm

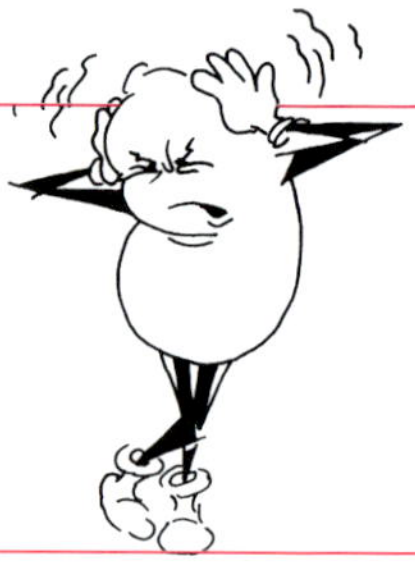

Ursula Kaiser

Musik wird oft nicht schön gefunden,
weil sie stets mit Geräusch verbunden!

Wilhelm Busch

Lärm ist ein zunehmendes Problem in unserer technisierten Umwelt.

Wir schaffen diese Belastung teilweise selbst in unserem ganz privaten **Wohnbereich** (Haushaltsgeräte, Radio, Fernsehen usw.), setzen dies fort über gewünschte bzw. erforderliche **Beweglichkeit** (PKW zum Arbeitsplatz, für die Freizeit, den Urlaub), sind außerdem vielleicht durch unseren Wohnort so genanntem **Industrielärm** ausgesetzt.

Psychovegetative Störungen, Erkrankungen sind die Folge. **Lärmschwerhörigkeit** als anerkannte Berufskrankheit nimmt zahlenmäßig zu. Privater Missbrauch akustischer Medien, selbst im Kindergartenalter, lässt immer mehr Kinder tatsächlich schwer hören.

Die Bewältigung dieser Gesamtproblematik liegt in der **Prävention**:

- Lärmemission und Lärmimmission so niedrig wie möglich halten
- Lärmschutz für die betroffenen Berufstätigen
- nicht zuletzt im privaten Bereich Sensibilität entwickeln – für den schonenden Umgang mit einem wichtigen Sinnesorgan

> Man kann das Hörvermögen mit einem Rohstoff vergleichen. Genau wie dieser ist das Gehör nicht unendlich ausbeutbar (belastbar) und nur bedingt recycelbar (regenerierbar).

Was Wilhelm Busch bereits im letzten Jahrhundert als Lebensweisheit erkannte, hat auch heute noch Gültigkeit, allerdings in weitaus größerem Umfang.

30.1 Grundbegriffe zum Thema Lärm

- **Geräusch:** Schallereignis ohne definierte Tonhöhe und Klangfarbe, hervorgerufen durch periodische Schwankungen.
- **Schall:** Eine mechanische Schwingung, die vom menschlichen Ohr wahrgenommen wird. Die Anzahl der Schwingungen pro Sekunde (= **Frequenz**) wird mit der Einheit **Hertz** angegeben. 1 Hertz (Hz) ist also gleichbedeutend mit einer Schwingung pro Sekunde. Die Frequenz bestimmt die gehörte **Tonhöhe**. Hochfrequente Schwingungen werden als hohe Töne gehört, niedrigfrequente Schwingungen als tiefe Töne. Das menschliche Ohr nimmt Töne zwischen 16 und 20.000 Hz wahr, der Bereich des besten

Hörens liegt zwischen 1000 und 4000 Hz (2000–5000 Hz).

- **Lärm:** Beliebiger Schall, der geeignet ist, Menschen zu belästigen, gesundheitlich zu beeinträchtigen bzw. zu schädigen. Die subjektive Einstellung spielt hierbei eine große Rolle.
- **Dezibel:** Kurzzeichen dB, die Maßeinheit für den **Schalldruck** (als Lautstärke empfunden). Wichtig zu wissen ist:

> Bei dieser Maßeinheit ist eine Zunahme von 3 dB gleichbedeutend mit einer Verdoppelung des Schalldruckes (Lautstärke).

- **Dezibel (A):** Während dB den Schalldruck (Lautstärke) als solches misst, ist mit dem Zusatz (A) die Angleichung an das menschliche Hörempfinden gemeint.
- **Ton:** Gehörempfindung, ausgelöst durch eine harmonische (sinusförmige) Schallwelle. Gekennzeichnet wird ein Ton durch die **Tonhöhe** und **Tonstärke** (als Lautstärke empfundener Schallpegel).
- **Emission/Immission:** Zwei bereits bekannte Begriffe (s. auch Kap. 25 „Luft“, 274), die auch in Bezug auf Lärm einmal die **Ursache** (Entstehung) des Lärms (= Emission) und die **Auswirkungen** des Lärms (= Immission) meinen.

30.2 Schall im Alltagsleben

Das Ohr zählt zu den Sinnesorganen des menschlichen Organismus, das Hören wiederum hat eine wichtige Funktion im Zusammenspiel mit den anderen Sinnesorganen. Es ermöglicht uns die **Orientierung** in unserer Umwelt, einschließlich der sozialen **Kommunikation**.

Nicht umsonst wird eine Einschränkung oder sogar der **Verlust** der **Hörfähigkeit** subjektiv als massive Behinderung empfunden und vom Gesetzgeber auch als solche anerkannt.

Geräusche gehören in zunehmendem Maße zu unserem Alltag, wir produzieren sie selbst, sind ihnen aber auch in starkem Maße passiv ausgesetzt.

> Ab wann Geräusche zu Lärm werden, ist ein persönlich ganz unterschiedliches Empfinden.

Zum Beispiel kann die eigene Lieblingsmusik nicht laut genug sein, dagegen das Singen des Nachbarn in der Badewanne zu einer absolut nervtötenden Lärmbelästigung werden. Dennoch, unabhängig vom subjektiven Empfinden zeigt der menschliche Organismus bei steigenden dB(A)-Werten **psychovegetative Reaktionen**, Störungen, vorübergehende bis hin zu bleibenden Schäden (Tab. 30.1).

Eine wesentliche **Emissionsquelle** ist der von uns gewünschten **Mobilität** zuzuordnen:

- 1998: 117 Millionen Fluggäste auf den 10 größten deutschen Flughäfen
- 1999: eine Passagierzahl von 61,5 Millionen allein auf den Flughäfen Frankfurt, Hamburg und Köln-Bonn
- über 3 Millionen Starts und Landungen bei Privatmaschinen
- ca 1,8 Millionen Starts und Landungen bei Militärmaschinen, dazu noch einige tausend Hubschrauber
- Umweltbericht 2000: Zunahme des Fluglärms um 76 % seit 1990
- über 42 Millionen Pkws
- 1,5 Millionen Lastwagen und Busse
- 1,3 Millionen Motorräder
- ca. 6000 Loks, die 280.000 Waggons ziehen

Zur Freizeit, die ja der Erholung dienen sollte, gehören in Deutschland über 100 Millionen **Radioapparate** und Stereoanlagen – oft viel zu laut eingestellt.

> Eine Studie in Nordrhein-Westfalen (1992) bewies, das 10 % aller Kinder inzwischen unter **Gehörschäden** leiden, Tendenz steigend.

Diese Problematik verstärkt sich im Jugendalter durch Besuche in **Diskotheken** und Rockkonzer-

Tab. 30.1 Beispiele für Alltagsgeräusche und deren Auswirkungen auf den menschlichen Organismus

dB(A)	Situationen	Auswirkungen
40	verkehrsberuhigte Wohnstraße	Schlafstörungen und Beeinträchtigungen der Entspannungsphasen
50	Unterhaltungssprache Straßenverkehrslärm in 30 m Abstand hinter geschlossenen Fenstern	
60	Bürogeräusche	Behinderung der Kommunikation und Abnahme der akustischen Umweltorientierung
70	Pkw in 10 m Abstand Schreibmaschine in 1 m Abstand	Behinderung und Störung bestimmter Leistungen
80	Motorrad mit Schalldämpfer U-Bahn stärkerer Straßenverkehr	RR-Beeinflussung, Herzfrequenzveränderungen, Kopfschmerz, Nervosität, vorzeitige Ermüdung
90	schwerer Lkw in 5 m Abstand laute Fabriksäle Motorrad ohne Schalldämpfer	Schädigung und Zerstörung der schallempfindlichen Zellen des Innenohrs (bereits ab 80 dB(A) nachgewiesen)
100	Autohupe	EEG-Veränderungen
105	Presslufthammer	Lärmschwerhörigkeit in Abhängigkeit von der Einwirkungsdauer
110	Disco-Musik mit Verstärker	unmittelbare, evtl. bleibende Zerstörung des Hörorgans
120	Auto-/Motorradrennstrecken Rock-Konzert Pressluft-Fanfaren in Sportstadien Probelauf von Düsenflugzeugen	

70–90 dB(A) = häufigst vertretener Lärmbereich

ten. Hier werden weit über die von Fluglärm hinausgehende Lautstärkenspitzenwerte erreicht. Für viele Menschen ist der **Walkman** ein ständiger Begleiter, der manchmal scherzhaft als Arbeitsbeschaffungsmaßnahme für HNO-Ärzte bezeichnet wird.
Überlegen Sie sich, was Ihnen noch an Beispielen für Alltagsgeräusche und deren Auswirkungen auf den menschlichen Organismus einfällt.

Untersuchungen im Auftrage des Umweltbundesamtes (UBA) in Berlin Mitte 1990 ergaben, dass ca. 25 Millionen Westbürger unter Lärm leiden. Bestätigt fand sich auch die Vermutung, dass Herz-Kreislauf-Erkrankungen bis hin zum Infarkt durch Lärm begünstigt werden.

30.3 Folgezustände nach Lärmeinwirkung

- **Lärmkrankheit:** Darunter fallen alle **psychovegetativen Störungen**, wie in Tabelle 30.1 bereits aufgeführt. Ab 80 dB(A).
- **Lärmschwerhörigkeit:** Eine **dauerhafte Innenohrschädigung**, resultierend aus dem Lärm, dem z. B. Berufstätige über längeren Zeitraum ausgesetzt sind.
- **Vorübergehende Lärmschwerhörigkeit:** Verursacher ist hier eine akute Einwirkung von Lärm mit mehr als 120 dB(A), z. B. bei einem Disco-Besuch oder Rockkonzert. Die Gehörzellen (Haarzellen) werden geschädigt, können sich aber wieder erholen. Allerdings kommt es auf Dauer durch Wiederholung dieser Lärmtraumen zu bleibenden

Schäden und damit zur Lärmschwerhörigkeit.

> Feuerwerk zum Jahrtausendwechsel: Nach Umfragen bei 1000 deutschen Ärzten und Kliniken kam es bei 3000 Menschen zu Hörschäden, in Einzelfällen bis hin zur Ertaubung.

30.4 Arbeit und Lärm

Rund 3 Millionen Arbeitnehmer sind permanent gehörschädigendem Lärm ausgesetzt.
Demgegenüber stehen über 10.000 Arbeitnehmer mit Lärmschwerhörigkeit als anerkannter Berufskrankheit.
Die Situation der Arbeitnehmer macht ein Auszug aus der „**Verordnung über Arbeitsstätten**" (ArbStättV) deutlich:

§ 15 Schutz gegen Lärm:

„(1) In Arbeitsräumen ist der Schallpegel so niedrig zu halten, wie es nach Art des Betriebes möglich ist. Der Beurteilungspegel am Arbeitsplatz in Arbeitsräumen darf auch unter Berücksichtigung der von außen einwirkenden Geräusche höchstens betragen:
1. bei überwiegend geistigen Tätigkeiten 70 dB(A),
2. bei einfachen oder überwiegend mechanisierten Bürotätigkeiten und vergleichbaren Tätigkeiten 70 dB(A),
3. bei allen sonstigen Tätigkeiten 85 dB(A); soweit dieser Beurteilungspegel nach der betrieblich möglichen Lärmminderung zumutbarerweise nicht einzuhalten ist, darf er bis zu 5 dB(A) überschritten werden.

(2) In Pausen-, Bereitschafts-, Liege- und Sanitätsräumen darf der Beurteilungspegel höchstens 55 dB(A) betragen. Bei der Festlegung des Beurteilungspegels sind nur die Geräusche der Betriebseinrichtungen in den Räumen und die von außen auf die Räume einwirkenden Geräusche zu berücksichtigen."

30.5 Maßnahmen zur Lärmbekämpfung

Man kann die Fülle möglicher Maßnahmen in drei große Gruppen einteilen:
- Methoden, die die **Entstehung** von Lärm (= Emission) einschränken
- Methoden, die die **Auswirkungen** von Lärm (= Immission) einschränken
- Methoden, die den einzelnen Menschen vor den schädlichen Auswirkungen des Lärms **schützen**

Entstehung von Lärm einschränken: Die Minderung der Lärmemission umfasst die Förderung der Entwicklung Lärm vermeidender Technologien und den Einsatz bereits vorhandener Produkte und Verfahren, z. B. lärmarme Baumaschinen, lärmarme Rasenmäher usw.
Auswirkung von Lärm einschränken: Die Herabsetzung der Lärmimmission umfasst alle Maßnahmen der **Lärmdämmumg** um den Verursacher herum. Das können sein:
- lärmdämmende Baumaterialen, Doppelverglasung (verschiedene Bundesländer bezuschussen lärmdämmende Verglasung für den Privathaushalt, die Überprüfung der Lautstärke erfolgt in der Regel durch das Straßenbauamt)
- Aufschüttung von Lärmschutzwällen und Errichtung von Lärmschutzwänden, Anpflanzung von Gehölzen
- Eintunnelung von Verkehrswegen
- Straßenführung außerhalb der Wohngebiete
- verkehrsberuhigte Zonen, Schall schluckende Straßenbeläge usw.

Den Einzelnen vor Lärm schützen: Der individuelle Schutz vor Lärmimmission muss immer dann zum Einsatz kommen, wenn die vorgenannten Maßnahmen nicht ausreichen, sei es im privaten oder beruflichen Bereich. In Abhängigkeit von der Lärmstärke kommen Gehörschutzstöpsel, Gehörschutzkapseln, Helme bis hin zu Schallschutzanzügen zum Einsatz.

30.5.1 Gesetzliche Grundlagen

Folgende Gesetze, Verordnungen und Richtlinien befassen sich mit der Problematik Lärm und sollen somit der Gesundheit eines jeden dienen:

- **Bundesimmissionsschutzgesetz** (BImSCHG) vom 15.03.1974, zuletzt geändert am 10.12.1990: „Gesetz zum Schutz vor schädlichen Umwelteinwirkungen durch Luftverunreinigungen, Geräusche, Erschütterungen und ähnliche Vorgänge."
- **Gesetz zum Schutz gegen Fluglärm** vom 30.03.1971. Zuletzt geändert April 1995. Schwerpunkte:
  - Verschärfung der zulässigen Emissionswerte
  - Übergangsgenehmigungen für ältere Maschinen bis 2002
  - Anhebung der Mindestflughöhe
- Technische Anleitung zum Schutz gegen Lärm (**TA Lärm** vom 16.07.1968) von der Bundesregierung herausgegebene allgemeine Verwaltungsvorschriften. Sie enthält Bestimmungen über genehmigungsbedürftige Anlagen und Richtwerte für Geräuschimmissionen.
- **VDI-Richtlinien** (Vereinigung deutscher Ingenieure)

Zur Ausfüllung der bundesgesetzlichen Vorschriften haben die **Länder** eigene Gesetze und Verordnungen erlassen, z. B.:

- Bayrisches Immissionsschutzgesetz (vom 08.10.1974, zuletzt geändert am 16.07.1986)
- Niedersächsisches Gesetz zum Schutze vor Luftverunreinigungen, Geräuschen und Erschütterungen – Immissionsschutzgesetz – (vom 06.01.1966)
- Nordrhein-Westfälisches Gesetz zum Schutz vor Luftverunreinigungen, Geräuschen und ähnlichen Umwelteinwirkungen (LImSchG vom 18. 03. 1975, zuletzt geändert am 07. 03. 1990)

31 Ernährung im Bewusstsein der Bevölkerung

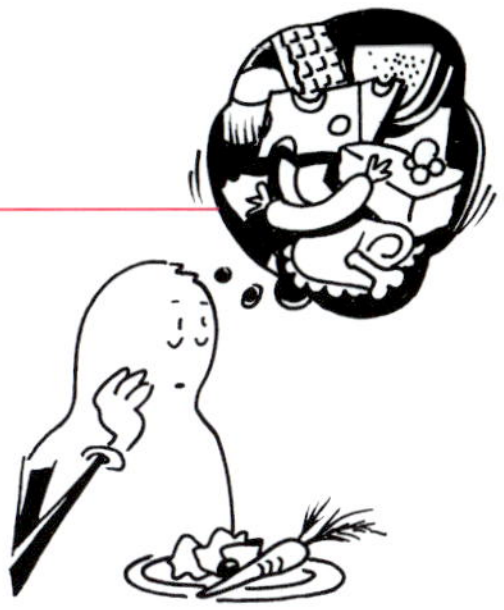

Ursula Kaiser

Noch nie war der Kenntnisstand über Nahrungsmittel und ihre Wirkung größer. Dies gilt nicht nur für Diäten, sondern auch für die ganz alltägliche Ernährung.

Woran es hapert, ist der Einklang zwischen Ernährungswissen und Ernährungshandeln.

Trotz des zunehmenden Gesundheitsbewusstseins essen die Bürger zu süß, zu salzig, zu fett und einfach zu viel. Während sich um die Erde ein Hungergürtel zieht, ist es in den Industrienationen trotz der enormen Produktvielfalt zu einer Fülle von ernährungsbedingten oder -begünstigten Erkrankungen gekommen, z. B. Karies, Diabetes, Adipositas, Arteriosklerose, Bluthochdruck, Krebs oder Gicht.

Pausensnacks: Nach den Richtlinien der Deutschen Gesellschaft für Ernährung enthielten sämtliche getesteten Pausensnacks zu viele Fette, zu viel Zucker und zu wenige hochwertige Nährstoffe. Als gesunde Zwischenmahlzeit sind sie demnach ungeeignet.

Seiner Gesundheit zuliebe sollte jeder Mensch mindestens 5 Portionen Obst und Gemüse am Tag essen. Die gesundheitsfördernde Wirkung ist wissenschaftlich seit langem unumstritten, ob roh, schonend gegart oder in Saftform.
Bereits vor 9 Jahren startete diese Kampagne **„Fünf am Tag"** in Kanada und den USA. Der Erfolg dieser Präventivmaßnahme war Anlass, auf der Expo 2000 in Deutschland dieses Programm ebenfalls auf den Weg zu bringen:

- die Möhre als Alternative zum gesüßten Pausensnack
- der ungesüßte Obstsaft anstelle der Limo
- der saisonabhängige Salat statt Fastfood

Die Möglichkeiten sind vielfältig und für jeden umsetzbar.
Diese **mittel- und langfristige Zielsetzung** wird von zahlreichen Interessenverbänden unterstützt, z. B. der Deutschen Krebshilfe e.V., der Deutschen Gesellschaft für Ernährung e.V., dem Bundesministerium für Gesundheit, dem Bundesministerium für Ernährung, Landwirtschaft und Forsten und der Barmer Ersatzkasse. Auch kommerzielle Interessenverbände fördern diese Initiative.

Gesunde Ernährung kann Spaß machen: Gesund, aber nicht lecker, so steckt es noch in vielen Köpfen. **Fünf am Tag** strebt einen Bewusstseinswandel an, Obst und Gemüse als Genuss. Ein Genuss, mit dem man Gesundheit und Lebensfreude verbindet.

So wie es neben der WHO-Definition von Gesundheit zahlreiche andere Aussagen zum Verständnis von Gesundheit gibt, ist auch **„gesunde, ausgewogene Ernährung"** eine individuelle Sache. Dennoch gibt es wissenschaftliche Erkenntnisse, die auf alle Menschen übertragbar sind, unter anderem:

- Die Nahrung sollte sich aus 20 % Eiweiß, 30 % Fett und 50 % Kohlenhydrate zusammensetzen.
- Die Ernährung muss ballaststoffreich sein.
- Saisonales Obst und Gemüse sollten bevorzugt werden, importierte Waren sind vielfach arm an Vitaminen und Aroma, aber reich an

Nitraten, Pestiziden und Schimmelblockern.
- Es sollten mehrere kleine Mahlzeiten eingenommen werden.
- Es sollte viel getrunken werden (2–3 l Flüssigkeit/Tag, Kaffee darf nicht mit berechnet werden).
- Die Ernährung sollte vitamin- und mineralstoffreich sein, Vitamintabletten sind kein Ersatz für Frischgemüse und -obst.
- Eine vitaminschonende Zubereitung sollte gewählt werden.
- Eine angenehme Essatmosphäre sollte geschaffen werden.

Diese Empfehlungen finden sich nach Meinung von Ernährungswissenschaftlern in der Vollwertkost wieder.

> **Vollwertkost:** Vollkornprodukte, Kartoffeln, Gemüse und Obst, Milch/Milchprodukte, geringe Mengen an Fisch/Fleisch/Eiern, hoher Rohkostanteil, schonende Zubereitung; Erzeugnisse aus kontrolliert-ökologischem Anbau

32 Energiegewinnung und Energiebedarf

Vera Singbeil-Grischkat

32.1 Energiegewinnung

Jede lebende Zelle und damit auch der gesamte menschliche Organismus stehen in einem ständigen Stoff-und Energieaustausch mit der Umwelt. Zur Aufrechterhaltung unserer Lebensvorgänge ist die Aufnahme energiereicher Nährstoffe erforderlich. Kohlenhydrate, Eiweiße und Fette sind die Grundnährstoffe, aus denen der Organismus Energie gewinnt. Nach Verdauung der Nährstoffe und Aufnahme ihrer Grundstoffe in das Blut erfolgt die Weiterverarbeitung entweder in körpereigene Substanzen oder es findet eine sofortige Verbrennung der Grundsubstanzen zur Energiegewinnung statt.

Aus den Abbauprodukten von Kohlenhydraten, Eiweißen und Fetten entsteht unter Verbrauch von Sauerstoff Energie. Diese Energiegewinnung findet in den Mitochondrien, den eigentlichen Energielieferanten der Zelle, statt. Der hier erzeugte Brennstoff ist das **ATP** (Adenosintriphosphat), daneben entsteht, wie für alle Stoffwechselvorgänge typisch, Wärme, die für uns lebensnotwendige Körperwärme. Als Endprodukte entstehen Kohlendioxid, Wasser und stickstoffhaltige Substanzen.

> **ATP** ist ein wiederaufladbarer Energiespeicher und die so genannte „Energiewährung" des Stoffwechsels. ATP treibt Stoffwechselvorgänge und Membrantransportvorgänge an und liefert Energie für Muskelkontraktion und Wärmeerzeugung.

Die Energieausbeute oder der Brennwert der Grundnährstoffe wird in der Maßeinheit Joule (internationale Maßeinheit) oder Kalorien angegeben. Eine Kilokalorie (kcal) entspricht 4,184 Kilojoule (kJ). Umgekehrt entspricht 1 kJ 0,239 kcal.

> Eine **Kalorie** ist die erforderliche Wärmemenge, um 1g Wasser von 14,5 °C auf 15,5 °C zu erwärmen.

So liefert die Oxidation von:

- 1g Kohlenhydrat 17,2kJ bzw. 4,1 kcal
- 1g Eiweiß 17,2kJ bzw. 4,1kcal
- 1g Fett 38,9kJ bzw. 9,3 kcal

32.2 Energiebedarf

Zur Ermittlung des täglichen Energiebedarfs eines Menschen müssen zunächst **Grund-** und **Leistungsumsatz** unterschieden werden.

32.2.1 Grundumsatz

> Als **Grundumsatz** (Ruhe-Nüchtern-Umsatz) bezeichnet man die Energiemenge, die ein Mensch
> - in entspanntem Zustand bei völliger körperlicher Ruhe im Liegen
> - 12 Stunden nach der letzten Nahrungsaufnahme

- leicht bekleidet in einem Raum mit einer Temperatur von 20 °C

durchschnittlich benötigt.

Der **Grundumsatz** ist die Energiemenge, die bei genannten Bedingungen zur Aufrechterhaltung von Grundstoffwechsel, also dem für die Lebensvorgänge der Zellen erforderlichen Erhaltungsumsatz, und zur Aufrechterhaltung der Körpertemperatur benötigt wird (Tab. 32.1).
Die Bestimmung kann messtechnisch anhand der abgegebenen Wärmemenge oder des Sauerstoffverbrauchs erfolgen. Normalerweise wird der Grundumsatz für 24 Stunden berechnet.
Der **Grundumsatz** ist abhängig von folgenden Faktoren:

- **Alter**: Mit zunehmendem Alter verlangsamen sich Stoffwechselvorgänge, demzufolge haben ältere Menschen einen geringeren Grundumsatz als jüngere.
- **Geschlecht**: Bei gleicher Körpermasse und gleichem Alter ist der Grundumsatz bei Männern um 6–9 % höher als bei Frauen, da Männer mehr Muskelmasse (= aktives Gewebe) haben als Frauen. Bei Frauen ist der Fettgewebsanteil (= passives Gewebe) höher.
- **Größe und Gewicht (Körperoberfläche)**: Die Gewebsmasse, die versorgt werden muss, ergibt sich aus der Körpergröße und dem Körpergewicht. Der Grundumsatz steigt entsprechend, im weiteren erhöht sich bei einer größeren Körperoberfläche auch der Wärmeverlust. Der Grundumsatz steigt aber nicht proportional zum Übergewicht, da bei Übergewichtigen vorwiegend passives Gewebe aufgebaut wird.
- **Hormone**, insbesondere Schilddrüsenhormone, wie Thyroxin und Triiodthyronin verändern den Grundumsatz. Eine Überfunktion der Schilddrüse steigert, eine Unterfunktion senkt den Grundumsatz.
- **Individuelle Faktoren**, wie Stress, Fieber, Depressionen, Medikamente haben ebenso Einfluss. So kann bei Stress und Fieber der Grundumsatz erhöht, bei Depressionen und z.B. durch Einnahme von Schmerzmitteln reduziert sein. Bei einer Schwangerschaft ist der Grundumsatz ab der 22. Schwangerschaftswoche um 10 % erhöht. Durch längeres Fasten mit Gewichtsreduktion kann der Grundumsatz abgesenkt werden.
- Ebenso ist das **Klima** von Bedeutung, da sich der Körper durch die Wärmeproduktion an das vorliegende Klima anpasst. So ist der Grundumsatz in tropischen Gebieten geringer als in gemäßigten Klimazonen.

Tab. 32.1 Grundumsatz pro Tag in Abhängigkeit von Alter und Geschlecht nach DGE (Deutsche Gesellschaft für Ernährung)

	Mann (172 cm/70 kg)	**Frau (165 cm/60 kg)**
15–18 Jahre	7900 kJ	6200 kJ
19–35 Jahre	7300 kJ	6000 kJ
36–50 Jahre	6800 kJ	5600 kJ
51–65 Jahre	6200 kJ	5200 kJ
66–75 Jahre	5800 kJ	5000 kJ

32.2.2 Leistungsumsatz

Jede weitere Leistung oder Aktivität, die ein Mensch vollbringt, verbraucht zusätzlich Energie. Die Energiemenge, die über den Grundumsatz hinaus benötigt wird, bezeichnet man als Leistungsumsatz.
Der **Leistungsumsatz** wird maßgeblich durch die Muskeltätigkeit und die Arbeitsleistung bestimmt, denn wird der Körper bewegt, steigt sein Energieverbrauch (Tab. 32.2). Wärmebildung, vermehrter Sauerstoffverbrauch und vermehrte Kohlendioxidabgabe gehen damit einher. Der Leistungsumsatz ist im weiteren abhängig von der Umgebungstemperatur, den Leistungen des Nervensystems und der Verdauungsarbeit. Jede Muskeltätigkeit, aber auch konzentrierte geistige Tätigkeit erfordert somit zusätzliche Energie.
Der Leistungsumsatz, der sich aus dem Arbeits- und Freizeitumsatz ergibt, ist in den letzten Jahren, z.B. durch veränderte Arbeitsplatzgestaltung sowie gezielten Maschineneinsatz deutlich gesunken. So üben 78 % der Bevölkerung eine leichte, 13 % eine mittelschwere und nur 9 % eine schwere oder schwerste Arbeit aus. Vielfach sind jedoch die Essgewohnheiten nicht dem realen Bedarf angepasst, so dass sich aus dem Energieüberangebot das Problem des Übergewichts ergibt. Unterhalten wird dieses Problem

Tab. 32.2 Arbeitsumsatz pro Stunde nach DGE (Deutsche Gesellschaft für Ernährung)

	Frau	Mann
Leichtarbeiter	< 250 kJ	< 315 kJ
Mittelschwer-arbeiter	250–500kJ	315–630 kJ
Schwerarbeiter	> 500 kJ	630–840 kJ
Schwerstarbeiter	–	> 840 kJ

häufig durch ein körperlich inaktives Freizeitmanagement.

Eine positive Energiebilanz führt zu einer vermehrten Depotfettbildung und damit zu Übergewicht.

Nachfolgend einige Berufsbeispiele für den Schweregrad der Berufsarbeit:

- **leichte Arbeit**: Friseur(in), Laborant(in), Lehrer(in), Bürobedienstete, PKW-Fahrer(in), Hausfrau(-mann)
- **mittelschwere Arbeit**: Schlosser(in), Maler(in), Krankenschwester, -pfleger
- **schwere Arbeit**: Maurer(in), Dachdecker(in), Landwirt(in)
- **Schwerstarbeiter:** Stahl-und Hochofenarbeiter, Hochleistungssportler

Für den Leistungsumsatz in der berufsfreien Zeit (=Freizeitumsatz) werden für den Erwachsenen 800 kJ berechnet. Intensive körperliche Betätigung ist zusätzlich zu berechnen.

32.2.3 Berechnung des Energiebedarfs

Zur Ermittlung des individuellen Energiebedarfs (Abb. 32.1) sind zwar aufwendige messtechnische Verfahren möglich, aber routinemäßig nicht nutzbar.

Normalerweise wird der Bedarf nach Referenzwerten abgeschätzt. Diese Referenzwerte beziehen sich auf das **Normalgewicht**. Das Normalgewicht lässt sich mit der Formel nach Broca berechnen:

Normalgewicht in kg = Körpergröße in cm minus 100

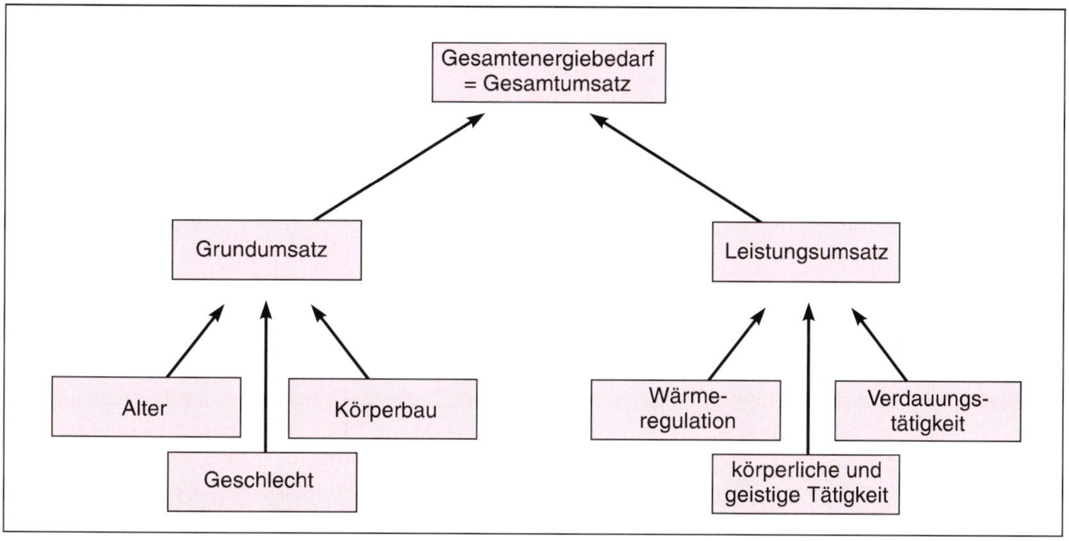

Abb. 32.1 Beeinflussungsfaktoren von Gesamt-, Grund- und Leistungsumsatz

Eine günstigere Einschätzung des Normalgewichts bietet gesundheitsbezogen nach heutiger Sicht der **Body-Mass-Index (BMI)**. Dabei wird das Körpergewicht in Kilogramm im Verhältnis zum Quadrat der Körpergröße beurteilt.

$$\text{Body-Mass-Index (BMI)} = \frac{\text{Körpergewicht in kg}}{\text{Körpergröße im Quadrat}}$$

Das Normalgewicht wird bei Frauen mit einem BMI von 19–24, bei Männern mit einem BMI von 20–25 angegeben.
Zur Berechnung des **Energiebedarfs** wird zunächst der Grundumsatz mit 1 kcal oder 4,2 kJ pro kg Körpergewicht und Stunde angegeben und im weiteren um den Leistungsumsatz erhöht.

Berechnungsbeispiel:
Für eine Krankenschwester mit einem Körpergewicht von 60 kg ergibt sich damit folgende Berechnung (gerundete Zahlen; s. auch Tab. 32.2):
Grundumsatz: 6050 kJ (1440 kcal)
Leistungsumsatz:
- **Arbeitsumsatz**: 2000–4000 kJ (475–950 kcal) bei 8-stündiger Arbeit
- **Freizeitumsatz**: 800 kJ (190 kcal.)

Gesamtumsatz: 8850–10850 kJ (2100–2600 kcal)

Anzustreben ist eine ausgeglichene Energiebilanz , denn sie dient der Erhaltung des normalen Körpergewichtes und im weiteren der Gesunderhaltung unseres Körpers, da sowohl Energiemangel als auch Energieüberschuss gesundheitliche Auswirkungen haben.

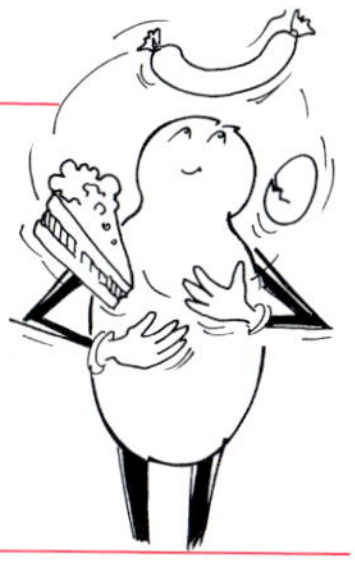

33 Eiweiße, Kohlenhydrate und Fette

Ursula Kaiser

Eiweiße, Kohlenhydrate und Fette sind die Hauptbestandteile unserer Nahrung. Der menschliche Organismus benötigt sie als Bau- und Betriebsstoffe.

Baustoffe dienen dem Wachstum und der Zellerneuerung des Organismus. **Betriebsstoffe** dienen der Energieversorgung für innere Arbeit (z. B. Organfunktionen, Erhaltung der Körpertemperatur) und äußere Arbeit (jede Körperbewegung).

Bei einer ausgewogenen Ernährung sieht die prozentuale **Verteilung** der einzelnen **Nahrungsbestandteile** etwa wie folgt aus:

- 50–60 % Kohlenhydrate
- 30 % Fette
- 10–15 % Eiweiß

33.1 Eiweiße

Eiweiße sind unentbehrliche Grundstoffe der Ernährung. Während Kohlenhydrate und Fette einander als Energiespender vertreten und auch weitgehend ineinander umgewandelt werden können, ist Eiweiß als wichtigster **Baustoff** des menschlichen Organismus durch keinen anderen Nährstoff ersetzbar.
Eiweiße sind **Makromoleküle**, die aus Aminosäuren (Abb. 33.1) bestehen.

Übertragen auf das Körpergewicht (KG) eines Menschen kann man folgende Formel für den **Eiweißbedarf** des Menschen aufstellen:

Eiweißbedarf pro Tag für einen Erwachsenen:
0,8(–1,0) g Proteine × kg KG

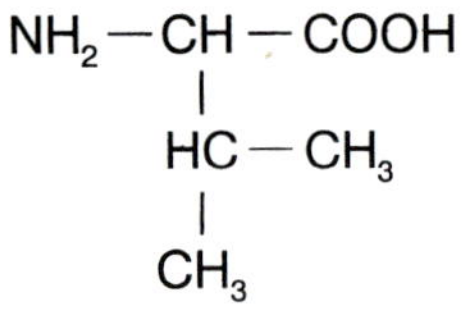

Abb. 33.1 Strukturformel von Valin als Beispiel für eine Aminosäure

Der **Mindestbedarf** an **Eiweiß** wird mit 30 g pro Tag angegeben. Hierbei werden ausschließlich die Eiweißabgaben des Körpers (über Hautabrieb, Stuhl, Urin und Schweiß) berücksichtigt. Dennoch sind diese 30 g Mindestzufuhr ein nicht erreichtes Ziel in jenen Ländern, in denen viele Menschen unter dauerhafter Hungersnot leiden. Ausgehend von der oben genannten Formel benötigen wir in bestimmten Lebensphasen bzw. Ausnahmesituationen eine **erhöhte Eiweißzufuhr**:

- Wachstumsphasen (Der Säugling verdoppelt sein Körpergewicht in 6 Monaten!)
- Schwangere, stillende Frauen
- der alternde Mensch
- während/nach Erkrankungen
- bei großem Eiweißverlust, z. B. Blutungen, Verbrennungen, große Dekubiti

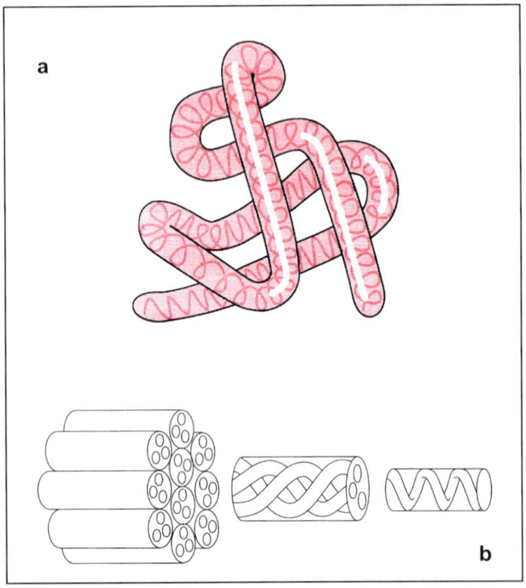

Abb. 33.2 Struktur globulärer (**a**) und fibrillärer (**b**) Eiweißstoffe

33.1.1 Chemischer Aufbau der Eiweißstoffe

Eiweiße bestehen aus den Elementen:

- Kohlenstoff (C)
- Sauerstoff (O)
- Wasserstoff (H)
- Stickstoff (N)
- Schwefel (S)
- teilweise Phosphor (P)

Um sich diese Elemente zu merken, kann man aus den Symbolen das Wort „COHNSP" bilden. Grundelement der Eiweiße sind die **Aminosäuren**. Diese können sich untereinander zu **Peptiden** und **Proteinen**, aber auch mit anderen Stoffen zu **Proteiden** verbinden. Die Unterschiede dieser Verbindungen werden weiter unten erklärt.
In Anlehnung an die Anzahl der verbundenen Aminosäuren ergeben sich die in Tabelle 33.1 aufgelisteten Bezeichnungen.

Proteine

Proteine, auch einfach Eiweiße genannt, sind reine Eiweißkörper, sie bestehen ausschließlich aus Aminosäuren.

Nach ihrer Struktur unterscheidet man zwei Gruppen von Proteinen:

- die globulären Proteine
- die fibrillären Proteine

Tab. 33.1 Bezeichnungen von verschieden großen Aminosäureverbindungen

Verbindung von	Bezeichnung
2 Aminosäuren	Dipeptid
3 Aminosäuren	Tripeptid
4 Aminosäuren	Tetrapeptid
bis zu 10 Aminosäuren	Oligopeptid
unter 100 Aminosäuren	Pepton
über 100 Aminosäuren	Protein (Polypeptid)

Tab. 33.2 Beispiele für globuläre Proteine

Bezeichnung	Vorkommen	Eigenschaften
Albumine	Eier, Fisch, Fleisch, Blut, Hülsenfrüchte, Kartoffeln, Spinat	wasserlöslich, Gerinnung (= Koagulation) bei ca. 70 °C
Globuline	Blut, Ei, Fisch, Fleisch, Milch, Nüsse, Hülsenfrüchte, Getreide; wenig in: Kartoffeln, Spinat, Pilzen, Tomaten, Getreidesamen	in verdünnter Salzlösung löslich, Koagulation bei 70 °C
Gluten (Klebereiweiß) (Gliadin als alkohollösliche Fraktion)	Getreide wie Gerste, Hafer, Roggen, Weizen	wasserlöslich, sehr quellfähig, von daher stark wasserbindend, elastisch, Koagulation bei ca. 70 °C

Globuläre Proteine

Unter **globulären Proteinen** versteht man Eiweißstoffe, die in engen, kompakten Kugelformen angeordnet sind (Abb. 33.2a).

In Tabelle 33.2 sind Beispiele für globuläre Proteine zu finden.

Fibrilläre Proteine

Fibrilläre Proteine sind faserförmig angeordnet, ihre spezifische Eigenschaft ist die hohe Zugfestigkeit (Abb. 33.2b).

Beispiele für fibrilläre Proteine sind in Tabelle 33.3 zu finden.

Proteide

Im Gegensatz zu den Proteinen sind **Proteide** zusammengesetzte Eiweiße, an ihrem Aufbau sind außer den Aminosäuren nichteiweißhaltige Gruppen (**prosthetische Gruppen**) beteiligt.

Der nichteiweißhaltige Anteil findet sich im Namen wieder. Beispiele für Proteide sind in Tabelle 33.4 zu finden.

Tab. 33.3 Beispiele für fibrilläre Proteine

Bezeichnung	Vorkommen	Eigenschaften
Kollagene	Haut, Knochen, Knorpel, Bindegewebe, Sehnen (für die menschliche Ernährung nur von geringer Bedeutung)	erst nach langem Kochen löslich, Gewinnung von Gelatine und Leim
Keratine (Harnstoffe)	Wolle, Nägel, Haare, Federn	unlöslich, absolut unverdaulich
Myosin, Actin	wichtigster Baustein der Muskulatur	in verdünnter Salzlösung löslich
Elastin	wie Kollagene in Bindegewebe und Sehnen	weder durch langes Kochen noch durch Säure löslich, ergibt keine Gelatine

Tab. 33.4 Beispiele für Proteide

Bezeichnung	Vorkommen	Eigenschaften/Funktion
Chromoproteide (Protein + *Farbstoff*)	Blutfarbstoff, Muskelfarbstoff	O_2-Transport innerhalb des Organismus (*Hämoglobin*), O_2-Versorgung der Muskulatur (*Myoglobin*)
Glykoproteide, Mucine oder Schleimstoffe genannt (Protein + *Kohlenhydrate*)	Speichel, Magen- und Darmschleim, in Gelenkkapseln und Sehnenscheiden	schützen die Schleimhäute, dienen als Gleit- und Schmiermittel
Lipoproteide (Protein + *Fett*)	Blut, Lymphe	Transport und Weitergabe von Fetten und Lipoiden (fettähnliche Substanzen) Transport fettlöslicher Vitamine
Nukleoproteide (Protein + *Nukleinsäure*)	Zellkerne, in zahlreichen Fischsorten, Innereien, Hülsenfrüchten	insbesondere am Aufbau der Gene beteiligt, Träger der Erbsubstanzen
Phosphoproteide (Protein + *Phosphorsäure*)	Milch, Milchprodukte	Gerinnung im Magen, durch Säure und Labenzym

33.1.2 Biologische Wertigkeit des Eiweiß

Die **biologische Wertigkeitszahl** sagt aus, wie viel Gramm Körpereiweiß durch 100 g Nahrungseiweiß aufgebaut werden können.
Beispiel: Aus 100 g Rindfleischeiweiß können 76 g Körpereiweiß aufgebaut werden – die biologische Wertigkeit beträgt also 76 %.

Proteine mit **hoher biologischer Wertigkeit** sind in Milch, Eiern und Fleisch. **Geringere Wertigkeit** besitzen die Proteine in Bohnen, Mais und Weizen.

Je ähnlicher ein Nahrungseiweiß unserem Körpereiweiß in seiner Zusammensetzung ist, desto höher ist sein Wert für den menschlichen Organismus.

Körpereiweiß kann nur dann aufgebaut werden, wenn alle dazu benötigten Aminosäuren im richtigen Verhältnis vorhanden sind. Es reicht also nicht, viele Nahrungsmittel mit hoher biologischer Wertigkeit zu essen, auf die Zusammensetzung der Aminosäuren kommt es genauso an.
Der menschliche Organismus unterscheidet zwischen **essentiellen** und **nichtessentiellen Aminosäuren**.

Essentielle Aminosäuren können vom menschlichen Körper nicht selbst aufgebaut werden, sind für den Aufbau des Körpers aber unbedingt notwendig. **Nichtessentielle Aminosäuren** sind genauso notwendig, werden aber vom Körper selbst gebildet.

Acht Aminosäuren sind essentiell. Sie müssen über die Nahrung aufgenommen werden, da sie für den Aufbau von Körpereiweiß unentbehrlich sind.
Die für den menschlichen Körper **essentiellen Aminosäuren** sind:
- Isoleucin
- Leucin
- Lysin
- Methionin
- Phenylalanin

- Threonin
- Tryptophan
- Valin

Die vereinzelt als essentiell aufgeführte Aminosäure **Histidin** muss im Säuglingsalter zugeführt werden, später kann sie vom menschlichen Organismus selbst synthetisiert werden.

Umgesetzt auf die biologische Wertigkeit kann man sagen, dass die am wenigsten vorhandene essentielle Aminosäure den Umfang der Umwandlung in Körpereiweiß bestimmt. Der Mangel an einer der essentiellen Aminosäuren führt also zum selben Ergebnis wie der Mangel an Eiweiß überhaupt, es kann kein Körpereiweiß aufgebaut werden.

Bei einer **gemischten Ernährungsform** ergänzen sich die Aminosäuren der verschiedenen Lebensmittel, sie können gemeinsam zum Aufbau von Körpereiweiß genutzt werden – die biologische Wertigkeit des einzelnen wird durch die gleichzeitige Aufnahme eines anderen Eiweißstoffes erhöht (**biologischer Ergänzungswert**). So kann auch der strenge Vegetarier, der ausschließlich pflanzliche Eiweiße zu sich nimmt, seinen Eiweißbedarf decken.

33.1.3 Eiweißüberangebot und Eiweißmangel

Überangebot an Eiweiß

Ein Überangebot an Eiweiß kann bei entsprechender Veranlagung zur Auslösung von **Gicht** führen. Außerdem soll dadurch die Entstehung des **Herzinfarkts** begünstigt werden. Das jedenfalls schließt man aus der geringeren Herzinfarktrate in Japan, wo weniger Eiweiß mit der Nahrung aufgenommen wird als bei uns.

Eiweißmangel

In Abhängigkeit von Umfang und Dauer der Eiweißunterversorgung können folgende Symptome auftreten:

- Müdigkeit
- Leistungsminderung
- Muskelhypotonie
- verlangsamte Wundheilung
- Anämie
- erhöhte Infektanfälligkeit

Speziell im **Wachstumsalter** sind folgende Mangelerscheinungen zu finden:

- Wachstumsverlangsamung
- Wachstumshemmung
- körperliche und geistige Entwicklungsstörung

Als Extremform ist das Symptombild des in den Tropen vorkommenden **Kwashiorkor** zu nennen. Zu den Kennzeichen gehören:

- dünne Extremitäten
- Ödem- und Aszitesbildung (Hungerödem)

33.2 Kohlenhydrate

Kohlenhydrate (KH) setzen sich aus den Elementen Kohlenstoff (C), Wasserstoff (H) und Sauerstoff (O) zusammen. Sie werden in den Pflanzen unter Ablauf der **Photosynthese** gebildet (Abb. 33.3):

- Die Pflanze nimmt aus der Luft **Kohlendioxid** (CO_2) auf.
- Aus der Erde nimmt die Pflanze **Wasser** (H_2O) auf.
- In den Blattgrünkörperchen (Chloroplasten) wird durch das Blattgrün (Chlorophyll) und mit Hilfe von Sonnenergie aus den Elementen Wasserstoff, Sauerstoff und Kohlenstoff zunächst **Traubenzucker** ($C_6H_{12}O_6$) aufgebaut. Bei diesem Vorgang wird von der Pflanze **Sauerstoff** (O_2) abgegeben. Durch die Photosynthese der gegenwärtigen Pflanzenwelt wird der durch die Atmung aller tierischen Organismen verbrauchte Sauerstoff ständig regeneriert.

Kohlenhydrate sind die bevorzugte Energiequelle vieler Organismen und nehmen in der menschlichen Ernährung ca. 50–60 % der Gesamtmenge ein. Die für die Ernährung des Menschen **wichtigsten Verbindungen** sind:

- **Monosaccharide** (z. B. Glukose = Traubenzucker)
- **Disaccharide** (z. B. Laktose = Milchzucker)
- **Polysaccharide** (z. B. Stärke)

In Form von **Glukose** können unsere Zellen Kohlenhydrate zur unmittelbaren Energiegewinnung nutzen.

33.2.1 Biologisch wichtige Kohlenhydrate

Monosaccharide – Einfachzucker

In Tabelle 33.5 sind wichtige Monosaccharide beschrieben.

Disaccharide – Doppelzucker

In Tabelle 33.6 sind Beispiele für Disaccharide zu finden.

Polysaccharide

Polysaccharide entstehen durch die chemische Verknüpfung vieler Monosaccharidmoleküle (100 bis mehrere 1000 Monosaccharidmoleküle).

Während mit den Mono- und Disacchariden ausschließlich verdauliche Kohlenhydrate besprochen wurden, kann man die Polysaccharide in verdauliche (Stärke und Glykogen) und unverdauliche (Zellulose) unterteilen (Tab. 33.7).
Die unverdauliche **Zellulose**, auch **Ballaststoff** genannt, hat dennoch eine wichtige Aufgabe im Organismus. Die Vorzüge einer ballaststoffreichen Ernährung beginnen bereits im Mund. Schwarzbrot muss z. B. länger gekaut werden als Weißbrot. Dies hat eine positive Wirkung auf das Gebiss und das Sättigungsgefühl. Die unverdauten Zellulosebestandteile haben eine mechanische Wirkung auf den Darm, sie regen als Ballaststoffe die Peristaltik an. Sie haben also eine abführende Wirkung, Feuchtigkeit wird gebunden, der Stuhl wird weicher und umfangreicher.
Abbildung 33.4 zeigt übersichtsartig, wie die durch Nahrung aufgenommenen Kohlenhydrate vom Menschen verstoffwechselt werden.

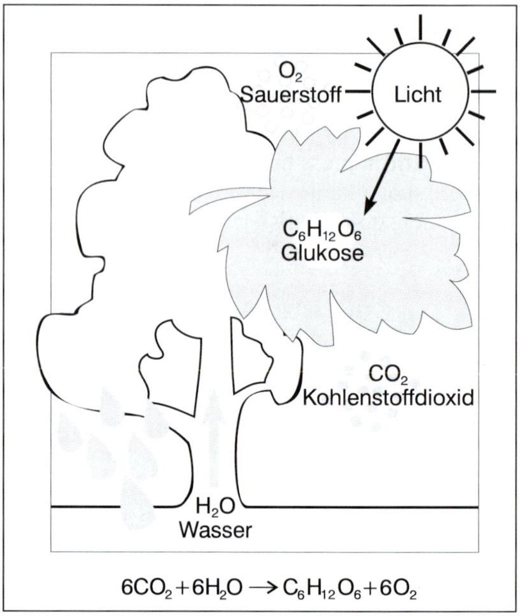

Abb. 33.3 Schematische Darstellung der Grundvorgänge der Photosynthese

Überschüssige Kohlenhydrate

Übersteigt die Aufnahme verdaulicher Kohlenhydrate den Bedarf an **Energie**, so werden sie in Form des Polysaccharids **Glykogen** vorzugsweise in der Leber (150 g) und in der Muskulatur (200 g) **gespeichert**. Die Energieversorgung bleibt über geraume Zeit sichergestellt, spätestens 18 Stunden nach der letzten Mahlzeit sind die Glykogenspeicher allerdings erschöpft.
Da die Nahrungszufuhr in unserer Gesellschaft, insbesondere die Kohlenhydratzufuhr, den tatsächlichen Bedarf sehr stark übersteigt, sind die Speicherungsmöglichkeiten als Glykogen bald erschöpft. In diesem Fall werden überschüssig aufgenommene Kohlenhydrate in der Leber zu **Fett** umgewandelt.

Eine zu reichliche Kohlenhydratzufuhr führt zu Übergewicht!

Tab. 33.5 Beispiele für Monosaccharide

Name	Eigenschaften	Vorkommen	Aufnahme im menschlichen Organismus	Chemische Formel
Glukose = Traubenzucker	kommt frei vor; süß	Obst, Honig, Süßigkeiten	wasserlöslich, diffundiert durch die Zellwand, benötigt keinen Abbau, Blutzucker (BZ) beträgt 70–120 mg%, also etwa 1g Glukose pro 1 l Blut	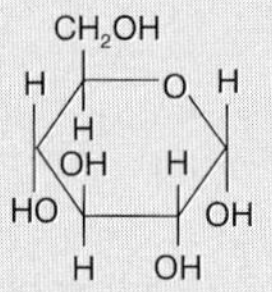
Fruktose = Fruchtzucker	kommt nur in gebundener Form vor (Saccharose); sehr süß	Obst, Honig, Süßigkeiten	wasserlöslich, diffundiert langsamer als Glukose, wird in der Leber als Glykogen eingelagert (falls der Energiebebarf geringer ist als die Fruktoseaufnahme), belastet den BZ-Spiegel nicht wie andere Kohlenhydrate, deshalb für Diabetiker als Glukoseersatz geeignet	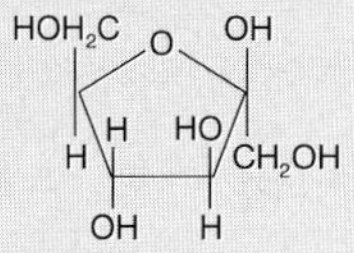
Galaktose = Schleimzucker	kommt nur in gebundener Form vor (Laktose); kaum süß	Milch, Milchprodukte	wasserlöslich, Abbau in der Leber über Glukose, Synthese im Milchdrüsengewebe bei der Laktosebildung	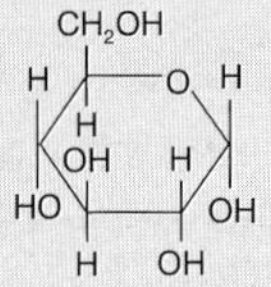

Tab. 33.6 Beispiele für Disaccharide

Name	Bestandteile	Vorkommen	Eigenschaften
Maltose = Malzzucker	Glukose + Glukose	Gerste, Weizen, Baustein der Stärke, Ausgangsprodukt zur Bierherstellung	geringe Süßkraft, wasserlöslich
Saccharose = Rüben-/Rohrzucker	Glukose + Fruktose („Haushaltszucker")	Zuckerrübe, Zuckerrohr Früchte, Knollen anderer Pflanzenteile	größere Süßkraft als Milchzucker, Traubenzucker und Schleimzucker, wichtigstes Stoffwechselprodukt grüner Pflanzen
Laktose = Milchzucker	Glukose + Galaktose	Bestandteil der Milch aller Säugetiere	weniger süß als Traubenzucker, in den ersten Lebensmonaten für den Säugling nahezu einziges Kohlenhydrat

Tab. 33.7 Beispiele für Polysaccharide. Grundbaustein aller drei Beispiele ist die Glukose.

Name	Vorkommen/Bedeutung	Eigenschaften
Stärke	Kartoffeln, Getreide, Bananen, Hülsenfrüchte, wichtigste Kohlenhydratquelle für tierische und menschliche Ernährung	abbaufähig über Disaccharide zu Glukose
Glykogen	Vorratsstoff in Leber, Muskeln und Herz von Mensch und Tier	als Energiequelle schneller als die Fettreserve verfügbar
Zellulose	Hauptbestandteil pflanzlicher Zellwände, mengenmäßig der bedeutendste Naturstoff; für die Ernährung des Menschen wichtiger Ballaststoff	von Mensch und Fleischfresser nicht abbaubar

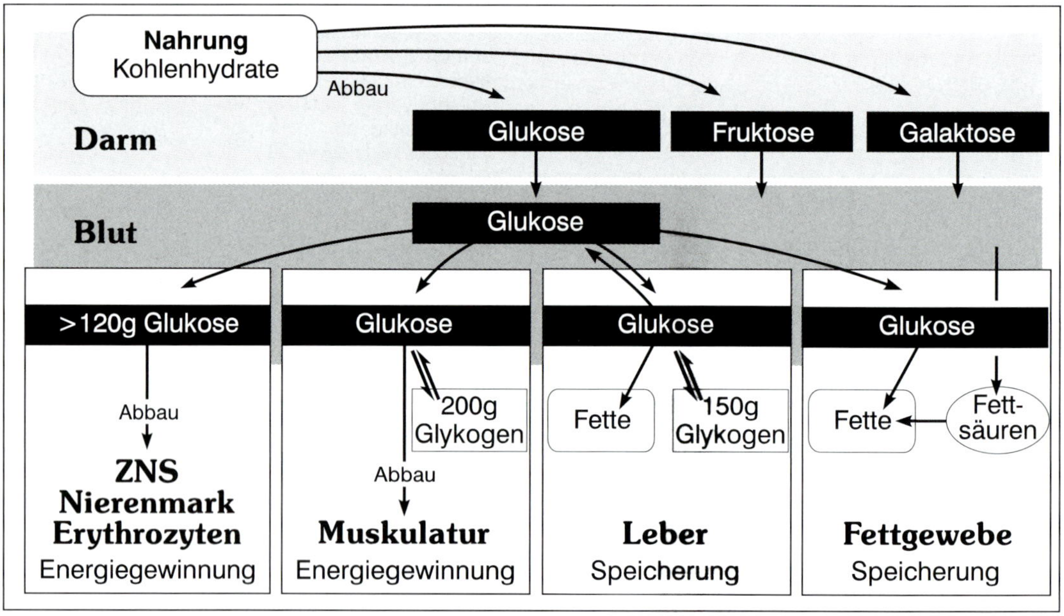

Abb. 33.4 Übersicht über den Kohlenhydratstoffwechsel

33.3 Fette und fettähnliche Stoffe

Fette sind die energiereichsten Nährstoffe (1 g Fett = 38,9 kJ = 9,3 kcal). Sie dienen als Energielieferant, Energiereservoir, Bestandteil von Zellmembranen und als Transportmittel für die fettlöslichen Vitamine.

In den letzten 100 Jahren ist in den Industrieländern der Fettanteil der Nahrung von ca. 17 % auf etwa 40 % gestiegen. Die fortschreitende Technisierung der Arbeitswelt, aber auch der privaten Lebensbedingungen hat bei den meisten Menschen ebenfalls zur Reduzierung der körperlichen Arbeit und Bewegung geführt.

Ernährungswissenschaftler gehen davon aus, dass Fett in speziellen **Fettzellen** abgelagert wird. Diese werden bereits in frühester Kindheit

angelegt und sollen in ihrer Zahl dann beibehalten werden. Daher gilt: Einmal dick, immer dick!
Im englischen Sprachgebrauch werden alle Fette als **Lipide** bezeichnet, im Deutschen wird dagegen unterschieden zwischen
- Neutralfetten
- fettähnlichen Substanzen

33.3.1 Neutralfette

Die Bezeichnung „**Neutralfette**" ist abgeleitet von deren chemischer Reaktion. Ihre Bauelemente sind Kohlenstoff (C), Wasserstoff (H) und Sauerstoff (O). Diese Elemente sind zu bestimmten Bausteinen gekoppelt: Glyzerin + unterschiedliche Fettsäuren.

Fettbildung

Bei der Fettbildung verbindet sich Glyzerin mit 3 Fettsäuren unter Abspaltung von 3 Wassermolekülen zu einem Fettmolekül (Abb. 33.5). Dieser Vorgang wird als **„Veresterung"** bezeichnet. Dabei entstehen **Mono-, Di-** oder **Triglyzeride** (auch Mono-, Di- und Triester genannt), je nachdem ob ein, zwei oder drei Fettsäuren an das Glyzerin angelagert werden.
Natürlich vorkommende Fette bestehen aus einem Gemisch verschiedenster Fettsäuren, sie unterscheiden sich durch ihren Fettsäuregehalt. Man bezeichnet sie daher als **Mischglyzeride**.

Fettsäuren

Fettsäuren sind organische Säuren, sie unterscheiden sich im wesentlichen durch ihre Kettenlänge (durch die Zahl ihrer C-Atome) und die Anzahl der Doppelbindungen. Man unterscheidet kurz-, mittel- und langkettige Fettsäuren (Tab. 33.8).

Über die Anzahl der Doppelbindungen lassen sich die Fettsäuren weiter unterscheiden:
- **Gesättigte Fettsäuren** besitzen keine Doppelbindung, z. B. Ameisensäure.
- **Ungesättigte Fettsäuren** besitzen eine oder mehrere Doppelbindungen (–C=C–). Je nach Anzahl der Doppelbindungen bezeichnet man sie als *einfach* oder *mehrfach* ungesättigt (Tab. 33.8).

Der **Schmelzpunkt** einer **Fettsäure** sinkt mit der Anzahl der Doppelbindungen und steigt mit der Kettenlänge. Je niedriger der Schmelzpunkt eines Fettes, desto leichter verdaulich ist es.

Essentielle Fettsäuren

Der menschliche Organismus kann fast alle Fettsäuren selbst aufbauen, mit zwei Ausnahmen: **mehrfach-** und **hochungesättigte Fettsäuren.**

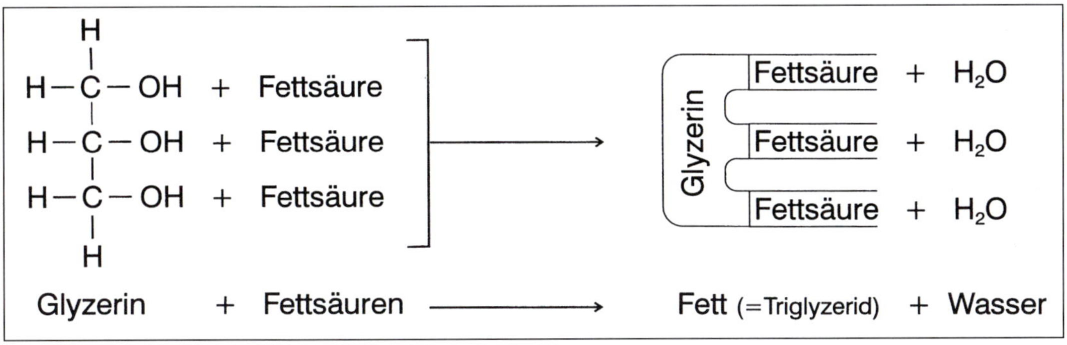

Abb. 33.5 Entstehung eines Fettmoleküls aus Glyzerin und Fettsäure

Tab. 33.8 Beispiele für verschiedene Fettsäuren

Name	Vorkommen	Bedeutung	Formel	Schmelz-punkt
Myristinsäure (gesättigt)	Bestandteil des Milchfetts und fast aller pflanzlichen und einiger tierischer Fette (Kokosfett, Leinöl, Rapsöl, Fischöle). Die Muskatnussgewächse (Myristicaceae) sind besonders reich an Myristinsäure		$CH_3–(CH_2)_{12}–COOH$	54,4 °C
Palmitinsäure (gesättigt)	gehört zu den verbreitetsten Fettsäuren aller pflanzlichen und tierischen Fette (Palmfett 36 %, Rindertalg 29 %, Olivenöl 15 %)	dient zur Herstellung von Kerzen und Seifen	$CH_3–(CH_2)_{14}–COOH$	62,9 °C
Stearinsäure (gesättigt)	gehört zu den verbreitetsten Fettsäuren aller tierischen und pflanzlichen Fette und Öle (Kakaobutter 34 %, Hammeltalg 30 %, Rindertalg 18 %, Milchfett 10 %)	dient zur Herstellung von Kerzen, Seifen und pharmazeutischen Präparaten	$CH_3–(CH_2)_{16}–COOH$	69,9 °C
Ölsäure (einfach ungesättigt)	die in der Natur am weitesten verbreitete ungesättigte Fettsäure, vor allem in Milchfett, in allen Depotfetten und zahlreichen pflanzlichen Ölen		$CH_3–(CH_2)_7–CH=CH–(CH_2)_7–COOH$	13,0 °C
Linolsäure (zweifach ungesättigt)	sehr weit im Pflanzen- und Tierreich verbreitet	für Säugetiere ein essentieller Nahrungsbestandteil	$CH_3–(CH_2)_4–CH=CH–CH_2–CH=CH–(CH_2)_7–COOH$	–6,0 °C
Linolensäure (dreifach ungesättigt)	im Tier- und Pflanzenreich verbreitete Fettsäure, vorwiegend in Pflanzenfetten	für Säugetiere ein essentieller Nahrungsbestandteil	$CH_3–CH_2–CH=CH–CH_2–CH=CH–CH_2–CH=CH–CH_2–(CH_2)_6–COOH$	–14,0 °C

Diese sind damit also für den Organismus **essentiell** (lebensnotwendig), da sie nicht von ihm selbst synthetisiert werden können.

> Essentiell werden jene **Fettsäuren** genannt, die der Mensch mit der Nahrung aufnehmen muss, da er sie nicht selbst aufbauen kann.

Essentielle Fettsäuren werden als **Schutz-** und **Reglerstoffe** bezeichnet, ihre **Funktion** beruht beispielsweise auf der:

- Senkung eines erhöhten Serumlipidspiegels
- Regulation des Blutdruckes
- Förderung der Herzmuskeldurchblutung
- Unterstützung der Gefäßelastizität

> Bei Mangel an essentiellen Fettsäuren kann es zu Stoffwechselstörungen kommen.

Unsere Ernährungsweise mit dauerhaft zu hoher Fettzufuhr lässt jedoch keine Mangelsymptome aufkommen.

33.3.2 Fettähnliche Substanzen

> **Lipoide** (fettähnliche Substanzen) haben nur teilweise eine den Neutralfetten ähnliche Struktur. Sie enthalten neben Glyzerin und Fettsäuren andere Bestandteile.

Ihr chemischer Aufbau ist zum Teil sehr viel komplizierter (Tab. 33.9).
Lipoide sind als **Bestandteil** der **Zellstrukturen** unentbehrlich, dennoch sind sie nicht essentiell. Der Organismus kann sie selbst aufbauen.

Besondere Bedeutung des Cholesterins

Cholesterin hat zahlreiche verschiedene Aufgaben im menschlichen Organismus (Tab. 33.9). Eine besondere Bedeutung hat es allerdings im negativen Sinn erlangt. Besonders bei älteren Menschen mit Übergewicht ist der Blutcholesterinwert häufig erhöht **(Hypercholesterinämie).** Ein dauerhaft erhöhter Wert wird als Risikofaktor bei der Entstehung von Gefäßkrankheiten und deren Folgen bewertet, z. B. bei Arteriosklerose, peripheren Durchblutungsstörungen, Herzinfarkt. Eine Umstellung der Ernährung (cholesterinarme Fette mit hohem Anteil an essentiellen Fettsäuren) kann zu einer Senkung des Cholesterinspiegels führen.

Tab. 33.9 Beispiele für Lipoide

Arten	Bestandteile	Vorkommen	Bedeutung für den Menschen
Phosphatide, Lektine, Kephaline	Glyzerin, Fettsäuren, Phosporsäure und organische Base	Eigelb, Sahne, Lebertran, Getreidekeime	Bausteine der Zellmembranen, Gehirn- und Nervenzellen
Sterine, Cholesterin	Kohlenwasserstoffringverbindung	Eigelb, Hirn, Butter, fettes Fleisch, Lebertran	Bestandteil der Zellmembranen, Aufbau von Gallensäuren, Vitamin D, einiger Hormone
Karotinoide, Karotin	Kohlenwasserstoffringverbindung	Karotten, Eigelb, Spinat, Petersilie	Provitamin A, wird im Körper zu Vitamin A umgebaut

33.3.3 Fettverdauung

Die für den Fettabbau benötigten **Lipasen** (fettspaltende Enzyme) werden in der Gallenblase und der Bauchspeicheldrüse gebildet. Der **Dünndarm** nimmt die Spaltprodukte schließlich auf (**Resorption**).

Die Bereitstellung der im Fett gespeicherten Energie für den Körper erfolgt durch Spaltung der Fettmoleküle in ihre Bestandteile Glyzerin und Fettsäuren. Dieser Vorgang wird mit dem Begriff der **Fettverdauung** bezeichnet und findet im **Magen** und **Zwölffingerdarm** statt.

33.4 Abbau und Resorption der Nährstoffe

Der Abbau der Nährstoffe wird im **Mund** eingeleitet, wo nach mechanischer Zerkleinerung die im Speichel vorhandenen Enzyme mit der Spaltung der Kohlenhydrate beginnen. Die Nahrungsfette werden nur emulgiert, das heißt in feinste Tröpfchen verteilt, denn nur so können die im **Magen** vorhandenen Lipasen erfolgreich angreifen. Auch die Eiweiße werden im Magen erstmals gespalten. Im **Zwölffingerdarm** und anschließend im **Dünndarm** findet der größte Teil des Nährstoffabbaus statt, gleichzeitig sind diese Organe bereits die Orte der Nährstoffaufnahme.

34 Mineralien und Wasserhaushalt

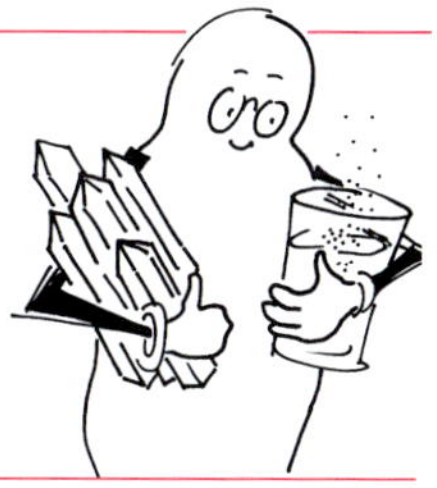

Rainer Klischies

34.1 Mineralstoffe

Der menschliche Organismus ist auf die stete Zufuhr von ausgewählten **Mineralstoffen** angewiesen. Sie haben im Organismus vielfältige **Funktionen** zu erfüllen:

- Bestandteil von Enzymen (Biokatalysatoren), Steuerung von Stoffwechselvorgängen
- Beteiligung am Puffersystem und der Flüssigkeitsverteilung im Körper
- Aufrechterhaltung eines osmotischen Druckes zwischen dem Zellinneren und der Flüssigkeit außerhalb der Zellen
- Beteiligung an der Reizbildung, Erregbarkeit von Muskeln und Nervenzellen, an der Reizbeantwortung (z. B. Muskelkontraktion)
- Bausteine in Geweben

Die Mineralstoffe sind am Stoffwechsel kontinuierlich beteiligt und unterliegen somit einem steten Umsatz. Die auftretenden Verluste müssen mit der Nahrung ausgeglichen werden, so dass ein Tagesmindestbedarf abgedeckt werden muss. Verschiebungen des Gehalts an Mineralstoffen sind stets von Veränderungen des Wassergehaltes begleitet und umgekehrt. Es besteht somit ein Gleichgewicht zwischen den Mineralstoffen und dem Flüssigkeitsgehalt in den Zellen.

> Das Organ, das die Flüssigkeitszusammensetzung und daher auch den Mineralgehalt des Organismus maßgeblich steuert, ist die **Niere**. Sie kann für manche Mineralien die Ausfuhr vermindern oder erhöhen.

Je nach der Größe ihres Anteils an der Gesamtmenge der Mineralstoffe unterscheidet man **Mengenelemente**, die in größerer Menge im Organismus vorkommen (Kalzium, Natrium, Kalium, Phosphor, Magnesium und Chlor), von den **Spurenelementen** (z. B. Eisen, Kupfer, Iod, Mangan, Zink, Fluor, Selen u. a.).

34.1.1 Mengenelemente

Tabelle 34.1 zeigt eine Übersicht der für den Organismus bedeutenden Mengenelemente.

34.1.2 Spurenelemente

Wie oben erwähnt kommen bestimmte, für das Überleben des Organismus zwingend notwendige Elemente nur in geringen Mengen vor. Wichtige Spurenelemente sind in Tabelle 34.2 aufgeführt.

34.2 Wasserhaushalt

> Wasser ist für die Erhaltung des Lebens unentbehrlich.

Der **Wasseranteil** am Körpergewicht beträgt beim Säugling 70–80 %, beim Erwachsenen ca. 60 % und nimmt mit zunehmendem Lebensalter weiter ab.

Tab 34.1 Mengenelemente

Mineral	Vorkommen im Organismus/60 kg Körpergewicht	Täglicher Bedarf	Nahrungsquelle	Funktion im Körper	Symptome bei Mangel bzw. Überangebot
Kalzium	1 kg	ca. 1 g	Milchprodukte Obst, Gemüse Getreide Hülsenfrüchte	Aufbau von Skelett und Gebiss, Mitwirkung an der Blutgerinnung und der Muskelarbeit	Knochenentkalkung (Osteoporose), Knochenerweichung, Wachstumsstörungen (z. B. Rachitis)
Phosphor	0,5–0,7 kg	1 g	Milchprodukte	Aufbau von Skelett und Gebiss, Baustein von Enzymen, Bestandteil von energiereichen Phosphaten (ATP)	Mangel sehr selten
Natrium/ Chlor	ca. 100 g	ca. 3–4 g (NaCl)	Kochsalz	Regulation des osmotischen Druckes, Vorkommen im Extrazellularraum	Mangel durch Durchfall oder starkes Erbrechen, bei Überangebot Auslösung von Bluthochdruck möglich
Kalium	150 g	3–4 g	grünes Gemüse, Hülsenfrüchte, Nüsse, Bananen, Trockenobst	Aufrechterhaltung des osmotischen Druckes, Vorkommen vor allem *in* den Zellen	Herzrhythmusstörungen, Muskelschwäche
Magnesium	30 g	0,5 g	grünes Gemüse, Obst, Nüsse	Knochenbau, Aktivierung vieler Enzyme, Steuerung der Eiweißsynthese, Regulation der Erregbarkeit von Nerven und Muskeln	Krämpfe, Tetanie, Herzrhythmusstörungen, Verwirrtheit

Das **Körperwasser** ist auf verschiedene **Räume** verteilt:
Ein Teil befindet sich innerhalb von Zellen (**intrazelluläre Flüssigkeit**).
Ein weiterer Teil befindet sich außerhalb von Zellen. Von dieser extrazelluären Flüssigkeit fließt ein Teil in Blut- und Lymphgefäßen, ein anderer befindet sich zwischen den Zellen als so genannte **interstitielle Flüssigkeit**.

Wesentliche Bedeutung an der Wasserverteilung haben die Elektrolyte und hier vor allem Natrium und Kalium (weiteres dazu s. Lehrbücher der Anatomie/Physiologie).

Die Aufrechterhaltung eines bestimmten Wassergleichgewichts bezeichnet man als **Bilanz**.

Tab. 34.2 Auswahl wichtiger Spurenelemente und deren Bedeutung

Element	Tagesbedarf	Nahrungsquelle	Funktion im Körper	Symptome bei Mangel (M), bzw. Überangebot (Ü)
Eisen	12–18 mg	grünes Gemüse, Hülsenfrüchte, Eier, Innereien, Fleisch	Bestandteil von Hämoglobin und Myoglobin, Sauerstofftransport	M: Anämie! Müdigkeit, Schwindel
Iod	0,2 mg	Seefisch! iodiertes Speisesalz, Trinkwasser	Baustoff der Schilddrüsenhormone	M: Hypothyreose, Kropf (Struma), geringes Wachstum bei Kindern
Fluor	1 mg	Trinkwasser, pflanzliche Nahrungsmittel	Verfestigung der Knochen und Zähne	M: Osteoporose, Karies Ü: toxische Knochen- und Zahnschädigung
Kobalt	0,01 mg	Mischkost	Bestandteil von Vitamin B_{12}, Bildung von Erythrozyten	M: Anämie Ü: Herzmuskelschwäche
Kupfer	2–5 mg	Innereien	Transport von Eisen im Blut, Synthese von Hämoglobin	M: Anämie
Mangan	3–4 mg	Getreide, Gemüse	Knochenbildung	M: Wachstumsstörung Ü: Nervenschädigung
Zink	10–20 mg	Mischkost	Aktivierung von Enzymen, Oxidationsschutz	M: Wachstumsstörung, Appetitlosigkeit, Abwehrschwäche?!
Selen	?	Mischkost	soll durch Abfangen sog. freier Radikale Infekten vorbeugen können?!	M: Abwehrschwäche?! Ü: Funktionsstörung der Muskulatur

Der Mensch **verliert** täglich 2–3 l **Wasser:**

- 1–1,5 l durch Harn
- 0,5 l in Form von Schweiß
- 0,5 l über die Atmung
- etwa 0,1 l durch den Stuhl

Deshalb muss er seinem Körper eine gleiche Menge an Flüssigkeit zuführen. In der Regel trinkt ein erwachsener Mensch ca. 1,5 l pro Tag. 0,7–0,8 l nimmt er über feste Speisen zu sich. Im Gewebe entstehen nochmals ca. 300 ml Oxidationswasser bei der Verbrennung von Nährstoffen.

Die **Regulierung** der **Wasseraufnahme** entsteht durch das natürliche Durstgefühl, ein weiterer Regulationsort ist die Niere. Wird zu wenig getrunken, drosselt die Niere die Harnbildung, bei vermehrtem Wasserangebot scheidet sie mehr aus (Steuerung durch das Hypophysenhormon **ADH**).

35 Vitamine

Ursula Kaiser

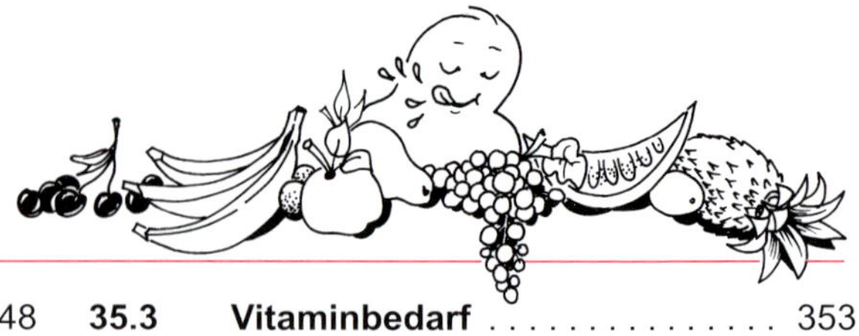

Vitamine sind essentielle, organische Wirkstoffe, die mit den Enzymen biochemische Reaktionen im menschlichen Organismus bewirken. Geringste Mengen (millionstel Gramm) genügen zwar, sind aber unentbehrlich. Der Körper kann sie nicht selbst aufbauen, ist also auf entsprechende Nahrungszusammensetzung angewiesen. In einigen Fällen nehmen wir mit der Nahrung Vitaminvorstufen zu uns, Vitamin K dagegen wird nicht nur über Nahrung aufgenommen, sondern ergänzend über die Darmbakterien gebildet.

Tab. 35.1 Fettlösliche und wasserlösliche Vitamine

Fettlösliche Vitamine	Retinol	A
	Calciferol	D
	Tocopherol	E
	Phyllochinon	K
Wasserlösliche Vitamine	Thiamin	B_1
	Riboflavin	B_2
	Pyridoxin	B_6
	Cobalmin	B_{12}
	Ascorbinsäure	C
	Biotin	
	Niacin	
	Folsäure	
	Pantothensäure	

35.1 Einteilung

Nach ihrer Löslichkeit unterteilt man die Vitamine in fettlösliche und wasserlösliche Vitamine (Tab. 35.1). Jedes der Vitamine erfüllt im Organismus eine oder sogar zahlreiche Aufgaben (s. auch Tab. 35.2):

35.2 Die wichtigsten Vitamine

35.2.1 Vitamin A (Retinol)

Vitamin A (Retinol) ist wichtig für den Sehvorgang, den Aufbau der Deckschichten von Haut und Schleimhaut, für Wachstum und Knochenbildung. Retinol enthalten nur Lebensmittel tierischer Herkunft, vor allem Leber. Pflanzen produzieren lediglich die Vorstufen (hauptsächlich β-Carotin). Am meisten liefern Möhren, Grünkohl, Spinat und Feldsalat. Optimal ausgenützt werden Vitamin und Vorstufen nur in Gegenwart von Nahrungsfetten.

35.2.2 Vitamin D (Calciferol)

Vitamin D (Calciferol) ist die Vorstufe eines Hormons, das die Resorption von Kalzium und Phosphat verbessert und für ihre Einlagerung in die Knochen sorgt. Nur tierische Nahrungsmittel, insbesondere Seefische, enthalten Calciferol. In Pflanzen finden sich lediglich Vorläufer davon, die auch der Körper selbst herstellen kann. Bei Sonneneinstrahlung werden sie in der Haut zu Vitamin D umgewandelt.

35.2.3 Vitamin E (Tocopherole)

Vitamin E (Tocopherole) schützt Körperfette, Vitamin A und andere leicht oxidierbare Substanzen vor unerwünschter Reaktion mit Sauerstoff. Hauptlieferanten sind pflanzliche Öle (Weizenkeimöl!), Nüsse und Getreide. Unter den Gemüsen fallen Schwarzwurzeln und Grünkohl durch ihren Vitamin-E-Gehalt auf.

35.2.4 Vitamin K (Phyllochinon)

Vitamin K (Phyllochinon) fördert die Blutgerinnung. Hauptlieferanten sind Blumenkohl, verschiedene Kohlarten, Tomaten, Hülsenfrüchte und Schweineleber. Die Darmbakterien tragen ebenfalls zur Versorgung bei.

35.2.5 Vitamin-B-Komplex

Vitamin B_1 (Thiamin) ist notwendig, damit der Körper aus Kohlenhydraten und Aminosäuren Energie gewinnen kann. Bei kohlenhydratreicher Kost ist der Bedarf erhöht. Die wichtigsten Quellen: Schweinefleisch, Hülsenfrüchte, Vollkorngetreide, Nüsse, Hefe.
Vitamin B_2 (Riboflavin) ist wie Vitamin B_1 an zentralen Stoffwechselvorgängen beteiligt. Fleisch (vor allem Innereien), Milch und ihre Produkte, Eier, Vollkorngetreide, Hülsenfrüchte und Hefe liefern am meisten.
Vitamin B_6 (Pyridoxin) hilft beim Auf- und Abbau von Aminosäuren sowie bei der Bildung von Hormonen und Nervensubstanzen. Kontrazeptiva erhöhen den Bedarf. Das Vitamin B_6 findet sich reichlich in Lebensmitteln wie Fleisch (Innereien), Seefische, Obst, grüne Gemüse, Kartoffeln, Vollkorn.
Vitamin B_{12} (Cobalmin) ist durch sein Zusammenspiel mit Folsäure an der Bildung der roten Blutkörperchen beteiligt und an anderen zellaufbauenden Prozessen. Nur Mikroorganismen können es synthetisieren. Für seine Resorption muss es an ein Protein („intrinsic factor") gebunden sein, das die Magenschleimhaut produziert. Milch und ihre Produkte, Seefische, Innereien, fermentierte pflanzliche Lebensmittel und Hefe (Bier!) sind die wichtigsten Quellen.
Weitere wichtige Vertreter des Vitamin-B-Komplexes sind:

- **Niacin** ist wie Vitamin B_1 und B_2 eine Schlüsselsubstanz im Energiestoffwechsel. Der Körper kann es auch selbst aus einer essentiellen Aminosäure herstellen.
- **Folsäure** ist in Verbindung mit Vitamin B_{12} für die Bildung der roten Blutkörperchen erforderlich und für die Synthese von Bausteinen des Erbguts. Darmbakterien decken einen Teil des Bedarfs. Mangel nur, wenn zu wenig Rohkost gegessen wird.
- **Pantothensäure** greift als Baustein eines wichtigen Wirkstoffs in den Stoffwechsel ein, vor allem in die Synthese von Fettsäuren, Cholesterin, Hämoglobin und in Entgiftungsreaktionen. Darmbakterien tragen zur Versorgung bei.
- **Biotin** unterstützt Vitamin K und hilft als Überträger von Kohlendioxid bei vielen Stoffwechselreaktionen. Die Darmbakterien decken einen großen Teil des Bedarfs. Avidin, ein Protein im rohen Eiklar, fängt Biotin ab.

35.2.6 Vitamin C (Ascorbinsäure)

Vitamin C (Ascorbinsäure) wird benötigt für Bildung und Erhalt von Bindegewebe, Knochen und Zahnbein, zur Stimulierung der Abwehrkräfte und zur Blockierung von Oxidationsprozessen. Es macht aggressive Substanzen unschädlich und verhindert die Entstehung von Krebs erregenden Nitrosaminen im Körper. Es verbessert die Resorption von Eisen und verschlechtert dadurch die Aufnahme von Cadmium.

Tab. 35.2 Übersicht über Funktion, Vorkommen, tägliche Dosis und Mangelerscheinungen der wichtigsten Vitamine

Vitamin	z. B. wichtig für:	z. B. enthalten in:	empfohlene tägliche Dosis[1]	Warnzeichen bei Mangel könnten z. B. sein ...
A	• Augen • Haare • Haut • Knochenbau • Wachstum • Zähne	• Aprikose • Pfirsich • Papaya • Chicorée • Fenchel • Kürbis • Möhre • Tomate • Leber	0,8–1,0 mg	• brüchige Fingernägel und Haare • Hautausschlag • Appetitmangel • häufige Infektionen • Nachtblindheit • Wachstumsstörung • Unfruchtbarkeit
B_1	• Appetit • Nervensystem • Verdauung • Wundheilung	• Sonnenblumenkerne • Nüsse • Erbsen • Linsen • Kartoffeln • Schweineschnitzel • Leber	1,1–1,5 mg	• Aggressivität • Appetitmangel • depressive Verstimmungen • Herzrhythmusstörungen • Konzentrationsmangel • Kribbeln in Armen und Beinen • Schlafstörung • Verstopfung
B_2	• Eiweißverwertung • Haut • Haare • Schilddrüse • Zellatmung	• Sesamsamen • Sojabohnen • Brokkoli • Pilze • Spinat • Forelle • Lachs • Rindfleisch • Wildbret • Milch • Ei	1,2–2,6 mg	• gerötete, entzündete Zunge • Risse in den Mundwinkeln • brennende, gerötete Augen • Lichtempfindlichkeit • Haarausfall • Schwindel • Konzentrationsmangel
B_6	• Bildung roter Blutkörperchen • Blutzuckerspiegel • Herz • Muskeln	• Bananen • Nüsse • Weizenkeime • Avocado • Paprika • Reis • Makrelen • Geflügel	1,6–1,8 mg	• Müdigkeit • Angstzustände • Gereiztheit • Kreislaufstörung • Arthritis • Immunschwäche

Vitamin	z. B. wichtig für:	z. B. enthalten in:	empfohlene tägliche Dosis[1]	Warnzeichen bei Mangel könnten z. B. sein . . .
B_{12}	• Nervensystem • Stimmungslage • Knochenbau	• Algen • Muscheln • Schalentiere • Milch • Joghurt • Ei	1–5 µg	• Müdigkeit • ständige Nervosität • Depression • Gehbeschwerden • Stottern • Mundentzündungen • übler Körpergeruch
C	• Immunfunktionen • Stimmungslage • Stressbewältigung • Schlaf • Zahnfleisch	• Äpfel • Holunder • Kiwi • Orange • Artischocken • Fenchel • Rüben • Zwiebeln	75–150 mg	• Zahnfleischbluten • häufige Erkältungen • Krampfadern • Hämorrhoiden • Müdigkeit • Konzentrationsmangel • Falten • Haarausfall • Sehschwäche
D	• Herz/Kreislauf • Hormonbildung • Knochenbau • vorbeugend gegen Osteoporose	• Heilbutt • Rotbarsch • Gouda • Margarine • Butter • Ei	5–10 µg	• Kurzsichtigkeit • Zahnausfall • eiternde Zähne • nervöse Störungen • Gereiztheit • Schlafstörung • depressive Verstimmungen
E	• Blutgerinnung • entzündungshemmend • vorbeugend gegen Arteriosklerose • Zellatmung	• Erdnüsse • Mandeln • Walnüsse • Vollkorngetreide • Weizenkeimöl • Distelöl • Sonnenblumenöl • Milchprodukte	6–16 mg	• Sehschwäche • welke Haut • Leistungsschwäche • Entzündungen im Verdauungstrakt • Herzkrankheiten • Altersflecken • schlecht heilende Wunden
K	• Blutgerinnung • Knochenbildung • Leberfunktion • Wundheilung	• Brokkoli • Feldsalat • Gurken • Tomaten • Zucchini • Käse • Leber • Eigelb	60–80 µg	• Darmstörungen • langsam heilende Wunden • Nasenbluten • Müdigkeit • Menstruationsbeschwerden

Vitamin	z. B. wichtig für:	z. B. enthalten in:	empfohlene tägliche Dosis[1]	Warnzeichen bei Mangel könnten z. B. sein . . .
Biotin	• Blutzuckerspiegel • Fett- und Kohlenhydrat-stoffwechsel • Haut • Haare	• Mandeln • Vollkorngetreide • Naturreis • Tomaten • Krabben • Sardinen	250–300 µg	• Müdigkeit • Gereiztheit • Hautprobleme • Haarausfall • Schuppen • graue Mund- und Rachenschleim-häute • Mattigkeit • Muskelschmerz
Folsäure	• Blutbildung • Leberfunktion • Magen-Darm-Tätigkeit • Nervenstärke • Zellteilung	• Vollkorngetreide • Brokkoli • Blumen- und Rosenkohl • Spinat • Wirsing • Eigelb	150–300 µg	• Unruhezustände • Angstgefühle • mangelnde Lebensfreude • Zerstreutheit • Wachstumsstörung • Entzündung der Zunge • Blutarmut
Niacin	• Bindegewebe • Cholesterin-kontrolle • Herztätigkeit • Hirnstoffwechsel • Zellatmung	• Erdnüsse • Mandeln • Erbsen • Sojabohnen • Thunfisch • Lachs • Lamm • Schweinekotelett	5–20 mg	• Müdigkeit • Hautkrankheiten • Mundgeruch • Lippengeschwür • Kopfschmerz • Zerstreutheit • Nervenschwäche • empfindliches Zahnfleisch • Durchfall und Übelkeit
Panto-then-säure	• Energieproduktion • entzündungs-hemmend • Fettabbau • Konzentrations-fähigkeit	• Walnüsse • Weizenkleie • Forelle • Hering • Krabben • Wildbret • Camembert • Limburger • Roquefort • Milch	5–15 mg	• Gelenkschmerz • Haarausfall • vorzeitig ergrautes Haar • Lernschwäche • Sehbeschwerden • Reizbarkeit • Verstopfung

[1] Empfehlungen der Gesellschaft für Ernährung und des Ernährungsexperten Klaus Oberbeil

35.3 Vitaminbedarf

Die in Tabelle 35.2 genannten Beispiele mit den dazugehörigen Mengenangaben sind auf die Bedürfnisse eines gesunden „Durchschnittsbürgers" abgestimmt. **Gründe für erhöhten Vitaminbedarf** sind vielfältig:

- seelischer Stress
- körperliche Erkrankungen
- jahreszeitliche Schwankungen
- Kaffee- und Teetrinker, Raucher benötigen erhöht Vitamin C, da die Resorption über den Darm reduziert ist.
- Regelmäßiger Alkoholkonsum führt ebenfalls zur Minderresorption von Vitaminen.
- Kontrazeptiva erhöhen den Bedarf an Vitamin B_6 und Folsäure.
- Menstruation
- Schwangerschaft, bis zu 100 % erhöhter Mehrbedarf (z. B. Mangel an Folsäure in der Embryonalzeit – Gefahr des offenen Rückens)

Vitamingehalte verschiedener Lebensmittel, Verluste bei der Zubereitung, Empfehlungen für die tägliche Zufuhr und charakteristische Mangelsymptome können nachgelesen werden in der „Großen Vitamin- und Mineralstoff-Tabelle" von I. Elmadfa, D. Fritzsche und H.-D. Cremer, erschienen bei Gräfe & Unzer.

35.4 Vitaminmangel

Heutzutage erkrankt wohl kein Seemann mehr an Skorbut (Vitamin-C-Mangel), dennoch gibt es in unserer Gesellschaft Vitaminmangelerkrankungen, ohne den Hintergrund finanzieller Not. Vitaminmangel tritt auf bei:

- Durchführung radikaler Diäten
- junge Frauen mit Essstörungen
- alten, alleinstehenden Menschen, die sich oft einseitig ernähren
- Singles mit Fastfood-Ernährung
- rein vegetarischer Ernährung (Veganer), insbesondere bei Schwangeren verbunden mit der Gefahr von Entwicklungsstörungen für das ungeborene Kind
- gestillten Säuglingen durch absolut vegetarische Ernährung der Mutter (z. B. Wachstumsstörungen, Verlust neuromotorischer Fähigkeiten, Anämie, Rachitis)

35.5 „Umgang mit Vitaminen"

Wichtige Tipps für den „Umgang mit Vitaminen" sind:

- nur Einkauf von frischem Obst und Gemüse
- möglichst saisonales Obst und Gemüse kaufen, am besten beim heimischen Erzeuger, denn Vitaminabbau beginnt bereits mit der Ernte
- kühle, dunkle, trockene Lagerung, denn Licht, Luft, Wasser und Wärme sind „Vitaminkiller"
- möglichst schnelle Zubereitung, nach einigen Tagen sind manche Gemüse- und Obstsorten bezüglich des Vitamingehalts nur noch „Attrappen"
- Reinigung möglichst unzerkleinert unter fließendem Wasser
- vitaminschonende Garungsmethoden sind Dünsten, Dämpfen, in Folie, möglichst kurze Garungszeit.

35.6 Vitaminsubstitution

Vitamintabletten können die Wirkung von Obst und Gemüse für den menschlichen Organismus nicht ersetzen.

Natürliche Vitamine enthalten eine Vielzahl kaum erforschter Substanzen, die für die Gesamtwirkung von Vitaminen mit verantwortlich sind. So kann die Brausetablette oder der Multivitaminsaft immer nur ergänzend zur ausgewogenen Mischkost eingesetzt werden, diese aber nie ersetzen.

Informationszentren für Vergiftungsfälle in der Bundesrepublik Deutschland (Rote Liste® 2001)

In folgenden Krankenanstalten und Kliniken bestehen offizielle Informationszentren für Vergiftungsfälle. Diese Zentren geben Tag und Nacht telefonisch Auskunft. Ihnen liegt die vom Bundesinstitut für gesundheitlichen Verbraucherschutz und Veterinärmedizin (BGVV) zusammengestellte Informationskartei über toxische Stoffe vor, die in Haushalts-, Pflanzenschutz- und Schädlingsbekämpfungsmitteln enthalten sind.

Informationszentren für Vergiftungsfälle mit 24-Stunden-Dienst

13353 Berlin

Universitätsklinikum Rudolf Virchow
Humboldt-Universität Berlin
Station 43 b (Internist. Intensivstation)
Augustenburger Platz 1
Tel.: (0 30) 4 50 – 5 35 55
Fax: (0 30) 4 50 – 5 39 09
e-mail: giftinfo@charite.de

14050 Berlin

Beratungsstelle für Vergiftungserscheinungen und Embryonaltoxikologie (ITOX im BBGes)
Spandauer Damm 130
Tel.: (0 30) 1 92 40
Fax: (0 30) 3 06 86 – 7 21
e-mail: berlintox@giftnotruf.de
Internet: http://www.giftnotruf.de

53113 Bonn

Informationszentrale gegen Vergiftungen
Zentrum für Kinderheilkunde der Rheinischen Friedrich-Wilhelms-Universität, Adenauerallee 119
Tel.: (02 28) 2 87 32 11
(02 28) 2 87 33 33
Fax: (02 28) 2 87 33 14
e-mail: gizbn@mailer.meb.uni-bonn.de
Internet: http://www.meb.uni-bonn.de/giftzentrale

99089 Erfurt

Giftnotruf Erfurt – Gemeinsames Giftinformationszentrum der Länder Mecklenburg-Vorpommern, Sachsen, Sachsen-Anhalt und Thüringen
c/o Klinikum Erfurt
Nordhäuser Straße 74
Tel.: (03 61) 73 07 30
Fax: (03 61) 73 07 317
e-mail: shared.ggiz@t-online.de
Internet: http://www.thueringen.de/wegweis/89_19.htm

79106 Freiburg

Informationszentrale für Vergiftungen
Universitäts-Kinderklinik
Mathildenstraße 1
Tel.: (07 61) 1 92 40; Fax: (07 61) 2 70 44 57
e-mail: giftinfo@kkl200.ukl.uni-freiburg.de
Internet: http://www.giftberatung.de

37075 Göttingen

Giftinformationszentrum-Nord der Länder Bremen, Hamburg, Niedersachsen und Schleswig-Holstein (GIZ-Nord)
Georg-August-Universität Göttingen
Zentrum Pharmakologie und Toxikologie
Robert-Koch-Straße 40
Tel.: (05 51) 38 31 80 und (05 51) 1 92 40
Fax: (05 51) 3 83 18 81
e-mail: giznord@med.uni-goettingen.de
Internet: http://www.giz-nord.de

66421 Homburg/Saar

Universitätskliniken
Klinik für Kinder- und Jugendmedizin
Tel.: (0 68 41) 1 92 40; Fax: (0 68 41) 16 84 38
e-mail: kigift@med-rz.uni-sb.de
Internet: http://www.med-rz.uni-sb.de/med_fak/kinderklinik/klklb.htm

55131 Mainz

Klinische Toxikologie
Beratungsstelle bei Vergiftungen
Universitätsklinikum
Langenbeckstraße 1
Tel.: (0 61 31) 1 92 40 und (0 61 31) 23 24 66
Fax: (0 61 31) 17 66 05
e-mail: Mail@giftinfo.uni-mainz.de
Internet: http://www.giftinfo.uni-mainz.de

81675 München

Giftnotruf München (Toxikologische Abteilung der II. Medizinischen Klinik rechts der Isar der TU)
Ismaninger Straße 22
Tel.: (0 89) 1 92 40
Fax: (0 89) 41 40 – 24 67

90419 Nürnberg

Medizinische Klinik 2, Klinikum Nürnberg
Lehrstuhl Innere Medizin – Gerontologie
Prof.-Ernst-Nathan-Str. 1
Tel.: (09 11) 3 98 34 78
Giftnotruf: (09 11) 3 98 24 51
Fax: (09 11) 3 98 21 92
e-mail: muehlberg@klinikum-nuernberg.de
Internet: http://www.giftinformation.de

Glossar

Abszess: Eiteransammlung in einer nicht vorgebildeten Körperhöhle.
Aerosole: feinst verteilte, flüssige oder feste Stoffe in der Luft.
Agens: 1) treibende Kraft, wirkendes Prinzip; 2) wirksamer Stoff in der Medizin.
Agonist: Substanz, die sich mit einem Rezeptor verbindet und dadurch eine Wirkung auslöst.
Albumin: eine Eiweißverbindung, die ca. 60 % des Gesamteiweißes im Blutplasma ausmacht.
Alkaloid: stickstoffhaltige Verbindung pflanzlicher Herkunft.
Alkalose: Erhöhung des pH-Wertes von Blut und Gewebe auf über 7,41.
Allergen: Antigen, das Überempfindlichkeitsreaktionen (Allergien) auslösen kann.
Anaerobier: Mikroorganismus, der ohne Sauerstoff leben kann.
Antigen: Bestandteil eines Infektionserregers, gegen den der menschliche Organismus mit der Bildung von Antikörpern reagiert.
Antikörper: vom Organismus hergestellte Eiweiße, mit der Funktion, Antigene zu erkennen und diese unschädlich zu machen.
Antisepsis: Hemmung bzw. Vernichtung von Wundinfektionserregern mit chemischen Mitteln, besonders innerhalb von Wunden (infektionsbekämpfendes Prinzip).
Antiseptik: umfasst antimikrobielle Maßnahmen auf der Körperoberfläche von Patienten mit dem Ziel, einer Kolonisation mit Keimen und einer Infektion vorzubeugen oder eine bereits bestehende Infektion zu therapieren.
Antiseptikum: Substanz zur Abtötung oder Wachstumshemmung von Mikroorganismen.
Asepsis: Gesamtheit aller Maßnahmen zur Erzielung von Keimfreiheit.
Aspiration: Ansaugung.
Auffrischimpfung, Booster: bei nachlassendem Impfschutz nach einer Grundimmunisierung wird meist Jahre später eine Auffrischimpfung nötig, durch die der Impfschutz wieder erhöht oder sogar verstärkt wird.
Autoklav: Dampfsterilisator.

Bakteriämie: Nachweis von Erregern im Blut bzw. in der Blutkultur.
bakteriostatisch: Wachstumshemmung bei Bakterien.
Bakteriurie: Kolonisation des Urins ohne Vorliegen klinischer Symptome.
bakterizid: abtötende Wirkung auf Bakterien.
Bundesoberbehörden: Nachfolgeeinrichtungen des Bundesgesundheitsamtes, 1994 gegründet.

CDC: Center for Disease Control and Prevention, Atlanta USA.
CEN: Comitee Europeen de Normalisation.
Charge: in einem bestimmten Arbeitsabschnitt hergestellte oder bearbeitete Menge eines Stoffes (z. B. Medikamente).
Compliance: Bereitschaft zur Mitwirkung.

Dekontamination: Behebung einer Verunreinigung.
Derivat: chemische Verbindung, die aus einer anderen Vorstufe entstanden ist.
Desinfektion: Maßnahme, die einen Gegenstand in den Zustand versetzt, in dem er nicht mehr infizieren kann, d. h. eine Maßnahme zur Abtötung, Hemmung oder Entfernung pathogener Mikroorganismen.
Desinsektion: Bekämpfung und Vernichtung von Körper- und Wohnungsungeziefer mit chemischen oder physikalischen Verfahren.
Desorption: Abgabe, hier Ausgasung.
Diffusion: Konzentrationsausgleich eines Stoffes durch eine Membran.
DIN: Deutsches Institut für Normung.
Drogenabhängigkeit (drug dependence): Sammelbegriff der WHO für Zustände der psychischen (drug habituation) und physischen (drug addiction) Abhängigkeit von einem auf das zentrale Nervensystem wirkenden Stoff.
Duales System Deutschland (DSD): von Industrie und Handel 1991 gegründete Gesellschaft als Reaktion auf die Verpackungsverordnung. Dazu wurde der „Grüne Punkt“ als Kennzeichnung von wiederverwertbaren Materialien eingeführt.

Eiweißfehler: Wirkungsverlust bei chemischen Desinfektionsmitteln in Verbindung mit Eiweiß.
Ektoparasit: auf der Körperoberfläche schmarotzender Parasit.
Emission: die von einer festen oder beweglichen Anlage oder von Produkten an die Umwelt abgegebenen Luftverunreinigungen (Gase, Stäube, Strahlen, Wärme, Geräusche und Erschütterungen).
Empyem: Eiteransammlung in einer natürlich vorgebildeten Körperhöhle oder einem Hohlorgan.
Enanthem: Ausschlag im Bereich einer Schleimhaut.
Endemie: Auftreten einer Infektionskrankheit in einer bestimmten Gegend (z. B. Malaria in den Tropen) ohne zeitliche Begrenzung.
endogen: im Körper selbst entstehend, von innen kommend.
Endokarditis: entzündlicher Prozess an der Herzinnenhaut, insbesondere der Herzklappen, häufig mit thrombotischen Auflagerungen. Folge: Embolie, Klappenzerstörung, Herzfehler.
Endometritis: Entzündung der Gebärmutterschleimhaut.
Endoparasit: im Inneren seines Wirtes lebender Parasit.
Endoskop: röhrenförmiges, mit Lichtquelle und optischem System ausgestattetes Instrument für die Endoskopie, starr oder flexibel.
Endoskopie: diagnostische Betrachtung (Spiegelung) von Körperhöhlen und Hohlorganen mit einem Endoskop.

Epidemie: gehäuftes, aber zeitlich und räumlich begrenztes Auftreten einer Infektionskrankheit einer bestimmten Bevölkerungsgruppe.
Epidemiologie: Lehre von der Häufigkeit und Verteilung von Krankheiten und Gesundheitsstörungen sowie deren Ursachen und Risikofaktoren in Bevölkerungsgruppen.
Erosion: lateinisch Ausnagung. Bodenabtragung durch fließendes Wasser, Wind oder Sturm. Kann zur Unfruchtbarkeit der Erde bis hin zur Vernichtung von Pflanzenwachstum führen.
Exanthem: Hautausschlag unterschiedlicher Ursachen.
exogen: von außen auf den Körper einwirkend.

Fistel: abnormer röhrenförmiger Gang, der von einem Hohlorgan oder einem evtl. krankhaft bedingten Hohlraum ausgeht und an der Körperoberfläche ausmündet oder nur im Körperinneren verläuft.
fungistatisch: Wachstumhemmung bei Pilzen.
fungizid: abtötende Wirkung auf Pilze.
Furunkel: Blutgeschwür, Eiterbeule; schmerzhafte, tief gehende, knotige Entzündung eines Haarbalgs.
Furunkulose: eventuell sich wiederholendes Auftreten von Furunkeln.

Grundimmunisierung: aktive Impfung gegen eine bestimmte Infektionskrankheit mit dem Ziel eines größtmöglichen Schutzes. Die Grundimmunisierung wird in der Regel im Kindesalter durchgeführt.

Hämaturie: Auftreten von Blut im Harn.
Härtegrad (dH): gibt den Gehalt an Kalk im Trinkwasser an. Für den Verbraucher von Bedeutung zum Beispiel im Zusammenhang mit der Dosierung von Waschpulver: Je höher der Härtegrad, desto mehr Waschmittel wird benötigt.
Hautflora, residente: Standortflora.
Hautflora, transiente: Kontakt- oder Anflugsflora.
Hospitalismus: beschreibt unerwünschte Veränderungen an Individuen oder -gruppen durch das Hospitalmilieu.
Hygiene: Wissenschaft von der Erhaltung der Gesundheit und der Verhütung von Krankheit.
Hyperthyreose: Schilddrüsenüberfunktion.

Immission: Einwirkung von Luftverschmutzungen, Geräuschen, Stäuben, Erschütterungen, Strahlen, Wärme und anderem auf Menschen, Tiere, Pflanzen und Materialien.
Immunsuppression: Abschwächung der Abwehrreaktion des Körpers gegenüber Fremdstoffen.
Indikator: Stoff, der ein bestimmtes Stadium einer Reaktion durch einen Farbumschlag anzeigt (Lackmus u. a.).
Induration: umschriebene oder diffuse krankhafte Verhärtung und Verdichtung eines Gewebes.
Infektion: Eindringen von kleinsten Krankheitserregern in den menschlichen Organismus, ihre Haftfähigkeit, ihre Vermehrung und Ausbreitung.
Infektion, aerogene: Infektion erfolgt über die Luft, Staubpartikel oder feinste Tröpfchen.
Infektion, alimentäre: durch Lebensmittel oder Wasser übertragen.
Infektion, endogene: krankheitserregende Mikroorganismen entstammen der körpereigenen Flora.
Infektion, exogene: krankheitserregende Mikroorganismen entstammen der belebten und unbelebten Umgebung.
Infektion, hämatogene: Infektion erfolgt über den Blutweg.
Infektion, iatrogene: Infektion im Zusammenhang mit der ärztlichen Behandlung.
Infektion, inapparente: symptomloser Verlauf einer Infektionskrankheit (= stumme Infektion). Führt aber trotzdem zur Antikörperbildung.
Infektion, nosokomiale: Krankenhausinfektion; jede durch Mikroorganismen hervorgerufene Infektion, die im ursächlichen Zusammenhang mit dem Krankenhausaufenthalt steht, unabhängig davon, ob Krankheitssymptome bestehen oder nicht.
Infektion, opportunistische: Infektion durch normalerweise harmlose Erreger. Durch Verschleppung in andere Körperregionen oder durch reduzierte Abwehrlage eines Menschen können diese jedoch Infektionen verursachen.
Infektion, perkutane: Übertragung durch Nadelstichverletzungen oder Insektenstiche.
Infektionskette: beinhaltet Infektionsquelle, Übertragungsweg und Empfänger.
Infektionsquelle: Ursprung der Infektion. Sie ist der Ort, an welchem die Erreger leben, sich vermehren und von wo sie sich ausbreiten.
infiltrieren: in das umgebende Gewebe wuchern, hineinwachsen.
Inkorporation: Aufnahme kontaminierter Substanzen oder Gegenstände in den Körper.
Inkubationszeit: Zeit zwischen Eindringen eines Krankheitserregers in den Menschen bis zum ersten Auftreten von Krankheitssymptomen.
Instillation: tropfenweises Einbringen einer Flüssigkeit in den Körper.
Insufflation: „Einblasen" flüssiger, gas- oder pulverförmiger Materie in Körperhöhlen, Gewebsspalten, Hohlorgane.
Interdigitalraum: Raum zwischen benachbarten Fingern oder Zehen.
Intoxikation: Vergiftung.
intravasal: im Blutgefäß.
invasiv: eindringend.
Inversionswetterlage: austauscharme Wetterlage, bei der die in der Luft enthaltenen Schadstoffe nicht in höhere Luftschichten entweichen können.
Inzidenz: Anzahl neuer Erkrankungsfälle, angegeben pro Jahr und Anzahl der Einwohner.
ISO: International Organization for Standardization.

kanzerogen: (karzinogen) krebsauslösend.
Kaskaden: Wasserreservoir, durch das Atemgas geleitet und mit Wasserdampf gesättigt wird.
Katheterismus: instrumentelles Einführen eines Katheters in ein Hohlorgan (Blase) zur künstlichen Harnableitung zu diagnostischen und therapeutischen Zwecken.
Kolonisation: Vorhandensein potentieller Krankheitserreger an einer oder mehreren Körperstellen ohne systemische Entzündungszeichen und ohne klinische Symptomatik.
kondensieren: verdichten, eindicken; Dampf verflüssigen.
Konglomerat: Zusammenballung.
Kontamination: Vorhandensein von Mikroorganismen auf einer belebten oder unbelebten Oberfläche.
Kreuzinfektion: Der Austausch von Keimen von Patient zu Patient, von Personal zu Patient und umgekehrt.

letal(is): tödlich.

Letalität: Anzahl der Sterbefälle, bezogen auf die Anzahl der Erkrankten einer bestimmten Krankheit (Gradmesser der Gefährlichkeit einer Krankheit).
Liquor: Gehirn-Rückenmark-Flüssigkeit.
Lumen: Hohlraum, z. B. in Organen oder Instrumenten.

maligne: bösartig.
Meatus urethrae: Sekretspalt zwischen Harnröhrenschleimhaut und Katheter.
Meningitis: Hirnhautentzündung.
Miasma: historischer Begriff zur Bezeichnung belebter und unbelebter Krankheitsstoffe.
Mikrobistase: Hemmung der Vermehrung von Mikroorganismen.
Mikrobizidie: Abtötung von Mikroorganismen.
Morbidität: Anzahl der Erkrankungen an einer Infektionskrankheit, bezogen auf die Gesamtzahl der Bevölkerung in einem bestimmten Zeitraum.
Mortalität: Sterblichkeit.
MRSA: multiresistente (Methicillin-resistente) Staphylococcus-aureus-Stämme.
Mutagen: Faktor, der Veränderungen im Erbgut bewirkt.
Mykose: Krankheit, die durch Pilze hervorgerufen wird.

Nekrose: örtlicher Gewebetod.
Neoplasma: Neubildung von Körpergeweben, im Sinne des gehemmten autonomen Überschusswachstums (Tumor).
Nephritis: Nierenentzündung.
nephrotoxisch: die Nieren schädigend.
NIDEP: **N**osokomiale **I**nfektionen in **D**eutschland – **E**rfassung und **P**rävention.

Osmose: Durchtritt eines Lösungsmittels (z. B. Wasser) durch eine halbdurchlässige (semipermeable) Membran mit dem Ziel, Konzentrationsunterschiede gelöster Teilchen, die nicht durch die Membran treten können, auf beiden Seiten auszugleichen.
Ozon: natürliche Molekülform des Sauerstoffs aus drei Atomen (O_3). Entsteht unter Einwirkung von Sonnenstrahlen aus Stickstoffoxiden und Kohlenwasserstoffen.
Ozonloch: Schlagwort für das Phänomen des Abbaus der Ozonschicht. Wird besonders stark in der Antarktis (Südpol) beobachtet. Zu den vielfältigen Auswirkungen gehört ein Anstieg von Hautkrebserkrankungen beim Menschen.
Ozonschicht: Bereich der irdischen Lufthülle in einer Höhe von ca. 15 bis 50 km über der Erdoberfläche. Dient als Schutz vor der energiereichen UV-Strahlung der Sonne.

Panaritium: eitrige Entzündung an Finger oder Zehe.
Pandemie: Ausbreitung einer Infektionskrankheit über mehrere Länder oder Kontinente.
Parasit: Lebewesen, das ganz oder teilweise auf Kosten eines anderen lebenden Organismus lebt.
Pasteurisierung: Abtöten von Mikroorganismen durch schonendes Erhitzen und dadurch Verbesserung der Haltbarkeit von Lebensmitteln.
pathologisch: krankhaft verändert.
Pearl-Index: Versagerquote von empfängnisverhütenden Methoden, nach dem amerikanischen Gynäkologen und Statistiker Pearl benannt.
Pediculosis capitis: Kopflausbefall.
Peelen: engl. Schälen.
Perineum: Damm, Weichteilbrücke zwischen Anus und Skrotum bzw. Commissura labiorum posterior.
permeabel: durchlässig.
Pestizid: Schädlingsbekämpfungsmittel.
Phagozytose: Aufnehmen von Teilchen in das Zellinnere von Fresszellen (Phagozyten).
Pharyngealbereich: Rachen- oder Schlundbereich.
Phlebitis: Venenentzündung.
Phlegmone: Zellgewebsentzündung, die sich diffus in den Gewebsspalten ausbreitet und dadurch oft schwer abgrenzbar ist.
post-: Präfix mit der Bedeutung „nach, hinter".
Postexpositionsprophylaxe: passive Impfung mit Antikörpern zur Verhinderung einer Infektionskrankheit nach einem vermuteten Infektionsereignis (z.B. bei Tetanus, Hepatitis B, FSME, Tollwut).
ppm: parts per million.
prä-: Präfix mit der Bedeutung „vor".
Prävention: Vorbeugung.
präventiv: vorbeugend, verhütend.
Primärinfektion: die erstmals vorkommende Auseinandersetzung eines Körpers mit einem Krankheitserreger.
Prostataadenom: Vergrößerung der Vorsteherdrüse (Prostatahypertrophie).

Quaddel: rote oder blasse Erhebung der Haut; Ursache ist ein kurzdauerndes, akutes Reizödem der Kapillargefäße.
Quellenisolierung: Bei Verdacht oder Vorliegen bestimmter übertragbarer Krankheiten erfolgt die Isolierung des Erkrankten zum Schutz von Mitpatienten, Personal und Besuchern.

Resistenz: Widerstandsfähigkeit.
retrograd: entgegen der natürlichen Flussrichtung.

Sanitation: ungezielte Keimreduktion, Verringerung der Keimzahl durch Reinigungsmaßnahmen.
Saprophyt: Mikroorganismus, der auf abgestorbener organischer Substanz lebt.
saurer Regen: Ansäuerung der Niederschläge durch Luftverunreinigungen wie Stickoxiden und Schwefeldioxid. Die sauren Niederschläge schädigen die Vegetation, besonders die Wälder (s. Waldsterben).
Schutzisolierung: Isolierung von Patienten mit ausgeprägter Abwehrschwäche zum Schutz vor Infektionen (protektive = schützende Isolierung).
Seifenfehler: Wirkungsverlust bei chemischen Desinfektionsmitteln in Verbindung mit Tensiden.
Sekundärinfektion: Infektion eines schon infizierten Körpers durch einen zweiten, vom ersten Erreger unterschiedlichen Krankheitserreger.
Sepsis: Blutvergiftung.
Serologie: Lehre von Antigen-Antikörper-Reaktionen.
Serom: Sekretverhaltung im Bereich einer ge- bzw. verschlossenen Wunde.
Sinusitis maxillaris: Kieferhöhlenentzündung.
Skabies: Krätze.
Smegma: weißlichgelbe, talgige Masse aus Talgdrüsen; wird bei Männern im Bereich der Vorhaut, bei Frauen im Bereich der Klitoris und kleinen Schamlippen abgesondert.
Smog: aus dem Englischen stammende Wortkombination aus „smoke" (Rauch) und „fog" (Nebel). Smog kann entstehen, wenn eine Inversionswetterlage herrscht.

Sommersmog: erhöhte Ozonkonzentration in der Luft bei anhaltendem Sommerwetter. Nach dem Ort des ersten Auftretens auch Los-Angeles-Smog-Typ genannt.
sporizid: abtötende Wirkung auf Sporen.
Sterilisation: Abtöten bzw. irreversible Inaktivierung aller vermehrungsfähigen Mikroorganismen mit der Zielsetzung der absoluten Keimfreiheit.
STIKO: **St**ändige **I**mpf**ko**mmission. Einrichtung des ehemaligen Bundesgesundheitsamtes. Die STIKO legt unter anderem alle zwei Jahre einen aktualisierten Impfplan für Kinder und Erwachsene vor.
Stressulkus: Geschwür, das aufgrund von Stress entsteht.
Striktur: hochgradige Stenose eines Hohlorgans, z. B. infolge von Entzündung oder Narben.
Superinfektion: erneute Infektion mit dem gleichen Krankheitserreger, durch den schon eine Infektion vorliegt.
Symbiose: Zusammenleben zweier Lebewesen zum gegenseitigen Nutzen.

thermolabil: nicht hitzebeständig.
thermostabil: hitzebeständig.
Thrombophlebitis: Entzündung eines venösen Gefäßes infolge oder mit intravasaler Thrombenbildung.
Titer: Antikörpertiter. Begriff aus der Serologie. Gemeint ist die Menge an Antikörpern im Blut eines Menschen gegen ein bestimmtes Antigen eines Infektionserregers. Die Bestimmung des Antikörpertiters ist wichtig zum Nachweis oder Ausschluss einer Infektion, zur Beurteilung einer frischen oder älteren Infektion und zur Ermittlung einer Immunität. *Durchführung*: Das zu untersuchende menschliche Serum wird stufenweise in mehreren Glasröhrchen verdünnt (z.B. 1:2, 1:4, 1:8 usw.). Jeder Verdünnung gibt man dann die gleiche Menge eines Antigens hinzu. Dasjenige Untersuchungsröhrchen, in dem gerade noch eine Antigen-Antikörper-Reaktion sichtbar ist, wird Titer genannt. Wenn es z. B. in der Serumverdünnung 1:16 noch zu einer sichtbaren Reaktion kommt, nicht mehr dagegen in der Stufe 1:32, dann wird als Reaktionstiter 1:16 angegeben.
Toxin: Giftstoff, der von Mikroorganismen, Pflanzen oder Tieren ausgeschieden wird.
Tracheostoma: Eröffnung der Luftröhrenvorderwand im oberen Drittel zwecks Einführung einer Kanüle.
transient: vorübergehend.
Trauma: aufgrund einer äußeren Gewalteinwirkung entstandene Verletzung.
Treibhauseffekt: Erwärmung des Klimas durch einen erhöhten Gehalt von Kohlendioxid (CO_2) und anderen sogenannten Spurengasen (z. B. FCKW, Methan u. a.) in der Atmosphäre.
TRGS: Technische Richtlinie für Gefahrenstoffe.

Uricult: bakteriologischer Suchtest bei Verdacht auf eine Harnwegsinfektion oder Bakteriurie.
Urosepsis: von den Harnwegen ausgehende septische Erkrankung.

Valetudinarium: Gesundheitshaus der Römer.
vaskulär: die (Blut-)Gefäße betreffend.
Verklappung: das Einbringen fester und flüssiger Abfälle von Schiffen aus ins Meer. Die festen Abfälle werden versenkt, flüssige Abfälle zur Verdünnung über den Strahl der Schiffsschraube verquirlt.
viruzid: inaktivierende Wirkung auf Viren.

Waldsterben: Schädigung der Wälder durch Ozon oder sauren Regen. Der saure Regen schädigt direkt die Blätter und führt indirekt über eine Ansäuerung des Bodens zur Aufnahme von Schadstoffen über die Baumwurzeln. Die Belaubung der Wälder hat in Deutschland durch die Luftverschmutzungen in den letzten 20 Jahren um 30% abgenommen.
WHO: World Health Organization, Weltgesundheitsorganisation. Gegründet 1948. Sitz in Genf.

Zystitis: Blasenentzündung.
Zytostatikum: Arznei, die das Zellwachstum hemmt; wird gegen Krebsgeschwüre eingesetzt.

Sachverzeichnis

Q

R

S